中西医融合观之三
融 合 观

李同宪　著

U0304208

陕西新华出版传媒集团

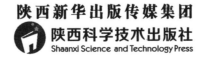

陕西科学技术出版社

Shaanxi Science and Technology Press

图书在版编目（CIP）数据

中西医融合观之三融合观/李同宪著. —西安：陕西科学技术出版社，2020.5

ISBN 978 - 7 - 5369 - 7584 - 2

Ⅰ. ①中…　Ⅱ. ①李…　Ⅲ. ①西医结合 – 研究　Ⅳ. ①R2 – 031

中国版本图书馆 CIP 数据核字（2019）第 142402 号

中西医融合观之三·融合观

李同宪　著

责任编辑　孙雨来
封面设计　萨木文化

出 版 者　陕西新华出版传媒集团　陕西科学技术出版社
　　　　　　西安市曲江新区登高路 1388 号陕西新华出版传媒产业大厦 B 座
　　　　　　电话（029）81205187　传真（029）81205155　邮编 710061
　　　　　　http：//www.snstp.com
发 行 者　陕西新华出版传媒集团　陕西科学技术出版社
　　　　　　电话（029）81205180　81206809
印　　刷　中共陕西省委机关第二印刷厂
规　　格　889mm×1194mm　16 开本
印　　张　22.5
字　　数　666 千字
版　　次　2020 年 5 月第 1 版
　　　　　　2020 年 5 月第 1 次印刷
书　　号　ISBN 978 - 7 - 5369 - 7584 - 2
定　　价　118.00 元

内容简介

中西医融合是指理论体系的融合，把具有不可通约性的中、西医两大理论体系融合为中国医学。

哲学层次是把阴阳五行学说，矛盾论、系统论的融合为"太极－系统观"，其代表符号是：太极－黄金螺旋图。太极－系统观的建立，重新定义生命、动物、人体、疾病；重新审视进化论，树立功能决定结构的新观点；实现精、气、神与物质、能量、信息的融合。在认识论、思维形式方面，完成取象比类与形式逻辑、辩证逻辑的融合。

在医学基础理论层次，以调控、代谢、繁殖三大功能为参考系，实现脏象经络与器官系统的融合，即心－调控象态，脾肝肺－代谢象态，肾－生殖象态的象态体系。

此前出版的《中西医融合观》与《中西医融合观续》已经完成了六经辨证、三焦辨证证、卫气营血辨证、气血津液辩证中的证与西医相应病理状态的融合，与本书八纲辨证、脏腑辨证的证态总计170多个证态，创立了【方－证－病理状态－诊断指标、治疗方案】理论体系，完成了中医临床理论中的主要节点证与西医病理状态的融合，实现了临床层次的融合，在这次抗击新冠病毒疫情中得到了临床实践的验证。

本书适宜哲学界、理论界、国学界、医学院校师生、研究生、各级医师、全科医师以及国学、中医爱好者阅读、参考。打开一个新窗口，从一个新的视角重新认识客观世界。

坚冰已经打破，航线已经开通，破中西医之壁垒，创新医学之理论，圆中国医学之梦，解中医经典之谜。打通中西马，融合古今事。海纳百川，承载着中国医学之航母，起锚远航，朝着自由王国的彼岸，乘风破浪，勇往直前。

未来的医学是中西医融合的医学，不分中西医，即每一个医生，既懂得做手术、开西药，也懂得针灸、推拿、开中药。每一个疾病的诊断标准包括：症状体征脉象舌像，各种物理化学实验室检查。这是一个完整的整体，在这次抗击新冠病毒疫情中得到了临床实践的验证。

序

一般认为，西方科学及医学自明朝万历年间相继传入中国，此时，"中医"这个概念才真正出现，也有了中、西医之分，随着西医学在中国逐步传播与发展，开始了中西医汇通。新中国成立后，毛泽东提倡中西医结合，建立一个新理论。改革开放以来，有学者提出中医药现代化、科学化、国际化，本意是以现代科学破解中医，结果适得其反，形成对立。特别是20世纪后期经历了40多年"证本质研究"的失败，证明了以西医为参考系来研究中医，此路不通。一直以来，中西医结而不合，在这种大背景之下，20世纪末，有识之士提出中西医融合的概念。以官方正式文件的形式提出中西医融合的概念起始于2007年1月11日发布的《中医药创新发展规划纲要（2006—2020年）》文中的"战略目标"提出："到2020年，……促进东西方医学优势互补、相互融合，为建立具有中国特色的新医药学奠定基础"。2016年12月发布的《中国的中医药》白皮书中说："中医药在历史发展进程中，兼容并蓄、创新开放，形成了独特的生命观、健康观、疾病观、防治观，实现了自然科学与人文科学的融合和统一，蕴含了中华民族深邃的哲学思想。""清代中期以来，特别是民国时期，随着西方医学的传入，一些学者开始探索中西医药学汇通、融合。"在这个历史演变过程中，中医理论始终没有被西医替代。中、西医经历了汇通、结合、融合3个阶段，这是一个连续的过程，中西医融合在理论界得到了一部分人的认同，只是没有找到途径与方法。

我们经过30多年的学习、实践、理论探讨，以在《医学与哲学》（1999，20（11）：51-52）发表的《中医外感热病学与现代感染病学两大理论体系可相融性探讨》一文拉开了中西医融合研究的序幕，之后相继发表了10余篇论文，出版了《伤寒论现代解读》《中西医融合观》《中西医融合观续》3本书，完成了中医外感热病学与现代感染病学的融合、气血津液与内环境的融合、痰证与炎症的融合、瘀血与血液凝固的融合、水气病与水肿的融合、水饮与第三间隙积液的融合、脾主运化与物质代谢的融合等相关内容的论述。把中医4大经典著作中《伤寒论》《温病学》的全部内容、《金匮要略》中的大部分内容、《内经》中的部分内容与西医实现了融合，基本上完成了临床诊断与治疗层面上的融合。中西医2大理论体系的融合，已经找到了途径与方法，在理论上取得了突破性进展。

中医的发展有其自己的固有规律，也必须服从客观世界发展的总规律。中国社会、中国文化从来都是开放的。历史证明，世界各地的交往、融合是任何力量都不能阻挡的。古代西域通过丝绸之路、南洋各地的药材也传入中国，印度佛教传入中国，中医把其中有用的东西吸收到自己的理论中，使中医理论更加完善、系统。中医发展的历史，就是阴阳五行与中国古代医疗实践的融合。进入现代社会，中医也会把唯物辩证法、系统论、西方科学、西方医学等一切有用的东西吸收到自己的理论中。阴阳五行与现代哲学、现代科学融合，中医与西医融合，即以中医理论为基础，把西医解构融入中医理论的框架内，形成一个融合的新理论，形成中西医融合的新医学。这就是中医现代发展的规律，或者说是西方科学、西方医学的中国化。

十月革命一声炮响，给中国送来了马克思主义。马克思主义中国化，不仅仅改变了中国的命运，而且也间接地影响了中医的发展进程。中华人民共和国成立后，全民学习实践论、矛盾论，中医的阴阳五行、辨证论治与唯物辩证法不期而遇，使中医理论的发展超越了西方机械唯物论，进入现代医学范畴。要把中医的发展纳入世界历史的发展中，纳入科学技术发展、医学发展的全过程中，医学发展依赖于社会形态、社会意识、科学技术的发展。每一个社会形态、社会意识中都有相应的医学理论；医学发展的每一个阶段、每一个形态都具有时代的烙印。马克思主义中国化在中国的成功，极大地坚定了我们实现西方科学、西医中国化的决心与信心，"中西医融合观"就是第一个成果。

中西医融合的最高层次是哲学层面的融合，这个任务单单依靠医学界是不可能完成的。中西医理论体系的融合不仅仅是建立一个高于中西医的理论体系，而且是东西方文化融合的突破口，"中医药学是打开中华文明宝库的钥匙"。马克思主义中国化解决的是中国古代哲学、现代哲学的融合问题，它帮助中西医融合观解决了哲学层面的融合，中西医融合也就水到渠成了。如果中西医理论体系能够实现融合，这个事实足以证明中国古代文明与近代西方文明、唯物辩证法能够融合，也就是说"马克思主义中国化"在医学领域内也是正确的。中医的发展必然是西医中国化、中西医融合，除此而外别无他途。

融合观是世界观，是中西医、东西方文化融合的方法论，为中西医两大理论体系的融合建立了一个顶层设计。坚冰已经打破，壁垒已经摧毁，道路已经开通，胜利就在面前。

"名与实"之辨最早产生于先秦、春秋战国之际，社会处于大变革时期（奴隶社会向封建社会的转型时期，相当于欧洲的文艺复兴时期）。春秋后期，随着社会经济、政治和文化的急剧变化，出现了事物的称谓及其所指事物之间的矛盾。许多旧的名称未变，而它所指的事实已经变了，旧有之名已不能容纳新的现实；一些新的事物尚无公认的称谓，这种"名实相怨"的现象，反映了新旧社会交替时期意识形态落后于社会现实的情况，于是产生了"名实"之辩，为建立大一统理论做准备。我们现在所处的时代也是一个转型、过渡的时代，知识大爆炸，大数据的时代，旧概念不能容纳新的事实，旧概念的定义被冲破，概念的新定义却还没有出现，人们无所适从，不知道概念的确切定义是什么。概念混乱，即"名与实"不相符合，现代是急需规范概念、建立统一理论体系的伟大时代，一个进行概念、理论融合、规范的伟大时代。

"名实相怨"与库恩的"科学革命前后同一概念（语汇）的不可通约性"，具有异曲同工之妙，实际上就是矛盾由量变到质变的过程中，是达到质变的转折时期。中西医2大理论体系具有不可通约性，肝与肝脏、心与心脏等具有不可通约性，也就是"名实相怨"。中西医2大理论体系具有不可通约性，同时具有可融合性，融合以后形成新的现代化的医学理论，正是库恩的"科学革命"。

中医理论发生、发展了2000多年，至今仍然傲立于世界，与西医并存，证明了中医理论的本质、内核是正确的、是真理，当然，是相对真理，对此，每一个中国人都应该具有自信，中医理论是被2000多年的医疗实践所证实的。中医理论与西医的并存证明了：①对于同一个事物的认识，可以有2个不同的相对真理，否定了真理只有1个的机械唯物论。②不经过自然科学或者未采用西方科学的方法，也能够发现事物发展的规律，中医使用取象比类发现了西方科学没有发现的医学事实与规律，诸如经络、肺与大肠相表里、命门之火等等，否定了只有科学方法才能认识真理、科学方法是认识真理的唯一方法的科学主义机械唯科学论。③纠正了解剖结构决定功能的机械唯物论。④把近代西医、传统中医同时升华为现代医学，为未来医学的理论构架打造出顶层设计是可行的。让我们重新认识世界，一个与"科学认识"不同的世界。只有充分认识中医理论的重要性与真理性，才能够实现中西医融合。

牵一发而动全身，中西医融合是东西方文化融合的突破口，"中医药学是打开中华文明宝库的钥匙"。除此而外，中西医医德医风的融合，也是一个重要组成部分，医者仁术也，是为仁政服务的，具有天然的、为人民服务的特质，与社会主义社会的性质、社会转型不谋而合，用"仁术"改造西医技术，不是偶然的，而是必然的。这部分内容涉及面太广，不可能在本书内讨论。

古代东西方文化从来就是不断交流融合的，尽管远隔千山万水，交通不便，通过不同渠道、不同方式、不同时代无时无刻不在进行着相互渗透、互相交融。现代社会交通发达、网络联系，即刻之间就能彼此交流，东西方文化融合是必然的，古今中外的融合是必然的。不可通约性与可融合性是对立统一规律的具体应用，我们需要建立一个涵盖中西医、大一统的理论，使之取长补短的新理论体系。"打通中西马，融合古今事"将成为现实。

李同宪

2018 年 12 月 25 日

前 言

中西医融合指的是中、西医理论体系的融合，包含证态体系与象态体系，是打开中医药宝库的钥匙。

中西医融合分为3个层次：

一是临床诊断治疗层次。讲的是病理状态与证的融合，证态体系。

二是医学基础理论层次。讲的是器官系统与藏象经络的融合，象态体系。

三是哲学层次即本体论与认识论层次。讲的是太极－系统观：阴阳五行、系统论、唯物辩证法的融合，即本体论的融合；取象比类、形式逻辑、辩证逻辑的融合，即认识论的融合。

按照这3个层次，依次进行，就是中西医融合的途径。

我们首先进行的是临床层次的融合，继而是基础理论层次的融合，最后进行的是哲学层次的融合。而在写书的时候首先写的是哲学层次的融合，继而是基础理论层次的融合，最后写临床层次的融合。

西医的哲学基础是机械唯物论，使用的方法是形式逻辑与科学实验。

中医的哲学基础是阴阳五行，使用的方法是取象比类与长期医疗实践。

"太极－系统观"是阴阳五行学说，矛盾论、系统论融合的结果。太极－系统观建立起来以后，将重新定义生命、动物、人体、疾病；重新审视进化论，树立功能决定结构的新观点；实现精、气、神与物质、能量、信息的融合；在调控、代谢、繁殖3大功能的基础上，实现脏象经络与器官系统的融合；最终落实到"方－证－病理状态－西医诊断与治疗"体系。在认识论、思维形式方面，完成取象比类与形式逻辑、辩证逻辑的融合。

这是一个完整的顶层设计。

中西医融合包括证态体系与象态体系，融合观说的是古今中外哲学、思维形式层次的融合。证态与象态在前3本书中已经说清楚了，这本书主要解决哲学、本体论、思维形式层次的融合，只有把这个层次的融合解决了，中西医理论体系的融合才能够真正实现。

中西医的关系可以类比为地铁系统与地面公交系统的关系，二者都是网络系统，一个在地下，一个在地上，各自不能直接相交，汽车不能开到地铁里，地铁的电车也不能开到地面上。但是，通过2个系统的公共车站，每一个人从出发点到达所需要目的地，通过公共车站图，可以在2个系统内交替行走。公共车站就是证态、象态，形成3个交通图：①地铁路线图；②地面公交路线图；③公共车站图。通过公共车站图，可以选择最佳运行路线。"横看成岭侧成峰，远近高低各不同。不识庐山真面目，只缘身在此山中。"

中医理论已经存在了2000余年，而西医从16世纪的维萨里直接观察人体至今，也有500年了。都是经过历史检验的相对的正确理论。

中西医认识的对象只有1个，即客观存在的人体。中医的认识方法是：取象比类、长期临床实践与社会实践；西医的认识方法是：科学实验、临床实践。因此对人体得出了2个截然不同的看法：

中医看到的人体是：阴阳五行、气血津液、藏象经络、精气神；划开肚子，看到、想到的是五脏六腑。

西医看到的人体是：物质、分子、细胞、组织、器官、系统；划开肚子，看到、想到的是肝脏、脾脏、血管、神经等等。

中西医都是正确的，都是相对真理。

中西医差异的基础，从哲学层次看是辩证唯物论与机械唯物论，按照历史唯物论的认识，西方科学的哲学基础是机械唯物论，使用的是形式逻辑；而中医与现代医学的哲学基础是辩证唯物论。把中医理论作为一个完整的不可分割的系统，与西医进行比较与融合，创造一个以功能为参考系，把西医解构、重组的新理论，建立完整的顶层设计，这就是本书的"融合观"。

融合观，是一种世界观、方法论，是把具有不可通约性的2个系统，通过寻求共同参考系，使之融合成为一个新理论的观点与方法。中西医2大理论体系的融合，是融合观的一个具体实例，是东西方文化融合的突破口。例如：圆周与直径的比，是个无理数即无限不循环小数，这是其真值，具有不可通约性；但是，在实际生活中，我们只取其近似值就可以了，这个近似值就成为"共同参照物"，使之通约。也就是说，在融合的过程中，二者都必须舍去自己的一些东西，才能够找到共同参照系。"不可通约性"与"不可通约"还有点区别，"不可通约性"指的是类似于无理数（不可通约的数），是哲学科学借助于数学概念，来说明科学革命前后的理论之间的关系，是比喻。这个比喻恰如其分。

中医理论是一个完整的、不可分割的理论体系，当我们讨论脏象经络与器官组织层次融合的时候，讨论哲学层次融合的时候，需要联系、参考已经出版的3本书中的内容，因为不能大量引用原文，需要读者自己翻阅原著，不便之处，敬请谅解。

本书分为3部分：

上篇为"哲学层次的融合"；

中篇为"基础理论层次的融合（象态）"；

下篇为"临床层次的融合（证态）"。

我们2003年出版了《伤寒论现代解读》，2006年出版了《中西医融合观》，论述了中医外感热病学与西医感染病学的融合，即六经辨证、卫气营血辨证、三焦辨证中的证与西医相应病理状态的融合。2012年出版了《中西医融合观续》，论述了气血津液与内环境的融合，即气血津液辨证中的证与西医相应病理状态的融合。《中西医融合观之三·融合观》的出版完成了八纲辨证、脏腑辨证中的证与西医相应病理状态的融合，最终完成了论述中医所有证与西医相应病理状态的融合，共计170多个证态，是中医临床理论中的主要节点上的证与西医相应病理状态的融合，而并非全部。

临床层次的融合创立了证态体系，由证态推演出象态体系，实现了基础理论的融合，为哲学、思维形式层次的融合找到了支撑，在马克思主义中国化的指引下完成了哲学层次的融合，建立了一个新的理论体系，实现了中西医2大理论体系融合之梦。

中西医融合是一个伟大工程，一人的能力有限，是不可能完成的，我的工作仅仅是把几百年来许多人的努力成果总结起来，进行归类，格物致知而已，书中内容挂一漏万，错误之处在所难免，敬请读者批评指正。

李同宪

2018年10月5日

目　录

上篇　哲学层次的融合

中篇 基础理论层次的融合

下篇 临床层次的融合

上篇

哲学层次的融合

概 述

"融合"的基本释义：

（1）熔成或如熔化那样融为一体。

（2）繁殖过程中的相互结合。

融：

固体受热变软或化为流体：融化；融解；消融，固态变化为液态。

鬲（lì）：《说文》："鬲，鼎属，实五觳（chú），斗二升曰觳。象腹交文，三足。凡鬲之属皆从鬲。鬲或从瓦。《汉令》：鬲，从瓦，历声。"段玉裁注："《释器》曰：'鼎款足者谓之鬲。'"甲金文用作本义，表示炊器。

虫：狭义是指动物界中无脊椎动物的节肢动物门昆虫纲的动物，所有生物中种类及数量最多的一群，是世界上最繁盛的动物。广义可用于对某些生物的泛称，并不局限于节肢动物门。如原生动物门中的鞭毛虫、肉足虫、纤毛虫，扁形动物门中的涡虫、绦虫、吸虫等。还有腔肠动物幼年期的浮浪幼虫等，但非昆虫。

融，是指把虫放到鬲中煮，变成炊气上升，虫没有了，水也不是原来的纯净水。

融合，就是融化，消融，物质的状态发生了变化，融合为一体的意思，例如：精子与卵子融合，产生1个受精卵。即2个系统或者多个系统融合，变成1个新系统，这个新系统不同于原来的旧系统，而且其功能远远高于各个旧系统之和。融合就是量变到质变过程中的质变阶段。

中西医融合指的是中、西医理论体系的融合，理论由概念与理论构架组成，概念在理论构架内流易才能够成为具有活力的理论。中、西医理论之所以没有融合，是因为在研究同一个客体（人体及其疾病）时使用的参考系不同，形成了不同的理论，只有找到二者的共同参考系，就能够实现中西医理论的融合。没有找到共同参考系，所以没有融合。

中西医的关系可以类比为地铁系统与公交系统的关系，二者都是网络系统，一个在地下，一个在地上，二者不能直接相交，但是，通过2个系统的公共车站，人可以在2个系统内交替行走，到达自己所需要的目的地。公共车站形成的一个系统就是共同参照系。

如同阴历与阳历，具有不可通约性，不能通约，但是，不影响我们能够知道今天是阳历的年、月、日，同时能够知道阴历的年、月、日。理论上不可通约，实际上具体的每一天具有2个符号，这2个符号表示的是同一天。2017年1月28日，这一天就是丁酉年的春节，正月初一。2016年2月8日～2017年1月27日，为农历丙申年。2017年1月28日～2018年2月15日是农历丁酉年。余类推。

圆周率是一个无理数，理论上圆周与直径之比，是个无限不循环小数即无理数，不可通约，而在实际生活中，我们都是取其一个近似值来表示圆周与直径的关系，取其近似值（共同参考系）就能够实现通约。中西医两大理论体系具有不可通约性，因此中西医融合也只能够"取其近似值"作为共同参考系，使得二者在宏观上实现融合，在融合过程中，中西医各有不同的取舍，而不可能做到丝丝入扣、在微观上取得完全的通约。

融合观是世界观、方法论，即寻求具有不可通约性的不同理论之间的共同之处，找到它们的共同参考系，建立一个新的理论体系。把不同的理论区别开来，是为了找到它们的共性，取长补短，而不是把它们割裂为毫不相干的封闭系统，或者孤立系统，更不是对比它们的优劣，用一个理论取代、消灭另外一个理论。系统论，阴阳五行，矛盾论的融合，取象比类与形式逻辑的融合等等，寻求共同参照系是一个必行的方法。

人类历史上有 3 次复兴：①春秋战国时期；②欧洲文艺复兴；③中华文化复兴，即东西方文化的融合，建立一个大一统的现代理论。

春秋战国之际，社会处于大变革时期（奴隶社会向封建社会的转型时期，相当于欧洲的文艺复兴）。春秋后期，随着社会经济、政治和文化的急剧变化，出现了事物的称谓及其所指事物之间的矛盾。许多旧的名称未变，而它所指的事实已经变了，旧有之名已不能容纳新的现实，一些新的事物尚无公认的称谓。这种"名实相怨"的现象，反映了新旧社会交替时期意识形态落后于社会现实的情况，于是产生了"名实"之辩，孔子主张"正名"，用周礼固有之名去纠正已经变化了的内容，汉朝董仲舒完成了大一统的理论，成就了世界封建社会文明的顶峰。欧洲文艺复兴，成就了世界资本主义文明的顶峰。现代社会的中华文化复兴，必将成就世界社会主义文明及其顶峰。3 次复兴，道理是一样的——建立大一统的理论。

我们现在所处的时代也是一个转型、过渡的时代，知识大爆炸、大数据的时代，信息化、网络化的时代，旧概念不能容纳新的事实，旧概念的定义被冲破，概念的新定义还没有出现，新概念大量涌现，许多概念还没有来得及定义，人们无所适从。在现代信息社会，科技新名词从一个角度反映了现代科技给生活带来的新变化，另一方面造成概念混乱，原来定义明确的概念，现在都发生了混乱，诸如：科学、自然科学、生命、疾病、医学、健康……现在都失去了原本明确的定义，新概念层出不穷，新名词铺天盖地，即"名与实"不相符合，现代社会是急需要建立一个大一统的新理论，进行概念规范、理论融合的伟大时代。因此哲学层次的融合与统一，成为首要任务。

中医西医的概念之间有着非常多的重叠，例如：中医的正气，西医的抵抗力、代偿、抗损伤、自愈力、免疫力……但是，都不是十分确切，需要规范与统一，取象比类、格物致知、参考系、思维、理性认识、感性认识、逻辑，形式逻辑、辩证逻辑……属于认识论的范畴，也急需要规范与统一。

此时，我们不得不说说库恩提出的不可通约性。

库恩在 1962 年出版的《科学革命的结构》中首次提出不可通约性概念。"不可通约性"来源于数学中的无理数，即非有理数之实数，也就是说它是无限不循环小数。他从数学中借用这个概念用来描述相继的科学理论之间的关系，说明科学革命的显著特征是新旧范式不可通约。库恩着重从科学共同体和科学心理学的角度阐发了自己的观点：从科学革命中涌现出的常规科学传统，不仅在逻辑上与以前的传统不相容，而且二者往往实际上也是不可通约的；范式的改变使科学家对世界的看法发生了格式塔转换（革命前科学家世界的鸭子在革命后变成了兔子），科学家在革命后知觉和视觉都发生了变化，他们面对的是一个不同的世界，这个新世界在各处与他们先前所居住的世界彼此不可通约。不可通约性就是《矛盾论》中的量变到质变。质变前与质变后，就是 2 类具有不可通约性的矛盾，不同质的矛盾必须用不同质的方法解决。不可通约性与不可通约还有点区别，不可通约性指的是类似于无理数（不可通约的数），是哲学科学借助于数学概念来说明"科学革命"前后的理论之间的关系，是比喻。这个比喻恰如其分。不可通约性说的是由量变到质变，科学革命前后不同质的范式，既有联系而又必须把它们严格地区分开来，是不同质的矛盾。

之所以不可通约，是因为革命后使用了最新的"名实"参考系。在从一种理论到下一个理论的转换过程中，单词以难以捉摸的方式改变了自己的含义或应用条件。虽然革命前后所使用的大多数符号仍在沿用，例如力、质量、元素、化合物、细胞，但其中有些符号依附于自然界的方式已有了变化。此时，无法找到一种中性的或理想的语言，使得 2 种理论（至少是经验结果）能够不走样地"翻译"成这种语言，因而我们说相继的理论是不可通约的。不可通约性意味着没有公共词典、没有术语的集合能够充分而准确地陈述 2 个理论的所有成分。

库恩主要将科学变化的途径与 2 种变迁方式进行了比较。一是与语汇的变化相比较，二是与一定形式的进化理论比较。在他的《科学发展与语汇变化》一文中，认为科学发展与语汇变化的模式非常相似。古希腊有由亚里士多德"物理学"所体现的自然语汇，另一方面，近代早期的欧洲人有另外一种以牛顿的《自然哲学的数学原理》为理论基础的语汇。2 种语汇当然都有"运动"这一平常的概念，但是"运动"在亚里士多德的语汇里与在牛顿的语汇里却大不相同。确切地说，每一种语汇里的"运动"都有无法翻译为另一种语汇的因素。因此，在这一比较中，"不可通约性"即意味着"不可翻译性"。这里说的是"无法翻译为另一种语汇的因素"而不是说根本不能翻译。例如藏象与器官，中医的肝与西医的肝具有不可通约性，就是说不能等同，不能直接翻译，是 2 个根本不同的概念。具有不可通约性并不意味着中医的肝与西医的肝毫不相干，肝的大小、重量、位置以及部分功能中西医的认识是一致的。中医认为肝主怒，怒伤肝，肝属木，肝与春季、青色、东方相对应，而西医不用这样的方法研究肝脏，因而得不出这样的结论。这一部分对于中、西医来说是"不可通约"的，它们的"比"是一个无理数，即相互比较是没有道理的、无理的。

"科学"这个词汇、术语、概念，在古代中国与欧洲都没有。中国从唐朝到近代以前，"科学"作为"科举之学"的略语，"科学"一词虽在汉语典籍中偶有出现，但大多指"科举之学"。科学（science），欧洲语言中该词来源于拉丁文"scientia"，意为"知识""学问"，近代的解释侧重于自然科学。在日本幕府末期到明治时期，"科学"是指专门的"个别学问"，有的则以"分科的学问"的意义被使用着。中国传统上将所有的知识统称"学问"，而自明代时中国则称为"格致"，即格物致知，以表示研究自然之物所得的学问，直至中日甲午战争以前出版的许多科学书籍多冠以"格致"或"格物"之名。

欧洲近代的科学，是指以培根倡导的实证主义、伽利略为实践先驱的实验方法为基础，来获取关于世界的系统知识的研究。这是科学的本意、源头。使用的是形式逻辑与科学实验的方法，其指导思想是机械唯物论。

随着社会发展，科学成了真理的化身，一切经过历史验证是正确的知识、学问、假设……都成了科学真理，科学已经失去了"自然科学的原本定义"，呈现出"名实相怨"即名不副实的矛盾。

《辞海》1979 年版："科学是关于自然界、社会和思维的知识体系，它是适应人们生产斗争和阶级斗争的需要而产生和发展的，它是人们实践经验的结晶。"

《辞海》1999 年版："科学：运用范畴、定理、定律等思维形式反映现实世界各种现象的本质的规律的知识体系。"

法国《百科全书》："科学首先不同于常识，科学通过分类，以寻求事物之中的条理。此外，科学通过揭示支配事物的规律，以求说明事物。"

苏联《大百科全书》："科学是人类活动的一个范畴，它的职能是总结关于客观世界的知识，并使之系统化。'科学'这个概念本身不仅包括获得新知识的活动，而且还包括这个活动的结果。"

《现代科学技术概论》："可以简单地说，科学是如实反映客观事物固有规律的系统知识。"

这种"名实相怨"即名不副实的矛盾，极大地妨碍了社会进步与发展，急需要进行统一认识与规范。最重要的是哲学层次的名实相符、统一。董仲舒做了这个工作，建立了大一统的天人相应、阴阳五行学说，废除百家独尊儒术，被汉武帝采纳，成就了中国古代文明乃至世界封建文化的顶峰。

我们只有明白了革命前后"科学"这个术语的不可通约性，才会不去争论"中医是不是科学、医学是不是科学、心理学是不是科学"这种无谓的、不可通约的概念之争。中医与西医是 2 个时代的产物，不是一个理论体系，具有不可通约性，不能够进行比较其优劣，不能够准确、精准地翻译。这是一个方面。

另外一个方面是：中、西医研究的是同一个事物，能够取得同样的治疗效果，其中必然具有相同的规律，那么我们如何解释这个事实呢？中医与西医相比较，如同圆周与直径之比"圆周率是一个无理数"，不可通约，"圆周率"是不是就没有用处了？而在现实生活中，在各种实际操作规程中，我们取圆周率的近似值，就能够实现圆周长度与直径长度的"通约"，所以找到圆周率，实在是太重要了，正是找到了这个圆周率，我们才能够通过直径计算出圆周，同时，知道了圆周，就能够计算出直径。这就是在一个系统内，2 个子系统只有具有不可通约性，才能够把它们区分开来，同时具有可融合性才能够处于同一系统中。只有找到共同参考系，就能够实现"通约"。

　　既不可通约，又相互传承、联系，这是事物、概念发展的不可分割的 2 部分。

　　系统论、阴阳五行学说、矛盾论，是不同时期形成的理论、学说，具有不可通约性，当我们把三者放到一起研究时，就能够找到三者的共同参考系，使之能够取长补短，融合为 1 个统一的新学说。

第一章 一元论与3个"客观世界"

第一节 一元论

中西医融合从一元论开始说起，一元论是认为世界只有1个本原的哲学学说。

一元论就是万物归"一"，以"一"解释世界的一切。"一"是本原、终极。这是现代哲学的终极解释，"一"之前是什么？"一"是怎么来的？现代哲学没有解释，也不去解释，没必要解释。中国古代哲学认为："道生一，一生二，二生三，三生万物"，"无极生太极，太极生两仪"。在"一"（太极）之前是："道""无极"，是无；那么万物（万象）之后是什么？"大象无形"，万象之后就是无。无中生有，有而化无，这是中国哲学。

理论是为了让人们能分门别类、提纲挈领地认识世界、看问题，从而达到删繁就简，执简御繁的目的。最简单的就是"一"，万物归一，一分为二（矛盾、阴阳）。这就是一元论的最终目的，以最小的代价获取最大的利益。

西方一元论分为2类：物质一元论认为世界的一切归于物质，精神一元论认为世界的一切归于精神。前者是唯物论，后者是唯心论。中国古代哲学有：气一元论、心一元论、理一元论3个派别。

关于世界的本原，还有二元论、多元论等等学说，我们没有能力讨论。

唯物主义认为世界的本原是物质，先有物质，后有精神意识；唯心主义认为世界的本原是精神意识，物质是"绝对精神"的外化。二者都承认物质、精神意识是存在的。物质是从哪里来的？唯物主义认为物质是世界的本原，存在于精神意识之前；绝对精神是从哪里来的？唯心主义认为绝对精神是世界的本原，存在于物质之前。唯物主义不讨论物质之前是什么，唯心主义不讨论绝对精神之前是什么，即"存在""有与无"的问题。

人类的智慧、知识，归根结底是解决2个问题：①世界、宇宙的本原是什么（本体论）？②我们是怎么认识世界、宇宙的（认识论）？世界的本原是什么？怎么正确认识它？即本体论与认识论是2个密切相关的问题。

（1）世界的本原是什么？一元论（唯心论、唯物论），阴阳五行、矛盾论、系统论（本体论）。

（2）怎么认识世界本原的？认识论：取象比类、形式逻辑、辩证逻辑、科学实验、实践论。

本体论指"一切实在"的最终本性，这种本性需要通过认识论而得到认识，因而研究一切实在最终本性的为本体论，研究如何认识客观实在则为认识论，二者是相对应的、密切相关的。本体论决定认识论，认识论又反映相应的本体论，有什么样的本体论就有什么样的认识论。

中国封建社会的农耕生产方式，与之适应的哲学是阴阳五行，认识论的方法是取象比类。资本主义工业化的生产方式，与之适应的哲学是机械唯物论，认识论的方法是形式逻辑，科学实验。社会主义、共产主义的生产方式是生产资料公有制的社会化大生产，劳动者联合劳动，与之适应的哲学是辩证唯物论，认识论的方法是辩证逻辑、实践论。

列宁指出，思维与存在的关系"客观上是3项：①自然界；②人的认识＝人脑（就是那同一个自然界的最高产物）；③自然界在人的认识中的反映形式，这种形式就是概念、规律、范畴等等"（列宁：《哲学笔记》，中文第1版，194页，北京，人民出版社，1974年。）。这3项即是：①物质世界；②主观精神；③概念、规律、范畴。这3项在中国古代传统哲学里类似于：①"精气"（物质世界）；

② "心"（主观精神）；③ "理"或"道"（概念、规律、范畴）。

在中国古代哲学中，本体论叫作"本根论"。中国古代关于思维与存在、精神与物质的关系问题，在先秦表现为"天人"之辩和"名实"之辩，在西汉则表现为"道"与"物"关系上的"或使""莫为"之争和"形神"之辩，到了魏晋和隋唐，又演变为"有无（动静）"之辩和"言意"之辩，最后在宋、明时期发展成"理气（道器）"之辩和"心物（知行）"之辩。正是通过这样的争论，中国传统哲学发展到最后阶段即明清之际，形成了 3 种形式：以王夫之为代表的"气一元论"、以王阳明为代表的"心一元论"、以程朱为代表的"理一元论"。它们所争论的就是气（物）、心（精神或者神）、理（规律、概念、范畴）三者的关系问题。中国传统哲学之所以最后形成这样 3 种形态，是其围绕着思维与存在的关系而展开的历史演进的结果。

气一元论，即天地万物即是一气所生，元自一气也，而又天地万物无非是气，是曰气一元论。

气一元论，实际上是"精一元论"或者"精气一元论"。古代哲学的精气说始见于《易传》与《管子》，在《吕氏春秋》《淮南子》《黄帝内经》《论衡》中有所发展，并在两汉时期被元气说所同化，嬗变为"元气一元论"。最后发展为以王夫之为代表的"气一元论"。

宋、明时期的唯心主义哲学思想，包括以周敦颐、程颢、程颐、朱熹为代表的客观唯心主义和以陆九渊、王守仁为代表的主观唯心主义。前者认为"理"是永恒的，是先于世界而存在的精神实体，世界万物只能由"理"派生。后者提出"心外无物，心外无理"，认为主观意识是派生世界万物的本原。它们分别为理一元论（客观唯心论）与心一元论（主观唯心论）。

气一元论、心一元论、理一元论，三者相互斗争，是中国古代哲学层面的理论；它们与中国古代医学不在一个层面上，不能够把"气一元论"从"心一元论""理一元论"中独立出来，作为中医学的理论基础。而且"气一元论"中的"气"与中医学中的"气"是两个完全不同的概念，如同现代哲学中的"物质"与自然科学、现代医学中的"物质"是两个完全不同的概念一样，"气一元论"中的"气"是与"心一元论"中的"心"，"理一元论"中的"理"相比较而言的，中医学中的"气"与哲学中的"气一元论"没有必然关系。现在的中医学把"气一元论"搬进中医理论中，并把"气"解释为构成世界的极微细物质，是没有任何根据的，是对"气一元论"的曲解。把中医的"气"与近代西方哲学机械唯物论的"物质"等同起来，是完全错误的，当"气一元论"向唯物论靠拢的时候，把气与物质等同起来，就滑向了机械唯物论。

恩格斯指出，思维对存在的关系问题，经历了蒙昧时代、基督教中世纪和近代的发展过程，"才获得了它的完全的意义"（《马克思恩格斯选集》，中文第 2 版，第 4 卷，225 页，北京，人民出版社，1995 年）。这与上述的中国传统哲学在不同时期以不同形式展开哲学基本问题的过程也是相类似的。论证思维与存在关系问题贯穿于中国传统哲学的始终，就从最根本的理论点上解决了马克思主义哲学和中国传统哲学连接、融合的可能性问题，它们都是研究思维与存在的问题，而且都是一元论。

马克思主义认为：世界的本原是物质，物质为"一"，用"一分为二"的观点解释世界的一切，这就是辩证唯物主义。马克思列宁主义的哲学既同唯心主义一元论和形而上学根本对立，亦同历史上不彻底的唯物主义有原则性区别，它在自然观和社会历史观上坚持了完整的和彻底的辩证唯物主义一元论。所以，中国古代的气一元论、理一元论、心一元论从根本上说与马克思主义的一元论是有区别的。

近代欧洲的一元论、唯物论与唯心论的斗争焦点是物质与精神。中国古代的一元论有 3 个：气一元论、理一元论、神一元论。在中国古代，气一元论与中医本来没有什么关系，在古代中医理论中，经典中也没有气一元论的提法。大概是 20 世纪 90 年代在中国哲学界有人提出气一元论与唯物主义一元论是一致的，中医的理论界把气一元论引入中医理论，成了现代中医理论体系的理论基础，实际上这是误解。

唯物论有机械唯物论和辩证唯物论的区别，机械唯物论认为物质世界是由各个个体组成的，如同各种机械零件组成一个大机器，不会变化；辩证唯物论认为物质世界永远处于运动与变化之中，它是互相影响、互相关联的。机械唯物论的代表人物有费尔巴哈、赫拉克利特、培根等，辩证唯物论的代表人物有马克思、恩格斯、列宁等。

欧洲哲学家包括马克思在内，没有充分认识到中国古代文明是世界文明史中的一个顶峰，没有充分吸收中华文化的精华，这就形成了欧洲哲学的致命弱点。现代社会应该给欧洲和哲学家补上中华文化这一课，这就是马克思主义中国化。

机械唯物主义即近代形而上学唯物主义，它是适应资本主义发展的需要，伴随着近代自然科学的产生而出现的。与17世纪的英国资产阶级革命相适应，出现了一批以培根、霍布斯、洛克为代表的英国唯物主义者。他们代表新兴资产阶级利益，反对经院哲学；培根在总结当时科学成就的基础上，概括了观察、实验和归纳等认识自然界的实验方法。

机械唯物主义自然观在16世纪兴起，并且在17~18世纪的西方哲学中占据支配地位。牛顿力学成为整个自然科学的典范，同时也为机械唯物主义自然观奠定了基础。机械唯物论与当时最发达的自然科学相结合，在历史上起到了打击神学自然观，维护世界的物质统一性的作用。资本主义、机械唯物论、牛顿力学、自然科学实验方法、形式逻辑、分析方法，西方思维方式、思维方法等等是密切相关的，具有同一血统的大家族。

机械唯物主义的自然科学基础是以牛顿为代表的经典力学，认为动物是机器，甚至人也是机器。而机器却是根据力学原理的。因此物质的物理、化学和生物的性质都应是力学的性质，物理的、化学的和生物的系统和运动形式都是力学的系统和运动形式，自然界中的一切事物都完全服从于机械因果律。物质是惰性的，它们的运动仅仅是在力的作用下失掉一个位置而获得另一个位置，而获得的位置完全可以从前一个位置得出。

机械唯物论认为：心脏就是一个泵，肺就是一个风箱，肾就是一个过滤器，大脑就是一部电子计算机，肝脏就是一个化工厂……人就是一部机械。心灵只是机械运动在人的身体上的一种现象或结果。

《矛盾论》中说道：生产力和生产关系的矛盾，生产力是主要的；理论和实践的矛盾，实践是主要的；经济基础和上层建筑的矛盾，经济基础是主要的。它们的地位并不互相转化。这是机械唯物论的见解，不是辩证唯物论的见解。……因为我们承认总的历史发展中是物质的东西决定精神的东西，是社会的存在决定社会的意识；但是同时又承认而且必须承认精神的东西的反作用，如社会意识对于社会存在的反作用，上层建筑对于经济基础的反作用。这不是违反唯物论，而是避免了机械唯物论，坚持了辩证唯物论。

机械唯物论与辩证唯物论的区别：近代形而上学唯物主义是在资本主义生产方式产生之后形成的，它承认世界是物质的，但观察物质的方法是孤立的、片面的、静止的，如17~18世纪欧洲形而上学机械唯物主义。

机械唯物论只看到在个体中物质结构决定功能的一面，看不到在群体进化中功能对于物质结构的反作用；只看到正常生理情况下一定的结构产生相应的功能，看不到病理情况下解剖学结构的损失可以通过代偿机制弥补功能的缺失；只看到局部，看不到全体；等等。

为什么很多自然科学家晚年都信神学？他们发现了什么？很简单，所谓的科学家是指文艺复兴之后的自然科学家，文艺复兴之后的自然科学是建立在机械唯物论的基础上的。他们在自然领域内是唯物主义，而一走进社会历史领域便陷入了唯心主义。他们不知道社会基本矛盾，更没有找到社会发展最根本的经济原因。他们以其在自然科学无机界领域内所取得的成功经验，去认识、解释社会与生命，当他们老了的时候，冷静下来后却发现，以他们固有的逻辑、科学实验无法解释社会的发展与各种矛盾，无法解释生命与精神，当他们逐步走向死亡的时候，对于死亡的恐惧与不可理解，不得不投入神学的怀抱。

近代形而上学唯物论（机械唯物论）只看到无机界的物质及其运动，看不到精神运动与社会历史运动，在社会斗争领域、生命精神领域，他们是外行。当他们把世界、人体分割再分割……一直分割到原子、中子、质子、电子……终于分割到光子，呈现出波粒两象性，再也没有办法分割了。当他们运用科学方法把彻底分割得到的各种粒子重新组合的时候，怎么也不能组合出曾经被他们科学分割的社会、精神、思维、自然界、活着的动植物、人体……科学家既不能否认科学的成果，又不能复原被他们分割的世界，他们非常自负，不肯承认自己与"科学"的错误，以为自己不知道的其他人一定不知道，只有上帝与他们相匹配，只有上帝知道，终于投入到了神学（唯心主义绝对精神）的怀抱。文艺复兴自然科学战胜了封建神学，最终又重建了新的科学迷信（新的科学神学）。

到了19世纪，机械唯物主义自然观的局限性逐渐暴露出来，并受到德国自然哲学家的批判，但只有在马克思主义的科学的、完整的自然观（即辩证唯物主义自然观）中才得到真正的扬弃。自然科学的发展也逐步突破了机械唯物主义的束缚。20世纪以来相对论、量子力学、分子生物学和以系统论、控制论、信息论、耗散结构理论、协同论、突变论、混沌理论等为代表的系统科学突破了机械唯物论，丰富、发展了唯物辩证论。

恩格斯曾明确指出："马克思的整个世界观不是教义，而是方法。它提供的不是现成的教条，而是进一步研究的出发点和供这种研究使用的方法。"

1938年10月，毛泽东在中共六届六中全会的政治报告《论新阶段》中指出："离开中国特点来谈马克思主义，只是抽象的空洞的马克思主义。因此，马克思主义的中国化，使之在每一表现中带着必须有的中国的特性，即是说，按照中国的特点去应用它，成为全党亟待了解并亟待解决的问题。"毛泽东提出的"马克思主义中国化"作为一个科学命题，有着丰富的内涵。马克思主义中国化，就是将马克思主义基本原理同中国具体实际相结合。具体地说，就是把马克思主义的基本原理更进一步地同中国实践、中国历史、中国文化结合起来，使马克思主义在中国实现具体化。马克思主义中国化就是马克思主义的原理与中国革命实践相结合，就是毛泽东思想，其哲学代表著作就是矛盾论、实践论。

"马克思主义中国化"把西方的马克思主义与中国古代哲学的一元论联系起来了，也就与欧洲古代、近代的哲学联系起来了。这就是古今中外哲学融合的**根据**。

马克思主义中国化，给中西医融合提供了哲学理论层面的支撑，为中西医融合指明了方向，中西医融合为马克思主义中国化提供了具体科学的依据，是东西方文化融合的突破口。习近平强调，中医药学是中国古代科学的瑰宝，也是打开中华文明宝库的钥匙。

毛泽东在《实践论》中所提出的能动的、革命的反映论的思想，集中体现了马克思主义哲学、中国革命经验和中国优秀哲学传统三者相结合，所阐发和创立的以科学的社会实践为基础的"辩证唯物论的知行合一论"，作为中国化的马克思主义认识论、方法论，不仅是对中国革命经验的具体总结，同时也是对几千年来中国传统哲学中关于知行关系问题争论的批判性总结。中国传统的知行观经由毛泽东的创造性阐释，完成了从"道德践履"向"社会实践"的飞跃。

马克思主义中国化，是马克思主义的发展。马克思没有充分认识到中国古代文化是世界文化的一个顶峰，他不了解这个顶峰，马克思主义需要补课，这就是马克思主义中国化。矛盾论是本体论，实践论是认识论，是马克思主义的发展与提高。

阴阳五行学说、唯物辩证法（矛盾论）、系统论融合，就是现代一元论。先有物质，后有思维意识，思维意识外化，创造了新的、人为的客观世界、物质结构。

如何看待先进与落后、唯心论与唯物论、机械唯物论与辩证唯物论、牛顿力学与相对论？在实际生活中，它们的关系又该如何处理？进化是包容、涵盖，而不是消灭。唯心论，机械唯物论，辩证唯物论是一个连续的进化过程，辩证唯物论包含黑格尔的唯心主义辩证法，以及费尔巴哈的机械唯物论。在医学领域内，处理心理学问题的时候，离不开唯心论；处理外科手术的时候离不开机械唯物论。具体问题要具体分析，它们各有各的用途。新事物与旧事物是不同质的事物，但是，二者具有千丝万缕的联系，客观事物不以人的认识如何而改变。融合是进化，是产生一个新的理论、事物，是新生事物对于原有事物的包容、涵盖，而不是消灭。原有的事物并没有消失，而是退居到次要位置，这就是一体化与多样性的辩证统一，1＋1＝3而不是1＋1＝1。

中西医融合指的是建立一个新的理论体系；一个包容中、西医理论的体系，是一个对中、西医理论均有取舍的体系，是建立一个新的中西医共同的参考系。最终要以临床能不能使用、在临床上不出现相互矛盾而且具有必然性的理论为衡量标准。

第二节　客观世界的3个存在

从我们认识世界的顺序来说，"客观世界"有3个：

一是真实存在的客观世界，包括自然世界、精神外化的客观物质世界、人类的社会世界，而不单单是自然世界。自然界分为无机界与有机界。

二是我们头脑中的"客观世界"，即被我们认识了的世界，称之为意识、认识、经验、思想、信念等等。在头脑里的认识过程，就是思维。思维形式有逻辑思维、取象比类、直觉等等。思维以及思维的结果，又称为主观世界。

三是运用符号（文字、图形、语言、音乐、艺术等等）表述出来的"客观世界"，即类、概念、理论、真理、道、客观规律、法则、公式、定理等等。语言文字符号是头脑中思维过程的延续，帮助大脑记忆，进行逻辑思维，诸如：公理、公式、定理、模型、军事地图、作战沙盘等。

符号的作用：①作为文化基因遗传给下一代（是生物学中的基因的延续）；②同代个体之间的交流；③提供学习的内容（第二信号系统）。④是可以"外化"的精神、理论，例如一张图纸可以外化为一座大楼、桥梁等等。⑤符号把大脑的思维过程由无形转化为有形的声音、语言、绘画、文字、数字……帮助大脑进行记忆、逻辑推理等等，是大脑思维的延续。

要把文字符号（理论、精神）"外化"为"人为的客观世界"，即改造自然世界，同时这也是检验"主观认识"是否正确的标准。这个过程就是取类比象或者说"按类造象"，把主观世界中的"类"外化为客观世界中的"象"，例如，按照头脑中的理论、概念（类）中的"山"，再造一座假山；按照图纸建造一座大楼、一座桥梁、一架飞机、一个城市、一个自贸区等等。"精神外化的客观世界"是对于自然世界的仿造以及叠加，是科学化了的自然界，或者说是一个"伪造"的自然界。飞机是模仿鸟，火车是屎壳郎滚球与蜂巢的叠加，斧子、镰刀是模仿尖锐、锋利的石头……

真实存在的客观世界包括：自然世界（自然系统）以及精神外化了的人为的客观世界（人工系统）。自然世界与人为的世界是一对矛盾，符合阴阳矛盾的所有规律与特性，根据侧重点的不同，可以构成一个生态系统，也可以构成一个社会系统、自然系统等等。

正如列宁所指出的那样，思维与存在的关系"客观上是3项：①自然界即真实存在的客观世界；②人的认识＝人脑（就是那同一个自然界的最高产物）即头脑中存在的客观世界；③自然界在人的认识中的反映形式，这种形式就是概念、规律、范畴等等"，即文字、语言、艺术等符号标示的客观世界。真实存在的客观世界与符号之间的关系，就是中国古代"名"与"实"的关系。

我们究竟是怎样认识真实存在的客观世界的事物呢？

3个客观世界的联系、中介、桥梁是："象"。

信息是"象"的载体，神（调控）是对信息的摄取、传入、整合加工、发出、引起效应器做出反应。

对信息的摄取、传入、整合加工（思维）、发出信息、引起效应器做出反应，这就是人体主观认识客观世界的过程以及认识引发功能、行为的过程，不难看出，这个过程就是巴普洛夫条件反射的过程。由真实存在的客观世界发出的信号为第一信号系统，由文字、语言、艺术（符号）……发出的信号是第二信号系统。信号是信息的载体，不等于信息，信号经过感觉器官的加工才能够成为信息。这是生理学过程。

从哲学的角度上看，这就是人体主观认识客观世界的过程，主观认识过程主要在大脑中进行。这个主观过程包括：概念的产生（抽象过程）、概念之间的联系、发现规律、形成理论和范畴。

象（现象）是物质能量运动的外在表现，象分为"显象"与"隐象"。已经被认识到的象为"显象"，未被认识到的象为"隐象"。只有显象才能转换为信息，被人类所认识。

"观物取象"，只能够取得显象，不能够取到隐象。借助科学方法可以把一部分隐象转变成显象，例如显微镜、望远镜、温度计、化验等等仪器的使用，不仅使得隐象变为显象，而且能够对于"象"进行量化。隐象尽管已经存在于客观世界，但是因为没有或者不能够被人类感知，因此人类不能够摄取隐象中的信息，不能够取象比类，在大脑中不能够形成相应的主观意识。例如在古代，人们只知道没有空气人就会死亡，并没有氧气的概念，只有用化学方法证明了氧气的存在，把隐象转变为显象，在头脑中才有氧气的概念形成。细菌在显微镜发明之前为隐象，显微镜发明之后，变成了显象。诸如此类，不胜枚举。

物质、能量、信息既是客观的，又是主观的，是人类对于世界认识的产物。信息是我们现代的认识，以前它是一个隐象，信息论出现之后，它就变成了显象。

取象需要通过感觉器官，才能实现。目前已经发现，人类至少有21种感觉，高等动物中最重要的感觉器官，如眼、耳、前庭、嗅、味等器官，都分布在头部，称为特殊感受器。在人体的主观感受方面，也常常体验到类似"入芝兰室，久而不闻其香"之类的感觉适应现象。

"取象"的局限性：对于同一个事物，因为目的不同，注意的聚焦点不同，角度不同（采用的参考系不同）等等，取得的"象"也不同。同一个物体用不同的感觉器官感知他，取的象也不一样，瞎子摸象与看到的大象，就不一样了；猪的气味（嗅觉感受器的感知）与猪肉的味道（味觉感受器的感知），其"象"也不一样。诸如此类，不胜枚举。

"取象"本身就是对于整体的分割，是一个主观过程。

由于以上2方面的原因，即隐象的存在和取象的局限性，我们头脑中认识的世界与真实存在的客观世界是有差距的，二者不能够等同。"取象"不同于摄影、照相、简单的反映，是一个复杂的主观意识过程。

把我们头脑中的客观世界（我们认识了的客观世界）运用符号（诸如文字、图形、概念、范畴、理论、语言、艺术等等）表述出来的时候，运用符号表述的客观世界与头脑中的客观世界又有了差别，例如只可意会不可言传的情景。即符号不可能等同我们头脑中的客观世界。例如，我们用眼睛看到的"象"是三维立体的，而且随着时间的推移呈现出四维意象，而运用文字，符号表述出来四维客观世界却是平面的，只可能是二维的，这就是主、客观发生了一定程度的分离。

因此，真实客观存在的世界与运用符号表述出来的客观世界之间存在多大的差距，很难评估。

概念、规律、认识、理论、真理都是运用符号表述出来的客观世界，它与真实存在的客观世界出现的差异，就造成理论与实践的矛盾，造成了理论的相对性、时代性。理论的相对性是指：任何一种理论都有其相对应的适用范围，超出了这个范围，没有任何用处；任何理论都不能够完全解释其适用范围内的所有问题，总是有例外。因此，任何理论都需要不断地完善与补充、修正。其时代性仍然是相对性，指的是任何理论都具有时代局限性，随着时代的进步，任何理论都可能出现错误需要修正。

这里有一个如何看待客观规律、理论的问题。理论是行动的指南而不是教条。客观规律，是人们从客观世界中找出来的，或者说抽象出来的，抽象是一个主观意识过程，在这个主观意识的抽象过程中，已经把不符合客观规律的一些内容舍去了，所以，客观规律并不能完全代替真实存在的客观世界，在规律之外，总有一些例外。这就是理论与实践之间、主客观之间总有一些差距，而不能全等的原因。所以，理论是行动的指南而不是一种教条。

符号、概念（名）与真实的客观存在（实）的关系：名，指名称、形式、概念；实，指内容，客观事实。中国古代哲学中"名与实"相符是相对的，而不是绝对的。首先是必须名与实相符，不相符，就不能分类，就不能认识客观事物与客观世界。其次，要看到"名与实"不等同。因为"名"是符号，"实"是真实存在的客观世界，二者之间存在着人类大脑的主观认识过程。

中医的心与五官都有关系，相对而言，心与舌的关系更密切；肾与耳关系更密切……这就是"名与实"既相符，又不完全相同，余类推。中医的心与其他四脏是生克乘侮关系，也一样，"名与实"既相符，又不完全等同。余类推。

中医的心与西医的9大系统都有关系，相对而言与神经内分泌网络、循环系统关系更密切，中医的脾与胃肠道、物质代谢的关系更密切。余类推。

西医的心脏，与血液循环系统的功能关系更密切，当心力衰竭的时候，全身各器官的功能与结构都会发生变化，而不单单是循环系统的疾病。西医的肺脏与呼吸功能的关系更密切，但是又不单单是一个呼吸器官。余类推。

《内经》里也说过，心开窍于目、耳，这种说法是不是正确？换句话说，"名与实"是不是相符？按照形式逻辑思维的科学标准，"名与实"必须相符，如果不相符，就是错误。按照不矛盾律，心开窍于舌、肾开窍于耳，肝开窍于目……不能相互矛盾，如果相互矛盾，必然是错误的。而实际上，心开窍于舌、目、耳，不仅《内经》里有记载，而且也符合临床实际。

如何看待理论与临床实际的矛盾现象？如何看待"名与实"不相符？心开窍于目在临床实践中也是真实的客观存在，是正确的，心开窍于耳、舌也是正确的，一定要具体问题具体分析。相对而言，心开窍于舌能够解释更多的现象，而且更符合五行学说。

顺便说一下，中国古代所说的天地、宇宙、万物与现代社会中所说的天地、宇宙、万物是不同的，中国古代的天地宇宙上下不超过10km，东至日本列岛，西至罗马、西班牙，南至南洋诸岛，北至外贝加尔而已，而且也不包括物质的分子、原子等等。中国古代所说的天、地、宇宙万物，即有限的以黄河流域为中心的、宏观上的生物圈之内。中国古代"人为的客观世界"即"精神外化的客观世界"，没有摩天大楼、电气化、机械化、人造卫星、宇宙航行等。

当客观事物产生的刺激作用于感觉器官的时候，感觉产生的信息首先传导到边缘系统，经过初步整合，投射到大脑皮层的相应部位，产生感觉、推理、判断……同时在边缘系统内形成情绪感受，并完成本能反射。所以，情绪与认识（意识）是同一个信息，在大脑的不同部位，同时产生的2个过程。例如：曹操说"前面有一片梅林"，士兵们望梅止渴，士兵们的大脑皮层里有一个梅林的思维过程，而同时在边缘系统引起一个条件反射，口水分泌，产生一个愉快的情绪。但是，当我们设计、建造梅子加工厂的时候，工程师、工人们不会流口水，尽管他们的大脑里反反复复出现梅子这个刺激，边缘系统却不向唾液腺发出指令，思维、认识与情绪既可以同时发生，也可以分离而各自独立进行。

认识是与情绪同时发生的，但是，二者又是分别发生在不同部位的不同过程，它们相互影响，又各自独立发生，特别是第二信号系统，文字符号的信息运动、概念流易等思维意识活动与情绪可以割裂开来，各自独立进行。

不被意识控制的一切行为，即本能行为其控制在边缘系统（古皮层），即心主神，心藏神。神明在大脑皮层，"神"明不明在大脑皮层，即一切受意识支配的行为，受大脑皮层调控活动。

真实存在的客观世界分为自然世界（自然系统）与精神外化的世界（人工系统）。二者都是客观存在的真实世界，都是由物质构成的、符合客观规律的真实存在的客观世界，都是存在于主观世界之外的客观存在。不同的是自然世界在精神世界之前就已经存在着，当精神世界消亡的时候，它仍然存在；而精神外化的世界是在人类认识了自然规律之后，按照自然规律创造出来的，是自然世界的赝品，是仿造自然世界创造出来的。这个创造可以是干预自然世界，也可以是模拟、仿造自然世界。人类社会，可以看作是自然世界与人为世界与人类的融合体，人类社会、自然世界、精神外化的世界，就是天人合一。这个"外化的客观世界"在人类消亡之后，也就不存在了。

现代社会中的自然世界，已经是被"精神外化"干预并且改造了的"自然世界"，自然世界的所有领域都被干扰而且超出了自然系统的自稳态，自然系统中的许多子系统已经病入膏肓，而且人类也创造出了能够彻底消灭人类自己的原子武器。

第二章　取象比类

第一节　来源出处

《周易·系辞下》记载："古者包牺氏之王天下也，仰则观象于天，俯则观法于地。观鸟兽之文与地之宜，近取诸身，远取诸物，于是始作八卦，以通神明之德，以类万物之情。"

《周易·系辞传》说："易者，象也。象也者，像也。""夫象，圣人有以见天下之赜，而拟诸其形容，象其物宜，是故谓之象"，"见乃谓之象"。

《周易·系辞上八》："圣人有以见天下之赜，而拟诸其形容，象其物宜，是故谓之象。圣人有以见天下之动，而观其会通，以行其典礼，系辞焉以断其吉凶，是故谓之爻，言天下之至赜而不可恶也。言天下之至动而不可乱也。拟之而后言，议之而后动，拟议以成其变化。"

以上 3 段是取象比类的出处。

以上文字，运用现代语言表述如下：古包牺氏称王于天下，仰首以观察天象，俯身以取法地形，观察鸟兽的花纹与大地相适宜，近的从自身，远的到万物，搜集各种形象开始创制八卦，借以通达神明的德性，以类比万物的情状，圣人用卦画来显示天下万物的繁杂现象，模拟万物的形态姿容，反映它们的特征，因此称为卦象。象，是看到的、感觉到的事物，"象"只是与事物最适宜的相像而不等同，所以称为"象"。圣人用卦象来归类，显示天下万物的运动变化，观察运动变化中的普遍联系，以推行立身处世的准则和规范，加上文辞，用以判断吉凶，因此称为爻。言说天下万物最繁杂的现象，不能妄自开口；言说天下万物最复杂的运动，不能胡言乱语。拟出卦象，然后言说，琢磨探求，然后行动，经过比拟和讨论，来把握万事万物的变化。

包牺氏观物取象，不是一人一时之举，而是无数人千百年的观察，经过分析归纳、类比、推演，反复实践检验，把万事万物归类于八卦，用阴阳标识的 8 种符号表示万事万物的相互关系。可以看出，这大致就是实践—理论—再实践的过程。

什么叫作爻？爻者交也；爻字是上下 2 个 ×，也就是彼此交通的意思。即把不同系统之间建立起交通关系，寻求它们的共同之象，即共同参考系。

爻的本义是绳结。结绳记事时代，在一根绳索上分段打结，表示一定含义。因原始日晷观察日影变化时，用了 8 根绳索，每根分 3 段，段中打结。由于用了 8 根绳索，八卦曾经叫"八索"。8 根绳索挂成一排，由"八挂"而有"八卦"，绳索的 3 段成了卦的三爻，代表 1 个观察记录的 3 个要素。"爻"与"要"同音，可以理解为"要素"。周文王演易，不一定用绳索，可能用手指或者手掌部位表示卦的 3 条阴阳信息，有人认为用草棍或者蓍草。到宋代才有用直线表示的爻和八卦图。3 条爻的卦叫经卦，2 个经卦组成别卦。别卦下部的经卦是主卦，代表主方；上部的是客卦，代表客方。取象比类、建立八卦的目的是什么？是为了判断吉凶，决定这件事情能干不能干、是有利还是有害，如何逢凶化吉，把坏事变成好事。

圣人见到天下运化的微妙，从而模拟它的形态，以象征万物应有的形象，所以称为"象"。圣人见到天下的运动变化，从而观察它融会贯通的道理，作为奉行的常规法则；附上卦爻辞，占断吉凶，所以称为爻。解释天下最繁杂的事情而不会使人厌烦，解释天下最剧烈的变动而不会使人混乱。先模拟而后解释，先商议而后变动，模拟和商议之后，就能够顺遂事物的变化。

呈现在我们人类面前的世界是一个由万千事物组成、变化无穷的世界，即无数物质组成，每一种物质、物质与物质之间都在进行变化无穷的运动，我们人类怎么样去认识它们呢？对于复杂世界运动发生发展认识的结论是什么？

在远古时代，人类刚刚脱离动物界的时候，是怎么样认识世界的呢？中国古代使用的是观物取象、取象比类、格物致知。认识的结论是："无极生太极，太极生两仪，两仪生四象，四象生八卦"；"道生一，一生二，二生三，三生万物"。

伟大的科学家爱因斯坦曾说："西方科学的发展是以两大伟大的成就为基础，那就是：希腊哲学家发明的形式逻辑体系（在欧几里得几何学中），以及通过系统的实验发现有可能找出因果关系（在文艺复兴时期）。在我看来，中国的贤哲没有走这两步那是用不着惊奇的，令人惊奇的倒是这些发现（在中国）全都做出来了。"爱因斯坦清楚西方科学是如何建立起来的，但他不清楚东方"科学"是靠什么方法建立起来的，所以他在提问与思考。

取象比类建立了东方哲学与古代"科学"。这是对爱因斯坦"惊奇"的回答。这里的科学的定义是：被实践证明了的正确的知识。即把知识运用于指导实践时，可以得到预期的效果。

第二节　概念（取象比类的现代解释）

取象比类即2个事物比较，用已知属性的相同或类似，推论未知属性的相同或类似，即用已知推论未知。

一、什么是象

"象"就是现代语言中、哲学语言中的"现象"，在中国文化中，它具有以下的意义：

（1）主客观之间的桥梁："圣人有以见天下之赜……是故谓之象"，言作"易"者所以立象的原因。因为万物纷乱杂陈，繁复无序，易卦如何与之相联系？这便需要"象"，"象"在它们之间起着纽带桥梁作用。用现代语言表述出来就是："象"是客观世界与主观认识之间的纽带与桥梁，主观世界通过感官摄取"象"的信息，才能够认识客观世界。

（2）"象"是相似："象其物宜"，"象"恰到好处的比拟某一事物，如文中所谓的"拟诸其形容"，某一易卦状态与某一事物情形相似，即以某卦形容某一类事物。"象"的创造，为《易经》这门学问的重大突破做出了巨大贡献，"象"的出现将易学推向了一个重要的实用阶段，从此可以自易卦判断卦象中万物情形，也可以自卦象万物判断卦爻的动变情形了。这样，易卦各爻动了活了，与万事万物密切一体了，而不再只是几个死的卦画符号。所有事物的变化，只是"象其物宜"而已，没有真正的相同，"是故谓之象"即相像、相似的意思。为什么要画八卦？答案就是："圣人有以见天下之赜"。圣人们希望来了解宇宙的奥秘（本质、规律、理论），"而拟诸其形容"，想把它"形而上"、不可见、不可知、无声无象的本质、规律表示出来，用什么来表示呢？用"象"表示，"象其物宜"，跟原来（真实的客观存在）的相似，"恰如其分地表示出来""是故谓之象"，所以就叫作"象"。

我们认识到的事物，与客观真实存在的事物总是有差距的，它们只是"相像"而已，而不是等同，这就是"象其物宜"的含义，这就是"象"。例如，我们看到秦岭，用山表示，看到华山、泰山、喜马拉雅山，都用山表示。"山"这个符号，"恰如其分"地表示了秦岭、华山、泰山、喜马拉雅山（的共性），但是与它们只是"相像"而已，而不是等同。这是因为我们感知到的秦岭等等山脉仅仅是它们的显象，它们的隐象我们还不可能感知，它们的未来之象也是未知的。我们感知的是真实的客观存在，而又不是完全的真实的客观存在，所以"象"是相像而不等同。"抽象"本身就是把不同的山的个性、特殊性舍弃之后，得到的山的共性，所以，"山"与真实客观存在的各种不同的山，只能够是相似，而不可能等同。这就是认识与实际存在、理论与实践、主观与客观、名与实之间的距离，即客观真实存在的世界与我们头脑中的客观世界、用符号表述的客观世界之间的差距。当我们看到"山"这个文字符号的时候，我们头脑中就会出现许多山的形象；当我们看到客观真实的山的形象的时候，就与头脑中存在的山、平原、丘陵的形象比对，才能够确定我们看到的是不是山！而且还能够与我们曾经见过的所有山脉进行比对，像黄山还是像华山、泰山等等，最后得出我们看到的是山，而且像华山，或者就是华山的结论。

所以"象"也就分成了真实客观之象（现象、物、事物）、头脑中的意象（概念）、符号之象（符号表示出来的概念）。

（3）象就是信息的载体，观物取象就是通过对"象"的感知获取信息。

取象比类就是把信息分类，进而建立理论系统。物质在能量的推动之下产生运动，必以一定的形式表现出来，即现象，人们认识这些现象就是获取信息，所以信息是能够被人们感知的物质能量运动的外在表现。物质能量运动还有一些未被人们感知的形式，因为人们感知不到它，就不是可以显现的象，因此称为"隐象"，与"现（显）象"相对立。"现象"就是显露出来的象，即可以被获取的、可以被感知的象（信息）。

由象转变为信息，还需要一个主观意识过程，即与头脑中已经存在的参考系进行比对、进行归类，象才能够转化为"信息"或者可利用的信息。例如桃树是"客观真实之象"，如果某人为了吃水果，桃树上的桃子才能够成为信息，经过人脑的信息处理，用手摘桃子。对于吃桃子这个行为而言，桃子具有香甜、可食等等信息。而另外一个人是木匠，对桃树这个象，木匠获取的信息是：桃树的树干能够做木梳、做桃木剑辟邪。同一个桃树，不同的人、不同的需求、不同的行为，摄取到的信息大不相同。

一棵桃树有多少信息？可以具有无数的信息，研究方法不同、量度的单位不同、需求不同等等，可以获取不同的信息，用显微镜研究、化学分析方法研究、DNA技术研究、物理学研究、生态学研究、食物链研究、营养学研究、地理学研究、中药学研究等，得到各种不同的信息。

单细胞动物，可以通过细胞膜的接触，获取外界环境变化的信息，有害的刺激避让，可食的包裹消化，消化不了的排出。植物则没有主动获取信息的能力，也没有独立运动的能力，信息只有在动物界才存在，从外界环境获取信息，需要感觉器官感知外界环境的变化，摄取信息，只有动物才具备感知能力。信息的形成一定是动物的主动获取过程，所谓发出信息，只是信号，比如，使个眼色，实际上是发出一个信号，这个信号许多人都能够接收到，但是，只有一个与之相约定的人才能够解读出这个信号所包含的信息！无线电发报发出的信号，许多电台都能够接收到，只有知道密码的人才能够解读出准确的信息。从信号到信息一定是一个主动地摄取、辨识、解读的主观意识活动。

有没有调控系统，是动植物界的区别。植物没有"神"（调控功能或者调控系统），动物才有"神"。植物没有反射、条件反射，没有自主运动能力，它只具备繁殖、代谢功能。植物人不能够接收信息、调控信息，只具备代谢与繁殖功能。太阳光照射植物，植物的一切发展变化都是按照基因里的程序进行的，光线、雨水等等外界环境的变化，直接作用于植物，影响其发展，而不需要信息、调控，不需要"神"。动物没有第二信号系统，只有人才有第二信号系统。这就是动物、植物、人类的区别。

有时候，信号也是信息。

《周易》中的象即八卦的符号，藏象中的象即脏腑的各种功能表现以及疾病的临床表现，取象比类中的象即现象、显象。取象比类是建立周易、阴阳五行、藏象学说……的总方法。

取象比类是建立一切理论的普遍使用的方法，潜意识地、无意识地使用着的方法。

象是事物的属性：金木水火土是象，也是事物的属性。心肝脾肺肾、东南西北中、阴阳五行等是象，也是属性。一个事物可以具有许许多多的属性，在不同的场合有不同的属性表现。例如气，在气血津液学说中、在脏腑学说中、在卫气营血学说中、在精气神中，气的含义既有联系又是不一样的，不可一概而论，具体问题具体分析。

（4）在现代哲学中，象即现象，物质能量运动的外在表现。象是信息的载体，我们认识世界、认识物质能量的运动，就是通过各种现象承载的不同信息，刺激人体的不同感觉器官，或者说身体上的不同感觉器官从不同现象中摄取不同的信息，经过大脑的处理，形成传出信息，统摄效应器做出有利于自己的反应。

二、什么是类

分类、比类、类比、格物致知、科学、参照系、理论、概念之间的关系。

1. 类的基本含义

（1）种类：许多相似或相同事物的综合，具有共同属性的事物所形成的种类。

（2）相似：相像、类同、类似、大致相像。

分类："分"即鉴定、描述和命名。分"类"即归类。按一定秩序排列类群，也是系统演化。

广义分类学观点：分类学就是系统学，指分门别类的科学。

分科的学问就是科学，又称格物致知，格物就是分类，把不同事物放置到不同的格子里。

类可以用符号表示，用符号特别是文字表述出来的类，就是概念。概念就是同一类的许多事物的抽象，用一个简单的符号代表。分类就是建立不同的概念体系。分类需要鉴别，相同的归于一类，不同的归于另外一类（格物）。在我国古代逻辑学中，类是关于推理原则（逻辑学）的基本概念之一。

类就是标准、参考系、判定事物的标准（被判定的事物与参考系对照），符合这个标准的属于同类，不符合的就是异类。

类：它表示对现实生活中一类具有共同特征的事物的抽象，是认识事物的基础。类是对某些"象"的定义，实际上它本身并不是客观事物，而是在大脑中形成的主观意识。

类目划分是构建分类体系的基础，划分的原则和标准决定着分类体系的性质和功能。体系分类法坚持划分的学科系统性原则，在同一个等级上采用唯一的标准划分类目，形成上、下位类，层层隶属（层级），同位类相互排斥的能够揭示事物发展规律及其内在联系的严密的体系结构。

2. 为什么要分类

真实存在的客观世界是一个统一完整不可分割的世界，是一个连续运动着的世界，又是一个缤纷多彩、万事万物构成的世界。可以用"一"表示世界。我们既不能逐个逐个的认识每一个事物，又不能一下子认识完整的一个世界，因此，我们认识世界必须把"一"分割开来，即分类，才能够去认识它（格物致知），这还因为：

（1）认识的目的性：认识事物是为了有益于自己的目的，因此，不需要认识与目的不相干的事物，所以，要把需要认识的事物从整体中分割出来，把注意力放在被分割出来的部分。张开口，牙医注意的是牙齿与牙周情况，不注意悬雍垂、扁桃体、咽后壁的情况；耳鼻喉科医生则相反；中医的注意力在于舌像。不同医生的目的不同，则注意力不同。即在观物取象的时候，由于目的不同、注意力不同，取的象也不同。

（2）人体感觉器官的局限性：眼耳鼻舌身，每一种感觉器官只能够感知事物的一种属性，感觉器官把整体分割开来。瞎子摸象，正常人看到的大象，饲养员闻到大象的气味……把大象的属性分开来了。

（3）认识的时间性：只能在一定的时间内感知外界环境，时间把整体的连续性分割开来。

分类是必须的，而又要进行综合，才能形成一个完整的认识、相对正确的认识。

3. 分类的意义

分类可以使大量繁杂的材料条理化、系统化，为人们认识具体事物提供向导，可以发现和掌握事物发展的普遍规律，建立理论。

（1）条理化：世界，是个无限丰富、无限多样的世界。在植物王国里，就有55万种绿色的居民；而由800多万种动物组成的王国，那就更加千姿百态、精彩纷呈。商品的世界，琳琅满目、多姿多彩。人体是一个复杂的巨系统，具有许许多多的结构与功能，世界上的事物如此多样，要一件一件地都去认识它们是不可能的。

分类，把世界条理化，它使表面上杂乱无章的世界变得井然有序，是认识纷繁复杂的世界的一种工具。它使事物高度有序化，从而极大地提高了我们的认识效率和工作效率。西方称为分类，中国古代称为取象比类或者格物，依据"象"的不同分门别类。离开了分类，我们几乎无法生存。

例如：图书馆是书的世界、知识的海洋。书刊以几何级数增加，要在书海中找到自己想要读的一本书，那与大海捞针一样艰难。幸好，书在进库前，工作人员就已经根据一定的图书分类法，进行系统的分类并编上索书号码，然后把书分门别类地排列到书架上去。分类，使每本书都有了自己的位置。你可以从作者的分类中找到想要读的书，你可以从书名上找到你想要读的书，你还可以从书的内容上找到你想要读的书。

分类方法被应用于社会生活的各个领域，那里有丰富多样的事物，那里就需要进行分类。

例如上海植物园中有3033种植物，隶属于186科、958属。其中蕨类植物18科、24属、48种，裸子植物10科、35属、171种，被子植物158科、899属、2814种。植物园依据科学的分类方法划分成不同的园区，同一类植物种植在同一个园区，对所种植物进行科学的分类布置，不仅便于园林工人的管理，也为游客学习植物学知识创造了良好的条件。诸如此类，在生活的各个领域，都需要分类的智慧。

（2）为认识事物提供导向，提供认识具体事物的标准、参照物，对相似的事物进行鉴别。

在澳大利亚的小河里，生活着一种名叫鸭嘴兽的动物。它身上长毛，嘴巴像鸭子，会生蛋，从蛋中孵化出幼仔，这有点像爬行类动物。但是，幼仔出生后却要吃母兽的奶，这似乎又有点像哺乳类动物。那么，鸭嘴兽属于哺乳类动物还是爬行类动物？

由于鸭嘴兽能像爬行动物或鸟类般产卵，卵孵出后，又能像哺乳动物般喂奶水给幼仔，这违背科学家们已有的对哺乳动物和非哺乳动物的划分。经过多番争议和研究，科学家们终于得出结论：这种奇异的生物属于单孔月家族，即"卵生哺乳动物"。这种动物代表着从爬行动物向哺乳动物进化的一个（中间）环节。

确定鸭嘴兽属于哪一类，就是取类比象，按照哺乳动物之类，类推应该显示之象，如果没有出现哺乳动物之本质之象，就不是哺乳动物。再按照爬行动物之类，类推鸭嘴兽应该出现爬行动物之本质之象，结果出现了部分爬行动物之象，经过反复取象比类，取类比象的结果，得出它是介于爬行动物与哺乳动物之间的中间环节的结论。

经过多番争议和研究，就是取象比类、取类比象的反复进行，最终得出结论。所谓"拟之而后言，议之而后动，拟议以成其变化"，就是反复讨论、反复研究的意思。

对于疾病的认识也是取象比类、取类比象反复进行的。病人来到我们面前，首先取症状体征之象，与头脑中的各种诊断标准比对，经过类推的过程，得出初步印象，这是取象比类。根据初步印象，取类比象，才能够开具相应的各种检查。取类比象的意思是：按照这个类应该出现哪些象？看看这些象出现了没有？这个"类"应该与哪些类似的"类"相鉴别？看看相类似的"类"之象出现了没有？这就是鉴别诊断。

例如发热、咽痛，看到扁桃体肿大时的初步印象是"扁桃体炎"。这是取象比类，取发热、咽痛、扁桃体肿大之象，与头脑中的诊断标准（参照物）比对，经过类推，符合扁桃体炎的标准，这是取象比类。但是，与扁桃体炎相类似的疾病，如普通感冒、传染病的前驱期也会出现类似的临床表现，为了确诊，需要进一步检查，做哪些检查呢？就要按照扁桃体炎、普通感冒、传染病前驱期这3类疾病应该具备之象，进行进一步取象，开具各种检查单，进行各种检查（变革人体），这就是取类比象。

扁桃体炎应该具备有脓点、培养出细菌、血象白细胞升高等等之象；普通感冒应该具备白细胞正常或者偏低之象；传染病前驱期，应该具备当时当地流行病之象。经过取类比象，我们才能够正确地进行下一步的各种检查。对进一步检查的结果（象），再经过取象比类，如果扁桃体上没有脓点，咽拭子没有检查到细菌，白细胞偏低，当时当地没有传染病发生，可以诊断为"普通感冒"。第 2 次取象比类就是鉴别诊断。

治疗的过程仍然是取类比象，使用感冒药（变革人体），看感冒之象，如发热、咽痛、扁桃体肿大，按照预期是不是消失了，感冒这个"类"之象如果消失了，说明治疗有效，"普通感冒"的最终诊断确定。

这是一个完整的临床诊断治疗过程。中医称为辨证论治。

症状、体征、脉象、舌像，以及各种西医的各种临床检查项目所得出的结果，都是疾病之"象"。

（3）建立理论：类（概念）与类（概念）按照一定逻辑规则、相互关系联系起来成为系统，就是理论。一定的逻辑规则、相互关系就是理论构架，理论由概念与理论构架组成。取象比类、按象归类就是建立理论的过程，即"格物"才能够"致知"（找到规律，建立理论）。类（概念）与类（概念）之间具有 2 种关系：①垂直纵向关系，或者时间轴关系；②横向平面关系，或者空间关系。二者共同构成了理论的层级网络架构。

类、概念是人们日常思维活动的基石，由不同层级的类概念所形成的层级网络结构，是人们关于世界的基本知识的内在逻辑结构。一些学者根据概念的抽象水平，将类概念本身系统地区分为 3 个水平，又称类概念层级或层级类概念，包括：下位类概念、基位类概念和上位类概念。

类别是通过各种各样的方式彼此相联系，构成一个由类别、子类别、孙类别，直至不可再分的类别等基本成员紧密结合的、具有不同层次的网络系统。人们注意到，类别的层级网络通常被理解为一个垂直的结构，这个结构包括不同的抽象水平，分别对应着各种不同层级的类别。

4. 分类的方法

不同的分类方法导引出不同的理论体系。

（1）线分类法。又称层级分类法，是指将分类对象按所选定的若干分类标志，逐次地分成相应的若干层级类目，并排列成一个有层次逐级展开的分类体系。分类体系的一般表现形式是大类、中类、小类等级别不同的类目逐级展开，体系中各层级所选用的标志不同，同位类构成并列关系，上下位类构成隶属关系。由一个类目直接划分出来的下一级各类目之间存在着并列关系，不重复、不交叉。

例如：生物分类法。

由于林奈的进化观点在当时没有得到公认，因而对分类学影响不大。直到 1859 年，达尔文的《物种起源》出版以后，进化思想才在分类学中得到贯彻，明确了分类研究在于探索生物之间的亲缘关系，使分类系统成为生物系谱——系统分类学由此诞生。

生物分类也称生物分类学，是阶元（层级）系统，通常包括 7 个主要级别：界、门、纲、目、科、属、种。种（物种）是基本单元，近缘的种归合为属，近缘的属归合为科，科隶于目，目隶于纲，纲隶于门，门隶于界。界是最大的分类单位，最基本的分类单位是种。分类单位越大，生物的相似程度越少，共同特征就越少，包含的生物种类就越多，生物的亲缘关系就越远；分类单位小，生物的相似程度越多，共同特征就越多，包含的生物种类就越少，生物的亲缘关系就越近。

随着研究的进展，分类层次不断增加，单元上下可以附加次生单元，如总纲（超纲）、亚纲、次纲，总目（超目）、亚目、次目，总科（超科）、亚科等等。此外，还可增设新的单元，如股、群、族、组等等，其中最常设的是族，介于亚科和属之间。

列入阶元系统中的各级单元都有一个科学名称。分类工作的基本程序就是把研究对象归入一定的系统和级别，成为物类单元。所以分类和命名是分不开的。中国古代称为格物致知、取象比类。

（2）面分类法又称平行分类法，它是将拟分类的事物集合总体，根据其本身的属性或特征，分成相互之间没有隶属关系的面，每个面都包含一组类目。将每个面中的一种类目与另一个面中的一种类目组合在一起，即组成一个复合类目。

温病辨证、八纲辨证、脏腑辨证等分类就是按照面分类法组配的（见表1-2-1）。例如：把温病按照疾病的不同，分为风温、春温等，按照疾病的病程，分为卫气营血，形成2个互相之间没有隶属关系的"面"，每个"面"又分成若干个类目。使用时，将有关类目组配起来。如风温卫分证、湿温卫分证、秋燥卫分证、春温血分证……

表1-2-1　温病按照疾病不同的分类

	风温	春温	暑温	湿温	伏暑	秋燥
卫	风温卫分证	卫气同病	暑温卫分证	湿温卫分证	卫气同病	秋燥卫分证
气	风温气分证	春温气分证	暑温弥漫三焦	湿温弥漫三焦		燥热伤肺、凉燥袭肺
营	风温营分证	春温营分证	暑入心营证	少见	卫营同病	气营（血）两燔
血	风温血分证	春温血分证	暑入血分证			

八纲辨证中的虚证的分类

	阴虚	阳虚	气虚	血虚
肝	肝阴虚	肝阳虚（少见）	肝气虚	肝血虚
心	心阴虚	心阳虚	心气虚	心血虚
脾	脾阴虚	脾阳虚	脾气虚	脾血虚
肺	肺阴虚	肺阳虚	肺气虚	有争议
肾	肾阴虚	肾阳虚	肾气虚	很少报道

有一个理论，就有一套分类方法。温病学为卫气营血分类，伤寒论为六经辨证，外科学为普通外科、心外科、肝胆外科等，解剖学为9大系统。同一个事物，可以有不同的分类方法，揭示该事物的不同属性、不同侧面。

西医解剖学分类

消化系统由消化道和消化腺2部分组成。消化道包括口腔、咽、食道、胃、小肠、大肠、肛门，消化腺包括唾液腺、胃腺、肠腺、胰腺、肝脏等，它们都是消化器官。

神经系统是由脑、脊髓、脑神经、脊神经、植物性神经，以及各种神经节组成。神经的基本单位是神经元。反射弧的组成：感受器、传入神经、神经中枢、传出神经、效应器。

呼吸系统包括呼吸道（鼻腔、咽、喉、气管、支气管）和肺。

循环系统：血液循环系统是生物体的体液（包括细胞内液、血浆、淋巴和组织液）及其借以循环流动的管道组成的系统。

肺循环（小循环）：右心室→肺动脉→肺部毛细血管网→肺静脉→左心房

体循环（大循环）：左心室→主动脉→各级动脉→各级毛细血管网→各级静脉→上、下腔静脉→右心房

运动系统由骨、关节和肌肉组成。

内分泌腺由下丘脑、垂体、甲状腺、肾上腺、胰岛、胸腺和性腺等组成。

泌尿系统由肾、输尿管、膀胱及尿道组成。

生殖系统是生物体内的和生殖密切相关的器官的总称。人体生殖系统有男性和女性2类。按生殖器所在部位，又分为内生殖器和外生殖器2部分。

中医藏象分类

五脏：心肝脾肺肾。

六腑：胃、大肠、小肠、胆、膀胱、三焦。

奇恒之腑：脑、髓、骨、脉、胆、女子胞

经络

气血津液

精气神

西医炎症分类

一、根据持续时间不同分为急性和慢性。

二、从炎症的主要的组织变化可分类如下：

（1）变质性炎症。

（2）渗出性炎症（浆液性炎、纤维素性炎、化脓性炎、出血性炎、坏死性炎、卡他性炎）。

（3）增生性炎症。

（4）特异性炎症（结核、梅毒、麻风、淋巴肉芽肿等）

三、炎症的致病因子（病因）分类

1. 生物性因子

2. 物理性因子

3. 化学性因子

4. 坏死组织

5. 免疫反应

四、感染性炎症；非感染性炎症。

五、全身性炎症；局部性炎症。

同一个事物，可以有不同的分类方法，揭示该事物的不同属性、不同侧面。例如人体，西医分为9大系统，中医分为脏象经络、气血津液。

系统理论的系统分类

系统是多种多样的，可以根据不同的原则和情况来划分系统的类型。

（1）按人类干预的情况可划分成自然系统、人工系统。

（2）按学科领域就可分成自然系统、社会系统和思维系统。

（3）按范围可划分成宏观系统、微观系统。

（4）按与环境的关系可划分成开放系统、封闭系统、孤立系统。

（5）按状态可划分成平衡系统、非平衡系统、近平衡系统、远平衡系统等等。

哲学的分类方法

如果我们把世界看作一个系统，系统至少要有2个要素，即一分为二，这是最简单的分类系统。辩证法称之为矛盾，中国古代称之为阴阳。西方分类学把世界分为有机物界、无机物界，有机物界分为动物界、植物界，无机物界分为金属、非金属，高等动物分为雌雄，健康与疾病，等等，都是一分为二、阴阳矛盾的2个方面。

随着认识范围的扩大，在阴阳矛盾之间出现了难以区分的中间状态，因此，一分为二变成了一分为三。中间状态的出现，为一分为五创造了条件，中间状态就是土，阴阳再一分为二，就是五行。阴阳生四象，四象生八卦，就是八分法。

分类是建立理论、系统的基本步骤。既然是"分"，就不可能小于二。

阴阳是二分法，五行是五分法，三才是三分法，八卦是八分法，六经是六分法，十二经脉是十二分法，等等。在中医理论中各有不同的用途，人体、宇宙如此复杂，仅仅用二分法解释不了众多复杂的现象，因此，才有了这么多的分类方法。这些分类方法最基本、最简单的是二分法。

分类法随着时代的变化、知识面的扩大而发生变化。

林奈把生物分为2大类群：固着的植物和行动的动物。200多年来，随着科学的发展，人们逐渐发现，这个两界系统存在着不少问题，但直到20世纪50年代，仍为一般教本所遵从，基本没有变动。最初的问题产生于中间类型，如眼虫Euglena综合了动植物两界的双重特征，既有叶绿体而营光合作用，又能行动而摄取食物。植物学者把它们列为藻类，称为裸藻；动物学者把它们列为原生动物，称为眼虫。中间类型是进化的证据，却成为分类的难题。为了解决这个难题，早在19世纪60年代，人们建议成立一个由低等生物所组成的第三界，取名为原生生物界（Protista），包括细菌、藻类、真菌和原生动物。这个三界系统解决了动植物界限难分的问题，但未被接受，整整100年后，直到20世纪60年代，才开始流行了一段时间，为不少教科书所采用。现代生物学把生物分为五界：原核生物界、原生生物界、真菌界、植物界、动物界。比较新的分类法中，域或称总界是最高的单元。三域系统最初被创立于1990年，此后逐渐被学界承认。大多数学者已经接受了此系统，但仍有一些学者遵循五界系统。三域系统的基本特征是将原本在细菌界［或称原核生物界（Monera）］中的古细菌和真细菌独立成细菌域（Bacteria）和古菌域（Archaea）。

动物与植物是二分法，植物、原生生物、动物是三分法。原核生物界、原生生物界、真菌界、植物界、动物界，是五分法。

健康与疾病是二分法，健康、亚健康、疾病是三分法。

中医与西医是二分法，中医、中西医结合或者融合、西医，是三分法。

天与地是二分法，天、地、人三才，是三分法。

无脊椎动物与脊椎动物是二分法，无脊椎动物、脊索动物、脊椎动物是三分法。

诸如此类。

关于第三态

客观世界、系统、阴阳矛盾的运动等是连续的、完整的运动，而人类对于客观世界的认识必须分割，按照时间顺序与空间位置，把它分割成不连续的点、类、子系统、阶段……否则人类没有办法认识客观世界。而这种分割也不是任意而为的，是根据事物的发展，系统的内部结构与功能进行的。因此，在人为的分割过程中，总是存在着第三态把点、阶段、子系统连接起来。在数学里就是有理数（点）之间，总是存在着无理数把有理数连接起来，实数数轴才能够成为完美无缺的、连续的数轴线。

当把有机体（生命体）分为动植物的时候，在动植物之间存在着眼虫，是一类介于动物和植物之间的单细胞真核生物；在脊椎动物与无脊椎动物之间存在着脊索动物；在鱼类与爬行动物之间存在着两栖类；在东西南北之间存在着"中"，在金木水火之间存在着"土"；在太极图中，阴阳（矛盾）之间存在着一条S线；在世界的南北极之间存在着赤道；在世界社会的两极（苏美）时代存在着第三世界。

当我们把人体分为躯体与内脏的时候，躯体与内脏总是存在着第三态把内脏与躯体连接起来，例如浆膜、神经系统、经络系统，人体内环境与外界环境之间的界面就是皮肤与黏膜。

特殊内脏运动核支配的括约肌、面部表情肌也是一个例子。这些肌肉形态学上属于横纹肌，但它不同于大脑皮层由意识支配的骨骼肌，与骨骼横纹肌不同的是：支配这些横纹肌的特殊内脏运动神经核，同时接受大脑皮层的躯体运动神经支配与本能的边缘系统自主神经系统支配（非条件反射的情绪支配），可以不受意识活动支配，也可以受到意识的支配，表现出双向性。

一分为二，一分为三，一分为五，一分为六……是根据实际情况与处理问题的具体要求而人为地与客观事实相结合而进行的，既有主观意识的作用，又必须符合客观实际。

关于格物致知

"格物致知"这一词语最早见于先秦经典《礼记·大学》，是该书所提出的儒者求学8阶段的初始2个阶段。《大学》云："古之欲明德于天下者，先治其国；欲治其国者，先齐其家；欲齐其家者，先修其身；欲修其身者，先正其心；欲正其心者，先诚其意；欲诚其意者，先致其知。致知在格物。格物而后知至，知至而后意诚，意诚而后心正，心正而后身修，身修而后家齐，家齐而后国治，国治而后天下平。"

格物，就是把世界上的万事万物，按照属性的不同，放到不同的格子里，分门别类的研究，才能得到知识。必须先分类、格物，而后才能够得到知识、智慧、规律等等，这就是格物致知。

胡适 1933 年发表了一篇文章《格致与科学》，其中写道："科学初到中国的时候，没有相当的译名，当时的学者就译做'格致'。格致是'格物致知'的缩写。大学里有一句'致知在格物'，但没有说明'格物'是什么或是怎样做。到了宋朝，许多哲学家都做过'格物'的解说，后来竟有六七十家的不同解说。其中最有势力的一个解说是程子（程颐）朱子（朱熹）合作的。他们说，'格'就是'到'，格物就是到物上去穷究物的理。"

中国在明末清初时接触到西方的近代科学，但 20 世纪前，西方传入的科学技术知识一直被称为"格致"。

格物致知，运用到社会、政治，其目的就是平天下；运用到自然，就是科学；运用到认识论，就是实践论。格物致知，是认识世界的一种方法，与取象比类大致相似。

认识世界的方法有取象比类、格物致知、科学研究、社会实践……所以说，取象比类、格物致知，本身就已经涵盖了西方科学（分科的学问）。

三、什么是取象比类

取象比类是全人类共同具有的一种思维形式，而不是哪一个地区、哪一个民族独有的思维方式或者认识事物的方法。

取象比类最早用来建造八卦，这是文字记载的取象比类。后来把取象比类的方法泛化了，把"古者包牺氏之王天下也，仰则观象于天，俯则观法于地，观鸟兽之文与地之宜，近取诸身，远取诸物，于是始作八卦，以通神明之德，以类万物之情。"这一段话泛化为认识世界的方法，而不仅仅限于创造八卦。因为《周易·系辞传》说："易者，象也。象也者，像也。""夫象，圣人有以见天下之赜，而拟诸其形容，象其物宜，是故谓之象。""见乃谓之象"即人体各种感觉器官能够感知的都是象。

取象比类，除了八卦中的"象"之外，还有哪些意思？

1. 观物取象与取象建类

例如：我们祖先看到秦岭、华山、泰山、黄山等等各种各样的山，都是具体的山，这些具体的山，是真实的客观存在，看到之后，在头脑中形成了各种山的"象"，如列宁说的摄影、反映，中国古代叫"意象"。这些具体山的意象经过抽象过程，找到它们的共性，舍去它们的个性，得出"山"的概念，于是所有的各个具体的山，都用"山"这个概念表示。把这个头脑中的意象概念"山"，运用语言、文字等符号表示出来，发出"shān"的声音，用"山"字把意象转化到纸面上、竹简上、骨头上、龟板上，"山"这个符号恰如其分地（象其物宜）表示了秦岭、华山、泰山等山，但是与它们只是相像而已，而不是等同。这是中国古代观物取象，取象建类的过程。类（山）就成为参照物，既是象，又是意象、类象，是类的概念。华山、泰山等等是具体的外象，在头脑中与"类象"山，是不等同的，在真实存在的自然界中不存在抽象的"山"，而只有华山、泰山等等具体的山。唯物主义认为，先有泰山、华山等等具体的山，头脑中的、用文字符号表述的山是对于具体之山的抽象；唯心主义认为，先有绝对精神、抽象之山，泰山、华山是绝对精神之山的"外化"，人类认识到的华山、泰山是绝对精神外化来的，这种认识又回到了绝对精神。所以，观物取象、取象归类是唯物主义的认识论。

2. 取象比类与取类比象

头脑中山的概念（意象）形成之后，即在我们祖先头脑中形成了一个参照物。当包牺氏再次观察天地的时候，看到了大地高低不平、高高突出地面的岩石上生长着树木花草，把这种景象与头脑中"山"的意象比照，得出这也就是"山"的结论。这个过程就是取象比类，类就是参照物或者标准，是概念。比类就是与参照物进行比较，看看符不符合参照物的要求、条件、共性。我们看到许多土包包，与头脑中的山比对，不符合山的标准，我们就判断其为丘陵。

根据我们头脑中的山，按照山的标准"外化"一座山，建造一座假山，这就是取类比象（或者说按类造象），按照类的要求，人为的重新建立一个类似物（自然界的赝品、复制品）。建造一个人为的客观世界，实现精神、理论、信念、意识、梦境的"外化"，于是，就有了高楼大厦、现代化的交通通信、现代化的衣食住行等等人工系统。取类比象就是变革现实。

观物取象、取象建类、取象归类、取象比类、取类比象是一个认识过程，它与实践论中的实践—认识—再实践是吻合的。比类：系统内比类，为2个系统之间比类、跨多个系统比类；属性相比，为关系相比、综合相比；跨时域相比等等。取象比类建立了阴阳五行学说，阴阳五行又成为取象比类的参考系与标准，在此基础上建立脏象经络学说。

3. 取象比类的进一步解释

取象比类应该是不同于西方形式逻辑、辩证逻辑、顿悟、灵感等等思维形式的另外一种思维形式，它应该包含了这些思维形式，而且超越了它们。因为取象比类包括了概念形成之前的观物取象、取象建类（形成概念）的过程，还包括对于认识的结果进行取类比象的验证过程。取象比类把在人类大脑内活动的逻辑过程与外界环境紧密相连，并且（以取类比象的形式）把改造外界环境（变革现实）作为对于认识结论进行验证的必备过程。

西方的诸多思维形式，例如形式逻辑，只是研究（或者说着重于）在概念建立之后，概念的判断、推理、分析综合等等，概念按照逻辑规则运动的过程及其运动的结果，这些过程都是在大脑中进行的，也就是霍金所说的理论只存在于大脑中（的逻辑运动），这个过程称之为思维。也就是黑格尔的"绝对精神"建立的过程及其结果，只是黑格尔不知道这些逻辑过程是在人类的大脑中形成的，而误认为是在宇宙发生之前的逻辑运动。

疾病的诊断也是取象比类，把症状体征、脉象舌象、各种实验检查结果作为"象"，按照中西医的诊断标准（参考系），进行比对、分析综合，归类于西医的什么病理状态或者中医的什么证；根据病（包括病理状态）或者证，再进行治疗。治疗之后，按照诊断标准（类）看看症状体征（象）是不是消失了，是不是回复正常了，哪些症状（象）还没有消失。即变革人体疾病这个现实之后，看看哪些象消失了、减轻了，或者没有变化，或者加重了。为下一步治疗作为依据。

有了山的概念，就有了阴坡、阳坡之象，包牺氏继续观察，看到了男人女人、日月、天地、昼夜、上下、东西南北、春夏秋冬……万事万物的属性在头脑中再进行抽象，最终得出阴阳的概念。这是万事万物属性的高度抽象。万事万物是由什么组成的？我们的祖先继续观察，观物取象，最终高度抽象得出金木水火土5大类。运用取象比类，阴阳五行学说建立起来了。阴阳五行是高度抽象了的概念，在现实中是不存在的，现实中只存在具体的男人、女人、阴坡、阳坡、金属、土地、河流等等。

为什么把目归类于肝，而不归类于心、肾？为什么木克土而不是金克土？为什么是水生木，而不是金生木、土生木？等等。五行取象比类，一定是经过了非常复杂、而且是潜意识地运用了逻辑判断、推理过程，包括类比、演绎、归纳、分析综合、反复匹配、实践验证的过程，最终规定下来的。《内经》中的一些矛盾的说法也佐证了这个过程。例如"心开窍于舌"之说，《素问·金匮真言论》中云："南方赤色，入通于心，开窍于耳，藏精于心。"《素问·阴阳应象大论》中云："心主舌……在窍为舌。肾主耳……在窍为耳。""肾开窍于二阴。"

中医的心与五官都有关系，相对而言心与舌的关系更密切，肾与耳的关系更密切……名与实既相符，又不完全相同，余类推。

在比类的时候，同一层次的概念要反复比较，心与舌、耳、目、鼻、口的关系，明确哪一个更为密切，心与六腑中的哪一腑更密切，余类推。反复比对、反复实践检验，才能够规定下来。比类的参照系是阴阳五行，要归类于五行。《内经》、中医是实事求是的，是五脏六腑而不是五脏五腑，是七情六欲而不是五情五欲，既承认心开窍于舌，也承认心开窍于耳，既承认肾开窍于耳，也承认肾开窍于二阴。对"心开窍于舌"，"心开窍于耳"，"心使窍于目"，"目为肝之窍，心之使，五脏六腑之精气皆上注于目"诸说都给予承认，这说明中医的实事求是的精神。一切理论都有例外，这就是理论与实践之间的矛盾、名与实之间的矛盾，客观真实还存在与文字符号之间的矛盾。

肝开窍于目，《素问·金匮真言论篇》中曰："东方色青，入通于肝，开窍于目，藏精于肝。"古代医家又发现目珠的发育、视觉的功能与肾精关系密切，由此又提出"眼虽属五脏，而五脏之中肾最为贵"。至今仍然在争论。耳鸣耳聋，与肾、肝、心的关系都很密切，相比之下，相对而言把耳归类于肾比较合理。余类推。

可以看出五行取象比类，一定是经过了非常复杂、而且是潜意识地运用了逻辑判断、推理过程，包括类比、演绎、归纳、分析综合、反复匹配、实践验证的过程，特别是经过医疗实践检验之后，最终规定下来的。而不是随心所欲，单凭想象得出来的。经过反复排列组合，肝开窍于目、肾开窍于耳、脾开窍于口、心开窍于舌、肺开窍于鼻，这种说法比较合适，能够合理匹配，能够更多地解释病理现象（参看藏象学说的演变）。

取象比类是一种综合的思维形式，它可以在几个不同的系统之间进行类比，也可以在子系统与母系统之间进行类比，还可以在系统内部不同阶段之间、不同层次之间进行类比。这种类比只具有或然性。

例如《灵枢·邪客》中说："天圆地方，人头圆足方以应之。天有日月，人有两目。地有九州，人有九窍。天有风雨，人有喜怒。天有雷电，人有音声。天有四时，人有四肢。天有五音，人有五藏。天有六律，人有六府。天有冬夏，人有寒热。天有十日，人有手十指。辰有十二，人有足十指、茎、垂以应之；女子不足二节，以抱人形。天有阴阳，人有夫妻。岁有三百六十五日，人有三百六十节。地有高山，人有肩膝。地有深谷，人有腋腘。地有十二经水，人有十二经脉。地有泉脉，人有卫气。地有草蓂，人有毫毛。天有昼夜，人有卧起。天有列星，人有牙齿。地有小山，人有小节。地有山石，人有高骨。地有林木，人有募筋。地有聚邑，人有蜠肉。岁有十二月，人有十二节。地有四时不生草，人有无子。此人与天地相应者也。"

这里把人体形态结构与天地万物一一对应起来。人体的结构可以在自然界中找到相对应的东西，人体仿佛是天地的缩影。其目的在于强调人的存在与自然存在的统一性。人天同构是《内经》观的最粗浅的层面。《内经》认为人的身体结构体现了天地的结构。

随着时间的推移，社会变革，这些取象比类中的不正确结论被自然淘汰，逐渐淡出人们的视野。那些被实践证明是正确的结论保留下来了。

《汉书·董仲舒传》中曰："天人之征，古今之道也。孔子作春秋，上揆之天道，下质诸人情，参之于古，考之于今。"《素问·气交变大论》中曰："善言天者，必应于人。善言古者，必验于今。善言气者，必彰于物。善言应者，因天地之化。善言化言变者，通神明之理。"

在中国古代哲学中，天人与古今总是连在一起，谈天人、古今，并寻求其中相通而互感的共同律，则是中国哲学的重要特点。尽管结论不一定正确，但是这种取象比类的思维形式符合唯物辩证法全面地看问题、历史地看问题、动态地看问题的主张，也符合系统论的时间空间结构、运动变化的特征。取象比类的思维形式成为我们的精神财富。

阴阳五行学说成为了中国古代的社会意识，通过第二信号系统文字、语言，以学习、训练的方式传承到下一代人的头脑中，形成每个人的个人意识。当医生的头脑中存在着阴阳五行这个参考系的时候，医生看到的人体的各种结构、功能所表现出来的"象"，在头脑中归类的时候，自然而然地按照阴阳五行进行了归类。把肝、心、脾、肺、肾等等按照五行归类，就形成了藏象理论。

所以，观物取象、取象建类，就是建立理论的过程，例如阴阳五行理论、脏象经络理论……都是运用取象比类的思维方式建立起来的。西医是科学实验的方法建立起来的理论体系，因此人体是1个，看法有 2 个：中医看到的人体是阴阳五行、气血津液、藏象经络、精气神，划开肚子，看到、想到的是五脏六腑；西医看到的人体是物质、分子、细胞、组织、器官、系统，划开肚子，看到、想到的是肝脏、脾脏、血管、神经、显微镜下的各种细胞。

头脑中的"概念"就是具有共同属性事物的"类"，就是判定某个具体事物是不是属于该类的参照系，概念是构成理论或者理论体系的最基本要素。有了概念，我们就不必记住各个具体的事物，可以减少头脑中储存信息的量。例如：我们只要记住"山"这个概念，就不必记住无数个各式各样的山，而且能够判断看到的是不是山，概念起到了参照物（标准）的作用。有了概念，就能够进行概念之间的流易、运动，山川河流概念之间的关系才能够建立，才能够进行演绎推理、综合分析等等逻辑运动。在每个人的头脑中形成个人意识，无数个人的意识形成社会意识。天人合一、阴阳五行、脏象经络都是运用取象比类建立起来的。

"天人合一"的思想观念最早是由庄子（有人说是孔子）阐述的，后被汉代思想家、阴阳家董仲舒发展为天人合一的哲学思想体系，并由此构建了中华传统文化的主体。对这个概念而言，董仲舒之所以重要，是因为他是儒家最早言说五行者，战国以前的儒家只言阴阳而不论五行。而董仲舒将阴阳、五行学说合流并用，他一般还被看作是儒门解易的第一人，其代表作为《春秋繁露》。汉朝董仲舒引申为天人感应之说，程朱理学引申为天理之说。

天人合一并非中国文化所独有的观念，在世界很多高级宗教中都有这类观念，并且有详细系统的修行方法。儒、道、释 3 家均有阐述。天人合一学说，是运用取象比类的方法得出来的。

"天人合一""天人感应""天人相应""天人合德""人与天地相参也"（《灵枢·岁露》《灵枢·经水》）、"与天地如一"（《素问·脉要精微论》），这些基本上都是一个意思，只是具有不同的名称。

古代中国哲学、中医等认为"天道"和"人道"是合一的。天人相应的具体体现有昼夜节律、七日节律、月节律、四季节律、年节律等等。

"天人合一"是中国哲学史上一个重要命题，不同时代、不同学说具有不同的解释。

（1）道家：在道家看来，天是自然，人是自然的一部分。因此庄子说："有人，天也；有天，亦天也。"天人本是合一的。

（2）儒家：在儒家看来，天是道德观念和原则的本原，人心中天赋地具有道德原则，这种天人合一乃是一种自然的，但不自觉的合一。

（3）当代思想：热爱生命、热爱大自然，能够领会所有生命的语言，时时处处感受到生命的存在，与大自然的旋律交融相和，能够取得对方生命的信任并和谐共存，与大自然和谐共存，人与物质、物质与物质极度巧妙完美的结合。

（4）天人合一与中医：《内经》主张"天人合一"，其具体表现为"天人相应"学说。《内经》反复强调人"与天地相应，与四时相副，人参天地"（《灵枢·刺节真邪》），"人与天地相参也"（《灵枢·岁露》《灵枢·经水》），"与天地如一"（《素问·脉要精微论》）。认为作为独立于人的精神意识之外的客观存在的"天"与作为具有精神意识主体的"人"有着统一的本原、属性、结构和规律。因此，《内经》的天人合一观是《黄帝内经》的天道观的目的所在。

陈士铎，字敬之，号远公，别号朱华子，又号莲公，自号大雅堂主人，浙江绍兴人。约生于 1627 年，卒于 1707 年。他直接提出"天人合一"。陈士铎所著《外经微言》中说："天人合一，安能变乎。"陈士铎《本草新编》序四："盖古先哲王明乎天人合一之理，而后颐指意会，将使天下之人之病无有不治，且并其病也而无之而后快焉。是道也，犹之政也。"又说："自近以来，家执一言，人持一见，纷然杂然之说行，天人合一之旨晦，由是习焉莫测其端。"

小结

观物取象、取象建类、取象归类、取象比类、取类比象，是一个认识过程。通过取象比类建立理论，通过取类比象变革现实验证理论，它与实践论中的实践—认识—再实践是吻合的。中国古代哲学中的阴阳五行是本体论，其认识论就是取象比类。现代哲学本体论是辩证唯物论（矛盾论），其认识论是实践论。

第三节　取象比类与西方文化

一、取象比类与参照系

观物取象、取象建类，类就是参照系，就是标准。西医学中的疾病诊断标准，就是这个疾病的参照系。建立新的参考系：一个是创立原始参考系（头脑中从来没有的），一个是在旧有的理论体系上创新一个新的理论体系（类、参考系）。

观物取象、取象归类，即把取得的象，与头脑中已经存在的各个相关的参考系进行比较（取象比类），最终归类到某一个参考系（类、理论）中，即认识这个事物，取象比类的目的是归类（认识事物）。

参照系不同，对同一个客观存在的事物会得出不同的概念。例如一个感冒的病人呈现脉浮、头颈强痛而恶寒、发热、舌象白薄苔；同一个病人，白细胞正常或者偏低、发热、全身不适、头颈痛等，以西医为参照系得出上呼吸道病毒感染的诊断，中医得出太阳病表证的诊断。

一切理论都是参照系，在经典物理学中，物体的运动状态需要通过参照系来确定。例如，当我们以地面为参照系时，路上的汽车是运动的。但当我们以同向运动的汽车为参照系时，同一辆汽车却可能是静止的。因为参照系的不同，对同一个事物的判断可以得出完全不同的结论。

其实无论是科学、哲学或者宗教，每一种理论的本质都是参照系。对于每个参照系而言，都可以对所要研究的事物做出"合理"的判断，但所有的判断都是相对的，而所有的参照系也都是等价的。如在经典物理学中，空间是三维的；在相对论中，空间是四维的；而在量子力学中，空间却是十维的。在现代物理学中，这3大理论体系相互矛盾却又相互补充。每个理论都是一个参照系，依照不同的参照系，自然会得出不同的结论。

通常情况下，人们往往会默认自己的身体为基本参照物，来参照比对宇宙中其他一切被认知事物，人类往往忽略自己这个基本参照物。这就是取象比类。

人类认识世界的第1个参照系，只能是人类自己，而人类恰恰忘记了自己。人类以自己为参照物确定了东南西北，自己居中，插一根棍子在在地上，观察太阳的运动，标定了三维空间与时间，人类才能够认识事物的运动与变化，才会有阴阳的概念，才有了取象比类中的"类"，才会有八卦；以人为参照系，宰杀动物，动物才有了心肝脾肺肾之名，祭祀的时候，哪个季节摆放哪一个脏器，确定了心肝脾肺肾的名称与五行金木水火土的关系，才有了五脏配五行。

二、取象比类与巴甫洛夫的条件反射

1. 2种信号系统学说

苏联心理学家巴甫洛夫（1849—1936年）创立的2种信号系统的学说，证明了语言符号系统是人类特有的。动物只有第一信号系统，即只能对颜色、声音、气味、形状等具体形象做出反应（人当然也有这种能力），不能离开个别的具体的形象。而人类还具有第二信号系统，即可以抛开具体的形象，利用词语代替现实现象中的色彩、声音、形状、气味等，一样也能做出反应。鹦鹉能对话，能背诗歌，其实只是一种机械的条件反射，它永远也不可能理解诗歌中的哪怕一丁点的含义。同样，有些狗能够做算术题，但它永远也无法理解 $3+2=5$ 的真正意义，稍微变换一下，它可能就一筹莫展、不知所措了。正是人类有了第二信号系统，才能够从地球上众多动物中脱颖而出，成为万物中的精灵。人用语言进行思维的过程，也就是在大脑皮层中具体的条件刺激所形成的信号系统与概括的语词的条件刺激所形成的信号系统协同活动，进行多阶段的、多种层级的分析综合的过程。语言文字是头脑中思维过程的外现或者延伸，它不仅能够帮助记忆，而且能够传递给下一代。

科学家的研究结果表明：动物没有人类那样发达的大脑，没有抽象思维能力，而且在生理上，动物的喉头结构和人类也不一样。语言的产生，使人类获得了交流思想、传递信息的"载体"。我们的生活经验、生产经验，各种知识可以通过语言一代代地传续下去，可以汇集与总结。

第一信号系统：婴儿期是第一信号系统发展的时期，第一信号系统是以现实事物为条件刺激物而形成的暂时神经联系系统。婴儿看见妈妈的形象就出现高兴的表情，伸手要妈妈抱，妈妈的形象是具体刺激物。第一信号系统多是以感觉、知觉、表象等直观形式来作为刺激物的。此为观物取象、取象建类，形成"类"概念（妈妈）。

先学前期（1~3岁）：进入先学前期，儿童的语言表达能力出现，第二信号系统也是以词作为条件刺激物而形成的暂时神经联系系统。人类的词（概念）总是表示一定的事物，因而可以作为具体的条件刺激物的信号而形成条件反射。如：已经形成看见穿白大褂的医生就哭叫的儿童（第一信号系统是穿白大褂医生打针，疼痛哭闹是本能反射、非条件反射），当听见说医生来了，也会哭，这就是第二信号系统的活动。医生这个词是条件刺激物，他代表穿白大褂的医生，而穿白大褂的医生又是打针痛的信号。因此在第二信号系统中，词是一种"信号的信号"。有了词才有了第二信号系统，它的存在使人脑的反应机能达到最高水平，才使人的心理以其抽象概括性和自觉能动性而大大优于动物心理。此为取象比类。

第二信号系统：第二信号系统是在第一信号系统基础上发展起来的，两种信号系统协同成为心理现象发生的基础。

2种信号系统活动的发展阶段：

首先，直接刺激→直接反应。7~8个月以前属于这个阶段。此时儿童用身体动作来应答，如看到东西统统用手去抓。

其次，词的刺激→直接反应。8个月之后开始对少数词发生一定的动作反应。如问"妈妈在哪里？"时，他会把头转向妈妈的地方，这时候，还不能算作第二信号系统，"在哪儿"这个词对他们来说还不具备概括性，他们还回答不出来"阿姨在哪里？"这个问题，这和第一信号系统接近。

再次，直接刺激→词的反应。1~1.5岁的儿童对熟悉的事物能做出词的反应。如看到自己家的小花猫就会发出喵喵的喊声。还是第一信号系统。

最后，词的刺激→词的反应。1.5岁以后，词才开始摆脱与具体刺激物的直接联系，才开始成为代表一类事物的具有概括性的刺激物。因此，真正的第二信号系统的活动才开始形成和发展起来。

第二信号系统的发展，给儿童的高级神经活动带来了新的原则，使其心理具有了抽象概括性和自觉能动性。第二信号系统形成后，儿童借助词的作用逐渐能形成高级的复杂的条件反射。

儿童的言语是在成人的言语刺激物的影响下发展起来的。例如，在妈妈对婴儿发出"叫妈妈"这一词音的影响下，婴儿自己也发出"妈妈"这一词音，并同时看到妈妈这一具体人的熟悉的面孔及形体。在婴儿的大脑皮层上就同时产生了3个兴奋中心，即在言语运动器官、听觉器官、视觉器官的大脑皮层的投射区各自产生一个兴奋中心。这3个兴奋中心接通起来，在它们之间就形成了较复杂的暂时神经联系，这暂时神经联系由于多次重复而日益巩固起来，产生记忆。婴儿发出"妈妈"这一词音的肌肉运动、视觉和听觉刺激就成为妈妈这一具体的人在婴儿大脑中直观的映象信号。婴儿在其生活过程中不断地跟妈妈交往接触，儿童对妈妈不但有其视觉的印迹保持在大脑中，而且还有一系列的触觉、嗅觉、听觉、吃奶、温暖、爱抚、运动感觉等等的印迹保持在大脑中，"妈妈"这一词音对儿童也就具有妈妈这一具体人相应的意义和作用。

"妈妈"是婴儿建立起来的第一原始参照物（取象建类），当婴儿看到爸爸的时候，在头脑中会与妈妈比较，即取象比类，同时听到"叫爸爸"的声音刺激，经过训练，建立起爸爸的概念。当建立爸爸这一概念时，就会与妈妈进行比较；当建立爷爷这一概念时，同样与爸爸妈妈（参照物）进行比较，依次类推，在儿童的头脑中逐渐建立起阿姨、叔叔、外公、姑姑等概念。每1个词代表1个概念，许多概念就是一个参考系。

儿童时期、少年时期、青年时期的一切学习活动，都是运用语言文字符号，通过第2信号系统，在大脑中建立各种参照系（理论），作为日后认识事物、认识世界，取象比类的参照物。例如：医生学习医学理论，学习感冒的诊断标准，就是为了在诊断病人的时候，取病人的症状体征化验之象，与感冒的诊断标准比对，看看是不是相符合，或者与其他疾病的诊断标准比对（鉴别诊断），最终得出准确诊断。

2. 取象比类与条件反射

观物取象、取象建类。婴儿期，形象思维，第1信号系统条件反射，实践论中的感性认识。

观物取象、取象比类、建立理论。第2信号系统条件反射，运用语言、文字表述概念。达到理论阶段，即实践论中的理性认识。

取类比象，把理论付诸实践（变革现实），反复验证，变为社会行为。即实践论中的再实践，条件反射变为社会行为。

实际上，就是实践论中的实践—理论—再实践的反复认识过程。

小学、中学、大学学习阶段。第二信号系统反复强化，接受文化基因的传承，建立人生各种参考系。

取象比类是把动物的本能遗传给人类的思维形式。取象比类是动物的一种本能，是非条件反射，是先天遗传而来的一种功能。狗闻到狐狸的气味就兴奋，知道附近有狐狸，这是条件反射，是在非条件反射的基础上形成的。非条件反射是吃到肉，就分泌唾液，消化器官动员起来。在万事万物中，看到肉（类）、闻到某种与肉相关的气味，首先要把肉（类）这个象与其他事物之象区分开来，这就是取象比类。

巴甫洛夫认为学习是大脑皮层暂时神经联系的形成、巩固与恢复的过程。他认为"所有的学习都是联系的形成，而联系的形成就是思想、思维、知识"。他所说的联系就是指暂时神经联系。他说："显然，我们的一切培育、学习和训练，一切可能的习惯都是很长系列的条件的反射。"巴甫洛夫利用条件反射的方法对人和动物的高级神经活动做了许多推测，发现了人和动物学习的最基本的机制。

例如：一定频率的节拍器声响（条件刺激 CS）与肉粉（无条件刺激 US）多次结合，原先只由肉粉（US）引起狗的唾液分泌（无条件反应 UR），现在节拍器单独出现可以引起类似的唾液分泌反应（CR）。也就是说当 CS—CR 之间形成了巩固的联系时，学习出现了。我们可以说，在此情境中狗学会了听一定频率的节拍器声响。

大脑皮质最基本的活动是把信号转变为信息，从本质上可将条件刺激区分为 2 大类：一类是现实的具体的刺激，如声、光、电、味等刺激，称为第一信号；另一类是现实的抽象刺激，即语言文字，称为第二信号。对第一信号发生反应的皮质机能系统，叫第一信号系统，是动物和人共有的。

第二信号系统条件反射也就是理论模型。概念与概念之间的关系就是理论构架，概念在理论构架内流易就是理论体系。

语言、文字表现出来的词汇是抽象出来的概念，概念是在大脑皮层中展现出来的，是白大褂与打针多次相结合的产物，白大褂是现象，打针是本质。打针引起疼痛，疼痛引起哭泣是非条件反射。大孩子能够跑步，见了穿白大褂的人就跑，是一个认识过程与行为过程，是实践—理论—再实践的实践过程。这个实践过程，就是条件反射过程。躲避疼痛、逃跑是非条件反射是本能，是一切动物的本能，甚至于不通过大脑皮层就能够实现。所以，认识过程就是条件反射的建立，认识形成的理论就是无数个条件反射的结晶，理论可以使得我们能够以最小的代价获取最大的利益，就是省略了无数个建立条件反射的过程，而直接进入行为过程。

人类基因、细胞核中的 DNA，内含着从单细胞到人类的全部信息，初生婴儿的所有本能来源于DNA，从婴儿学习说话开始人类文化基因与细胞 DNA 相连续。

三、取象比类与科学实验

1. 科学实验

科学实验，是人们为实现预定目的，在人工控制条件下，通过干预和控制科研对象而观察和探索科研对象有关规律和机制的一种研究方法。它是人类获得知识、检验知识的一种实践形式。科学实验主要有 2 种目的：一是探索和发现新现象或新规律，二是检验已有知识或理论的正确性。

科学实验是对于自然界、生产活动的模拟、复制，缩小版、精简版，它取象比类于自然界与物质生产，是在人为的干预下、控制下进行变革现实的过程，是认识自然界与社会的一种形式。模拟、复制，缩小版、精简版，其本身就是取象比类，来之于取象比类。科学实验是取象比类的延伸，取象比类是科学实验的前期准备。例如：按照"山"之类，造一个"假山"，"假山"就是山的复制品、缩小版，在"假山"上模拟开挖山洞，建造模拟索道等等就是科学实验。

例如"水利部黄土高原水土流失过程与控制重点实验室"2011 年建成占地面积为 $5265m^2$ 的世界上规模最大的人工模拟降雨大厅，降雨系统由 30 个降雨单元组成，每个降雨单元的面积是 $128m^2$，降雨强度可以在 $0.5 \sim 3mm/min$ 范围内自由变换，基本上覆盖了黄土高原地区的侵蚀性降雨强度，而且不同雨强之间可以实现瞬时切换来模拟天然降雨的雨强变化。模拟、取象比类于天然降雨。

严格意义上的科学实验是从文艺复兴之后的近代开始的，实验方法的运用成为近代自然科学的主要特点。这种情况之所以在近代出现，根本原因在于工业生产在这时得到了长足的发展。科学实验之所以受到人们的重视，之所以能比自然观察优越，这是和科学实验本身的特点密切相关的。但是观察是科学实验的最基本方法，不可以舍弃。

科学实验和科学观察一样，也是搜集科学事实、获得感性材料的基本方法，同时也是检验科学假说、形成科学理论的实践基础，二者互相联系、互为补充。但实验是在变革自然中认识自然，因而有着独特的认识功能。原因是科学实验中多种仪器的使用，使获得的感性材料更丰富、更精确，而且能排除次要因素的干扰，更快地揭示出研究对象的本质。二者都需要经过实践的检验，才能到成为相对真理。

科学实验有局限性，如实验不能替代理论研究，因为实验总是特殊的，特殊的结果与普遍的理论之间总是有距离的；实验只能在有限的范围内进行，许多问题是无法通过实验进行研究的。科学实验的结论、形成的理论，最终必须经过社会实践的长期验证、检验，进行完善与纠正。自然科学理论、实验及其结果，不仅仅受到长期社会实践的检验，而且还要受到社会道德的评价、环境评价、人类发展方向等的评价，自然科学不能为所欲为地发展，更不能胡作非为，必须服从人类这个物种的进步、进化与生存的需要。细菌武器、化学武器、原子弹、克隆技术、机器人……这些威胁人类存在的科学技术、科学理论必须严加监管。

2. 科学观察（观物取象的一种类型）

"古者庖牺氏之王天下也，仰则观象于天，俯则观法于地。观鸟兽之文与地之宜，近取诸身，远取诸物；于是始作易八卦，以垂宪象。"这是自然观察，即在不干预、不改变自然界的条件下，以感官直接观察自然界。自然观察也是有目的、有计划地进行的主观认识活动。

在近代科学实验产生之前，古代先民通过自然观察，在不同的领域，人类已经积累了大量的经验与理论，这些经验与理论是文艺复兴之后兴起的科学实验的源泉，为之提供了无穷无尽的课题，离开它们，科学实验就成了无水之源、无本之木。科学实验无非是解释正确经验与理论的原因，或者说揭示了本质、实质、规律。

人的观察能力是历史地发展着的，它曾表现出几方面的飞跃：①从感官观察扩展到仪器观察。科学仪器作为人的感官的延长和补充，日益克服感官的生理局限性，不断开拓认识的视野与视角，并使观察走向精确化和定量化。②从自然状态的观察扩展到实验中的观察（见科学实验）。③从人脑指导下的观察扩展到电脑参与下的观察。电脑作为人脑的延长和补充，能够极大地提高观察效率，获得更多的信息量，更快、更及时地贮存和加工观察结果。④从地面观察扩展到太空观察，开拓了一个新的观察面、观察角度。

科学观察是人们有目的、有计划地感知和描述客观事物的一种科学认识方法。它作为一种基本的认识活动，贯穿于整个科学研究过程中。

3. 科学实验程序与取象比类

程序分为：①科学实验准备阶段，主要的是实验设计（形成方案，以文字符号表述出来）；②实施阶段，即实验设计（精神）的外化、变革现实；③实验结果的处理阶段，即排除实验过程中的主客观造成的误差，得出正确结论。

科学实验源自现实的自然界与生产活动，其目的是为了解决现实中的某一个具体问题，是通过模拟、变革自然界与生产活动而进行的，因此，具体的科学实验，一定从属于某一个理论或者学说。

（1）科学实验准备阶段：实验设计在大脑中完成取类比象（即实验目的）应以什么理论为参考系进行研究？要怎么做才能出现需要的象？

科学实验是人们为了认识自然界而进行的一种变革自然界对象的社会实践活动（取类比象、按类造象）。在采取具体实验行动之前，先在大脑中以观念形态大致完成这个变革的行动过程。哪些干扰因素应设法排除？哪些次要因素要暂时撇开？这些问题都应在实验设计中给以考虑。实验设计的任务，就是为了在实施实验之前，先把这个实验在自己的大脑观念中完成，制定出完整的、逻辑严密的计划。这个计划就是"精神"是"主观精神活动"，按类造象的主观精神过程。应该怎么做，哪些干扰因素应设法排除，哪些次要因素要暂时撇开，才能出现需要的象？实验设计的外化，就是实验的实施解阶段。

（2）实施阶段：取类比象、变革对象、实现，看看变革后出现的象是不是"类"预计的那些象。相当于黑格尔的绝对精神外化。

这个阶段就是指实验者操作一定的仪器设备使其作用于实验对象，以取得某种实验效应和数据（按类取象）。因此，这个阶段的活动是一种客观的、变革现实物质的活动，作为客观的感性物质活动的实验实施过程正是对人们已有认识的检验，也提供给了人们认识的新事实。

（3）实验结果的处理阶段：在这一阶段上，人们对实验结果进行分析。因为尽管人们在实验设计中做了周密考虑，但在实验的实施过程，仍会有一些事前没预计到的主客观因素影响到实验结果。所谓客观因素主要是指实验仪器设备的偶然变化，实验初始条件、环境条件的偶然变化、实验材料在品种规格上的某些差异等等。所谓主观因素主要是指，在实验设计时，遗漏了对一些可能产生的系统误差的考虑，在读取数据时，感官上造成的偏差等等。这些因素造成的影响是混合在一起的，因此，人们就必须对实验最初所呈现出来的结果做出分析，以区分什么是应该消除的误差、什么是实验应有的结果。

在科学实验中，人们变革着客观的物质对象（取类比象），这就使它和人们的生产活动有相同的方面。因为生产活动作为人们能动地改造客观世界的活动，也是一种变革物质对象的活动。正是由于这一点，科学实验也和生产活动一样，属于改造客观世界的实践活动的范畴，成为实践的一种基本形式。但是科学实验和生产活动又有区别。

实验是指经过特别安排，在人为控制下确定事物相互关系的研究方法。实验是自然科学研究领域最早被人们普遍使用的研究方法之一，是近代自然科学建立的基础。

4. 模型实验

就是依据相似（取象比类）原理，制成与原型相似，但缩小了尺度的模型（取类比象的结果）进行实验研究，并根据实验结果换算到原型，以预测原型将会发生的流动现象，模型实验的侧重点是再现流动现象的物理本质。只有保证模型实验和原型中流动现象的物理本质相同（取类比象的要求就是本质相同），模型实验才是有价值的。因此，进行模型实验必须解决 2 方面的问题，即相似准则的选择和模型设计。

动物疾病模型主要用于实验生理学、实验病理学和实验治疗学（包括新药筛选）研究。人类疾病的发展十分复杂，以人本身作为实验对象来深入探讨疾病发生机制，推动医药学的发展来之缓慢，临床积累的经验不仅在时间和空间上都存在局限性，而且许多实验在道义上和方法上也受到限制。而借助于动物模型的间接研究，可以有意识地改变那些在自然条件下不可能或不易排除的因素，以便更准确地观察模型的实验结果并与人类疾病进行比较研究，有助于更方便、更有效地认识人类疾病的发生发展规律，研究防治措施。

应该指出，任何一种动物模型都不能全部复制出人类疾病的所有表现，动物毕竟不是人体，模型实验只是一种间接性研究，只可能在一个局部或一个方面与人类疾病相似。所以，模型实验结论的正确性是相对的，最终还必须在人体上得到验证。复制过程中一旦发现与人类疾病不同的现象，必须分析差异的性质和程度，找出异同点，以正确评估。

动物模型设计原则

生物医学科研专业设计中常要考虑如何建立动物模型的问题，因为很多阐明疾病及疗效机制的实验不可能或不应该在病人身上进行。常要依赖于复制动物模型，但一定要进行周密设计，设计时要遵循下列一些原则。

相似性设计动物疾病模型的一个重要原则是，所复制的模型应尽可能近似于人类疾病的情况。

以人类或者人类疾病为参照系，取动物或者动物疾病之象，与人类相比较，要尽可能地与人类相似，所以，取象比类是建立动物模型的最根本原则。

能够找到与人类疾病相同的动物自发性疾病当然最好。例如日本人找到的大白鼠原发性高血压就是研究人类原发性高血压的理想模型，老母猪自发性冠状动脉粥样硬化是研究人类冠心病的理想模型等等。

与人类完全相同的动物自发性疾病模型毕竟不可多得，往往需要人工加以复制。为了尽量做到与人类疾病相似，首先要注意动物的选择。例如，小鸡最适宜做高脂血症的模型，因为它的血浆甘油三酯、胆固醇以及游离脂肪酸水平与人十分相似，低密度和极低密度脂蛋白的脂质构成也与人相似。即取小鸡高血脂之象与人类相比较具有更多的相似性。

如果动物型与临床情况不相似，在动物身上有效的治疗方案就不一定能用于临床，反之亦然。

为了判定所复制的模型是否与人相似，需要进行一系列的检查（取类比象）。例如有人检查了动物血压、脉率、静脉压、呼吸频率、动脉血 pH、动脉氧分压和二氧化碳分压、静脉血乳酸盐浓度以及血容量等指标，发现一次定量放血法造成的休克模型与临床出血性休克十分相似，因此认为这样复制的模型是一种较理想的模型。以人类出血性休克的诸多象为标准，来要求动物模型必须具备的象，这就是以人类为标准，比对动物模型之象，这就是取类比象。

动物模型的重复性也是取象比类方法。理想的动物模型应该是可重复的，甚至是可以标准化的。例如用一次定量放血法可 100% 造成出血性休克，100% 死亡，这就符合可重复性和达到了标准化要求。又如用狗做心肌梗死模型照理很合适，因为它的冠状动脉循环与人相似，而且在实验动物中狗最适宜做暴露心脏的剖胸手术，但狗结扎冠状动脉的后果差异太大，不同狗同一动脉同一部位的结扎，其后果很不一致，无法预测，无法标准化。相反，大小白鼠、地鼠和豚鼠结扎冠脉的后果就比较稳定一致，可以预测，因而可以标准化。动物模型的可靠性、动物模型的适用性和可控性、动物模型的易行性和经济性等等原则，无不潜意识地在使用取象比类。

5. 取象比类与科学实验的比较与融合

取象比类，是全世界人的智慧源泉，是大脑最基本的思维形式，只不过我们的祖先发现了它并把它作为一个概念提出来了，自觉地运用取象比类去认识世界，而欧洲的哲学家、科学家在潜意识地使用取象比类而不自知。

象，即现象，是在能量的推动下物质沿着时间轴在三维空间内向前运动的外在表现。外在表现非常多，有许许多多的显象，也有隐象。例如病原体，在显微镜发明之前，它是隐象，但是病原体侵入人体之后，引起的恶寒、发热、头痛、出皮疹、恶心呕吐、黄疸、出血等这些临床表现，却是实实在在的显象，中国古代医生通过取象比类把这些显象进行归类，在不知道病原体的情况下，也能认识到病原体引起的各种疾病的客观规律，创造出一系列有效的治疗方法与方剂。这种自然观察、取象比类所取得的认识，与科学实验相比较，需要更长的时间与更多的失败、反复，才能上升为理论。

科学仪器是人类感觉器官的延伸，人类感觉器官感觉不到的隐象，科学仪器可以测量到，就把隐象转变为显象。科学方法只有把隐象转变为显象之后，才能够进行定量研究，没有被科学方法转变为显象的隐象，科学家是不承认的，科学方法也没有办法研究隐象的定量、定性问题。

而取象比类则不然，尽管取象比类不能够直接观察到隐象，但是能够观察到隐象（例如细菌致病）运动的部分表现（例如发热、传染性等），因此也能够推论出隐象的存在（称为戾气）甚至于认识到它们（病原体－戾气）的部分运动规律，而科学方法则无法证实诸如"戾气"的存在。只有取象比类与科学实验融合之后，才能够证明，戾气就是病原微生物。如藏象经络、六经传变、卫气营血传变等等规律，就是在隐象（病原体、解剖学结构）未被认识的情况下，揭示出隐象的部分运动规律；然而自然科学方法无法直接证明藏象经络、六经传变、卫气营血传变的客观存在。只有中西医融合之后，才能够运用自然科学语言表达它们的存在。在科学方法不能够发现隐象的时候，不能够量化未发现的隐象，不承认隐象的存在，因此，隐象的运动规律也被视而不见，失去了认识客观规律的机会。例如经络，中医认为是客观规律，西医往往认为经络不存在，因而认识不到经络的客观规律，也不会承认肺与大肠相表里等等。

《灵枢·经脉》"黄帝曰：人始生，先成精，精成而脑髓生，骨为干，脉为营，筋为刚，肉为墙，皮肤坚而毛发长，谷入于胃，脉道以通，血气乃行。"在这一段话里，脑髓、骨、脉、筋、肉、皮肤、毛发都是显象，是古人已经看到的象（3个月的胎儿就能够看到），而"精"是隐象，是类推出来的，如同戾气、经络一样而不是直接看到的。脑髓、骨、脉、筋、肉、皮肤、毛发等等，按照现代胚胎学知识，3个月的胎儿就能够看到，古人通过观察孕妇流产、孕妇犯人解剖，甚至于动物宰杀解剖都可以辨别出这些器官，这是古今中外的共同参照物。由此我们可以推测出这一段话里的"精"是指3个月以前的胚胎组织。

口腔、食道、胃、肠、肛门这是显象，是古今中外的共同参照物。这些器官的细胞学结构在古代中医是隐象，近现代西医则是显象。消化功能是指食物进入口内，最终变成大小便排出体外这个规律，中西医都能够认识到。西医能够清楚地知道食物分解为葡萄糖、氨基酸、脂肪等等营养物质进入血液循环，运送到全身；而中医只能够推论食物变成了精微，随着气血经过经脉运送到全身脏腑、皮毛筋骨。精微与营养物质的功效、所起到的作用，中西医的认识原则上是相同的，这也是一组中西医的共同参照物。通过取象比类也可以在隐象没有变为显象之前，认识到隐象的部分运动规律。

在隐象没有变成显像之前，我们能不能认识事物的发展规律？运用什么方法认识？在细菌没有发现之前，在西方解剖学、生理学没有出现之前，我们能不能认识疾病以及疾病的发生发展规律？没有认识到结构之前，能不能认识它的功能？西医认为不能。

中医则不然，《伤寒论》、温病学，在不知道病原体，细菌、病毒等病原体的情况下，认识到了病原体致病的规律，并且创造了一系列方剂，进行治疗；《金匮要略》中张仲景没有西方医学的解剖学知识、生理学知识、病理学知识，但是对于心力衰竭、冠状动脉硬化心脏病、脑卒中、妇科病等的发生发展规律以及诊断治疗已经具有了深刻的认识，而且创造了许多有效的治疗方剂。

这些说明，西医、科学方法，不是认识疾病规律的唯一正确方法；取象比类，也能够认识到疾病规律。取象比类与科学实验相融合、取长补短，能够更加完全地认识疾病及其规律。

小结

科学实验是取象比类的延伸；取象比类是科学实验的前期准备，是可行性研究。二者都需要经过实践的检验，才能到成为相对真理。取象比类与科学实验相融合、取长补短，能够更加完全地认识疾病及其规律。

四、取象比类与思维

取象比类，是通过 2 个系统的相似性，由已知推论未知的方法，是存在于大脑中的一种原始的、根本的思维形式，是认识世界的一种方法。取象比类、由此及彼，是一个接一个的比喻，有着非常丰富的联想方式，是一种跳跃的思维方式。

思维是人脑借助于语言对客观事物的概括和间接的反应过程。思维以感知（观物取象）为基础又超越感知的界限，是认识过程中理性认识的高级阶段。人用头脑进行逻辑推导的属性、能力和过程中，思维与逻辑紧密相连。语言文字符号是思维的延伸，思维对事物的间接反映，是指它通过其他媒介作用认识客观事物，以及借助于已有的知识和经验、已知的条件推测未知的事物。思维的概括性表现在它对一类事物非本质属性的摒弃和对其共同本质特征的反映。

思维是人类所具有的高级认识活动。按照信息论的观点，思维是对新输入信息与脑内储存知识、经验进行一系列复杂的心智操作过程，大致包含以下几点：

1. 分析与综合

这是最基本的思维活动。分析是指在头脑中把事物的整体分解为各个组成部分的过程，或者把整体中的个别特性、个别方面分解出来的过程；综合是指在头脑中把对象的各个组成部分联系起来，或把事物的个别特性、个别方面结合成整体的过程。分析和综合是相反而又紧密联系的同一思维过程中不可分割的 2 个方面。如果没有分析，人们则不能清楚地认识客观事物，各种对象就会变得笼统模糊；如果离开综合，人们则对客观事物的各个部分、个别特征等有机成分产生片面认识，无法从对象的有机组成因素中完整地认识事物。

2. 比较与分类

比较是在头脑中确定对象之间差异点和共同点的思维过程，分类是根据对象的共同点和差异点，把它们区分为不同类别的思维方式，比较是分类的基础，在认识客观事物中具有重要的意义。只有通过比较才能确认事物的主要和次要特征、共同点和不同点，进而把事物分门别类，揭示出事物之间的从属关系，使知识系统化。

3. 抽象和概括

抽象是在分析、综合、比较的基础上，抽取同类事物共同的、本质的特征而舍弃非本质特征的思维过程。概括是把事物的共同点、本质特征综合起来的思维过程。抽象是形成概念的必要过程和前提。

随着研究的深入，人们发现，除了逻辑思维之外，还有形象思维、直觉思维、顿悟等等思维形式的存在。

逻辑思维是文字符号能够表述出来的思维，而灵感、心血来潮、第六感觉、直觉等是符号不能够表述逻辑过程的思维结果，也是大量实际经验的积累，但还没有上升到概念的水平，不能被语言文字符号所表述出来，是只可意会不可言传的阶段，这也就是大脑中的客观世界与符号表述出来的客观世界的差异的各种表现。这些没有形成概念的条件反射，在某种情况下没有经过逻辑过程而突然与某一个参照物接通，归类于某一个概念，解决了某一个久久思索、久而未解的问题。即观物所取之"象"包含有许多属性，有许多手，在某一种情境之下，突然拉着了想要解决的那个问题的手，豁然开朗，解决了悬而未决的问题。中医称之为悟、心血来潮，西方称之为灵感、第六感、直觉等等。

在大脑里对于真实存在的客观世界进行分割、建类、建立概念，在概念与概念之间进行比类、比对、类比、推理、演绎、概念流易运动，建立理论体系、设计方案、制定计划，探寻机理、机制、本质、规律、范畴等等，都是思维的过程与内容。这就是霍金所说的理论只存在于大脑中（的逻辑运动）；也就是黑格尔的绝对精神建立的过程及其结果；也就是列宁所说的："……（2）人的认识＝人脑（就是那同一个自然界的最高产物）即头脑中存在的客观世界；（3）自然界在人的认识中的反映形式，这种形式就是概念、规律、范畴等等"。离开真实存在的客观世界，在头脑中进行的概念按照逻辑规律流易的过程，就是思维。"比类"是思维过程，"取象"是感觉过程。

关于思维形式及其规律的学科，起源于古希腊，由亚里士多德创立。由德国古典哲学家们创立的逻辑学使逻辑学进入了一个新的领域。黑格尔把思维形式的发展与人的认识的各个阶段紧密结合起来进行研究，这些思维形式彼此联系、相互转化，又具有新的意义。

中国古代的墨子是中国古代逻辑思想的重要开拓者之一。他比较自觉地、大量地运用了逻辑的方法，建立自己的政治、伦理思想。他还在中国逻辑史上第1次提出了辩、类、故等概念。并要求将辩作为一种专门知识来学习。墨子的"辩"虽然统指辩论技术，但却是建立在知类（事物之类）明故（根据、理由）基础上的，因而属于类推或论证的范畴。墨子所说的"三表"即是言谈的思想标准。墨子还善于运用类推的方法揭露论敌的自相矛盾。由于墨子的倡导和启蒙，并由后期墨家建立了第1个中国古代逻辑学的体系，旧称"论理学""理则学""名学""辩学"。

哲学理论与逻辑学总是相伴而行的（本体论与认识论是统一的），形式逻辑、单因果关系、机械唯物论、分析方法、自然科学实验是西方近代科学、西方哲学的基础，辩证逻辑、唯物辩证法是现代哲学的基础，取象比类、阴阳五行学说是中国古代的思维形式与哲学的基础。

恩格斯把马克思主义哲学的逻辑范畴概括为3组：同一和差异、必然性和偶然性、原因和结果。一般认为，中国传统哲学的逻辑范畴体系以"类""故""理"为骨干。所谓"察类"是要辨同异，因而"类"范畴就包括同一和差异、个别（特殊）和一般等；所谓"求故"是要探求事物的根据和理由，因而"故"范畴就包括原因和结果、实体和作用等；所谓"明理"是要把握必然之则和当然之则，因而"理"范畴就包括可能和必然、必然和偶然等。可见，恩格斯所概括的马克思主义哲学的逻辑范畴和中国传统哲学的逻辑范畴，尽管称谓不一，但结构体系则是相同的。这就意味着把马克思主义哲学和中国传统哲学相融合从而确立中国化的马克思主义哲学，在逻辑范畴体系上是能够成立的。

小结

观物取象、取象建类、形成概念，不仅仅使用了类比的方法，而且潜意识地进行了综合分析、抽象概括的思维活动，所以，取象比类是大脑思维的一种基本方式。逻辑的本质是寻找事物的相对关系，并用已知推导未知；取象比类也是寻找事物的相对关系，并用已知推导未知。取象比类不仅仅使用了形式逻辑，也使用了辩证逻辑。

五、取象比类在欧洲的运用

1. 自然规律

孔德指出，既然人属于动物界，是自然界的一部分，那么就应当纳入自然科学的轨道。人是动物进化系统的"最终项"，社会本身像生物体一样是个"有机体"，社会生活规律是自然规律、生物进化规律的延续。

孔德把人看作是进化的产物，把社会看作是有机体，这本身就是取象比类。

孔德把社会和自然作简单的类比，在社会学中生搬硬套自然科学模式，制定了一系列实证社会学概念，论证了社会学的科学地位。他把社会学叫作"社会物理学"，并参照力学的静态和动态概念，把社会学分为社会静力学和社会动力学。与董仲舒的《春秋繁露》一样，把阴阳五行学说机械地运用于社会学领域，都是取象比类的结果。

2. 波粒两象性

在科学中使用类比往往就是主张在类比物与应予解释的系统之间有 2 类关系。第 1 类关系是类比物的性质与应予解释的系统的性质之间的类似性关系。第 2 类关系是因果关系或函数关系，这类关系既适用于类比物，也适用于应予解释的系统。例如在声音的性质和光的性质之间的类比可以表示如下：

因果关系	声音的性质	光的性质
反射定律 折射，↑ ↓ ……	回声 响度 音高 在空气中传播 …… 类似性← 关系	反射 光度 颜色 在"以太"中传播 …… 类似性→ 关系

取光之象与声音之象类比，得出光与声音相类似的结论，声音具有波动性，推论出光也应该具有波动性的假设。

由声音的波动性推论出光也具有波动性，再经过科学实验证明了波粒两象性。

3. 门捷列夫元素周期表

1789 年，安托万·拉瓦锡发布了包括 33 种化学元素的列表，他将元素归类为气体、金属、非金属和土质，这种分类是宏观物理学分类，使用的是取象比类的方法，与五行分类金木水火土是一致的。欧洲化学家在之后的 1 个世纪里一直寻找更准确地分类方式。1829 年，约翰·德贝莱纳观察到许多元素能根据化学特性，3 个元素成组，例如锂、钠和钾便能归为软而具有活性的金属。德贝莱纳也发现，当每组的 3 个元素按原子量排列时，第 2 个元素的原子量往往大约是第 1 和第 3 个元素的平均值。德国化学家奥古斯特·凯库勒曾于 1858 年观察到碳通常和其他元素以 1:4 的比例结合，如拥有 1 个碳原子和 4 个氢原子的甲烷。这个概念最后被称为化合价。1864 年，德国化学家尤利乌斯·洛塔尔·迈耶尔发表了一张以化合价排列的元素表，包括了 49 个当时已知的元素。从该表能看出，拥有相似特性的元素一般有相同的化合价（即取象建类）。

根据化合价，相继发现了碳族元素、氮族元素、氧族元素、卤族元素等等。同一族中的元素具有许多相同的化学性质。

1869 年，俄国化学家门捷列夫将当时已知的 63 种元素按照相对原子质量由小到大排列，将化学性质相似的元素放在同一纵行，编制出第 1 张元素周期表。这张表揭示了物质世界的秘密，把一些看来似乎互不相关的元素统一起来，组成了 1 个完整的自然体系。依原子量大小并以表在周期表中，元素是以元素的原子序排列，最小的排行最先。表中 1 横行称为 1 个周期，1 列称为 1 个族。原子半径由左到右依次减小，从上到下依次增大。

元素周期表（见图 1-2-1）揭示了化学元素之间的内在联系，使其构成了 1 个完整的体系，成为化学发展史上的重要里程碑之一。随着科学的发展，元素周期表中未知元素留下的空位先后被填满。当原子结构的奥秘被发现时，编排依据由相对原子质量改为原子的质子数（核外电子数或核电荷数），形成现行的元素周期表。

门捷列夫周期表也是首先把化学性质相似的元素归于一类（取象建类），称其为族，如卤族、碳族、氧族、氮族等等，再按照元素的原子量大小顺序排列起来就成了元素周期表。

同一族中，由上而下，最外层电子数相同，核外电子层数逐渐增多，原子序数递增，元素金属性递增，非金属性递减。

随着原子结构理论的发展，人们发现原来门捷列夫的元素是按照原子序排列的。门捷列夫创造元素周期表后，化学家不断在自然界中发现新的元素（取象比类），填补了当初的空格。一般认为最后一个发现的自然元素是钫（门捷列夫称之为铯），发现于1939年。然而，1940年合成的钚在1971年被发现少量地自然产生。（取类比象或者按类索象，即按照类的属性求知未知物的属性）。

从已知（元素）推导出未知（元素的性质），即取象比类。

	I	II	III	IV	V	VI	VII		VIII			I	II	III	IV	V	VI	VII	0
1	1 氢 H																		2 氦 He
2	3 锂 Li	4 铍 Be				原子序数——19 元素名称——钾 K——元素符号								5 硼 B	6 碳 C	7 氮 N	8 氧 O	9 氟 F	10 氖 Ne
3	11 钠 Na	12 镁 Mg												13 铝 Al	14 硅 Si	15 磷 P	16 硫 S	17 氯 Cl	18 氩 Ar
4	19 钾 K	20 钙 Ca	21 钪 Sc	22 钛 Ti	23 钒 V	24 铬 Cr	25 锰 Mn	26 铁 Fe	27 钴 Co	28 镍 Ni	29 铜 Cu	30 锌 Zn	31 镓 Ga	32 锗 Ge	33 砷 As	34 硒 Se	35 溴 Br	36 氪 Kr
5	37 铷 Rb	38 锶 Sr	39 钇 Y	40 锆 Zr	41 铌 Nb	42 钼 Mo	43 锝 Tc	44 钌 Ru	45 铑 Rh	46 钯 Pd	47 银 Ag	48 镉 Cd	49 铟 In	50 锡 Sn	51 锑 Sb	52 碲 Te	53 碘 I	54 氙 Xe
6	55 铯 Cs	56 钡 Ba	* 镧系	72 铪 Hf	73 钽 Ta	74 钨 W	75 铼 Re	76 锇 Os	77 铱 Ir	78 铂 Pt	79 金 Au	80 汞 Hg	81 铊 Tl	82 铅 Pb	83 铋 Bi	84 钋 Po	85 砹 At	86 氡 Rn
7	87 钫 Fr	88 镭 Ra	** 锕系	104 Rf	105 Db	106 Sg	107 Bh	108 Hs	109 Mt	110 Uun	111 Uuu	112 Uub	113 Uut	114 Uuq	115 Uup	116 Uuh	117 Uus	118 Uuo

*镧系元素	57 镧 La	58 铈 Ce	59 镨 Pr	60 钕 Nd	61 钷 Pm	62 钐 Sm	63 铕 Eu	64 钆 Gd	65 铽 Tb	66 镝 Dy	67 钬 Ho	68 铒 Er	69 铥 Tm	70 镱 Yb	71 镥 Lu
**锕系元素	89 锕 Ac	90 钍 Th	91 镤 Pa	92 铀 U	93 镎 Np	94 钚 Pu	95 镅 Am	96 锔 Cm	97 锫 Bk	98 锎 Cf	99 锿 Es	100 镄 Fm	101 钔 Md	102 锘 No	103 铹 Lr

图 1-2-1 元素周期表

4. 达尔文进化论

自然界动物的种类很多，据现在估计，约有150万种左右，根据动物身体中有没有脊索而分成为脊索动物和无脊索动物2大类，各种不同的动物有不同的形态，同一类群的动物，在形态上往往有许多相似之处，动物学家就根据动物的同一与差异，从小到大，分成许多类群（取象比类）。"种"（或叫"物种"）是最小的类群，也是动物分类的基本单元。

无脊索动物：原生动物门，多孔动物门，腔肠动物门，扁形动物门，线形动物门，环节动物门，软体动物门，棘皮动物门，节肢动物门。

脊索动物门：头索动物亚门，尾索动物亚门。

脊椎动物亚门：鱼纲，两栖纲，爬行纲，鸟纲，哺乳纲。

脊椎动物特征有由脊椎骨组成的脊柱（脊索只见于胚胎期），脊柱保护脊髓，脊柱与其他骨骼组成脊椎动物特有的内骨骼系统，有明显的头部，背神经管的前端分化成脑及其他感觉器官，例如眼、耳等，脑及感觉器官集中在头部，可加强动物对外界的感应，身体由表皮及真皮覆盖，皮肤有腺体，大部分脊椎动物的皮肤有保护性构造，例如鳞片、羽毛、体毛等，有完整的消化系统，口腔内有舌，多数有牙齿，亦有肝及胰脏，循环系统包括有心脏、动脉、静脉及血管，排泄系统包括2个肾脏及1个膀胱，有内分泌腺，能分激素（荷尔蒙）调节身体机能、生长及生殖。

无脊椎动物中包括：原生动物、软体动物、蠕虫、昆虫、甲壳动物等门类，所以无脊椎动物占世界上所有动物的90%以上。

通过取象建类，把动物分为以上类群，再按照其复杂程度由简单到复杂排列起来，就得到了动物进化规律，达尔文进化论就成立了。

系统论就是相似论，类比方法得出来的。

小白鼠与人类同属于哺乳动物，所以，小白鼠代人受过，但是西方科学界根本不知道这是通过"取象比类"得来的。

马克思、达尔文、门捷列夫、爱因斯坦这些伟大人物并不知道他们的聪明才智根植于他们头脑中的潜意识"取象比类"。在评论中国古代的发明时，爱因斯坦说："西方科学的发展是以两大伟大的成就为基础，那就是：希腊哲学家发明的形式逻辑体系（在欧几里得几何学中），以及通过系统的实验发现有可能找出因果关系（在文艺复兴时期）。在我看来，中国的贤哲没有走这两步那是用不着惊奇的，令人惊奇的倒是这些发现（在中国）全都做出来了。"爱因斯坦清楚西方科学是如何建立起来的，但他不清楚东方这些发明是靠什么方法、理论建立起来的，所以他在提问与思考。取象比类就是爱因斯坦惊奇、困惑的答案！

第四节 《内经》中的形式逻辑问题与取象比类

东西方思维方式的差异主要体现在辩证逻辑思维与形式逻辑思维上，学者们常常用辩证思维来描述东方人，尤其是中国人的思维方式，用形式逻辑思维或者分析思维来描述西方人，尤其是欧美人的思维方式。"正是中、西医学在观察和思维方式上的不同，导致了人们对中医药学和西方医学的不同认识。"一般而言，东方的思维方式偏重于取象比类，西方的思维方式偏重于形式逻辑。

先秦形式逻辑对《内经》的影响：《内经》（含《素问》和《灵枢》）的成书年代，较一致的看法是战国至东汉之间，大约 400 年。这一漫长的历史时期，正值中国哲学史上诸子蜂起、百家争鸣阶段。在强大的论辩思潮中，诸子百家为驳斥论敌、论证己见，都不同程度地从思维形式、思维规律和逻辑方法上寻找武器，形成了先秦哲学丰富的逻辑思想。医学是在其他基础科学（哲学、自然科学、逻辑学、科学技术）发展成熟的基础上发展的，医学的发展一般落后于其他基础科学，《内经》必然接受了当时最进步的哲学观点，来系统地说明丰富的医疗实践，构建医学理论。它不仅从学术内容上自觉地运用阴阳五行的对立统一、气机的升降出入等等，而且在写作方法上主要采取问答形式，广泛运用了形式逻辑。

一、"因变以正名"——概念的运用

春秋时期，孔子提出正名，谓"名不正则言不顺"（《论语》），出现了逻辑思想的萌芽，但主要停留在政治概念上。而后期墨家则明确指出"以名举实"（《小取》），"所以谓，名也；所谓，实也。名实耦，合也"（《经说上》），即概念是从客观事物而来，是客观事物的反映。集中国先秦逻辑思想之大成的荀子在评论各家的基础上，进一步提出了正名的原则："同则同之，异则异之，单足以喻则单，单不足喻则兼，单与兼无所相避则共。"（《正名》）即名是说明实的，实同则名同，实相异则名相异；由于事物有具体种类的差别，有的用单名词表达，有的用复称名词表达；事物虽有差别，但有相同性之质就可归入一类。简而言之，就是名副其实，概念与客体相符。这都从内涵上揭示了概念的来源和本质。概念受逻辑的制约，逻辑不成立的理由不是概念有误而是一种主观曲解。

从外延角度，墨家对概念做了"达、类、私"（《经说上》）的分类，即普通概念、类概念和个别概念。从属种关系上则认为"属概念"包含着不同的"种概念"，其特点是"兼"（《经说下》）。与墨家相同，荀子也分为"单名、兼名、共名、别名"（《正名》），以区别单一概念和复合概念，区别"属概念"和"种概念"。而名辩家公孙龙的"白马非马"论（《白马论》），则以其具体实例论述了"属概念"和"种概念"的区别。

《内经》吸取了这一唯物主义的概念论，强调"气合而有形，因变以正名"（《六节脏象论篇》），"气有定舍，因处为名"（《百病始生篇》），在《小针解》《灵兰秘典论篇》中，"黄帝问曰：愿闻十二脏之相使，贵贱何如？岐伯对曰：悉乎哉问也！请遂言之。心者，君主之官也，神明出焉。肺者，相傅之官，治节出焉。肝者，将军之官，谋虑出焉。胆者，中正之官，决断出焉。膻中者，臣使之官，喜乐出焉。脾胃者，仓廪之官，五味出焉。大肠者，传道之官，变化出焉。小肠者，受盛之官，化物出焉。肾者，作强之官，伎巧出焉。三焦者，决渎之官，水道出焉。膀胱者，州都之官，津液藏焉，气化则能出矣。凡此十二官者，不得相失也。"诸如此类，有许多篇章，均以"……者……也"的句式，以定义（种加属差）的方法，阐述医学术语，正确地规定了一整套医学概念的内涵和外延。

心者，君主之官，"君主"就是心的定义。外延大的概念叫属概念或上位概念，外延小的概念叫种概念或下位概念。种加属差，官是"属"，上位概念；心肝脾肺肾是"种"，下位概念。

这种定义的方法，运用的是取象比类。所以，取象比类就蕴含着形式逻辑。（而西医定义心脏，是血液循环的动力。使用的是实验方法、解剖学方法。）

不仅如此，《内经》还特意将容易混淆的概念相提并论，析其差异。如《热论篇》中云："凡病伤寒而成温者，先夏至日者为病温，后夏至日者为病暑，暑当与汗皆出，勿止！"就从发病时间上划分了温病与暑病的界限，使二者性质上的差别泾渭分明，且给临床治疗以明确指示。《痹论篇》中云："黄帝问曰：痹之安生？岐伯对曰：风寒湿三气杂至合而为痹也。其风气胜者为行痹，寒气胜者为痛痹，湿气胜者为著痹也。"则从病因学角度指出了"行痹""痛痹""着痹"的区别，缘实命名，昭然若揭。《决气第三十》中云："黄帝曰：余闻人有精、气、津、液、血、脉，余意以为一气耳，今乃辨为六名．余不知其所以然。"由此可知，概念属种关系的辨析是发蒙解惑的钥匙。岐伯分别阐述六者定义和病变后说："六气者，各有部主也……然五谷与胃为大海也。"精辟地论述了由于功能不同而命名不同的六气（种概念），均由水谷之气所化生，启迪我们在辨治过程中，不要孤立地看待每个症状，要从相互关系上推本溯源，治此顾彼。短短数语，蕴含了中医学的基本特点——整体观念。

《黄帝内经·灵枢决气第三十》

"黄帝曰：'余闻人有精、气、津、液、血、脉，余意以为一气耳，今乃辨为六名，余不知其所以然。'岐伯曰：'两神相搏，合而成形，常先身生，是谓精。''何谓气？'岐伯曰：上焦开发，宣五谷味，熏肤、充身、泽毛，若雾露之溉，是谓气。何谓津？岐伯曰：'腠理发泄，汗出溱溱，是谓津。''何谓液？'岐伯曰：'谷入气满，淖泽注于骨，骨属屈伸，泄泽补益脑髓，皮肤润泽，是谓液。''何谓血？'岐伯曰：'中焦受气，取汁变化而赤，是谓血。''何谓脉？'岐伯曰：'壅遏营气，令无所避，是谓脉。'

黄帝曰：'六气有，有余不足，气之多少，脑髓之虚实，血脉之清浊，何以知之？'岐伯曰：'精脱者，耳聋；气脱者，目不明；津脱者，腠理开，汗大泄；液脱者，骨属屈伸不利，色夭，脑髓消，胫痹，耳数鸣；血脱者，色白，夭然不泽，其脉空虚，此其候也。'

黄帝曰：'六气者，贵贱何如？岐伯曰：六气者，各有部主也，其贵贱善恶，可为常主，然五谷与胃为大海也。'"

把同一系统中的不同概念进行鉴别，是逻辑学中构成判断和推理的要素，只有准确地把握这些概念，才能进行中医学思维。在这方面，《内经》为后世做出了示范。而中医概念的命名、鉴别离不开取象比类。无论是观物取象、取象比类、取象建类，都在潜意识地使用着形式逻辑。

二、"以此参伍，决死生之分"——判断的运用

逻辑学认为，判断是由概念组成的对事物有所断定的思维形式，它表示概念之间的关系，不限于反映事物的规定性。先秦哲学中，后期墨家称判断为"辞"，指出"以辞抒意"（《小取》），荀子的《正名》中也指出："辞也者，兼异实之名论一意也。"即判断是用众多的名词概念来表达的一个意思。

恩格斯《自然辩证法》指出："在希腊哲学的多种多样的形式中，差不多可以找到以后各种观点的胚胎、萌芽。"正是如此，先秦逻辑学这一萌芽在《内经》中处处可见。《脉要精微论篇》的"以此参伍，决死生之分"，就是以望闻问切所得的情况（概念），来判断疾病的预后。

让我们把后期墨家关于判断种类的认识和《内经》的运用做一简单对照。

1. 直言判断方面

（1）全称肯定判断。《经上》中云："尽，莫不然也。"即所有 S 是 P。《热论篇》中云："今夫热病者，皆伤寒之类也。"

（2）特称肯定判断。《小取》中云："或也者，不尽也。"即有些 S 是 P。《至真要大论篇》中云："不治（不治旺而然者）五味属也。"

2. 模态判断方面

（1）必然判断。《经上》中云："必，不已也。"即 S 必然是 P。《评热病论篇》中云："邪之所凑，其气必虚。"

（2）或然判断。《经下》中云："无说而惧，说在弗必。"其中包含：S 是或不是 P。《调经论篇》中云："夫邪之所生也，或生于阴，或生于阳。"

（3）实然判断。《经下》中云："有之而不可去，说在尝然。"即 S 已是 P。《太阴阳明论》中云："脾与胃以膜相连耳，而能为之行其津液。"

3. 关系判断方面

（1）选言判断。《经说上》中云："辨者或谓之牛，或谓之非牛。"具有选言判断的性质，即 A 或 B 二者必选其一。《上古天真论篇》中云："人年老而无子者，材力尽矣？将天数然也？"暗含了预期的选择。

（2）假言判断。《小取》中云："假者，今不然也。"即设 S 是 P。《评热病论篇》中云："不出则伤肺，伤肺则死矣。"

中医学判断，是中医学思维过程的必然阶段，值得一提的是，基于中医理论的特点，《内经》中假言判断俯首皆是，留下了"邪气盛则实，正气夺则虚""气复反则生，不反则死"等等大量警句般的名训。

三、"所谓求其属也"——推理的运用

推理，是由 1 个或几个已知判断推出一个新判断的思维形式。后期墨家指出"以说出故"（《小取》）、"说，所以明也"（《经上》），即推理的作用是将论题的根据展示出来。荀子的《正名》中也指出："不异实名以喻动静之道。"即推理是运用判断对某个或某一类事物做出正确的分析和结论。在推理过程上，后期墨家认为必须具备"故、理、类"这 3 个基本范畴，《大取》中云："夫辞以故生，以理长，以类行也。"即一个判断要有根据才能提出，要符合规则才能推论，要作类的比较和转换才能引出新的判断，"三物必具，然后足以生"（《大取》）。

恩格斯的《自然辩证法》中说："归纳和演绎，正如分析和综合一样，是必然互相联系着的。"在先秦逻辑学中，归纳推理和演绎推理像孪生兄弟同时孕育成熟，而介于二者之间、身兼二者性质的类比推理（取象比类）也应运而生。《内经》巧借丹青，熟练描绘，以之作为有力的说理工具。

1. 归纳推理

荀子的《大略》中说："是非疑，则度之以远事。"即考察过去，从总结具体的经验得到合乎规律的认识。《小取》中也说："以类取"，从个别事物提取同类的共性。这一逻辑形式，对于从丰富经验中抽象理论的《内经》来说显然是必要的，《经脉别论篇》中道："故饮食饱甚，汗出于胃；惊而夺精，汗出于心；持重远行，汗出于肾；疾走恐惧，汗出于肝；摇体劳苦，汗出于脾；故……生病起于过用，此为常也。"就是对内伤发病的规律性归纳。

2. 演绎推理

与归纳推理相反，演绎推理则是从一般到特殊的推理，即荀子所谓的"以类行杂，以一行万"

（《王制》），后期墨家所谓的"以类予"（《小取》）。其在《内经》中的运用往往起到了执简驭繁、纲举目张的效果。如《口问》："此厥逆走上，脉气辈至也。少阴气至则啮舌，少阳气至则啮颊，阳明气至则啮唇矣。"

3. 类比推理

是根据 2 种事物进行比较的推理。后期墨家在《小取》中就类比的形式进行了论述。如"援也者，曰子然我奚独不可以然也"，"推也者，以其所不取同于其所取者，予之也"。即 2 个相同的事物具有相同的性质，对于未知的事物，可以因其与已知事物同类而断定它。《内经》广泛采取五行的取类比象，使之成为中医学最基本的认识事物的方法，是众所周知的。诸如《阴阳应象大论篇》"天有四时五行……以生寒暑燥湿风，人有五脏化五气……以生喜怒悲忧恐"等等，此不一一列举。（以阴阳五行为参考系的取象比类即为藏象理论。）

在中医学理论中，推理是进行思考，由已知到未知的手段。它可以使我们超越现有认识的狭隘界限，获得深广的知识，并成为我们辨证施治过程中有所依从、有所遵循的方法。

四、"善言气者，必彰于物"——验证的运用

谈到验证，必先明假说。假说是人们对事物的本质和规律的推测性说明。恩格斯在《自然辩证法》中指出："只要自然科学在思维着，它的发展形式就是假说。"取象比类最初得到的是假设，经过几千年的临床实际验证，才能得出正确的结论。

假说的验证有 2 个方面，一是科学实验，二是实际观察。受时代生产力水平的限制，先秦逻辑学对验证的认识和在《内经》等自然科学著作的运用主要表现为后者。墨子的《非命下》中道："于何用之？发以为行政，观其中国家百姓人民之利。"把社会效果作为衡量理论学说是非曲直的标准，这是人类认识史上的创举。荀子的《性恶》中也说："凡论者，贵其有辨合，有符验，故坐而言之，起而可设，张而可行。"而站在新兴地主阶级立场上的法家韩非，其"参验"主义则使他由疑古转入反古变法，他认为"言会众端，必揆之以地，谋之以天，验之以物，参之以人，四征者符，乃可以观矣。"（《八经》）。如出一辙，《气交变大论篇》中云："善言天者，必应于人；善言古者，必验于今；善言气者，必彰于物；善言应者，同天地之化。"《官能》中云："法于往古，验于来今。"都表现了注重验证的思想，为中医学理论健康发展提供了方法，使之成为有理有据、理论与实际密切结合的体系。验证的存在，是中医学巍然屹立 2000 多年后，不为"玄学"论调所淹没的重要因素。

在科学实验之前必须运用取象比类的方法，得出可行性的判定，或者提出科学假设，取象比类的结论正是科学假设。假说的验证，有 2 个方面，一是科学实验，二是实际观察。中医理论的建立就是在取象比类得出假设的基础上，经过长期的临床实践观察而得出的理论。他与短期的，具有调节控制的科学实验一样，都能够得出正确的理论。

这些取象比类的实际运用，其中蕴含着西方逻辑学中的假设验证。

《逆顺肥瘦》云："岐伯曰：'……故别络结则跗上不动，不动则厥，厥则寒矣。'黄帝曰：'何以用之？'岐伯曰：'以言导之，切而验之，其非必动，然后乃可明逆顺之行也。'"阐明了验证自己理论的方法；《痹论篇》云："有渐于湿……痹而不仁，发为肉痿，故〈下经〉曰：'肉痿者，得之湿地也。'"则是对古医经理论的验证。

"借一斑略知全身"，以上说明，先秦形式逻辑的影响，使得《内经》在语言表达上更准确、更精炼，在说理上更缜密、更有力，这对其成为后世医学的经典理论有着不容置疑的作用。既符合欧洲古代形式逻辑，也符合取象比类的思维形式。

取象比类中蕴含着形式逻辑，形式逻辑中蕴含着取象比类。今天这种思维方式有没有用处？例如：心主神明，指的是神经系统与循环系统，共同构成调控系统。运用取象比类，可以得出现代大国的政治中心与经济中心都是分开的，如中国的北京与上海、美国的华盛顿与纽约、俄罗斯的莫斯科与圣彼

得堡、英国的伦敦与伯明翰（或者曼彻斯特）、印度的新德里与加尔各答……政治中心与经济中心合起来，才能够调控整个国家，单一的政治中心是不能完成调控功能的。

在中国古代取象比类的思维方式中，思绪不能漫无条理地随意漂浮，它必须在一定的参照物的限制下思考，思维还必须接受阴阳五行规定的限制（参考系）。

取象比类是古代传统文化的一个很重要的方法论，古人不仅用这种方法论治病，还应用于传统文化的各个方面，如儒家所说的"修齐治平"（修身、齐家、治国、平天下）就是取象比类的应用结果。

第五节　取象比类与实践论

观察是认识事物的基础，观物取象、取象建类、取象归类、取象比类、取类比象是一个认识过程，它与实践论中的感性认识到理性认识，实践—认识—再实践的过程是吻合的。

1. 感性阶段

《实践论》："人在实践过程中，开始只是看到过程中各个事物的现象方面，看到各个事物的片面，看到各个事物之间的外部联系。这叫作认识的感性阶段，就是感觉和印象的阶段。也就是外界这些个别的事物作用于人们的感官，引起了他们的感觉，在他们的脑子中生起了许多的印象，以及这些印象间的大概的外部的联系，这是认识的第一个阶段。在这个阶段中，人们还不能造成深刻的概念，做出合乎论理（即合乎逻辑）的结论。"

感性阶段，即观物取象。《易经·系辞下》中说："古者包羲氏之王天下也，仰则观象于天，俯则观法于地。观鸟兽之文与地之宜，近取诸身，远取诸物，于是始作八卦，以通神明之德，以类万物之情。"观察是认识事物的基础，观物取象，不仅仅是用眼睛看，而且包括所有感觉器官从外界获得到各种信息。中医的望闻问切、西医的视触叩听都属于观物取象的范围。

科学观察（观物取象的一种类型）：是人们有目的、有计划地感知和描述客观事物的一种科学认识方法。是科学实验的第一步，它作为一种基本的认识活动，贯穿于整个科学研究过程中。科学观察不只是感性活动，而且是由科学理论知识和科学思维方法武装起来的认识活动，理性思维渗透于观察过程的始终。正因为如此，科学观察才能达到客观性、全面性和系统性，才可能透过现象发现本质。

在科学观察中既要善于抓住最主要的东西，同时又要注意捕捉那些意外的偶然现象，跟踪追查，从偶然中发现必然的东西。因为观察中的机遇常常是重大科学发现的契机。

观察是重要的科学研究方法，也是我们学习科学的重要方式。许多科学知识需要经过仔细、准确的观察和实验，并通过认真、严密的论证后，才能总结出来。

2. 理性阶段

《实践论》："社会实践的继续，使人们在实践中引起感觉和印象的东西反复了多次，于是在人们的脑子里生起了一个认识过程中的突变（即飞跃），产生了概念。概念这种东西已经不是事物的现象，不是事物的各个片面，不是它们的外部联系，而是抓着了事物的本质，事物的全体，事物的内部联系了。概念同感觉，不但是数量上的差别，而且有了性质上的差别。循此继进，使用判断和推理的方法，就可产生出合乎论理的结论来。……人在脑子中运用概念以做判断和推理的工夫。这是认识的第二个阶段。……"

这个概念、判断和推理（运用形式逻辑）的阶段（思维、取象归类、取象比类），在人们对于一个事物的整个认识过程中是更重要的阶段，也就是理性认识的阶段。认识的真正任务在于经过感觉而到达于思维，到达于逐步了解客观事物的内部矛盾，了解它的规律性，了解这一过程和那一过程间的内部联系，即到达于论理的认识（思维，取象比类）。

取象建类是形成概念、类、参照系的过程，这是指人类最初对于世界的认识。相当于婴儿时期在头脑中建立原始参照系，相当于原始的本能反射的基础上形成的第一信号系统，例如"妈妈"。在现代社会里，取象建类可以创造一个新的概念、新的类别、建立一个新的理论体系。

取象归类、取象比类是指：把观物取得的象，与在头脑中已有的、已经存在的类（参考系）相比较，看看应该归于哪一类。又称为格物致知，把观物取得的象放到不同的格子里，才能认识这个事物。

无论是取象建类或者取象归类，都需要逻辑推理、演绎、分析综合。这就是思维。

所以，理性阶段，即在头脑中运用逻辑思维建立概念，以及概念在逻辑的引导下运动、流易的过程，即形成理论或者假设的阶段。

3. 再实践（变革现实即取类比象、按类造象、精神外化、生产过程与科学实验）

《实践论》原文："如果要直接地认识某种或某些事物，便只有亲身参加于变革现实、变革某种或某些事物的实践的斗争中，才能触到那种或那些事物的现象，也只有在亲身参加变革现实的实践的斗争中，才能暴露那种或那些事物的本质而理解它们。"（取类比象。）

"所以，一个人的知识，不外直接经验的和间接经验的两部分。而且在我为间接经验者，在人则仍为直接经验。"

"只有感觉的材料十分丰富（不是零碎不全）和合于实际（不是错觉），才能根据这样的材料造出正确的概念和论理来。"（科学观察。）

"哲学史上有所谓唯理论一派，就是只承认理性的实在性，不承认经验的实在性，以为只有理性靠得住，而感觉的经验是靠不住的，这一派的错误在于颠倒了事实。理性的东西所以靠得住，正是由于它来源于感性，否则理性的东西就成了无源之水，无本之木，而只是主观自生的靠不住的东西了。"

"然后再应用这种思想、理论、计划或方案于该同一客观过程的实践，如果能够实现预想的目的，即将预定的思想、理论、计划、方案在该同一过程的实践中变为事实，或者大体上变为事实，那么，对于这一具体过程的认识运动算是完成了。"（取类比象即变革事物、变革现实即科学实验与生产过程。）

在实践过程中观物取象，取象比类达到理性认识。

建立理论是一个过程，验证假设是一个过程，在旧理论上的创新是一个过程。取象比类、取类比象就是实践论中的认识过程。

4. 社会实践

《实践论》："人的社会实践，不限于生产活动一种形式，还有多种其他的形式，政治斗争，社会生活，生产活动，科学实验和各种艺术活动，总之社会实际生活的一切领域都是社会的人所参加的。因此，人的认识，在物质生活以外，还从政治生活、文化生活中（与物质生活密切联系），在各种不同程度上，知道人和人的各种关系，认识到不同的事物。"

艺术，是社会生活的抽象与浓缩，是情绪的模型，是社会生活实验（与自然科学实验一样，是对于社会斗争的变革与人为的控制、干预）。艺术是运用语言、肢体、面部表情、文字、绘画、符号、音乐等公共载体，浓缩并且再现、模拟社会生活实践的各个方面，对于人体的感官造成刺激，启动观物取象、取象比类过程，引起人体的情绪变化以及认识事物的思维活动。

《蜀道难》是中国唐代伟大诗人李白的代表作品 "噫吁嚱，危乎高哉！蜀道之难，难于上青天！……"艺术地再现了蜀道峥嵘、突兀、强悍、崎岖等奇丽惊险和不可凌越的磅礴气势。这种艺术再现，使得当时没有见过秦岭的人，以及今天的现代人，对于1300多年前的秦岭，有了深刻的认识。

小说《红楼梦》、电视剧《红楼梦》以及各个剧种的《红楼梦》，以封建社会上层贵族为中心，极其真实、生动地描写了18世纪上半叶中国封建社会末期的全部生活，是这段历史生活的一面镜子和缩影，是中国古老封建社会已经无可挽回地走向崩溃的真实写照。从中我们可以全面地认识封建社会，无异于封建社会的人体解剖学。"我的确时时解剖别人，然而更多的是更无情面地解剖我自己。"这是鲁迅先生的名言，出自《写在〈坟〉后面》一文。这句名言说出来文学的本质：解剖个人、阶层、人类的灵魂，而不是尸体。通过解剖个人的灵魂，达到认识不同阶层的各类人的灵魂。杨丽萍的《孔雀舞》，是她本人对于自然的认识、体验，通过肢体语言再现给观众，引起观众对于美好自然的共鸣。电影《上甘岭》，观众、演员没有亲身参加战斗，但是，都在某种程度上感受到了战争各个方面，认识了抗美援朝战争的实质。诸如此类，不胜枚举，使得人们对于社会生活有了具体、生动而深刻的认识。这些艺术佳作都是对现实生活的模拟缩小版。

取象比类需要长期认真地观察，长久积累丰富的知识、经验，然后借助联想、想象力，才能由此及彼、由已知推导未知，发现别人未能发现的属性联系，揭示事物的本质属性。

理性认识依赖于感性认识，感性认识有待于发展到理性认识，这就是辩证唯物论的认识论。

"社会的人们投身于变革在某一发展阶段内的某一客观过程的实践中（不论是关于变革某一自然过程的实践，或变革某一社会过程的实践），由于客观过程的反映和主观能动性的作用，使得人们的认识由感性的推移到了理性的，造成了大体上相应于该客观过程的法则性的思想、理论、计划或方案，然后再应用这种思想、理论、计划或方案于该同一客观过程的实践，如果能够实现预想的目的，即将预定的思想、理论、计划、方案在该同一过程的实践中变为事实，或者大体上变为事实，那么，对于这一具体过程的认识运动算是完成了。"

医疗实践中的各种实验室检查、活检、影像学检查等，都是变革人体，观察变革后的象（各种检查报告）是不是与预期的诊断相符合，帮助诊断与鉴别诊断。试验性治疗，也属于鉴别诊断、变革人体的过程。治疗则是变革人体的过程，是对于认识、诊断的深化，即取类比象、按类索象。

科学实验也属于变革事物、现实的过程，与生产一样，是人类认识事物的重要方法，是对于理性认识的深化。

舞蹈、戏剧、音乐、绘画等艺术作品，都是社会生活、自然环境的实验模型（取类比象、复制），是对于社会、自然的变革（一定程度上控制一定的条件，复制社会生活与自然），给予人们不同的情绪感受，达到使他人认识自然、社会的目的。《天鹅湖》是善与恶的模型，《智取威虎山》是解放军与土匪斗争的模型，杨丽萍的《孔雀舞》是西双版纳自然环境的模型，唢呐曲《百鸟朝凤》是自然界鸟语花香的模型，芭蕾舞《娘子军》是妇女解放的模型，电视剧《嫁到非洲》是中华民族与世界各民族通婚、融合的模型……这些模型无不以某一种情绪感染，引起人们（观众）的共鸣而得的情绪的感受，得以认识世界。作者内心的感受，通过艺术形象的再现（模型），引起观众情绪共鸣，使得观众认识到社会生活与自然界的各种不同表现。所以说，科学并不是认识社会、认识自然的唯一工具。

小结

观物取象是感性认识阶段；取象建类、取象归类是建立概念阶段，取象比类是逻辑思维阶段，属于理性阶段；变革现实即取类比象是再实践阶段：这是一个完整的认识过程。

结　语

取象比类是中国古代的认识论，包含着：观物取象、取象建类、取象比类、取类比象。"象"就是现代语言中、哲学语言中的"现象"。运用文字表述出来的类，就是概念，表示对现实生活中一类具有共同特征的事物的抽象，是认识事物、建立理论的基础。类就是参照系，就是标准。

观物取象、取象建类。即婴儿期，形象思维，第一信号系统条件反射，实践论中的感性认识。

观物取象、取象比类、建立理论。即第二信号系统条件反射，运用语言、文字表述概念。达到理论阶段，即实践论中的理性认识。

小学、中学、大学学习阶段，第二信号系统反复强化，接受文化基因的传承，建立人生各种参考系。整个学习过程是在动物本能基础上完成的，即细胞基因（包含动物全部进化过程及本能）与文化基因的连续衔接点。

取类比象，把理论付诸实践（变革现实、精神外化），反复验证，变为社会行为。即实践论中的再实践。

取象比类属于认识论，实际上，就是实践论中的实践、理论、再实践的反复认识过程，它与实践论是一致的。观物取象是感性阶段；取象建类、取象比类，是理性阶段；取类比象（变革现实、科学实验、生产活动）是再实践阶段。这是一个完整的认识过程。

科学仪器作为人的感官的延长和补充，在科学实验中进行科学观察（观物取象的一种类型），人们变革着客观的物质对象（取类比象），这就使科学实验和人们的生产活动具有相同的方面。

取象比类，是通过2个系统的相似性，由已知推论未知的方法，是存在于大脑中的一种原始的、根本的思维形式，是认识世界的一种方法，是全人类共同具有的一种思维形式，是人的智慧源泉，只不过我们的祖先发现了它并把它作为一个概念提出来了，自觉地运用取象比类去认识世界，而欧洲的哲学家、科学家潜意识地使用取象比类而不自知。

取象比类是建立《内经》理论的基础，《内经》中广泛地使用了形式逻辑，证明了取象比类中和蕴含着形式逻辑。

中国古代哲学、医学、天文地理、建筑、艺术等学问，就其思维形式而言，都来自取象比类。取象比类是人类具有的最基本的思维形式，中国先哲把取象比类抽象出来，自觉地运用到实践中，是伟大的创造，欧洲古代没有发现、没有认识到取象比类，但是在他们的潜意识里，始终都在不经意地、不自觉地使用着取象比类。中国古代先哲们没有发现形式逻辑，但是，在他们的思维中、潜意识里时时刻刻都在运用着形式逻辑。由笛卡尔奠定理论基础的、建立在形式逻辑基础上的分析方法、科学实验方法只不过是取象比类的延伸。辩证逻辑来源于唯物辩证法，它超越了形式逻辑，或者说辩证逻辑是形式逻辑的进一步发展。所以，我们在取象比类、形式逻辑、辩证逻辑、科学实验之间找到了融合点，它们的融合就是人类思维形式的大融合。取象比类中隐含着形式逻辑，中国古代先哲在运用取象比类的时候，潜意识地使用着形式逻辑，实验方法只不过是取象比类的延伸、量化，欧洲先哲们发现了形式逻辑，但潜意识地使用着取象比类，一切科学成果都是取象比类的结果。

显微镜、科学仪器是眼睛的延伸，科学实验是取象比类的延伸，二者得出的结论，都需要经过反复的实践检验，才能够成为相对真理。

按照客观规律（理论、精神），运用科学方法（精神外化、变革现实）重新创造一个人为的客观世界，这就是我们现在的世界与未来的世界。从此，原来真实存在的客观世界就不能够完整地存在了。呈现在我们面前的是一个我们头脑中的主观世界、精神世界外化了的真实存在的客观世界（诸如高楼大厦、交通运输、信息传递、政府机关……）。这就是"精神外化""精神变物质"，秦岭不再是原始的秦岭，而是经过人为改造的秦岭，按照人的主观意识（精神外化）改造的秦岭，是主观精神外化了的秦岭。这就是唯物主义物质一元论与唯心主义精神一元论的辩证统一。未来世界是主观意识外化逐渐加大的世界，是一个逐渐"变假"的世界，与原始的真实存在的客观世界类似而不同的世界。是人与神融合的世界，是以"人"为参考系重新创造的客观世界。黑格尔的"绝对精神"是把头脑中的逻辑思维过程误认为是先于物质的绝对精神过程，黑格尔不知道头脑中的逻辑过程也是外在的真实存在的客观世界运动的反映以及动物遗传给人类的本能，而不是先于物质存在的"绝对精神"。

第三章　太极－系统观

概　述

一、太极与太极图是中国古代宇宙观

1. 太极出处

就迄今所见文献看，"太极"的概念初见于《庄子》："大道，在太极之上而不为高；在六极之下而不为深；先天地而不为久；长于上古而不为老"。后见于《易传》："易有太极，是生两仪。两仪生四象，四象生八卦。"庄子之后，后世人们据《周易·系辞》相关"太极"的论述而逐渐推演成熟的太极观念，着实吸收了庄子混沌哲学的精华。

2. 无极出处

（1）复归于无极：语出《老子·二十八章》："复归于无极。"无极本是道家的概念，指无形无象的宇宙原始状态。

（2）无极外复无极：语出《列子·汤问》："殷汤问于夏革曰：'古初有物乎？'夏革曰：'古初无物，今恶得物？后之人将谓今之无物，可乎？'殷汤曰：'然则物无先后乎？'夏革曰：'物之终始，初无极已。始或为终，终或为始，恶知其纪？然自物之外，自事之先，朕所不知也。'殷汤曰：'然则上下八方有极尽乎？'革曰：'不知也。'汤固问。革曰：'无则无极，有则有尽；朕何以知之？然无极之外复无无极，无尽之中复无无尽。无极复无无极，无尽复无无尽。朕以是知其无极无尽也，而不知其有极有尽也。'"

请注意："易有太极，是生两仪。两仪生四象，四象生八卦。"在很长一段时间内，太极与无极没有关联。

3.《道德经第四十二章》

"道生一，一生二，二生三，三生万物。万物负阴而抱阳，冲气以为和。人之所恶，唯孤、寡、不穀，而王公以为称。故物或损之而益，或益之而损。人之所教，我亦教之。强梁者不得其死，吾将以为教父。"

"一"：这是老子用以代替道这一概念的数字表示，即道是绝对无偶的。

"二"：指阴气、阳气。"道"的本身包含着对立的两方面。阴阳二气所含育的统一体即是"道"。因此，对立着的双方都包含在"一"中。

"三"：即是由 2 个对立的方面相互矛盾冲突所产生的第三者，进而生成万物。

《易传·系辞上传》中的"易有太极，是生两仪，两仪生四象，四象生八卦"与《道德经第四十二章》中的"道生一，一生二，二生三，三生万物"这 2 段话来源于儒、道两家，具有各种不同的解读，都是阐明宇宙以至万物化生的过程，宇宙是从哪里来的？怎么样演变过来的？这 2 段话有很长时间内各说各话，没有合在一起。

4. 太极阴阳鱼的出处与太极图说

现存文献中最早一张"阴阳鱼"太极鱼出自南宋张行成的《翼玄》。此图不是清代康熙以后人窜

入，这一点从《翼玄》《易通变》的文字内容中可以得到证实。

《老子》："道生一，一生二，二生三，三生万物"与《易传·系辞上传》："易有太极，是生两仪，两仪生四象，四象生八卦"的关系，到了《太极图说》才被说清楚了。成为中国文化的主要理论。

《太极图说》是宋代哲学家周敦颐的哲学著作，全文只有249字。原文如下：

"无极而太极。太极动而生阳，动极而静，静而生阴，静极复动。一动一静，互为其根。分阴分阳，两仪立焉。阳变阴合，而生水火木金土。五气顺布，四时行焉。五行一阴阳也，阴阳一太极也，太极本无极也。

五行之生也，各一其性。无极之真，二五之精，妙合而凝。乾道成男，坤道成女。二气交感，化生万物。万物生生而变化无穷焉。

唯人也得其秀而最灵。形既生矣，神发知矣。五性感动而善恶分，万事出矣。圣人定之以中正仁义而主静，立人极焉。

故圣人'与天地合其德，日月合其明，四时合其序，鬼神合其吉凶'，君子修之吉，小人悖之凶。故曰：'立天之道，曰阴与阳。立地之道，曰柔与刚。立人之道，曰仁与义。'又曰：'原始反终，故知死生之说。'大哉易也，斯其至矣！"

《老子》："道生一，一生二，二生三，三生万物"与《易传·系辞上传》："易有太极，是生两仪，两仪生四象，四象生八卦"的关系被《太极图说》说得明明白白。《易传·系辞上传》"易有太极"，没有说"无极生太极"。《太极图说》"无极而太极"把"易有太极"发展为"无极而太极"并且论述了阴阳与五行、立人之道，曰仁与义等等之间的关系。通过阴阳与"二"及"两仪"的统一，把《老子》："道生一，一生二，二生三，三生万物"与《易传·系辞上传》："易有太极，是生两仪，两仪生四象，四象生八卦"合二为一，"故曰：'立天之道，曰阴与阳。立地之道，曰柔与刚。立人之道，曰仁与义。'又曰：'原始反终，故知死生之说。'大哉易也，斯其至矣！"。至此，无极与道、太极与一、两仪与二、四象八卦与万物，融合为统一的整体。

至此，太极图成功的解释了：①宇宙生成、发展、湮灭的理论；②人类的产生，立人之道，曰仁与义（肉身与灵魂）；③社会发展；④建立中国古代科学理论的根据、基础。

中国古代文明认为：宇宙的生成是"无中生有"，"有"就是整个宇宙世界，就是"一"，就是太极；"两仪"，即是天地，亦可是阴阳。"一分为二"与"太极生两仪"是等同的，都是指阴阳。欧洲近代哲学，唯物主义认为物质第一性，宇宙的本源是物质，不知道物质之前是什么。唯心主义认为：宇宙的本源是绝对精神，精神是第一性的，不知道绝对精神之前是什么。中国古代文化回答了这个问题，绝对精神与物质之前是道、是无极，物质与精神都是"无中生有"的，都来源于"无"。无中生有，有而化无，就是宇宙万物的发生、发展及湮灭的过程。

二、阴阳五行学说、矛盾论、辩证唯物论、系统论的主要内容是一致的，具有共性、同一性，是可以融合的

阴阳五行学说、唯物辩证法、系统论三者都是研究宇宙、自然、社会、生命、思维的发生、发展、运动变化及其关联的学说、理论。相互融合形成统一的理论是必要的、完全可能的。

系统中有系统、矛盾中有矛盾、阴阳中有阴阳、太极之内有太极，都是"相似"的意思。系统之外有系统、矛盾之外有矛盾，阴阳之外有阴阳，太极之外有太极。

系统至少具有2个要素，就是阴、阳、矛、盾这2个要素，即事物的2个方面，任何事物都可以看作为一个系统。阴阳矛盾是同一个系统中的阴阳矛盾，没有任何联系的任意2个事物之间不具备阴阳矛盾关系。阴阳矛盾的前提是"一"，一分为二才能够成为阴阳矛盾2个方面，即"道生一，一生二""无极生太极，太极生两仪"。

阴阳五行、矛盾论、系统论的精髓是整体论，系统内部各要素之间是一个整体；系统与环境是一个整体；阴阳五行、天人合一是整体论；复杂事物包含着许多矛盾，外因是条件，内因是根据、是整体论。阴阳矛盾之外还有阴阳矛盾，这就构成了阴阳矛盾系统之外的外环境，这样阴阳矛盾、系统论又取得了一致。

系统论中的目的性；辩证唯物主义的螺旋式上升，由量变到质变的进化过程；阴阳转化，物极必反，男女构精万物化生，也是说由量变到质变的过程。以最小的代价获取最大的利益，就是阴阳矛盾系统的目的性。

阴阳学说与矛盾论的不同在于：①阴阳具有各自的规定而矛盾没有，但是矛盾有主要矛盾与矛盾的主要方面，这就是阳，次要矛盾和矛盾的次要方面就是阴；②矛盾强调斗争性，阴阳强调平衡，可以融合，取长补短，在量变过程中强调平衡；在质变的时候强调斗争。

系统内的要素、子系统不止 2 个（阴阳矛盾），复杂系统具有更多的要素，例如三才、五行等。

矛盾论强调了系统进化的主要动力来自系统内部的矛盾斗争，内因是根据，强调了系统进化是由于量变到质变的过程，弥补了系统论、阴阳五行学说的不足。系统论把阴阳矛盾作为系统的 2 个基本要素，完善了矛盾论与阴阳五行学说。阴阳五行学说强调阴阳平衡、五行生克制化模型的复杂系统，弥补了系统论、矛盾论的不足。

下面我们分别讨论系统论、矛盾论、阴阳五行学说的融合，太极图与黄金螺旋的融合，太极－系统观的具体内容。

第一节　系统论、矛盾论、阴阳五行学说的融合

一、系统论与矛盾论、阴阳五行学说的一致性

在古希腊时期，哲学家们就已经形成了朴素的系统概念，用以表示各个部分组成的整体，并力图把握系统的全体和部分的关系及其确定的条理。中国古代的阴阳五行学说，所谓五材"杂以成百物"也有这样的意思。在近代科学所做的分类工作中，系统概念发挥了重要的作用，所谓分类就是把获得的材料编为确定的系统。近代科学上的重要系统，是瑞典生物学家 C. von 林耐（1707—1778 年）于 1735 年提出的植物和动物系统和俄国化学家 Д. И. 门捷列夫于 1871 年建立的元素周期系统。系统概念也在社会科学中起了重要作用，马克思在对资本主义社会的分析中，也应用了系统、有机体、调节器等系统论的术语。

系统一词，来源于古希腊语，是由部分构成整体的意思。今天人们从各种角度上研究系统，对系统下的定义不下几十种。如说"系统是诸元素及其顺常行为的给定集合"，"系统是有组织的和被组织化的全体"，"系统是有联系的物质和过程的集合"，"系统是许多要素保持有机的秩序，向同一目的行动的东西"等等。一般系统论则试图给一个能描述各种系统共同特征的一般的系统定义，通常把系统定义为：由若干要素以一定结构形式联结构成的具有某种功能的有机整体。在这个定义中包括了系统、要素、结构、功能 4 个概念，表明了要素与要素、要素与系统、系统与环境 3 方面的关系。

系统思想源远流长，但作为一门科学的系统论，人们公认是美籍奥地利人、理论生物学家贝塔朗菲创立的。贝塔朗菲旗帜鲜明地提出了系统观点、动态观点和等级观点（无极生太极，太极生阴阳，阴阳生四象，四象生八卦就是不同的等级、层面）。认为一切生命都处于积极运动状态，有机体作为一个系统能够保持动态稳定是系统向环境充分开放，获得物质、信息、能量交换的结果。系统论强调整体与局部、局部与局部、系统本身与外部环境之间互为依存、相互影响和制约的关系，具有目的性、动态性、有序性 3 大基本特征。（天人合一，阴阳五行，生克制化就是目的性、动态性、有序性的体现。）

控制论是著名美国数学家维纳创立的，是研究系统的状态、功能、行为方式及变动趋势，控制系统的稳定，揭示不同系统的共同的控制规律，使系统按预定目标运行的技术科学。控制论使得系统具有了目的性。五行的生克制化，就是控制、反馈，维持系统稳定。

控制的基础是信息，一切信息传递都是为了控制，任何控制又都有赖于信息反馈来实现。通俗地说，信息反馈就是指由控制系统把信息输送出去，又把其作用结果返送回来，并对信息的再输出发生影响，起到制约的作用，以达到预定的目的。五行的生克制化，就是一个正负反馈系统，维持系统平衡的机制。

信息是一切系统保持一定结构、实现其功能的基础。信息论解决了为了达到系统的目的（控制）具体的步骤与机制，系统正是通过获取、传递、加工与处理信息而实现其有目的的运动的。信息论能够揭示人类认识活动产生飞跃的实质，有助于探索与研究人们的思维规律和推动与进化人们的思维活动。

协同论的重要贡献在于通过大量的类比和严谨的分析，论证了各种自然系统和社会系统从无序到有序的演化，都是组成系统的各元素之间相互影响又协调一致的结果。它的重要价值在于既为一个学科的成果推广到另一个学科提供了理论依据，也为人们从已知领域进入未知领域提供了有效手段。即跨系统的取象比类，木、肝、春、东、风，使得不同系统之间发生了有机的联系，例如由木的属性，推论到肝主疏泄，由火的属性，推论到心火上炎。五行通过大量的类比，几千年的实践验证，证明了金木水火土这个复杂系统，按照生克的规律，使得金木水火土各子系统之间达到稳定而协调的结果。

突变理论是比利时科学家托姆在1972年创立的，揭示出系统突变式质变的一般方式，说明了突变在系统自组织演化过程中的普遍意义，它突破了牛顿单质点的简单性思维，揭示出物质世界客观的复杂性。突变理论中所蕴含着的科学哲学思想，主要包含以下几方面的内容：内部因素与外部相关因素的辩证统一，渐变与突变的辩证关系，确定性与随机性的内在联系，质量互变规律的深化发展。这与矛盾论的内因外因，对抗在矛盾中的地位是完全一致的。

自贝塔朗菲提出一般系统论之后，欧文·拉兹洛先生提出系统哲学。系统哲学的世界观为我们描绘了这样一个图景：从宇宙基本构件到可经验的有形自然实体，从有形自然实体到有机生物、人，再从人到大尺度的宇宙星体，一切存在都是相互联系的，但是万物的相互作用不是无序的一团乱麻，而是有组织、有条理的，它们都具有同一或者说不变的构型，这种构型叫作系统。这种认识与天人合一是一致的。宇宙是具有高度有序性的系统世界，在每个等级上，系统都是其下层组分的整体，同时又是上层系统的参加者。在系统等级体系内，每一个等级结构都是协调其下层组分在整体意义上发挥，由上层系统决定其配定位置的效能的分界面。系统之中有系统、阴阳之中有阴阳、矛盾之中有矛盾，天人合一。突变论吸收了系统结构稳定性理论、拓扑学和奇点理论的思想，发展出一套研究不连续现象的数学方法。

突变论认为，系统的相变，是由一种稳定态演化到另一种不同质的稳定态，可以通过非连续的突变，也可以通过连续的渐变来实现，相变的方式依赖于相变条件。如果相变的中间过渡态是不稳定态，相变过程就是突变。如果中间过渡态是稳定态，相变过程就是渐变。原则上可以通过控制条件的变化控制系统的相变方式，即矛盾论中的量变到质变，既有渐进方式又有突变方式（不同质的矛盾，用不同的方法解决，对抗在矛盾中的地位）。

系统论认为，整体性、关联性，等级结构性、动态平衡性、时序性等是所有系统的共同的基本特征。系统论的核心思想是系统的整体观念。贝塔朗菲强调，任何系统都是一个有机的整体，它不是各个部分的机械组合或简单相加，系统的整体功能是各要素在孤立状态下所没有的性质。他用亚里士多德的"整体大于部分之和"的名言来说明系统的整体性，反对那种以局部说明整体的机械论的观点。同时认为，系统中各要素不是孤立地存在着，每个要素在系统中都处于一定的位置上，起着特定的作用。要素之间相互关联，构成了一个不可分割的整体。

　　系统论的基本思想方法，就是把所研究和处理的对象，当作一个系统，分析系统的结构和功能，研究系统、要素、环境三者的相互关系和变动的规律性，并优化系统观点看问题，世界上的任何事物都可以看成是一个系统，系统是普遍存在的。大至渺茫的宇宙，小至微观的原子，一粒种子、一群蜜蜂、一台机器、一个工厂、一个学会团体……都是系统，整个世界就是系统的集合。（矛盾的普遍性；阴阳者，数之可十，推之可百，数之可千，推之可万，万之大，不可胜数，然其要一也。）

　　系统论的出现，使人类的思维方式发生了深刻的变化。西方科学研究问题，一般是把事物分解成若干部分，抽象出最简单的要素来，然后再以部分的性质去说明复杂事物。这是笛卡尔奠定理论基础的分析方法，这种方法的着眼点在局部或要素，遵循的是单项因果决定论，虽然这是几百年来在特定范围内行之有效、人们最熟悉的思维方法。但是它不能如实地说明事物的整体性，不能反映事物之间的联系和相互作用，它只适应认识较为简单的事物，而不胜任对复杂问题的研究。在现代科学的整体化和高度综合化发展的趋势下，在人类面临许多规模巨大、关系复杂、参数众多的复杂问题面前，就显得无能为力了。正当传统分析方法束手无策的时候，系统方法却能站在时代前列，高屋建瓴、综观全局、别开生面地为现代复杂问题提供有效的思维方式。所以系统论，连同控制论、信息论等其他横断科学一起所提供的新思路和新方法，为人类的思维开拓新路，它们作为现代科学的新潮流，促进着各门科学的发展。而系统论与天人合一、阴阳五行、辩证唯物论不谋而合。

　　当前系统论发展的趋势和方向是朝着统一各种各样的系统理论，建立统一的系统科学体系的目标前进着。有的学者认为，随着系统运动而产生的各种各样的系统（理）论，而这些系统（理）论的统一业已成为重大的科学问题和哲学问题。所以，阴阳五行、唯物辩证法、一般系统论的融合是必然的。

　　系统论的来源：①唯物辩证法；②生命系统；③类比、相似性。

　　超循环理论解决了唯物辩证法中的螺旋式上升的机理，解释了进化的机理。阴阳五行不是机械的自我循环，它能够进化，化为万物的机理。

　　自复制、循环是必然性，是内因。它们形成自复制的催化超循环结构需要依靠外界的能量和物质、信息流来维持，在不断复制的过程中会产生误差，这样就导致优势物种的变异。误差，是因为外因引起的，是变异的偶然因素，是外因。在千千万万个误差中，有一个适应于自复制的催化超循环结构的需要，被保留下来了，才能够导致结构的变异，而导致进化。所以进化是必然因素与偶然因素的融合，是内因与外因的融合，缺一不可。

　　自然界、人体内存在着千千万万无数的各种循环。生物圈中的水循环、碳循环、硫循环、氧循环、氮循环、卡尔文循环与三羧酸循环……人体内的血液循环、淋巴循环、三羧酸循环……这些循环节节相扣，成为超循环系统。社会系统中的交通运输、生产线、化工厂……都是循环系统。任何一个环节出现扰动，都可能影响到整体，可能使这个系统稳态失衡。同时，任何一个环节的扰动，都可能被其他环节释放代偿功能所抵消或者纠正，使得稳态维持平衡。每个系统、子系统都具有储备、代偿功能，调控与调节就是合理地释放代偿功能，目的是维持系统的稳态。

　　循环　是指以环形、回路或轨道运行；沿曲折的路线运行；特指运行一周而回到原处，再转。或说反复地连续做某事，如环无端，以达到节约资源，以最小的代价获取最大利益的目的。

　　超循环理论与控制论相结合，控制论是自我复制过程中的稳态维持，保持内因不变，超循环理论是说系统进化的机制，在复制过程中出现了误差。控制论是排除误差的机制，超循环理论是接受系统可以容纳的误差，使得系统进化。控制论适用于在一定的时域内的事件，超循环理论是指在历史的长河中，在整个时空内发生的事件。矛盾论、唯物辩证法、五行生克制化、螺旋式上升，"道生一，一生二""无极生太极，太极生两仪，两仪生四象，四象生八卦"，都包含着超循环理论。

　　五行的生克变化反映了人体的自动反馈调节原理，其因果转化规律含有控制论中程序控制的概念，五行归类的"比象取类"方法与控制论的同构系统概念相似。控制论专家艾什比在《大脑设计》中所画的"内稳定器模型"，是由 A、B、C、D、E 5 个字母所组成，其形状恰与五行生克图形一模一样

（见图 1-3-1）。加拿大学者 Ling Y Wei 博士在《中医基础理论的现代解释》一文中指出："不应把五行当作静止的模型，而是真正的动力模型，是宏观宇宙和微观宇宙界动力模型的最简单形式，在科学和医学上具有巨大价值。"

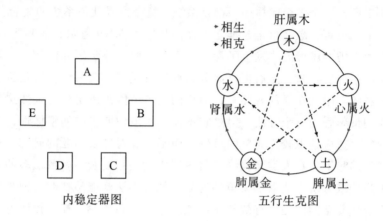

图 1-3-1　内脏稳定器图与五行生克图

五藏间这种反馈是普遍的，每个藏跟其余四藏都有反馈关系。每个藏与它所属的腑也有反馈关系。它反映了人体各部分正常功能的相互滋养、生化和相互约束、克制作用，也反映了病理状态下疾病的传变方式以及机体各部分抗病功能的协调方式。

这个模型的核心是心肝肺脾肾五藏之间的相互影响、制约关系。受我国古代五行哲学思想的影响，中医学将脏腑之间相互反馈的主制关系解释为顺序的五行生克关系。藏间生理功能的相互滋养、生化作用，称为相生关系或母子关系。母藏对子藏的滋养生化作用常常处于主导地位。如肾之精以养肝，肝藏血以济心，心之热以温脾，脾化生水谷精微以充肺，肺清肃下行以助肾。藏间生理功能的相互约束、克制作用，称为相克关系。如肺气清肃下降可以抑制肝阳的上亢，肝的条达可以疏泄脾土的壅郁，脾的运化可以制止肾水的泛滥，肾水的滋润可以防止心火的亢烈，心火的阳热可以制约肺气清肃太过等等。若相克的制约作用表现不足，就使被克的一藏反过来制约对方的功能，也会出现平衡失调，称为相侮，或称反克。

中医学所建立的人体模型，所发现的脏腑间通过各种反馈回路形成的维持相对稳定的机制，与控制论中的内稳定器惊人地相似。

内稳定器又称为超稳定系统。它最早由著名控制论专家艾什比提出，在《大脑设计》一书中，他详细地描述了这种机器的特点，这种机器被用来模拟那些结构复杂而又能自动保持稳定的系统。图 1-3-1 表示由 A、B、C、D、E 5 个互有反馈联系的子系统组成的内稳定器。

内稳定器有 2 个有趣的特点：第一，如果系统中的某一部分如 A，对平衡态有着不大的偏移，这里其他子系统对它的作用可以帮助它回到平衡态。但是一旦这个偏移充分大，在短时间内，子系统的相互作用不能使 A 回到平衡态，那么由于 A 的影响，别的 1 个或几个子系统可能偏移平衡态；第二，如果系统只有 1 个稳定态，那么不管系统开始处于什么状态，由于子系统间的相互作用，系统总会达到稳定态。只要系统处于非稳定态，系统就会不断运转，好像在寻找稳定态。

内稳定器的这 2 个重要性质在人体中是广泛存在的。如果将 A、B、C、D、E 分别看作中医所说的五藏，将系统的基本稳定态看作正常人体的健康状态，人体的病理状态可以看作这一内稳定器出现了病态稳定态的结果。藏象学说建立的控制技术实际就是利用系统的外部输入（治疗措施）来促使系统脱离病态，回到正常状态。

二、矛盾论与系统论、阴阳五行的一致性

辩证唯物论认为：世界是物质构成的；物质是永恒运动、发展的；物质运动是普遍联系的；世界

是一个有机的整体，世界上的一切事物都处于相互影响、相互作用、相互制约之中，反对以片面或孤立的观点看问题。这与系统论、阴阳五行、天人合一、是完全一致的。辩证唯物论强调了世界是物质的，弥补了系统论与阴阳五行的不足。

辩证唯物论指出：所谓发展，是指事物由简单到复杂、由低级到高级的变化趋势，其实质是新事物的产生和旧事物的灭亡。一个事物的发展往往是一个"不平衡→平衡→新的不平衡→新的平衡"的波浪式前进、循环往复式上升的过程，而一个个有限的过程就组成了无限发展的世界，换而言之，世界也可以被看作是永恒发展的"过程"的集合体。

《矛盾论》约有25000字。1个引言，6个部分。引言说明研究事物的矛盾则的重要性以及不得不涉及的广泛问题。除了引言外，分6个部分全面系统地论述了唯物辩证法关于对立统一规律的基本原理，最后有1个结论。

2种宇宙观；矛盾的普遍性；矛盾的特殊性；主要的矛盾和矛盾的主要方面，矛盾诸方面的同一性和斗争性；对抗在矛盾中的地位。其核心思想为：内部矛盾是事物发展的根本原因，矛盾双方又统一又斗争构成事物的矛盾运动，矛盾的普遍性和特殊性、共性和个性、相对和绝对的关系是矛盾问题的精髓。强调了系统进化以及内因与外因的关系，弥补了阴阳五行学说与系统论的不足。

辩证唯物论认为，具体矛盾的双方，如有主有从，何者为主、何者为从，则视具体情况而定。但阴阳学说认为，在相互依存的阴阳矛盾中，一般情况下阳为主导而阴为从属，即阳主阴从。在人体内部阴阳之中，强调以阳为本，阳气既固，阴必从之。"凡阴阳之要，阳密乃固……阳强不能密，阴气乃绝"，"阳气者，若天与日，失其所则折寿而不彰，故天运当以日光明"（《素问·生气通天论》）。

阴阳五行学说与辩证唯物论、矛盾论的关系，研究得比较深入，不再赘述。下面把矛盾论的原文与系统论、阴阳五行学说进行对照，说明三者同一性以及取长补短的融合性。

《矛盾论》原文及其解读

1. 两种宇宙观

原文：所谓形而上学的或庸俗进化论的宇宙观，就是用孤立的、静止的和片面的观点去看世界。这种宇宙观把世界一切事物，一切事物的形态和种类，都看成是永远彼此孤立和永远不变化的。如果说有变化，也只是数量的增减和场所的变更。而这种增减和变更的原因，不在事物的内部而在事物的外部，即是由于外力的推动。因此它们不能解释事物的质的多样性，不能解释一种质变为他种质的现象。

和形而上学的宇宙观相反，唯物辩证法的宇宙观主张从事物的内部、从一事物对他事物的关系去研究事物的发展，即把事物的发展看做是事物内部的必然的自己的运动，而每一事物的运动都和它的周围其他事物互相联系着和互相影响着。事物发展的根本原因，不是在事物的外部而是在事物的内部，在于事物内部的矛盾性。

唯物辩证法是否排除外部的原因呢？并不排除。唯物辩证法认为外因是变化的条件，内因是变化的根据，外因通过内因而起作用。

这个辩证法的宇宙观，主要就是教导人们要善于去观察和分析各种事物的矛盾的运动，并根据这种分析，指出解决矛盾的方法。

解读：即系统的整体观、联系观，强调了内因的作用。弥补了阴阳五行学说与系统论的不足。与阴阳五行、天人合一是一致的。矛盾论中的事物，就是系统论中的"系统"，阴阳五行学说中的阴阳，任何事物都可以看作一个系统。运用取象比类方法形成的阴阳五行学说，天人合一的思想，本身就蕴含着不断变化着的天、地、人相互联系着的系统。

形而上学唯物主义亦称机械唯物主义，以孤立的、静止的、片面的观点解释自然界和认识论问题的哲学学派。以17～18世纪西欧形而上学唯物主义为典型。

与形而上学不同，唯物辩证法要求整体、全面、客观、动态地看问题。强调了内因是推动系统运动、系统过程的主要原因，是根据，系统的外界环境因素是次要的。

系统论强调整体与局部、局部与局部、系统本身与外部环境之间互为依存、相互影响和制约的关系，具有目的性、动态性、有序性3大基本特征。与矛盾论的观点完全一致。

2. 矛盾的普遍性

原文：矛盾的普遍性或绝对性这个问题有2方面的意义。其一是说，矛盾存在于一切事物的发展过程中；其二是说，每一事物的发展过程中存在着自始至终的矛盾运动。

新过程的发生是什么呢？这是旧的统一和组成此统一的对立成分让位于新的统一和组成此统一的对立成分，于是新过程就代替旧过程而发生。旧过程完结了，新过程发生了。新过程又包含着新矛盾，开始它自己的矛盾发展史。

解读：系统存在于一切事物的发展过程中，系统内各子系统始终存在着子系统的矛盾运动。这就是系统的普遍性、绝对性。

世界上任何事物都可以看成是一个系统，系统是普遍存在的。大至渺茫的宇宙，小至微观的原子，一粒种子、一群蜜蜂、一台机器、一个工厂、一个学会团体……都是系统，整个世界就是系统的集合。"阴阳者，天地之道也，万物之纲纪，变化之父母，生杀之本始，神明之府也。"（《黄帝内经阴阳应象大论》）也是说的阴阳的普遍性。

新过程代替旧过程，即系统进化，"无极而太极，太极生两仪，两仪生四象，四象生八卦"，系统论中的超循环理论，都讲了进化的问题。而阴阳五行学说着重于系统的稳态，平衡的维持，系统论着重于系统的内部各子系统的协同，在突变论与超循环论中论述了系统的进化。而矛盾论着重讲述了系统的进化，新过程就代替旧过程。三者既可融合，又可以取长补短。

3. 矛盾的特殊性

原文：首先是各种物质运动形式中的矛盾，都带特殊性。人的认识物质，就是认识物质的运动形式，因为除了运动的物质以外，世界上什么也没有，而物质的运动则必取一定的形式。对于物质的每一种运动形式，必须注意它和其他各种运动形式的共同点。但是，尤其重要的，成为我们认识事物的基础的东西，则是必须注意它的特殊点，就是说，注意它和其他运动形式的质的区别。只有注意了这一点，才有可能区别事物。任何运动形式，其内部都包含着本身特殊的矛盾。这种特殊的矛盾，就构成一事物区别于他事物的特殊的本质。这就是世界上诸种事物所以有千差万别的内在的原因，或者叫作根据。自然界存在着许多的运动形式，机械运动、发声、发光、发热、电流、化分、化合等等都是。所有这些物质的运动形式，都是互相依存的，又是本质上互相区别的。每一物质的运动形式所具有的特殊的本质，为它自己的特殊的矛盾所规定。

科学研究的区分，就是根据科学对象所具有的特殊的矛盾性。因此，对于某一现象的领域所特有的某一种矛盾的研究，就构成某一门科学的对象。

解读：系统中的子系统，既具有不可通约性（个性），同时又具有可融合性（共性）。个性就是特殊性，是区别各子系统的根据。一个大的事物，在其发展过程中，包含着许多的矛盾。即一个大系统之中，包含有许多子系统，一分为二仅仅是一个最简单的系统。一分为三、一分为五、一分为八……要根据具体情况而定。类，就是特殊矛盾决定的，分类，就是按照特殊矛盾进行的。

矛盾的特殊性就是系统内各子系统必须区分开来，区分的根据就是各子系统具有各自的特殊矛盾，不同于其他子系统的特殊矛盾。

阴、阳也同样具有特殊性，天、地、人各有阴阳，五脏各有阴阳，每一脏的阴阳都有其各自的特性，肾阴阳与肝阴阳具有质的不同，同时又相互联系着的。这种联系表现为阴阳互根、转化以及五行的生克制化。

原文：这些矛盾，不但各有其特殊性，不能一律看待，而且每一矛盾的两方面，又各自各有其特点，也是不能一律看待的。

片面性、表面性也是主观性，因为一切客观事物本来是互相联系的和具有内部规律的，人们不去如实地反映这些情况，而只是片面地或表面地去看它们，不认识事物的互相联系，不认识事物的内部规律，所以这种方法是主观主义的。

不但事物发展的全过程中的矛盾运动，在其相互联结上，在其各方情况上，我们必须注意其特点，而且在过程发展的各个阶段中也有其特点，也必须注意。

事物发展过程的根本矛盾及为此根本矛盾所规定的过程的本质，非到过程完结之日，是不会消灭的；但是事物发展的长过程中的各个发展的阶段，情形又往往互相区别。这是因为事物发展过程的根本矛盾的性质和过程的本质虽然没有变化，但是根本矛盾在长过程中的各个发展阶段上采取了逐渐激化的形式。并且，被根本矛盾所规定或影响的许多大小矛盾中，有些是激化了，有些是暂时地或局部地解决了，或者缓和了，又有些是发生了，因此，过程就显出阶段性来。如果人们不去注意事物发展过程中的阶段性，人们就不能适当地处理事物的矛盾。

对于不同质的矛盾，只有用不同质的方法才能解决。

一个大的事物，在其发展过程中，包含着许多的矛盾……列宁说："马克思主义的最本质的东西，马克思主义的活的灵魂，就在于具体地分析具体的情况。"

解读：事物发展过程中的阶段性，就是系统过程中的"状态"，即"系统状态"。各个具有特殊性矛盾的不同子系统，系统状态往往与主要子系统的发展变化相关联，系统状态可以用系统的变量表述。判定系统状态，不必要知道全部的系统的变量，而只需要具有决定意义的变量就可以了，这些具有决定意义的变量，称为"状态变量"。在医学领域内，疾病某个阶段（病理状态）的状态变量，就是诊断标准，西医称为病理状态，中医称为证。

我们不仅要区分系统内各子系统的矛盾特殊性，把不同的子系统区分开来，而且还要注意系统过程中的阶段性。

"由于特殊的事物是和普遍的事物联结的，由于每一个事物内部不但包含了矛盾的特殊性，而且包含了矛盾的普遍性，普遍性即存在于特殊性之中，所以，当着我们研究一定事物的时候，就应当去发现这两方面及其互相联结，发现一事物内部的特殊性和普遍性的两方面及其互相联结，发现一事物和它以外的许多事物的互相联结。"这就是系统论、阴阳五行学说的整体观、联系、联结、五行生克制化。

研究系统内各种阴阳矛盾、各个子系统之间的各种关系，是系统论、五行学说的特长，相生（相互促进）、相克（相互抑制），形成了复杂的关系。这些关系，就是理论构架，即系统结构。

原文：矛盾的普遍性和矛盾的特殊性的关系，就是矛盾的共性和个性的关系。其共性是矛盾存在于一切过程中，并贯串于一切过程的始终，矛盾即是运动，即是事物，即是过程，也即是思想。否认事物的矛盾就是否认了一切。这是共通的道理，古今中外，概莫能外。所以它是共性，是绝对性。然而这种共性，即包含于一切个性之中，无个性即无共性。假如除去一切个性，还有什么共性呢？因为矛盾的个个特殊，所以造成了个性。一切个性都是有条件地暂时地存在的，所以是相对的。

这一共性个性、绝对相对的道理，是关于事物矛盾的问题的精髓，不懂得它，就等于抛弃了辩证法。

解读："矛盾即是运动，即是事物，即是过程，也即是思想"，也就是阴阳五行、系统、理论。系统之中有系统，阴阳之中有阴阳，矛盾之中有矛盾，这就是阴阳五行、矛盾论、系统论融合的根据。

系统中的各子系统既有共性，又有个性。阴阳为共性，阴中之阴、阴中之阳、阳中之阳、阳中之阴即个性。

矛盾的特殊性：①一个大事物包含有许多矛盾或者子系统，必须把它们区分开来，这是因为各个子系统内部有其各自的特殊矛盾，即各子系统之间既具有不可通约性（个性），又具有可融合性（共性），既有联系，同时也必须分割；②系统发展或者事物的发展的阶段性（系统状态），事物的发展是连续的，但是，又是分阶段的。

因此，必须强调具体问题具体分析。

例如：温病是一大类疾病，风温、春温、湿温、秋燥……是具有温病共性的不同类型的温病，它们各自具有自身的特殊矛盾，因此，才能够把它们区分开来，不区分，就不能进行合理的治疗；温病的发展又表现出卫气营血的阶段性，阶段性也要区分开来，治疗才能更合理。例如：风温，就有了风温卫分证、风温气分证、风温营分证、风温血分证4个阶段，余类推，形成了一个有规律的，能够具体化操作的理论，辨证论治就非常具体了。

4. 主要的矛盾和主要的矛盾方面

原文：在矛盾特殊性的问题中，还有2种情形必须特别地提出来加以分析，这就是主要的矛盾和主要的矛盾方面。

在复杂的事物的发展过程中，有许多的矛盾存在，其中必有一种是主要的矛盾，由于它的存在和发展规定或影响着其他矛盾的存在和发展。

由此可知，任何过程如果有多数矛盾存在的话，其中必定有一种是主要的，起着领导的、决定的作用，其他则处于次要和服从的地位。因此，研究任何过程，如果是存在着2个以上矛盾的复杂过程的话，就要用全力找出它的主要矛盾。捉住了这个主要矛盾，一切问题就迎刃而解了。

不能把过程中所有的矛盾平均看待，必须把它们区别为主要的和次要的2类，着重于捉住主要的矛盾，已如上述。但是在各种矛盾之中，不论是主要的或次要的，矛盾着的2个方面，又是否可以平均看待呢？也是不可以的。无论什么矛盾，矛盾的诸方面，其发展是不平衡的。有时候似乎势均力敌，然而这只是暂时的和相对的情形，基本的形态则是不平衡。矛盾着的两方面中，必有一方面是主要的，他方面是次要的。其主要的方面，即所谓矛盾起主导作用的方面。事物的性质，主要地是由取得支配地位的矛盾的主要方面所规定的。

然而这种情形不是固定的，矛盾的主要和非主要的方面互相转化着，事物的性质也就随着起变化。在矛盾发展的一定过程或一定阶段上，主要方面属于甲方，非主要方面属于乙方；到了另一发展阶段或另一发展过程时，就互易其位置，这是依靠事物发展中矛盾双方斗争的力量的增减程度来决定的。

解读：在矛盾论中，特别强调了复杂事物的各种矛盾中的主要矛盾与矛盾的主要方面，主要矛盾以及矛盾的主要方面，就是阴阳学说中的阳，次要矛盾以及矛盾的次要方面就是阴。

系统论不强调各子系统的主要与次要，各子系统是平等的，更多地强调各子系统之间的各种关系，这是系统论的不足，而矛盾论、阴阳五行则给予弥补。

例如：1个系统中有5个子系统或者要素，每个子系统都不相同，必须把它们区分开来，区分的根据就是各自具有特殊的矛盾（个性）。例如：人体的呼吸系统、循环系统、消化系统疾病、神经系统，中医的心、肝、脾、肺、肾等，它们各自具有自己的特殊矛盾（个性）。这是子系统的空间分割、空间关系、空间结构。

在人体这个大系统中，各个子系统都具有自己的特殊性，必须把它们区别开来。但是，这些子系统是不是同等重要、完全平等的？不是的，在这个大系统的运动中，有1个子系统是主要的，它决定了人体的功能运动，起着决定性作用，这就是主要矛盾。例如中医的心，西医的调控系统就是人体内的主要子系统、主要矛盾、君主之官。

主要矛盾与矛盾的主要方面之间的关系，如同《矛盾论》所云，"然而这种情形不是固定的，矛盾的主要和非主要的方面互相转化着"。

矛盾论、系统论、阴阳五行完全可以融合，融合后可以取长补短，形成新的一元论，能够完美地解释现存的一切理论。

矛盾的特殊性即系统的空间结构，系统内各子系统有其不同的特殊矛盾（个性、不可通约性），因此，才能够把各个子系统区分开来，各子系统之间的联系，构成了系统的空间结构。而这些子系统在系统内的重要性并不是完全平等的，有起主要作用的、有起次要作用的；矛盾的 2 个方面有主要方面（阳），有次要方面（阴）。矛盾的特殊性、主要矛盾、次要矛盾、矛盾的主要方面、矛盾的次要方面共同构成了系统的三维立体空间结构（系统的等级结构）。典型的例子就是阴阳五行立体框架、五行的生克制化、气的升降运动规律，就是这个框架之间的链接，构成了阴阳五行、矛盾、系统的理论构架。

矛盾运动的阶段性，阴阳矛盾运动过程，就是系统的阶段性（称为系统状态）与系统过程。系统过程是由系统状态（阴阳矛盾的阶段）的运动形成的，或者说不同时间段的系统状态（阴阳矛盾的阶段）组成了系统过程。这就是系统的时序构架，与系统的空间构架一起共同构成系统构架，各子系统之间按照生克制化的关系相互作用，同时按照时序构架发展变化前进。

五行的生克关系，是由于系统的反馈机制实现的。木生火、火生土，经过反馈机制，产生"木克土"，这样才能够保持"土的平衡"，使得"土"能够正常"生金"，否则，高亢的"土"就不能够正常"生金"，余类推。

5. 矛盾诸方面的同一性和斗争性

原文：在懂得了矛盾的普遍性和特殊性的问题之后，我们必须进而研究矛盾诸方面的同一性和斗争性的问题。

同一性、统一性、一致性、互相渗透、互相贯通、互相依赖（或依存）、互相联结或互相合作，这些不同的名词都是一个意思，说的是如下 2 种情形：第一，事物发展过程中的每一种矛盾的两个方面，各以和它对立着的方面为自己存在的前提，双方共处于一个统一体中（阴阳互根）；第二，矛盾着的双方，依据一定的条件，各向着其相反的方面转化（阴阳转化）。这些就是所谓同一性。

一切矛盾着的东西，互相联系着，不但在一定条件之下共处于一个统一体中，而且在一定条件之下互相转化，这就是矛盾的同一性的全部意义。列宁所谓"怎样成为同一的（怎样变成同一的），——在怎样的条件之下它们互相转化，成为同一的，就是这个意思。"

前面我们曾经说，两个相反的东西中间有同一性，所以二者能够共处于一个统一体中，又能够互相转化，这是说的条件性，即是说在一定条件之下，矛盾的东西能够统一起来，又能够互相转化，无此一定条件，就不能成为矛盾，不能共居，也不能转化。由于一定的条件才构成了矛盾的同一性，所以说同一性是有条件的、相对的。这里我们又说，矛盾的斗争贯串于过程的始终，并使一过程向着他过程转化，矛盾的斗争无所不在，所以说矛盾的斗争性是无条件的、绝对的。

有条件的相对的同一性和无条件的绝对的斗争性相结合，构成了一切事物的矛盾运动。

解读：阴阳学说的基本内容包括"阴阳一体、阴阳对立"（矛盾是对立的统一体）、阴阳互根（矛盾双方互为根据，没有矛，即没有盾）、阴阳消长（矛盾运动）和阴阳转化（矛盾转化）5 个方面。在矛盾论中逐一说明了。矛盾论把阴阳五行学说具体化、现代化了。

一切矛盾着的东西，互相联系着，不但在一定条件之下共处于一个统一体中，而且在一定条件之下互相转化，这就是矛盾的同一性的全部意义。这就是系统，阴阳矛盾（子系统、要素）之间必须是互相联系的，而且在一定的条件下才能够成为一个系统；系统不是无条件的、没有任何关系的不同事物构成的。矛盾论中强调了矛盾之间的"互相联系"以及外部"一定的条件"，这与系统论是一致的。

6. 对抗在矛盾中的地位

原文：在矛盾的斗争性的问题中，包含着对抗是什么的问题。我们回答道：对抗是矛盾斗争的一种形式，而不是矛盾斗争的一切形式。

但是我们必须具体地研究各种矛盾斗争的情况，不应当将上面所说的公式不适当地套在一切事物的身上。矛盾和斗争是普遍的、绝对的，但是解决矛盾的方法，即斗争的形式，则因矛盾的性质不同而不相同。有些矛盾具有公开的对抗性，有些矛盾则不是这样。根据事物的具体发展，有些矛盾是由原来还非对抗性的，而发展成为对抗性的；也有些矛盾则由原来是对抗性的，而发展成为非对抗性的。

解读： 对抗（例如生物进化中的灭绝，系统论中的突变），是指矛盾的斗争性、矛盾的绝对性，"革命"、爆发、爆炸等等，都是一种激烈的对抗形式，而不是矛盾斗争的一切形式或者唯一形式。这一点矛盾论说得很清楚了。矛盾论主要讲的是系统进化的方式，旧矛盾解决，旧事物消失，新矛盾出现，新事物形成。这是阴阳五行学说与系统论中没有的内容或者说没有明确提出的内容。

阴阳平衡，是阴阳五行学说的注重点，注重点是讲要善于调整系统内各子系统的关系，维持系统的稳态平衡，不要使其出现失衡。稳态失衡在人体就是疾病，在社会学里就是社会动荡、骚乱。系统进化的形式，一是渐进，二是突变、革命。阴阳五行学说、矛盾论、系统论的融合，取长补短，弥补了各学说的不足，更加完美地揭示了客观规律对于世界本体的解释。

对抗、灭绝是系统进化不可或缺的一种形式。在生物进化过程中，有几次生物大灭绝事件发生，生物学家认为，这是生物进化过程中不可或缺的、必然的规律，只有这样，才能够把不利于进化的基因彻底清除，有利于进化的基因遗传下去。

对抗、灭绝、革命能够把不利于进化的基因彻底清除，进化往往发生在薄弱环节。

社会主义革命的突破都发生在经济文化相对落后的国家，根本原因之一，在于发达资本主义国家社会基本矛盾以及由此引发的其他社会矛盾的空前激化，落后国家社会革命与动乱的原因是发达资本主义国家通过战争向外转移危机和矛盾的必然结果。列宁认为，由于资本的国际联合已经破裂，以及帝国主义经济政治发展的不平衡，在整个帝国主义链条中出现了薄弱环节，社会主义革命就可能首先在这里取得突破，因此，一国或数国首先取得革命胜利的可能性是存在的。

系统进化往往首先发生在薄弱环节、底层、可塑性比较大的子系统、不稳定的种群。只有发展完善的子系统灭绝或者退出历史舞台，或者以弱势继续存在，才能保证新系统进化不后退，新系统才能够完成进化。

颌的出现，是脊椎动物进化史中第一次重大的"革命"，从此它们可以主动捕食了。盾皮鱼类是最早的有颌脊椎动物，大多也披有甲片，主要生活在志留纪和泥盆纪（距今3亿6000万年前），现已绝灭。从原始有颌类进化出软骨鱼类和硬骨鱼类，它们分别迅速分化增长，到泥盆纪大为繁盛，超过了一切无脊椎动物和无颌类，成为地球水域中最占优势的动物，所以泥盆纪有"鱼类时代"之称。软骨鱼类和硬骨鱼类现今仍还很繁盛。到泥盆纪晚期（距今约3亿5000万年前），硬骨鱼类中的一支，为了适应陆地爬行功能，不断改造自身的结构，于是支撑上陆，成为最早陆生脊椎动物——两栖类。这是脊椎动物进化历程中又一次重大的"革命"或飞跃。正因为它们登了陆，后来脊椎动物才有可能在陆地上大发展，最后进化出我们人类。进化成为两栖类的祖先，是比较基底、原始的鱼类，它有了较大的可塑性；而最进步的现生鱼类，业已特化，完美化，与环境完全适应了，不可能进化"变"为两栖类。

考古学家考察恐龙遗骸可知，恐龙灭绝的时间是在前6500万年。而且在那个时候，不仅统治了地球达1亿多年的各种恐龙全部绝灭了，同样悲惨的命运还同时降临到了地球上的陆地、海洋和天空中生活的很多种其他的生物。在这次灾难中绝灭的还有蛇颈龙等海洋爬行动物、翼龙等会飞的爬行动物、有彩蜥等恐龙的陆生爬行动物亲戚，还有菊石、箭石等海洋无脊椎动物。至于海洋中的微型浮游动植物，钙质浮游有孔虫和钙质微型浮游植物也几乎被一扫而光。经过这场大劫难，当时地球上大约50%的生物属和几乎75%的生物种从地球上永远地消失了。

大绝灭的结果使得在距今6500万年这个时间的前后，地球上生物世界的面貌发生了根本性的巨变。这场大绝灭标志着中生代的结束，地球的地质历史从此进入了一个新的时代——新生代。

灭绝，使得DNA进化链彻底断裂，使得新物种的DNA再也无法回归到旧物种的DNA，即新旧物种之间不能进行生育后代，遗传基因不能够交流，保证新物种继续向前发展，而不能再返回到旧物种，这是进化的必备条件。

对抗、质变、灭绝、生殖隔离是新系统产生的必备条件之一，使得新旧系统不可通约，保证新物种不能再返回旧物种。

生殖隔离是新物种形成（系统进化）的关键，是物种形成的质变阶段，2个种群一旦形成生殖隔离，这2个种群就属于2个物种。生殖隔离是新物种形成的标志。经过长期的地理隔离而达到的生殖隔离是新物种形成比较常见的方式。在生物进化过程中，灭绝造成了生殖隔离。

文化是社会发展、进化的基因，人类社会发展经历了原始社会、奴隶社会、封建社会、资本主义社会、社会主义社会。每一个社会形态都有其特殊的、相应的文化，文化也是由低级向高级逐步进化的，如同动物由低级向高级进化一样，革命、"灭绝""生殖隔离"是新的社会制度、新的社会系统形成的关键，是产生新的社会制度的质变阶段。这样我们就不难理解人类历史上的3次文化复兴运动。

人类历史上的3次复兴运动与大革命，都发生在当时的薄弱环节与落后国家。

人类历史经历了原始社会、氏族社会、奴隶社会、春秋战国、封建社会、文艺复兴、资本主义社会、现代社会（中华文明复兴）。在原始社会、奴隶社会、封建社会、资本主义社会及社会主义社会这些典型的社会形式之间都有一个过渡时期，春秋战国、文艺复兴、现代社会都是过渡时期，旧的秩序已经打破，新的秩序尚未完善，是一个社会、思想大动荡的时期，也是学术思想非常活跃的时期，是产生伟大思想的时期。

世界各地区的历史发展是不平衡的，原始社会经历的时间最长，没有文字记载，根据考古发现进行推测，全世界大体一致。奴隶社会之后，各地区、各国家出现了差异，一是社会形态方面的差异，同一社会阶段，社会形态千差万别；二是时间方面的差异，在同一时间段里世界各地区处于不同的社会阶段，同一社会阶段延续时间长短也不同。由于中国与欧洲处于世界的两端，在古代相互交往比较困难，所以出现了历史发展的显著不平衡。

如果把中国历史与欧洲历史融合在一起，可以看出：奴隶社会的典型是环地中海的古埃及、巴比伦、雅典与古罗马，封建社会的典型是中国，资本主义的典型是环大西洋的英国与美国、法国等。奴隶社会向封建社会过渡在中国是春秋战国，在欧洲是前苏格拉底时代；封建社会向资本主义社会过渡在欧洲是文艺复兴，在中国是民主革命时期；十月革命开创了历史新时代，全世界进入现代社会，又是一个过渡时期。现代社会的标志是苏联，苏联解体后，社会主义的中心转移到中国。

将世界历史与中国历史作比较，中国的古代是鸦片战争（1840年）之前，是指封建社会，欧洲的古代是指英国资产阶级革命（1689年）之前；中国的近代是指（1840—1949），欧洲近代（1689—1917）；中国的现代是指1949年以后，世界的现代是指1917年之后。1917年是十月革命成功，1949年是中国革命成功，欧洲的近代是指资本主义社会，"现代"大致是指社会主义革命成功。中国的资本主义社会在哪里？中国的近代社会只有1840—1949年大约100年的历史，中国与欧洲历史的时间差应当让我们思考许多问题，例如，中医没有经过长期的资本主义社会的改造，几乎直接进入现代社会，而现代工业社会引发的社会因素疾病高发以及其他社会问题与中国古代哲学的直接碰撞，中国哲学、中医为什么可以解决现代社会与现代疾病的许多问题？中国现代社会与世界现代社会的不同特点，与中国现在医学的各种表现是什么关系？

封建社会作为一个历史发展阶段已经成为历史，但是中国的封建文化是世界封建社会顶峰，而且经历了2000多年，这个社会已经非常成熟，其理论具有强大的稳定性，是世界上独一无二的。资本主义之所以发生在欧洲而没有首先发生在中国，就是因为"革命往往发生在最薄弱的环节"，欧洲的封建社会从罗马帝国灭亡到文艺复兴，大约经历了1000年，被称为最黑暗的专制时代，与中国的封建社会相比较，是个薄弱环节。这也是西医之所以发生于欧洲，而不可能发生在中国的原因。欧洲的文艺复兴，复兴的是雅典的奴隶社会文化，打击的是欧洲罗马教皇的封建文化。欧洲资本主义文化乃至于马克思恰恰没有能够更多地了解、认识中国封建文化这个"顶峰"，因此他们的理论是有先天缺陷的，这是造成东西方文化具有不可通约性的主要原因。由于世界历史发展的时间差，中国封建社会到了1840年鸦片战争才刚刚结束，中国进入了半封建、半殖民地社会，而十月革命成功的成功标志着世界历史已经进入了现代社会（社会主义与资本主义共同存在的社会），1949 年新中国成立，中国进入了社会主义社会。中国的资本主义社会在哪里？社会主义在世界范围内也就有 100 年的历史，而美国已经成为世界资本主义的顶峰，中国是资本主义链条中最薄弱的环节，随着苏联的解体，社会主义的中心转向中国，在这种情势下，中华文化的复兴，就成了当今世界的注意中心。

中华文化的复兴，就是要建立大一统的哲学，即马克思主义中国化，在哲学上实际上指的是唯物辩证法与阴阳五行的融合。那么资本主义文化的中国化是指什么？我认为就是相对论、信息论、系统论等与矛盾论、实践论等中国现代哲学的融合。中国古代哲学、现代中国哲学、马克思主义、资本主义文化在现代中国能不能融合，决定了中国的未来，也决定了世界的未来。21 世纪是环太平洋世纪，世界的经济斗争、政治斗争、军事斗争、文化融合等等主要发生在环太平洋国家及地区，而这个漩涡中心就是中国，就是中国的社会主义。所以，中国更需要大一统的哲学理论，也只有中国有这个可能，中国人有没有这个能力就成了唯一的大问题。中西医融合是东西方文化融合的突破口。

三、阴阳五行学说与系统论、矛盾论的一致性

1. 阴阳五行学说

阴阳、五行的观念，大约起源于伏羲－女娲时代，距今约 1 万年以前。通常认为五行说是在太极阴阳说的基础上形成的。阴阳学说产生于夏朝，它是我国古代哲学的源流和基础，是中国文化的骨架。

最早记载"五行"学说的是夏商时期的《尚书·洪范》，其上曰："五行：一曰水，二曰火，三曰木，四曰金，五曰土。"这里不仅提到了构成万物的 5 种基本物质，还介绍了它们所具有的特点以及与之相联系的 5 种味道。至春秋时期，古代思想家们进一步探索这五行之间的关系，提出了"五行相克"的理论，即五行中的某一行可以战胜、克制另一行。其内容是：木克土、金克木、火克金、水克火、土克水。到战国时期，继五行相克理论之后，又提出了五行相生。所谓五行相生，是指：木生火、火生土、土生金、金生水、水生木。五行学说采用取象比类的方法，将世上万事万物分为 5 类，在五行属性的基础上，运用生克制化的关系，来说明和解释事物之间的相互联系和变化。

关于五行学说的产生以及五行的本质含义，历代学者一直仁智互见，认识不一。主要观点有以下几种：

源自 5 种构成世界的基本物质；

源自殷商时期的五方观念；

源自天之五星；

源自手指的计数；

源自五时气候特点和物候特点的抽象。

五行学说形成于春秋战国时期的黄河中下游流域，这一范围内的气候特点是四季分明，而夏季尤长于其他三季。五行的产生源自古人对中原地带五时气候特点和生化特点的抽象。这一观点目前被越来越多的人所关注与认可。

阴阳五行，远古的时候，可能是 2 个学说，邹衍开创战国时期阴阳家学派，其主要思想是"五德始终说"和"大九州说"。邹衍提出了五行的概念、"五行生胜"的理论，试图说明事物运动变化的普遍的规律。他认为木生火、火生土、土生金、金生水、水生木是五行相生的转化形式，说明事物之间有着阴阳对立的关系。至此阴阳五行学说成为一个学说。邹衍把阴阳、五行融合为阴阳五行学说，是个转折点，分界线。董仲舒的《春秋繁露》与同时代的《淮南子》对于此前的阴阳五行进行了整合与统一。

董仲舒将邹衍的阴阳五行学说与儒学相结合，"废除百家独尊儒术"，被汉武帝接纳，开汉代儒学阴阳五行化的先河，阴阳五行学说进一步完善。至此，阴阳五行学说替代了阴阳与五行，成为中国文化的主流意识，应用于各个领域。《内经》里的阴阳五行学说，是一个统一的学说，阴阳中蕴含着五

行，五行中包含着阴阳。"肾阳"是五行中的"肾"，阴阳中的"阳"。"肾阳"不能拆开了，这就是阴阳五行中的"肾阳"，远古的，各自独立的阴阳与五行，都不存在"肾阳"这个概念，都不能解释"肾阳"，更不要说肾阳虚、肾阴虚之类的概念了。余类推。

阴阳五行学说，中医理论是开放的、不断发展的。《内经》之后，阴阳五行学说在脏腑理论中也在不断地发展，《金匮要略》中只有肾气虚，没有肾阳虚、肾阴虚。到了宋朝钱乙，创造了六味地黄丸，才出现了肾阴虚之说，到了金元四大家，肾为命门之火兴盛起来，肾阴虚、肾阳虚之说才完善起来。

阴阳五行，在不同的时代，其含义有所区别，应用于不同的领域，其含义也有区别，不可一概而论，要具体问题具体分析。我们今天所说的阴阳五行，我们现代人头脑中的阴阳五行是五花八门，现在中医教材里的阴阳五行，普通人头脑中的阴阳五行……各人有各自的理解，不同学派有各自的理解，不可一概而论，也不可能有一个统一的认识，因此，也就争论不断，没有结果。

所谓"五行学说"，"五"是指木、火、土、金、水；"行"有2层含义：一是指"行（háng）列"，排列次序，分类；二是指运行（xíng）变化。既是空间的，横向的分类，又具有时间的，纵向的运动，运行意义。

五行生克关系。包含2方面含义：①循环"生"与循环"克"；②每一脏与其他四脏的我生、生我、我克、克我这4种关系。

五行之间存在着相生相克的关系，生克是矛盾的2个方面，也就是阴阳的2个方面。相生相克是事物的普遍规律，是事物内部不可分割的2个方面。生克是相对的，没有生，就无所谓克；没有克，也就无所谓生。有生无克，或者有克无生，事物就会无休止地发展而走向极端而崩溃。在生克这个对立与统一的矛盾中，无论是生的过分还是克的过分都会打破相对平衡或统一，事物就会向一方倾斜发展。为了维护相对平衡，生与克要相互牵制。当不能相互牵制时，平衡被打破，这时事物就会出现了新的变化。

阴阳包括五行，五行含有阴阳，宇宙间的一切事物，根据其属性，可分为2类，即阴类和阳类。"阳类"具有刚健、向上、生发、展示、外向、伸展、明朗、积极、好动等特性。"阴类"具有柔弱、向下、收敛、隐蔽、内向、收缩、储蓄、消极、安静等特征。任何一个具体的事都具有阴阳的两重性。即阴中有阳，阳中有阴。

阴阳的含义如下：①阴阳对立；②阴阳的互根互用关系，古人称之为阴阳相成；③阴阳平衡；④阴阳转化。

2. 阴阳五行学说与矛盾论、系统论的融合

任何一对阴阳矛盾都是系统中的阴阳矛盾。任何一个系统中都存在着矛盾，或者说系统中的各个要素都可以人为的划分为阴阳矛盾2个方面，这2个方面的相互斗争与平衡，是系统运动、系统过程的根本动力。

阴阳矛盾双方只有具有不可通约性才能够把它们区分开来，因为它们具有可融合性才能够处于同一系统之中，这就是阴阳五行学说、矛盾论与系统论的关系。讲阴阳矛盾是指处于同一个系统内的阴阳矛盾双方，对立的双方是在同一个系统中的双方，而不是毫不相干，不处于同一个系统的任意2个事物。

系统之中有系统，阴阳之中有阴阳，矛盾之中有矛盾，说明了三者相统一的关系。或者说：太极图是阴阳五行、矛盾论、系统论的再抽象。它解决了阴阳五行与矛盾论、系统论之间，系统论与矛盾论之间的关系问题。

（1）阴阳五行与矛盾论之间的关系。

阴阳与矛盾的区别有2点：①阴阳具有相对规定性；②阴阳着重于系统的稳态、和谐；矛盾着重于斗争性、系统的进化。这个区别是相对的，阴阳学说也研究对抗，矛盾论也研究调和、系统的稳态，等等。二者融合之后可以取长补短，更加完美的解释世界。

五行，即矛盾论中的复杂事物具有许多矛盾，这些矛盾之间存在着各种复杂的关系。

矛盾的对立统一、相互转化、矛盾的普遍性（阴阳为万物之纲纪）等等与阴阳的属性：阴阳互根、阴阳对立统一等等是完全一致的。

（2）阴阳五行与一般系统论之间的关系。

阴阳、五行、阴阳五行是系统论中的子系统，2个子系统、5个子系统，8个或者更多的子系统。

（3）矛盾论与系统论之间的关系。

矛盾双方组成一个最简单的系统，系统一分为二，是2个子系统。复杂系统中的多个子系统，就是矛盾论中的复杂事物有多个矛盾组成。矛盾与矛盾之间的关系就是子系统或者要素之间的关系。

（4）矛盾论强调了系统运动的进化是量变到质变的过程，这个过程的动力主要来自系统内阴阳矛盾双方的斗争；系统论强调了系统内阴阳矛盾与系统外的物质能量信息的交换，保持了系统内阴阳矛盾的平衡。

男人和女人是一对矛盾，这是矛盾论；男人为阳，女人为阴，这是阴阳学说。其潜规则是在一个系统内，是指一个家庭内女人和男人的夫妻关系。阴阳、矛盾、系统说的是同一件事。

阴阳矛盾都有潜在的规定性，这个潜规则在同一个系统内是不言而喻的。当我们说：男为阳，女为阴的时候，就是说（其潜在的规定性）在封建社会的家庭里，男人处于统治地位（矛盾的主要方面，起决定作用，规定了这个家庭的性质），女人处于次要地位等潜台词。当我们说：女人和男人是一对矛盾的时候，其潜在的规定性就是：在现代社会的家庭里夫妻是平等的。阴阳矛盾双方是处于同一系统之中的双方，而不是任何一个女人与男人之间的关系。女同事、男同事之间可以构成另外一对工作矛盾关系，女同事可以是领导、矛盾的主要方面等等，与家庭的男女矛盾关系则是完全不同的。同样男女是家庭一对阴阳关系，也是指的夫妻关系，而不是任何一个男人与一个女人之间的关系（例如母子、父女、兄妹之间就不能够构成阴阳关系），这些都是潜规则。我们在运用这些概念的时候一定要注意是在哪一个理论系统中、在哪一个科学范式内，因为不同的理论之间具有不可通约性，不能够胡拉乱扯。

一般系统论中的男女关系，只是2个子系统，二者的关系，要由研究者的研究目的、研究方法来确定，例如：一个企业的男女职工比例与企业效益为研究目的，使用现代统计学的方法进行研究，这是一个系统；如果为了研究男女人口比例对于经济的影响，则是另外一个系统；研究男女比例对于婚姻家庭的影响，又是一个系统，等等。

在不同的系统中，男人、女人是内涵完全不同的概念，又是外延相似的概念，既有联系，又有区别，不可混为一谈。我们不能够运用阴阳五行来解释男女人口比例中的男女关系，也不能够运用婚姻家庭中的男女关系（生儿育女）与法律中的男女平等关系相提并论。

任何一个理论都有其最佳适用范围和扩展的适用范围（泛化），阴阳、阴阳五行学说只适用于中国古代哲学与中医学等等，运用阴阳解释现代家庭中的夫妻关系，有些能够解释，有些则很难解释。除非自己建立起一个新的学说，否则就是胡拉乱扯。

唯物辩证法主要解决社会进化、无产阶级阶级与资产阶级斗争的问题，这是它的最佳适用范围，其中的思维方式、辩证逻辑可以泛化、扩大适用范围，用来指导自然科学。唯物辩证法、无产阶级革命理论不适宜用来解决资产阶级之间的斗争，例如伊拉克战争等等，布什打伊拉克就没有使用发动无产阶级进行革命的理论推翻萨达姆的统治，而是运用了资产阶级的弱肉强食理论打垮了萨达姆。理论一定要使用在适合的地方，不可乱用。

理论是行动的指南，而不是教条，在使用理论的时候，要与当时当地的实际情况相结合，才能够取得预期效果。

这些潜规则，都是在处理中西医关系的时候，应该特别注意的地方。同一个人体，在中医理论体系中，人体是由精气神、脏腑经络、气血津液构成的，在西医理论体系中则是由细胞、组织、器官、系统构成的。中医先天之精演变为脏腑经络、气血津液……形成胎儿、婴儿、成人；西医的精子卵子结合演变为细胞、胚胎、组织……形成胎儿，婴儿、成人。既相似又有不同，不可混为一谈。既具有不可通约性，同时具有可融合性，既有共性，也有个性。

系统论是介于唯物辩证法、矛盾论（哲学）与自然科学例如西医之间的桥梁，西医借助于系统论与唯物辩证法沟通，共同形成现代医学理论。唯物辩证法矛盾论、系统论与阴阳五行学说融合，中医学与西医融合，形成大一统的现代医学理论。

阴阳五行学说是系统论中的一个例子，是一个非常重要而且非常特殊的例子，具一定的普遍性，它把世界分为5个要素或者子系统，每个子系统又分为阴阳2个要素；或者把五行分为阴、阳、中3个子系统。五行的生克也是阴阳的两面，建立起系统内部的结构关系，通过取象比类，系统内与系统外建立起关联，这样系统内各子系统的运动变化与系统外的各种变化发生互动，共同维持系统的平衡。系统内5个子系统的阴阳矛盾、系统与系统外的阴阳矛盾共同维持系统的平衡，这是一个极其复杂的大系统。这个系统随着时间轴的延伸向前发展，在某一个时间段内，在空间结构（三维立体空间）上发生的所有事件称为：时域事件。时域概念给予我们一个认识复杂系统的方法，一个复杂巨系统有其过去、现在、未来，在时间轴上的系统内各子系统、系统与系统外之间的运动变化，更是极其复杂的，而我们处理问题只是处理我们所在的时间段内发生的事件，这就是时域事件。在处理时域事件的时候，我们要考虑时域事件的前因后果，我们现在干预时域事件对于整个系统会产生什么影响。这个影响对于我们有利还是有害？当前的利害关系与未来的利害关系？我们采取什么干预手段，干预哪个子系统、哪几个子系统、哪个外界因素？等等，可以得到有利的结果。这就把矛盾论中的"具体问题具体分析"具体化、规范化，摒弃了主观性、片面性、局限性的弊病。这就是中西医融合观运用时域概念、时域事件诊断证与病理状态所使用的方法。

系统的稳态（俗称叫作"平衡"）是指：阴阳矛盾双方斗争在一定的范围内，保持系统的稳定，保持着正常的状态。如果出现异常状态，就是失衡，例如人体的疾病、社会的动荡、革命等等。

把阴阳五行和现代系统科学结合起来进行对比分析，建立起一个能够在自然科学和社会科学之上自由驰骋的科学思想体系，统帅东西方2大文化体系共同进入21世纪。

我们把阴阳五行与唯物辩证法、系统论融合在一起，用一个符号"太极－系统图"表示。

五行的基本含义是指无论是事物内部或不同事物之间，都可归纳成一种"对我有害、对我有利及其我对其有利、我对其有害"的矛盾利害关系的基本模式。把这个模式中的"我"抽提出来，并用"土"的物象来表达，那么对土有害的物象就是木，对土有利的物象就是火，土对其有利的物象就是金，土对其有害的物象就是水。不难得知，有利或有害其实就是相生相克的同义语。所以五行所表达的生克制化模式属于万事万物内部及其不同事物之间矛盾利害关系的基本模式。据此我们不难理解传统上所谓五行是一种分类方法，或五行就是指木火土金水五种物质的运动。

五行学说是一种认识方法，即分类方法，分类是建立理论、系统的基本步骤。阴阳是2分法，五行是2分法，三才是3分法，八卦是8分法，六经是6分法，十二经脉是12分法等等。在中医理论中各有不同的用途，人体、宇宙如此复杂，仅仅2分法解释不了众多复杂的现象，因此，才有了这么多的分类方法。这些分类方法最基本、最简单的是2分法，既然是"分"，就不可能小于2。

五行相生组成正反馈环，五行相克组成一个负反馈回路。这样五行相生的正反馈环和五行相克负反馈环便构成一个动态平衡的系统。

控制论通过正负反馈，控制着系统的稳态。

在生克这个对立与统一的阴阳矛盾中，无论是生的过分还是克的过分都会因对立而打破相对平衡或统一，事物就会向一方倾斜发展。为了维护相对平衡，生与克要相互牵制。当不能相互牵制时，平衡被打破，这时事物就会出现了新的变化。

五行之间存在着相生相克的关系，生克是矛盾的2个方面，也就是阴阳的2个方面。相生相克是事物的普遍规律，是事物内部不可分割的2个方面。生克是相对的，没有生，就无所谓克；没有克，也就无所谓生。有生无克，事物就会无休止地发展而走向极端，造成物极必反，由好变坏；有克无生，事物就会因被压制过分而丧元气走向衰败。

五行的协同与控制。

五行通过生克制化，使得人体大系统具有或者维持大系统的有序性、目的性、稳定性。

闭环控制是控制论的一个基本概念，指作为被控的输出以一定方式返回到作为控制的输入端，并对输入端施加控制影响的一种控制关系。

闭环控制是根据控制对象输出反馈来进行校正的控制方式，它是在测量出实际与计划发生偏差时，按定额或标准来进行纠正的。闭环控制，从输出量变化取出控制信号作为比较量反馈给输入端控制输入量，一般这个取出量和输入量相位相反，所以叫负反馈控制，自动控制通常是闭环控制。

正反馈和负反馈是闭环控制常见的 2 种基本形式。

当受控客体受干扰的影响，其实现状态与期望状态出现偏差时，控制主体将根据这种偏差发出新的指令，以纠正偏差，抵消干扰的作用。在闭环控制中，由于控制主体能根据反馈信息发现和纠正受控客体运行的偏差，所以有较强的抗干扰能力，能进行有效的控制，从而保证预定目标的实现。

现代科学中无论电子控制系统、工程控制系统、管理控制系统等等都包含了五行要素，五行学说不应仅停留在中国古代玄学层面，而应在此基础上赋予现在哲学阐释，并能够服务于现代社会。

比如在生态系统中，瞪羚、猎豹、青草构成一个生克关系。倘若瞪羚数量增加，必将引发猎豹（克我者）数量增加与青草（生我者）数量减少，从而将瞪羚数量"拉"回到变化前的水平，反之亦然。这一生克制化使得整个系统保持稳定。

机械系统中，史上之所以认为瓦特发明了蒸汽机，原因在于他为蒸汽机安装了一个利用离心力控制转速的装置，具备了生克反馈控制环，从而使得蒸汽机运转稳定，危险系数大为降低。

电子技术中，此类例子更是俯拾皆是。如无线电早期发明的再生式接收机，单利用正反馈即"生我者"增强接收能力；正弦振荡电路中同是利用"生我者"达到振荡目的；放大电路中则是利用"克我者"使得电路稳定。研究出放大电路利用"克我者"使得系统稳定，贝尔实验室最优秀的科学家用去了 10 年时间，如果他们学过五行生克，也许就不需要这么长时间了吧。

从瓦特的控制器开始，西方人一直在实践中摸索，直到最近几十年才将其逐步升华到理论的高度，建立起"控制论"这门学科。并将其推广应用到如机械、电子、化工、生物、经济管理、社会科学诸多方面。这一过程用去了 200 来年时间。

中国人运用类似思想却不少于 2000 年，对五行自稳定系统的理解与应用，在中医与术数里体现得淋漓尽致。五行与现代控制论完全可以互参研究、共同提高。

现代研究认为，五行的生克制化观点与控制论的反馈调节原理有密切的联系。五行中的每一行都是控制系统，也都是被控对象。五行的生与克，实际上就是代表控制信号和反馈信号 2 个方面。从控制论而言，五行的生克制化，就是由控制系统和被控制对象构成的复杂调控系统，对系统本身的控制和调节以维持其协调和稳定。

五行中的每一行，皆可同时发出和接收相生和相克 2 种相反的控制信息，因而五行的反馈调节表现为正反馈和负反馈 2 种形式。当某一行发出相生的信息，另一行接收到的也是相生信息，或某一行发出相克信息，另一行接收到的也是相克信息时，则反馈作用是加强的正反馈；当某一行发出的是相生信息，另一行接收到的是相克信息，或某一行发出的是相克信息，另一行接收到的是相生信息时，则反馈作用是减弱的负反馈。正反馈导致系统的偏离越来越大，负反馈则使系统的偏离趋向于正常。五行的反馈调节是以负反馈为主，通过五行之间的负反馈效应，维持系统的整体的稳定和正常发展。

五行之间的生克制化关系，构成了一种反馈调节回路。通过五行之间的负反馈效应而使五行系统整体上维持稳定与协调。下面以木行亢盛为例说明五行之间的负反馈调节。

木以（＋）生火，则火得生为（＋＋）；火以（＋＋）生土，则土得生应为（＋＋＋），但木以

（＋）克土，土被克则还有（＋＋）；土以（＋＋）生金，金得生则应为（＋＋＋），但火以（＋＋）克金，则金被克还有（＋）；金以（＋）生水，水得生则为（＋＋），但土以（＋＋）克水，则水实为（0）；同时金以（＋）克木，则木原（＋）之亢盛因被克而复得平也为（0）。至此，五行中的每一行都发生了变化，但变化的结果在五行系统的整体是（0），即稳定不变。

五行中的任何一行都受着整体调节，而其本身的变化也影响着整体。五行的这种反馈调节模式，表达了五行系统在运动中维持着整体稳定协调的机制。一旦这一自我调节和控制机制失常，则出现亢害或不及的变化，在自然界表现为异常的气候变化，在人体则表现为疾病状态。

在多学科视野下应用控制论原理和方法探讨五行生克制化的科学内涵及其所反映的生命规律，揭示中医学理论的实质，五行生克是信息的多路多级控制，任何子系统都可对其他4个子系统发生或接受生克2方面影响；用状态空间方法分析五行生克的周期性可知，五行系统在不同的时间内，其状态是不同的，具有时间概念上的不可逆性；五行系统2个子系统之间的联系"如环无端"，构成了闭合回路，各行之间作用有生有克，是一种内稳定器模型，多学科的研究为中医学理论体系的科学研究开辟出一条新的发展途径。

第二节　太极图与黄金螺旋的融合

一、太极图与太极图说

"阴阳鱼"太极图（见图1－3－2）的思想渊源可追溯到原始时代的阴阳观念，但原始时代的有关图形、符号都不是也不能直接推衍出"阴阳鱼"太极图。其原始时代的有关图形、符号不仅中国古代有，类似的图案也出现在其他民族，如古代巴比伦有双蛇缠绕交尾图案，古希腊、古印度、高加索、小亚细亚、乌克兰等地的遗物（银饰、铜壶、花瓶等）上有双双交合而成的各种类似图形，或双龙、双蛇，或双鱼、双凤，这是原始社会生殖崇拜的产物。双双图纹，或表示男女（伏羲、女娲，见图1－3－3），或表示雌雄（双鱼、双蛇、双龙、双鸟）；两两交叉，反映原始先民对男女、雌雄交合的直观认识。由两性生殖器、男女、雌雄、日月等人体现象、生物现象、自然现象，逐渐体悟出"阴阳"概念，以及阴阳同体、阴阳相对与相交、阴阳交互作用、阴阳相互转化等等思想理念，但这些民族都没有太极图。不过，从这些图形隐含的思想观念看，又不能说与太极图毫无关系。

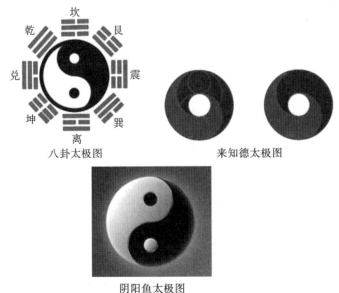

八卦太极图　　　　　来知德太极图

阴阳鱼太极图

图1－3－2　不同形式的太极图

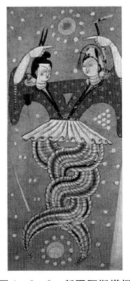

图1－3－3　新疆阿斯塔娜
古墓里的伏羲、女娲像

乌克兰位于欧洲东部，在这个花园般的国度里存在着令人惊叹的史前文化，即特里波耶文明（Trypillianculture），距今已有7千多年。19世纪末，考古学家在基辅州附近的特里波耶发掘出古代文明遗址，由此命名为特里波耶文明。

在中国古代，太极图是道家探索宇宙运行和存在的稳态模式，表现了万物产生的模式和运行规律。因此，太极图也是道家认识宇宙时空和人体生命的智慧所在。巧合的是，在特里波耶文化中，太极图也表现着同样的含义。

学者还发现，特里波耶的太极图（见图1-3-4）和中国的仰韶文化存在着相似之处。在特里波耶文化中，太极图外围的圆环内各有6道刻纹分为4格，很像《易经》的四象。每格内有2个圆图，共分为8个圆图，犹如《易经》的八卦符号。中国仰韶文化的陶盘图案，比如半坡人面鱼纹也是4等分。

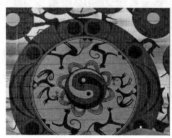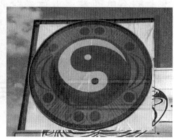

图1-3-4 特里波耶文化中的太极图

人类的文明来自哪里？为何在没有电子科技、电子测量设备的上古时期，人类可以精准地测算天体运行，可以精准地掌握天体星系的运行规律。

它来之于人类对于天体运行、季节变化、农业生产之间关系的观察与总结，采用的是取象比类的方法。

结合小河墓地发现的楼兰美女，吐火罗人沿着河西走廊的东迁，东西方文化的交流与融合来分析，人类的文明很有可能在4000～5000年以前就开始了。古代世界史应该重新书写。

是谁提出了原始时代的阴阳观念，原始时代的有关图形、符号是怎么样演变为太极图？太极图蕴含着什么意思？是谁阐明了太极图的内涵？是宋朝的周敦颐（1017—1073年）。他又名周元皓，原名周敦实，字茂叔，谥号元公，北宋道州营道楼田堡（今湖南省道县）人，世称濂溪先生。世界其他民族、地区的相关符号、图形都没有演变出太极图，只有周敦颐完成了这个任务。

据史书记载，陈抟曾将《后天太极图》《八卦图》《河图》以及《洛书》传给其学生种放，种放将其分别传给穆修、李溉等人，后来穆修将《太极图》传给周敦颐。周敦颐著《太极图说》加以解释。现在我们看到的太极图，就是周敦颐所传的。

周敦颐《太极图说》发扬了以图说易的做法，用太极图来说明易理。《太极图说》中的"无极"应源自《老子》中的"知白守黑，复归于无极"。《太极图说》中的"太极"应源于儒家经典《周易·系辞》的"易有太极，是生两仪。两仪生四象，四象生八卦"。《太极图说》中的"无极之真，二五之精，妙合而凝。乾道成男，坤道成女"，与唐僧宗密《原人论》人物生成的理论密不可分。可见《太极图说》，是儒、释、道三教思想的融合。《太极图式说》是《易经》《庄子》"太极"思想在儒、道两家结出的硕果。周敦颐的《太极图说》为儒家确立了宇宙本体论。

周敦颐在宇宙本体论中吸取了道家的"无极"观念，在人性论中又吸取了道家"主静"的修身之本。当然周敦颐虽对道家思想有所吸收和利用，但并没有因此而放弃了儒家的基本立场。"无极"的提出是为了探寻儒家学说宇宙本体论的需要，同时，对"主静"的追求也是为了更好地遵循中正仁义的儒家道德准则。

周敦颐是第一个把道家的"无极"观念引入儒家的解易系统，取无极的虚静性质，既把它看作宇宙本源，又把它看作人性的基本要素，从而把本体论与人伦道德统一起来。

周敦颐《太极图说》的"性与天道"，程颢升华为"天理"，《太极图说》主静说，二程演化为"去人欲，存天理"。朱熹、张栻等人以二程的哲学观点解释周敦颐学术，认为周、程一脉相承，并进一步完善了宋明理学理论体系，后辈的儒学家、理学家都是在此理论的基础上发展形成了自己的理论。

周敦颐以儒家学说为基础，融合道学、间杂佛学，提出"太极而无极"的宇宙生成论。他认为，无极（无）生太极（有）。太极能动能静，动则生阳，静则生阴。动之极则走向静，静之极又回复为动，一动一静"互为其根"。阴阳生两仪（天地）。再阴变阳合：生水、火、木、金、土五行。五行之气流动，推动春、夏、秋、冬四季运转。故五行统一于阴阳，阴阳统一于太极，太极本原于无极，无极是宇宙生成的根本。阴阳二气与五行之"精"巧妙凝合，又形成了男女。变化无穷的万物中，人得天地之"秀"而为万物之灵。五行之性触感外物而动，则呈现恶与善，形成错综复杂的万物。

《太极图说》全文只有249字。如下：

"无极而太极。太极动而生阳，动极而静，静而生阴，静极复动。一动一静，互为其根。分阴分阳，两仪立焉。阳变阴合，而生水火木金土。五气顺布，四时行焉。五行一阴阳也，阴阳一太极也，太极本无极也。

五行之生也，各一其性。无极之真，二五之精，妙合而凝。乾道成男，坤道成女。二气交感，化生万物。万物生生而变化无穷焉。

唯人也得其秀而最灵。形既生矣，神发知矣。五性感动而善恶分，万事出矣。圣人定之以中正仁义而主静，立人极焉。

故圣人'与天地合其德，日月合其明，四时合其序，鬼神合其吉凶'，君子修之吉，小人悖之凶。故曰：'立天之道，曰阴与阳。立地之道，曰柔与刚。立人之道，曰仁与义。'又曰：'原始反终，故知死生之说。'大哉易也，斯其至矣。"

太极图与《太极图说》相得益彰、珠联璧合、不可分割。周敦颐把原始时代的阴阳观念、图、文、符号融为一体，把无极、太极、阴阳、五行、动静、主静、至诚、无欲、顺化等理学基本概念融为一体，把道学、儒学融为一体，构成中华文明的重要内容。其他民族、地区并没有发展出太极图与太极图说，周敦颐功不可没。

没有《太极图说》，类似的各种图形就没有确切的意义，不能形成理论，只是图形而已。全世界各国、不同民族古代的类似图形之所以仅仅是图形而没有确切含义，就是因为他们没有阴阳五行学说和《太极图说》。阴阳五行、原始太极图、《太极图说》、太极理论之所以发生在中国，不是偶然的，具有必然性，因为中国封建社会是世界封建社会的巅峰、典范。

太极图的阴阳鱼是2个黄金螺旋，二者的旋转运动、变化揭示了宇宙万事万物运动变化的规律。"霍金的大爆炸理论"，"道生一，一生二，二生三，三生万物"，"无极生太极，太极生两仪，两仪生四象，四象生八卦"，"8周胎儿图"，飓风、龙卷风、星云图、银河系、人的耳朵、玫瑰花瓣排列、基因双螺旋结构，这些均与黄金螺旋相关。当人类胚胎发育时，渐渐展开自己的身体，这个过程与黄金螺旋展开自己的情形十分相似。太极图式是对宇宙生物黄金分割现象数学模式的抽象，不仅是中国的，也是世界共有的。

二、黄金分割与黄金螺旋

黄金分割律又称黄金律或者黄金适合律，比值为1:0.618或1.618:1。人们发现，宇宙万物中，凡是符合这一比值的结构都是美得无可替代的，因此，被公认为是具有最美丽柔和、整体和谐、比例协调、最不可思议的比例数字。这个数值尽显了宇宙造化之神妙精巧，被人们广泛用于绘画、雕塑、音乐、建筑等艺术领域以及管理、工程设计等方面。从远古时代，美观与美学就开始受到人们的赞扬。但很少有人知道最有效、最平衡完美、最有视觉冲击力的创作往往和数学有着丝丝相扣的联系。直到

1860 年，德国物理学家、心理学家 Gustav Theodor Fechner 提出一个简单比率，通过一个无理数来定义大自然中的平衡，即黄金分割率。Fechner 的实验很简单：10 个矩形具有不同的长宽比，请人们从中选出最美好的一个。结果显示，最受青睐的选择是具有"黄金分割率的矩形"（比例为 1.6181）。

中西医融合观认为：以人的视觉感受为参考系，衡量美与和谐，与自然选择相一致，实际上螺旋线、无理数非常多，而其中最好的，是以人为参考系的黄金分割比，是以人的感觉、认识为标准的。

黄金分割率基于数字 φ = 1.61803398874……该数字最早由意大利数学家 Fibonacci 提出。φ 是斐波那契数列 1，1，2，3，5，8，13，21，……中从第 2 位起相邻两数之比，即 2/3，3/5，5/8，8/13，13/21，……的近似值。在该数字序列中，下一个数字（从第 3 个开始）是前 2 个数字之和，即 1 + 1 = 2，1 + 2 = 3，2 + 3 = 5，……该序列中 2 个相邻数字相比，如 5/3 = 1.67，21/13 = 1.615，所得的结果与 φ（1.618）越来越接近。这个数字了不起的地方在哪里呢？一些人认为它是最有效率的结果，自然力量的结果。一些人认为它是设计的普适常量，神的签名。无论你相信哪一种说法，我们在大自然中所发现的所有设计中，φ 为其创造了平衡、和谐与美观的感觉。那么，人类在自己的艺术、架构、颜色、设计、作曲，甚至音乐创作中，利用这个在自然界中发现的比率以达到平衡、和谐、美观的目的也就不足为奇了。从帕台农神庙到蒙娜丽莎，从埃及金字塔到信用卡，都应用了 φ。

黄金分割线的最基本公式，是将 1 分割为 0.618 和 0.382，它们有如下一些特点：①数列中任一数字都是由前 2 个数字之和构成；②前一数字与后一数字之比例，趋近于一固定常数，即 0.618；③后一数字与前一数字之比例，趋近于 1.618；④1.618 与 0.618 互为倒数，其乘积则约等于 1；⑤任一数字如与前面第 2 个数字相比，其值趋近于 2.618；如与后面第 2 个数字相比，其值则趋近于 0.382。经过分析发现，上列奇异数字组合除能反映黄金分割的 2 个基本比值 0.618 和 0.382 以外，尚存在下列 2 组神秘比值：①0.191、0.382、0.5、0.618、0.809；②1、1.382、1.5、1.618、2、2.382、2.618。

这些奇异数字的组合是 1、1、2、3、5、8、13、21、34、55、89、144、233……任何一个数字都是前面 2 个数字的总和：2 = 1 + 1、3 = 2 + 1、5 = 3 + 2、8 = 5 + 3……如此类推。有人说这些数字是他从研究金字塔所得出。金字塔和上列奇异数字息息相关。金字塔的几何形状有 5 个面、8 个边，总数为 13 个层面。由任何一边看去，都可以看到 3 个层面。金字塔的长度为 5813 吋（5 - 8 - 13），而高底和底面百分比率是 0.618，那就是上述神秘数字的任何 2 个连续的比率，譬如 55/89 = 0.618，89/144 = 0.618，144/233 = 0.618。另外，一个金字塔五角塔的任何一边长度都等于这个五角形对角线的 0.618。还有，底部 4 个边的总数是 36524.22 吋，这个数字等于 1 年天数的 100 倍！这组数字十分有趣。0.618 的倒数是 1.618。譬如 144/89 = 1.618、233/144 = 1.618，而 0.618 × 1.618 就约等于 1。另外有人研究过向日葵，发现向日葵花有 89 个花瓣，55 个朝一方，34 个朝向另一方。

在黄金螺线进化的任何一点，弧长与直径之比是 1.618。黄金螺线的直径和半径依次与相距 90° 的直径和半径呈 1.618 的比率关系，如图 1 - 3 - 5 所示。黄金螺线是对数螺线或称等角螺线的一种，它没有边界，而且是一种永恒的形状。螺线上的任何一点，都可以向内向外无限运动。既遇不到中心，又碰不到终点。在显微镜下观察到的对数螺线的核心，与从几光年外看到的对数螺线外形一模一样。

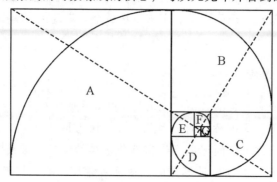

图 1 - 3 - 5　黄金螺旋

黄金分割有一种几何上的自相似性，部分与部分的比等于部分与整体的比，等于整体与更大整体的比……科学家们经过广泛计算，发现自然界的一维分形维度大多集中在 1.6 ~ 1.7 附近，这让人很自然地想起神秘的黄金分割率"1.618"。理论上讲，一维分形分数维度可以有无穷多个取值，但自然却唯独偏爱这些近似黄金分割的这些取值，这跟黄金分割本身又有什么内在联系呢？

黄金分割实际上是一种特殊的自相似结构，如果把一条线段 AB 连接上它的黄金分割线段 $BC = 0.618\cdots \times AB$ 排列，BC 再连接 $CD = 0.618\cdots \times BC$，无限下去，用等比数列求和公式很容易证明，线段的总长度为 AB 乘上黄金分数，即 $1.618\cdots \times AB$。黄金分割充分体现了部分和整体"依次排列"的自相似性。有一种几何上的自相似性，部分与部分的比等于部分与整体的比，等于整体与更大整体的比。

生物界中螺旋形状大多为近似的黄金螺旋，如海螺壳、海马的尾巴、植物叶子、花和果实表面排列等等。

人体处于黄金分割的关节都是能够蜷缩的位置，如手指骨节、肘部、膝盖、颈部、腰腹等等，身体蜷缩时候，蜷缩点位于人体黄金分割的中心——肚脐处，许多哺乳动物关节都具有这种特点，这都是生物经过几十亿年进化的结果，能让身体和四肢完全地蜷缩来抓住东西和自我保护，因此生物界选择了这种没有缝隙的蜷缩——黄金螺旋。

在所有植物新芽顶端的中央，有 1 个圆形的组织，称为"顶尖"，在"顶尖"的周围，则有一个接一个的微小隆起物，这些隆起物称作"原基"。植物成长时，每一个原基自顶尖移开（顶尖从隆起处向外生长，新的原基则在原地），最后，这些隆起原基会长成叶子、花瓣、萼片等，而且，每一片原基都希望长成的叶子、花瓣、萼片等以后能获得最大的生长空间。例如，叶片希望获得充足的阳光，根基希望获得充足的水分，花蕊、花瓣希望获得充分自我展现，以吸引蜂、蝶来为它们做红娘。英国科学家沃格尔用大小相同的许多圆点代表向日葵花盘中的种子，根据斐波拉契数列的规则，尽可能紧密地将这些圆点挤压在一起。他用计算机模拟向日葵的结果显示，若发散角小于 137.5°，那么，花盘上就会出现间隙，且只能看到 1 组螺旋线。若发散角大于 137.5°，花盘上也会出现间隙，而此时，又会看到另 1 组螺旋线，只有当发散角等于黄金角时，花盘上才呈现彼此紧密镶嵌的 2 组螺旋线。所以，植物如向日葵等只有选择这种数学模式，花盘上的种子分布才最为合理，花盘也才最坚固壮实，产生后代的概率才最高。由此，他得出结论：大自然的自组织机制使得原基的生长遵循着有效率堆排的原理，要使花头最紧密、子孙最繁茂、枝叶最多的获得阳光雨露，最有效的堆排方式就是让发散角等于黄金角。

科学家注意到在等角螺线的诸多特点中，最显著的就是等角螺线的自我相似性，因为宇宙万物中黄金分割现象和由黄金分割律衍生出来的如黄金角、等角螺线等现象比比皆是，若将研究领域延伸至微观，就会发现这是宇宙万物的普遍现象。而这源于黄金分割现象乃是宇宙万物竞相生存的普适技巧。

将一个圆周进行黄金分割，它的短弧所对应的角度成为"黄金角"，即 $360 \times (1 - 0.618\cdots) \approx 137.5°$，将黄金螺旋上取距离相等的一系列点，发现点与点连线之间的夹角（发散角）都为黄金角。计算机模拟结果可看出，发散角为 137.4° 和 137.6° 的螺旋都无法填满平面，而恰好发散角为 137.5° 的黄金螺旋可以填满平面，做到点与点之间距离相等。向日葵和菊花都满足这样的排布，这样可以使单位面积内花瓣或种子排列数目最多。

除了黄金螺旋之外，生物界其他的分形大多遵循黄金分割原则，其分形维数也很接近黄金数 1.618，如树的生长。按照黄金分割比例生长树枝和树叶，会使单位面积接收到最多的阳光，其原理与黄金螺旋相似，即能够布满平面的分形结构。

从上面几个例子的分析可以看出，"黄金分割"这种分形是生物进化的一个"极值"，是生物界自然选择的结果。目前的研究发现，不仅仅是生物界，在自然界有很多领域都存在这种自相似倍数为黄金数的分形，诸如一些准晶体结构、高分子、太阳系间行星距离、海浪漩涡等等，都是黄金螺旋分形。分形大多以黄金分割为原则这是自然界的重要现象。

DNA 由于受到细胞内的空间局限而采用双螺旋结构，就像是由于公寓空间局限而采用螺旋梯的设计一样。从本质上来看，螺旋结构是在一个拥挤的空间，例如在一个细胞里，聚成一个非常长的分子的较佳方式，例如 DNA。在细胞的稠密环境中，长分子链经常采用规则的螺旋状构造。这不仅让信息能够紧密地结合在其中，而且能够形成一个表面，允许其他微粒在一定的间隔处与它相结合。例如，DNA 的双螺旋结构允许进行 DNA 转录和修复。

自然现象：

鹦鹉螺的贝壳像等角螺线。

菊的种子排列成等角螺线。

鹰以等角螺线的方式接近猎物。

昆虫以等角螺线的方式接近光源。

蜘蛛网的构造与等角螺线相似。

旋涡星系的旋臂差不多是等角螺线。银河系的 4 大旋臂的倾斜度约为 12°。

低气压（热带气旋、温带气旋等）的外观像等角螺线。

等角螺线经放大或者缩小后可与原图完全相同。

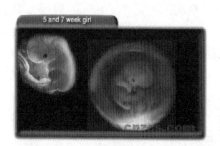
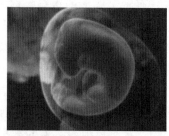
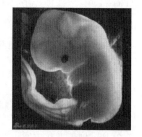

图 1-3-6　怀孕 8 周胎儿

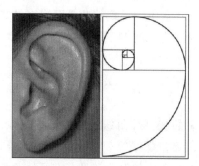

图 1-3-7　耳廓

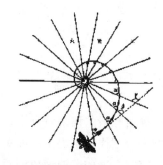

图 1-3-8　飞蛾扑灯

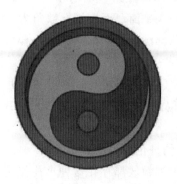

图 1-3-9　罗马军徽图（公元 4 世纪）

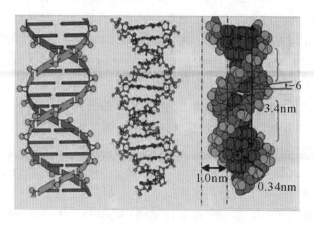

图 1-3-10　DNA 双螺旋结构

银河系：实际上，在自然界中存在着大量美丽、神奇的天然黄金螺旋结构，这是大自然的精妙设计。图1－3－11中显示的是银河系的斐波那契螺旋线，同样也完美地符合"黄金螺旋"的形状。

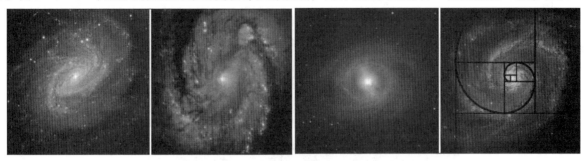

图1－3－11　斐波那契螺旋线

地球卫星所受的作用力主要是地球的引力，而月球探测器从地球飞到月球的过程是从一个引力场转移到另一个引力场的飞行，探测器飞向月球的轨道：其平面透视图也是双螺旋形。

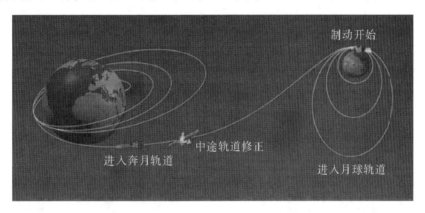

图1－3－12　飞向月球轨道

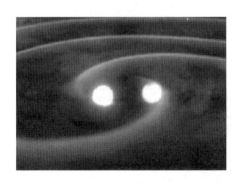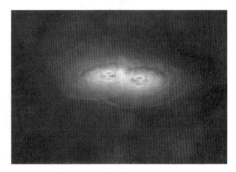

图1－3－13　超大质量天体相互碰撞可引发引力波

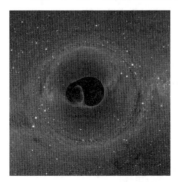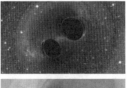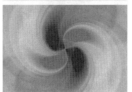

科学家们认为黑洞的合并过程将产生强烈的引力波信号。

图1－3－14　2个黑洞的合并过程

飓风云图与银河极相似，飓风、银河系、向日葵和人的耳朵的共同特点是什么？看似毫无关联，但实际上它们都有着与"黄金螺旋"几乎吻合的形状，"黄金螺旋"是人类通过计算得出的最完美的螺旋形状。将飓风的卫星云图和银河的形状摆放在一起做对比，会发现它们有着惊人的相似性。

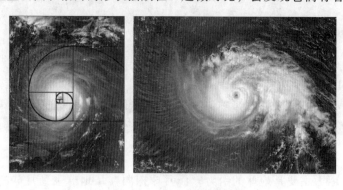

图 1-3-15　飓风云图

台风属于涡旋云系，由一条条从台风外向台风中心旋入的螺旋云带组成。对强度较大的台风，其台风眼在卫星云图上表现为一黑色圆点。

三、太极图与黄金螺旋的融合（太极-黄金螺旋图）

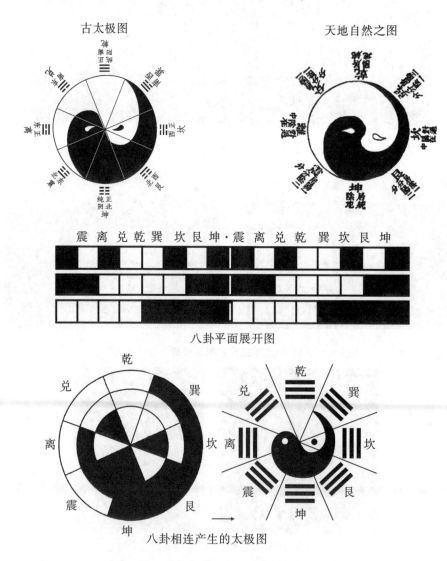

图 1-3-16　太极图

具体画法如图 1－3－17。

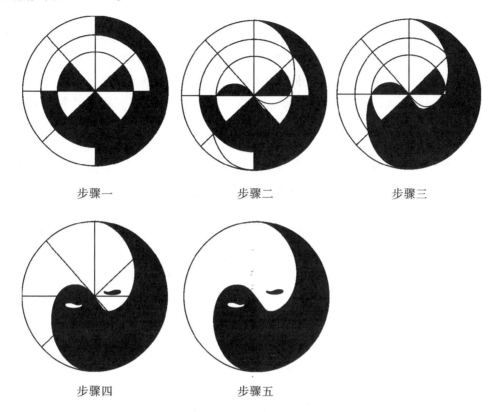

步骤一 　　　　　　　步骤二 　　　　　　　步骤三

步骤四 　　　　　　　步骤五

图 1－3－17 太极图画法

可以看出，八卦相连法产生的太极图与黄金螺旋的产生是一致（类似的）的，也与古太极图一致。所以，太极图式是宇宙、生物黄金分割现象数学模式的抽象，太极图与黄金螺旋的融合称为太极－黄金螺旋图。

其实，宇宙既没有数学的宇宙、物理的宇宙、化学的宇宙和生物的宇宙，也没有哲学的宇宙、人文的宇宙和艺术的宇宙，宇宙是一个整体，宇宙就是空间和时间。所谓宇宙的数学模型、物理模型和生化模型，只不过是人们从不同的角度对宇宙探索分别做出的存在于个人头脑中的看法或结论，并无实在的意义。而太极图式对宇宙和生命现象的描述并不仅仅在形而上方面存在于我们的头脑中，还实实在在地存在于我们赖以生存的宇宙中，实实在在地存在于宇宙的一切物质中。同时，它还提供或被描述为一种理念、一种思维方式，一种大尺度与微观尺度之间的关系变化、一种宇宙现象和社会现象的渐变或突变。因此，我们虽然不能认定太极图式就等于是爱因斯坦晚年用孜孜寻求而未得到的"物理学的统一"，但是，有充分理由相信，太极图是我们赖以生存的宇宙中最简约且具有普适作用的图式，它那对自然和生命极度的浓缩性和包罗万象的特点，显示它甚至比周易的"周"更"周全"、比周易的"易"更"简易"，比细化和诠释易理的阴阳爻组合更变幻无穷，"天下之理尽得，成必位乎其中"。显示它就应该是爱因斯坦梦寐以求而不可得的那幅"简化与领悟世界的图像"。其本质是以最小的代价获取最大的利益。

四、《易经》与现代科学家

爱因斯坦说："西方科学家做出的成绩，有不少被中国古代科学家早就做出来了。这是什么原因呢？原因之一是古代科学家自幼学习《周易》，掌握了一套古代西方科学家们不曾掌握的一把打开宇宙迷宫之门的金钥匙。"

黑格尔说："《易经》代表了中国人的智慧。就人类心灵所创造的图形和形象来找出人之所以为人的道理，这是一种崇高的事业。……我一生中最大的遗憾是没有学透《易经》"。（黑格尔：《哲学史讲演录》第一卷"中国哲学"的"易经哲学"部分）。

瑞士哲学家荣格在为英文版的《易经》撰写的序言中说："谈到世界人类唯一的智慧宝典，首推中国的《易经》。在科学方面，我们所得出的定律常常是短命的，或被后来的事实所推翻，唯独中国的《易经》亘古常新，相距6000年之久，依然具有价值，而与最新的原子物理学颇多相同的地方。"

尼采："老子思想的集大成——《道德经》，像一个永不枯竭的井泉，满载宝藏，放下汲桶，唾手可得。"

瑞士心理学家卡尔·古斯塔夫："《易经》是一个取之不尽、用之不竭的智慧源泉。"

俄国大文豪托尔斯泰："做人应该像老子所说的如水一般。没有障碍，它向前流去；遇到堤坝，停下来；堤坝出了缺口，再向前流去。容器是方的，它成方形；容器是圆的，它成圆形。因此它比一切都重要，比一切都强。"

协同论创始人哈肯在《协同学——自然成功的奥秘》的序言中说："协同学含有中国基本思维的一些特点。事实上，对自然的整体理解是中国道家哲学的一个核心部分。"

突变理论的创始人托姆在《转折点》一文中说："在老子的理论中，有很大一部分是关于突变理论的启蒙论述。我相信今天中国许多喜欢这个学说的科学天才，会了解突变理论是如何证实这些发源于中国的古老学说的。"

自发秩序理论创始人、1974年诺贝尔经济学奖得主、奥地利社会经济学家哈耶克（1899—1992年），说："我无为，而民自化；我好静，而民自正。"他又认为："道家是其自发秩序理论的经典表述。"

互补理论创始人，丹麦大物理学家玻尔（1885—1962年），与爱因斯坦并称20世纪初"物理学双雄"。玻尔在1937年访问中国时发现了道家的太极图，为互补原理找到了哲学上的基础。因为道家的太极图中的阴阳，就是处在对立的统一的关系之中，阴中有阳、阳中有阴。进一步探索更让他感到震惊万分，他煞费苦心对光到底是什么做出了阐述，而老子早在2500年前就提出了"万物负阴而抱阳"（即阴阳互补），"道可道，非常道，名可名，非常名"（概念的相对性）、"天下万物生于有、有生于无"（有无相生）等互补思想。1947年，玻尔设计了他的哥本哈根学派研究所图徽，其中心是伏羲黄老的"太极图"，同时还加上了"对立即互补"的铭文。1949年，当他被丹麦王室授予勋章时说："我不是理论的创立者，我只是个得道者，我们在这里面临着人类地位所固有的和令人难忘的表现在中国古代（道家）哲学中的一些互补关系。"他还要求把太极图作为荣誉证书的背景图。

李约瑟（1900—1995年），是英国生物学家、科学史家、2次诺贝尔奖得主，聘任国际科学史研究院院士、中国科学院和中国社会科学院名誉教授。

李约瑟晚年自称"名誉道家"，他自取译名，李姓源于老子，取字"丹耀"，号"十宿道人"和"胜冗子"，道味十足！李约瑟历经30多年时间，为研究中国传统文化呕心沥血，从1956年到1983年已出版5卷《中国科学技术史》，该书一出版便闻名于世，1968年在巴黎被第12届国际科学史和科学家联合会授予"乔治·萨顿奖章"。

李约瑟在研究中确定了道家在中国科技史上的主要地位，发现了道家思想的世界意义，他在该书的第2卷和第5卷中高度赞扬道家思想，极力宣扬道家的科学民主精神，对道家文化的世界传播意义重大。

普利高津（1917—2003年），是比利时化学家、耗散结构理论创始人、诺贝尔化学奖得主。他认为中国的道家"无为而无不为"思想中具有"自组织"和"自发运动"的思想，这与西方传统结合起来，也许能导致一种面向未来的自然模型。普利高津指出："耗散结构理论对自然界的描述非常接近中国道家关于自然界中的自组织与和谐的传统观点。""道家的思想，在探究宇宙和谐的奥秘、寻找社会的公正与和平、追求心灵的自由和道德完满3个层面上，对我们这个时代都有新启蒙思想的性质。"

普利高津的著作有《从存在到演化》《从混沌到有序》《探索复杂性》《确定性的终结》等，他在著作中喜欢引用老子、庄子的原作，如《老子》的"大道泛兮，其可左右。万物恃之而生而不辞，功成而不有，衣养万物而不为主。常无欲，可名于小；万物归焉而不为主，可名为大。以其终不为其大，故能成其大"，"人法地，地法天，天法道，道法自然"，以及《庄子·天运》中的"天其运乎！地其处乎！日月其争于所乎？孰主张是？孰维纲是？孰居无事推而行是？意者其有机缄而不得已邪？意者其运转而不能自止邪？"。

汤川秀树，是第1个获得诺贝尔物理学奖的日本人。汤川粒子物理学上的"混沌"说的产生，是受到《庄子·应帝王》中关于一则"混沌"的寓言的启发。他说："最近我又发现了庄子寓言的一种新的魅力。我通过把倏和忽看成某种类似基本粒子的东西而自得其乐。只要他们还在自由地乱窜，什么事情也不会发生，直到他们从南到北相遇于混沌之地，这时就会发生像基本粒子碰撞那样的一个事件。按照这一蕴含着某种二元论的方式来看，就可以把混沌的无序状态看成把基本粒子包裹起来的时间和空间。在我看来，这样一种诠释是可能的。"

他还说："更可能的是万物中最基本的东西并没有固定的形式，而且和我们今天所知的任何基本粒子都不相应。""它可能是有着分化为一切种类基本粒子的可能性，但事实上还未分化的某种东西。用所惯用的话来说，这种东西也许就是一种'混沌'。正是当我按这样的思路思考问题时，我想起了庄子的寓言。"

李政道、杨振宁等华裔诺贝尔得奖者也多次公开表示，自己的科学思想受《周易》的影响很大。

第三节　太极－黄金螺旋图文字说明（太极－系统观）

太极－黄金螺旋图的文字说明就是太极－系统观，或者说太极－系统观的代表符号是太极－黄金螺旋图，即宇宙模型、世界上的一切（物质的、思维的）皆可由此图衍化。

（1）太极－黄金螺旋图是一个系统，最简单的系统包含2个子系统，即阴阳矛盾。阴阳矛盾处于同一个系统之中；只有二者具有不可通约性（个性、特殊矛盾），才能够把二者区分开来；又只有具有可融合性（共性、普遍性），二者才能够处于同一系统之中。只有在一个系统内才能够讨论阴阳矛盾，不能够在没有可比性的系统之间讨论阴阳矛盾。五行是一个复杂系统的代表，它具有5个要素或者子系统。

（2）处于同一个系统之中的阴阳矛盾2个方面是不断运动变化的，因此二者的比例也是不断变化的，并不是一半对一半，占主导地位的那一半就是矛盾的主要方面即为阳，反之则为阴。系统的性质是由"阳"决定的。

（3）阴阳矛盾双方斗争的结果：①保持相对稳定平衡状态；②稳态失衡，仍然处于同一系统之中（例如疾病）；③系统崩溃消亡或者系统进化为新系统。

（4）系统消亡或者进化可以是渐进的，也可以是爆发的、革命的。爆发点或者消亡、渐进点是黄金分割，即阴阳矛盾二者的比例超出0.618……

（5）阴阳矛盾的原始模型是男与女。

（6）太极图的阴阳鱼是2个黄金螺旋，二者的旋转运动、变化揭示了宇宙万事万物运动变化的规律。"宇宙大爆炸理论""道生一，一生二，二生三，三生万物"，"无极生太极，太极生阴阳，阴阳生四象，四象生八卦"，"8周胎儿图"、飓风、龙卷风、星云图、银河系、人的耳朵、玫瑰花瓣排列、基因双螺旋结构等均与黄金螺旋相关，高空大气回流云图、台风、引力波、量子缠绕等都是太极螺旋图。

（7）二分法中蕴含着三分法，阴阳矛盾之双方之间有一个联系带、过渡区，这就是"三"，第三方、第三态、中。因为阴阳矛盾双方是相互渗透、相互变化、不断运动着的，其中间联系就是三，分割也是三。

（8）五分法是二分法与三分法的融合，"三"仍然是中介地带，是区分阴阳矛盾双方的标准线。对于一个含有多个要素（阴阳矛盾）的复杂系统，为了处理问题的方便，可以把诸多因素一分为二，或者一分为三，使得问题简单化。

（9）太极（人体）之外是自然环境与社会环境（即五运六气），人体太极与其外部环境构成了另外一个系统，形成新的太极，以此类推，变化无穷。太极内阴阳矛盾的运动变化，受到外界环境的影响，反之系统内的变化也可以影响到外界环境（天人合一）。系统之内（外）有系统，矛盾之内（外）有矛盾，阴阳之内（外）有阴阳，具有自相似性。

（10）太极是随着时间的推移，向前进行的四维运动，阴阳鱼的四维运动图像是2个黄金螺旋，这2个黄金螺旋的平面透视图形就是阴阳鱼。太极－系统结构包括：物质、能量、信息、时间、空间。物质能量信息合则为一，分则为三。能量推动物质在空间内沿着时间轴进行运动，这种运动必取一定的运动形式表现出来被人类认识，这就是象、信息。

（11）太极是由无极产生的，无中生有，有而化无。"无、有"是指物质的存在与不存在，而不是指"能量"。人体也是无中生有，有而化无，来自无形的气，归于无形的气。

（12）系统的目的性，是以最小的代价，获取最大的利益。这也是阴阳五行、矛盾论的目的。星云呈黄金螺旋是因为这样运动可以最小的能量获取最大的运动距离。探月飞行、火星飞船路线无不如此。飞蛾扑火、探月路线、火星飞行路线……都是黄金螺旋线，在这个太极图内，地球与月球、地球与火星就是鱼眼。

（13）五行生克，即相互促进（生）、相互制约（克），维持系统稳态。$1→2→3→4→5→1$ 相生循环，相克循环就是 $1→3→5→2→4→1$。五行生克给出了一个维持系统稳态的公式。

（14）太极图隐含天圆地方，圆与方之比是个无理数。

（15）黄金螺旋的自相似性，系统之中有系统、阴阳之中有阴阳、矛盾之中有矛盾，这些都是自相似性。阴阳矛盾系统的自相似性来源于"人"这个参考系，我们是以"人"自己为参照物认识世界的，因为使用了同一个参考系，因此，对于世界的认识才具有了相似性。①动物各部位的命名是以"人"的脏器名称命名的，我们祖先首先认知了人类的肝，才可能给各种动物的相似器官命名为"肝"。人类的肝是各种动物肝脏的参照物（类别、类名、类），这就是取象归类。余类推。②男女是阴阳矛盾的元参照物。③"系统"这个概念来源于人类解剖学的消化系统、循环系统、神经系统等。④时间空间的标定是以人为中心坐标点标定的，日晷及其原型（立杆测影）就是证据。这就是取象比类的根据。我们认识事物首先要把被认识的事物按照共性归类，再把该事物的个性找出来，与同一类事物中的其他事物区分开来，把这个事物放到系统结构的合适位置上去，让被认识的事物与系统中的其他事物建立起各种关系，认识就完成了，这就是取象比类，就是逻辑过程。

（16）系统结构是由纵向的"经"与横向的"络"编织出来的网状架构，神经系统、血管系统、山川河流、建筑的钢筋骨架，国家的交通网络、丝绸之路……无不与经络是相似图，包括思维形式的理论构架与宇宙物质构架。

（17）在系统内，量变过程中强调阴阳矛盾的平衡；质变过程中强调阴阳矛盾的斗争性，打破平衡，建立新的平衡、新的系统。

（18）系统内结构与功能不对称。任何一个功能的完成都是系统全体结构参与的结果，一个结构能够参与许多功能的实现完成；如果一个结构完成一个功能的对应关系是错误的，那么这就是结构与功能的不对称。功能决定结构而不是结构决定功能。功能属于阳，是矛盾的主要方面；结构属于阴，是矛盾的次要方面。

（19）太极－系统观的层级性、时空观念与时域概念。

运用这个理论，出于不同的目的，研究不同的对象，使用不同的研究方法，就会得出不同的理论体系。因此，由这个太极图，可以演化为现代社会、以往社会中迄今存在的一切理论，包括唯物辩证法、唯心论、绝对精神、形而上学、机械唯物论、气一元论、理一元论、神一元论、阴阳五行学说、系统论、相对论、进化论、牛顿力学、欧几里得几何学、自相似理论、协同论，"道生一，一生二，二生三，三生万物"，"无极生太极，太极生阴阳，阴阳生八卦"等等，无所不有。各种理论都可以运用这个太极图进行完美的解释，或者重新认识。

精子卵子在人体婴儿期、儿童期（性成熟之前）是不存在的（无），性成熟之后，精子卵子形成，二者结合形成受精卵，即"无极生太极""道生一"，受精卵分裂生成 2 个细胞、4 个细胞、8 个细胞，即"太极生阴阳，阴阳生四象，四象生八卦"，之后分化为二胚层、三胚层，器官系统开始发生，即"一生二，二生三，三生万物"。

物质世界一分为二，即生物界与无机界。生物界一分为二，即动物界、植物界。之后二者之间出现了中间界、五分界。在对立的阴阳矛盾之间总是存在着中间界、第三者，余类推。

正常动态平衡（生理状态）被打破，产生"病理"状态，原因也无非是子系统间促进抑制太过，或者促进抑制不足。细分就是促进太过、抑制太过、促进不足、抑制不足，甚至反抑制等，中华先哲们称之为生、克、侮、乘……因为五行是讲述系统规律的，所以具有广泛的适用性。

第四章　精气神与物质能量信息的融合

精气神－物质能量信息象态，是太极－系统观的具体运用，是地球生物圈内东西方文化融合的范例。精－物质结构象态、气－能量功能象态、神－信息调控象态，在生物圈内与人体内是一致的，这样，我们能够更准确地认识精气神，并且与现代哲学、生物学、自然科学接轨，以便西方世界更加容易理解中国古代思想，促进东西方文化的融合。

中国古代所说的天地、宇宙、万物与现代社会中所说的天地宇宙万物是不同的，中国古代的天地宇宙，上下不超过10km，东至日本列岛，西至罗马、西班牙，南至南洋诸岛，北至外贝加尔而已。即在有限的以黄河流域为中心的生物圈之内。

中国古代所谓的天人合一，是指在有限的以黄河流域为中心的生物圈之内，各种自然变化、万事万物与藏象经络、气血津液、精气神的关系。这种关系是运用取象比类的方法得出来的，只具有或然性，而不具备必然性，经过反复的社会实践验证，正确的关系保留下来，错误的关系被淘汰。被保留下来的，其必然性就大得多了。

第一节　精气神

精、气、神其原基概念都是来源于对于人体的观察。精，来源于男女交配生儿育女；气，来源于人体呼吸之气；神，是按照人为参照物创造出来的。通过取象比类，这些来源于生活与医疗实践的概念，经过抽象、泛化并与自然现象、社会现象融合形成哲学概念的"精气神"，再运用这些哲学概念，解释社会现象、自然现象、医学现象，形成不同的具体理论，相互促进。

一、精

首先在医学的基础上产生"精"的概念，中医学对精的认识，在古代哲学精学说的生成过程中起到了十分重要的启发作用。如《易传·系辞下》中说："男女构精，万物化生。"把本为医学中男女两性之精相结合形成胎儿之论，进一步推理为雌雄两性之精相合而万物生成，进而再引申为天地阴阳精气相合而万物化生。如此把具体的生殖之精抽象为无形可见的天地精气。《易传·咸》中说："天地感而万物化生。"《荀子·礼论》中说："天地合而万物生，阴阳接而变化起。"因而天地阴阳精气这一无形之物也就成为宇宙万物的生成之源。我们可以看出由"精"→精气→阴阳精气，概念的泛化演变过程。精，是潜意识的以人为参照物取象比类、类推出来的。

人为宇宙万物之一，自然也由这一无形而运行不息之物所化生。如《管子·内业》中说："凡人之生也，天出其精，地出其形，合此以为人。"老子与庄子分别提出过精、气的概念，但都没有把二者联系起来提出"精气"这一概念。《管子》第一次以气解精，把精与气联系起来，提出"精气说"。（《〈黄帝内经〉理论与方法》，77页）

春秋战国时期，气作为哲学概念逐步形成。最初，以《管子内业》为代表的宋钘、尹文学派主张"精气学说"，认为"精者也，气之精者也"。当时，精、精气、气的概念基本是一致的。作为中医学理论体系形成标志之一的《黄帝内经》，在其成书的时期正是精气学说风靡于社会科学、自然科学各领域的时代。因此，在中医学理论体系内，至今仍然保留着精气学说的思想。东汉时期，以王充为代表的古代哲学家继承"精气学说"，创立"元气学说"。《论衡·谈天》中说："元气未分，混沌为一"；又在"言毒"篇中说："万物之生，皆禀元气。"说明宇宙开始是一个混沌状态气在宇宙巨变中产生，作为产生和构建宇宙万物的原始物质，由无形之气变化而生成有形之物。同时代的《难经》也相应地第一次使用"原（元）气"的概念。其后，唐宋明清的哲学家几乎言必称气，例如，宋代张载的《正蒙》等著作中，提出了"太虚即气"的学说，肯定气是构成万物的实体，由于气的聚散变化，形成各种事物现象。明清之际，方以智、顾炎武、王夫之和戴震等思想家进一步发展"气一元论"，使"气"成为中国古代哲学的最高范畴。

古代哲学的精气说始见于《易传》与《管子》，在《吕氏春秋》《淮南子》《黄帝内经》《论衡》中有所发展，并在两汉时期被元气说所同化，嬗变为"元气一元论"。因而精气说可以认为是古代哲学气学范畴中具有先秦至秦汉时代特点的一种哲学思想。

《内经》对于精的表达　在不同的语境中同一个词汇"精"具有不同的含义，不能够用同一个含义去解释不同的"精"。

《灵枢·本神第八》曰："岐伯答曰：天之在我者德也，地之在我者气也。德流气薄而生者也，故生之来谓之精；两精相搏谓之神；随神往来者谓之魂；并精而出入者谓之魄；所以任物者谓之心；心有所忆谓之意；意之所存谓之志；因志而存变谓之思；因思而远慕谓之虑；因虑而处物谓之智。"

《灵枢·决气》曰："两神相搏，合而成形，常先身生，是谓精。"《灵枢·经脉》亦云："人始生，先成精，精成而后脑髓生，骨为干，脉为营，筋为刚，肉为墙，皮肤坚而毛发长。"

《素问·经脉别论》云："食气入胃，散精于肝，淫气于筋。食气入胃，浊气归心，淫精于脉。脉气流经，经气归于肺，肺朝百脉，输精于皮毛。毛脉合精，行气于腑，腑精神明，留于四脏。气归于权衡，权衡以平，气口成寸，以决死生。饮入于胃，游溢精气，上输于脾。脾气散精，上归于肺，通调水道，下输膀胱。水精四布，五经并行，合于四时五脏阴阳，揆度以为常也"。

肾藏精，肾主精。

精的医学含义

精（精气）在中医学上，在不同的场合、不同的语境中，其含义不同，不可一概而论。

（1）精泛指构成人体和维持生命活动的基本物质。"夫精者，身之本也。"（《素问·金匮真言论》）精包括先天之精和后天之精。禀受于父母，充实于水谷之精，而归藏于肾者，谓之先天之精；由饮食物化生的精，称为水谷之精。水谷之精输布到五脏六腑，便称为五脏六腑之精。泛指之精又称为广义之精。

（2）精指生殖之精，即先天之精。系禀受于父母，与生俱来，为生育繁殖，构成人体的原始物质。"两神相搏，合而成形，常先身生，是谓精。"（《灵枢·决气》）生殖之精又称为狭义之精。

（3）精指脏腑之精，即后天之精。脏腑之精来源于摄入的饮食物，通过脾胃的运化及脏腑的正常活动，化为精微，并转输到五脏六腑，故称为五脏六腑之精。

（4）精是指精、血、津、液的统称，"精有四：曰精也，曰血也，曰津也，曰液也"（《读医随笔·气血精神论》）。实为生命物质气、血、精、津、液的概称。

（5）精指人体正气。"邪气盛则实，精夺则虚"（《素问·通评虚实论》），"邪气有微甚，故邪盛则实；正气有强弱，故精夺则虚"（《类经·疾病类》）。

在中医学的精、气、血、津液学说中，精或称精气是一种有形的，多是液态的精微。其基本含义有广义和狭义之分。广义的精，泛指构成人体和维持生命活动的精微，包括精、血、津、液在内。狭义的精，指肾藏之精，即生殖之精，它的主要功能是：保障人体的生长、发育和生殖。

总之，精是指实体物质，是极细微的，甚至看不见的、极为珍贵的物质。

二、气

气的概念源于"云气说"。云气是气的本始意义，如《说文》说："气，云气也。"古代先哲们运用"观物取象"的思维方法,"近取诸身,远取诸物",将直接观察到的云气、风气、水气以及呼吸之气等加以概括、提炼,抽象出"气"的一般概念。

关于气的文字记载,最早见于甲骨文,《说文解字·气部》说:"气,云气也,象形。"可见,气的原意是对云气的表述,是个象形字,有呼吸、气息的意思,也有米饭的意思,其很快被引申,具备天气、气候、节气、气味乃至于风气、流行等等意思,也发展出许多异体字,如炁、饩,在唐朝之后逐渐定型为"氣"。

古代先哲们在日常对自然现象的观察与体验中,发现了天空中的白云,体验到了风的流动。云在风的吹动下,或升或降,或聚或散,变化无穷。天地间的这种升降聚散氤氲之气,即是云气。风的流动、云的聚散能引起自然界中的各种各样的变化。风吹云聚,可致雷鸣闪电和雨,雨水可孕育万物,而雷鸣闪电及狂风暴雨又可毁坏自然界的万物。由此产生诸多联想与推理,并萌生出一个理性概念:自然界的有形质之物皆由风、云之类的无形无状而变幻多端、运行不息之物所造就与毁灭。即《老子·四十章》所谓的"天下万物生于有,有生于无",《周易乾凿度》所谓的"有形生于无形"。这类无形无状之物则被进一步抽象为"气",认为它既是存在于宇宙之中的无形而运行不息的、宇宙万物的共同构成的本原,又是宇宙万物发生发展变化的动力;气的升降氤氲聚散运动,造就天地万物,并推动万物的发展与变化。于是产生了"气"的一般概念。

中医学有关气的认识对哲学气学说形成具有重大影响,是古代哲学气学说产生的土壤。

古代医家通过对人体自身的呼吸、心跳、消化、排泄、运动、生殖以及神志、思维等生命现象的观察与体悟,逐渐认识了人体内"气"的内涵、来源、分类、功能等,建立了中医学的"气"概念。

如人在呼吸时,能感受到气的存在,这是古人对人体之气的最原始最朴素的认识。人在剧烈运动时,可以感受到心跳加快和呼吸急促,从而认识到人的运动与心跳、呼吸有关,剧烈运动时需要更多的清气吸入体内,然后再排出体外。人的呼吸一旦停止,生命也就终止,从而认识到呼吸之气与人体生命至关重要。再如人在出汗时,可见到蒸蒸热气。大量汗出之后,又有虚弱无力的感觉,因而产生了体内之"热气"随汗而失的联想。另外,天气寒冷时,人排尿可伴随发散"热气"。如《灵枢·五癃津液别》说:"天寒衣薄则为溺与气。"人排便、呕吐时,也可见发散"热气"。剧烈吐泻时,因"热气"消耗多,可使人出现体倦乏力之感。在战争中,肢体伤残时可见到血气喷发,宰杀动物时也会见到"热气"与血一起喷发的现象,从而产生联想,认为"热气"与血共存于体内,血出多时"热气"亦失。"热气"脱失则影响人的生命活动,使人处于衰竭状态。古代哲人在摄生延命的实践过程中,如气功家的练功过程中,通过对导引、吐纳等功法的修炼,体悟到气在体内上下流动或沿经脉流注。再通过联想与类比,推测人体内的气如同自然界的云气,也在不断地做着升降出入聚散的运动。

古人在观察和体悟人体之气的同时,又在观察和推测自然界的云气、风气以及大气的流动和变化。随着观察经验的积累,就产生了一个飞跃,抽象出"气"的一般概念:气是存在于宇宙之中的无形可见且运行不息的现象,既是宇宙万物的构成本原,又是天地万物发生发展变化的动力根源。

而中医学的"气",源于对呼吸之气和人体"热气"等生命现象的观察和推理。两种不同范畴的气学说,各有生成之源,但中医学的气是古代哲学气概念形成的基础。而中医学的气的产生,也受到古代哲学气学说的渗透和影响。中医学气概念的产生,虽然源于古人对人体生命现象主要是对呼吸之气和人体内散发的"热气"的观察和推理,但与古人对自然界云气、风气等的观察和类比不无关系。中医学将人体内之气定义为无形而运动不息,无疑是接受了自然界之云气、风气的无形而运动的概念后而产生的。

事物与事物之间充满着气,气充斥于天、地、万物之间,成为它们之间相互联系的中介。气作为万物的中介,使万物得以相互感应。如电闪雷鸣、磁石吸铁、乐器之共振和共鸣等,都是以气为中介而相互感应的自然现象。

《素问·宝命全形论》说:"人以天地之气生,四时之法成","天地合气,命之曰人"。人是天地之精气相合而成，天地之精气构成了人体。

"气"在现在的中医理论中是精、气、神的总称，在藏象学中又化为神、魂、魄、意、志5种形式，由此可见，中医里的气乃是指精神，是一种脱离肉体的纯精神，而不是我们今天所说的知识文化、个人修养等，说白了它就是宗教中所说的灵魂，它是潜藏在我们身体之内的另外一种生命。

中医学的经典著作《黄帝内经》全面汲取并应用"精气学说"的理论，以气为总纲，根据气的分布部位、功能作用的不同，命名了80余种气。现在的中医理论用"气一元论"统一说明自然现象、正常活动、精神意识、病理变化、临床诊断、针药治疗、养生保健等，从而说明了气是人体生命活动的总根源。

总之，气是指看不见而能够感觉到、弥漫、流动、充满、存在于实体之间的能量或者功能。气与精关系密切，甚至于很难把他们截然分开，这与物质与能量的关系一致。物质在能量的推动下进行运动，运动的调控与外在表现（象、信息）就是神。

三、神

在中医理论中"神"是一个绕不过去的概念，"神"涉及唯心主义与唯物主义之间、有神论与无神论之间的斗争，不仅仅是一个学术问题，而且是个哲学问题、政治问题。我们不可能对于这个问题的争论做出评价，我们也不参与二者的斗争，仅仅对于"神"的中医学属性做出解读。

神，会意字。从示申。"申"是天空中闪电形，古人以为闪电变化莫测，威力无穷，故称之为神。另外一个解释："神"会意兼形声。从示从申，申亦声。"申"本义为"交媾""生殖"。"示"指"先人序列"。"示"与"申"联合起来表示"繁育众庶的先人"。本义：繁育众庶的先人、人民的祖先。引申义：繁育万物的天灵。

古籍《说文》中说："神，天神引出万物者也。"神是寄于心，牵引心，给心以法则，使心认识本体。神就是宇宙万物正常运行的法则。在封建社会，神是指超越物质的存在，神是世界万物的创造者与主宰，这是有神论；而无神论者认为：神是万事万物发生、发展变化的内在规律。显而易见，无神论所指的神，脱胎于有神论中的神，把"创造与主宰"转化为"内在规律"，否定"超越物质的存在"。现代科学认为：神是指（人体的）调控功能，给神一个现代科学定义。我们把"神"由一个神学概念，转变为哲学概念，再转变为现代科学概念。

"神"这是中国、欧洲在古代封建社会中占统治地位的文化、意识观念。随着资本主义社会战胜了封建社会，自然科学战胜了宗教神学，无神论战胜了有神论，神的概念逐渐被哲学之神所替代，宗教神学之神退居次要地位。

哲学之"神"

神也是中国古代哲学中一个重要观念，古代宗教中有神的观念，古代哲学中也有神的观念。这2种观念虽然用同一个"神"字来表示，但本质上是完全不同的。古代宗教中所谓的神指有意识、有意志、超物质的精灵。古代哲学中所谓神有时指人类的精神作用，有时指自然物质所具有的内在的能动性及其表现。后一意义的神是比较不易理解的，然而表达了古代唯物主义者关于物质变化的深刻思想。

神表示自然物质的内在的能动性，最初见于《易传》。《易·系辞上传》中说："阴阳不测之谓神。"阴阳交互作用而引起无穷的变化，其变化复杂丰富，没有固定的公式，不可完全预测，叫作神。《说卦传》中说："神也者妙万物而为言者也。"神就是表示万物的妙处的名词。万物的妙处何在呢？就在于万物的运动变化是非常复杂非常丰富的，然而却没有外在的动力，它完全是自己运动，自己变化（自我调控或者自动调控）。在先秦时代，荀子也肯定了自然世界的神。他说："列星随旋，日月递照，四时代御，阴阳大化，风雨博施。万物各得其和以生，各得其养以成，不见其事而见其功，夫是之谓神。"所谓神就是自然界的微妙变化的操纵者，万物都是由于这微妙变化而生成的。荀子在说明万物的生成时指出："天地合而万物生，阴阳接而变化起。"他肯定变化的原因在于阴阳的交互作用，这种观点也是与《易传》一致的。程颢讲："冬寒夏暑，阴阳也；所以运动变化者，神也。"所谓"神"是运动变化之内在动力。

张载一方面肯定神是内在于气之中的，另一方面他又区别了气与神："散殊而可象为气，清通而不可象为神。"神是气中的无象可见的本性，而气是可以有形象的。气是实体，神不是实体而只是实体所有的本性（即信息运动。信息不是物质，是认识物质运动而主动采集到的信号，经过加工后，形成信息）。

四、道教中的精气神

从渊源上看，道教内丹学的精、气、神概念乃发端于先秦哲学与医学。《周易·系辞上》说："精气为物，游魂为变，是故知鬼神之情状。"意思是说，精致的气凝聚而成物形，气魂游散而造成变化，考察物形的变化，这就能够知晓"鬼神"的真实状态。传统哲学与医学的"精神"与"精气"概念被道教所吸收，并且重组而成"精、气、神"。虽然道教内丹学的精气神理论形成得比较晚，来源于先前哲学与医学，但是它把"精、气、神"明确地区分成独立的3个概念，便于与中医学中的精气神能够衔接。在精气神学说的形成完善过程中，医学与哲学相互借鉴、相互促进、逐步完善。精气运动，别为阴阳，化为六气，列为五行。精化生形体、生命和精神，而气为生命之动力，神为生命之控制，三者协调统一才能够维持人体的正常生命进程。三者合则为一，分则为三。人无气则死，精气神三位一体，存则俱存、亡则皆亡，因此精脱者死，失神者也死。所以精气神是人体存亡的关键所在。

五、中医学中的精气神

精、气、神本是古代哲学中的概念，是指形成宇宙万物的原始物质，含有元素的意思。中医认为精、气、神是人体生命活动的根本。

精：是构成人体、维持人体生命活动的物质基础。

气：是生命活动的原动力。

神：是精神、意志、知觉、运动等一切生命活动的最高统帅，是生命活动的调控者。它包括魂、魄、意、志、思、虑、智等活动，通过这些活动能够体现人的健康情况。

三者关系：精、气、神三者之间是相互滋生、相互助长的，它们之间的关系很密切。从中医学讲，人的生命起源是"精"，维持生命的动力是"气"，而生命的体现就是"神"的活动。古人有"精脱者死，气脱者死，失神者死"的说法，以此也不难看出"精、气、神"三者是人生命存亡的根本。精气神分则为三，合则为一。精偏重于物质，气偏重于能量，神则偏重于信息与调控。分为先天之精气神、后天之精气神。精与肾关系密切，气与脾关系密切，神与心关系密切，分别是先天之本、后天之本、调控系统。"色、食性也"，即繁殖与代谢，加之调控系统是一切动物、人类的3大基本行为功能。

关于中医中天地万物、世界、宇宙的概念：在中西医、古代与现代交汇、对接、碰撞之时，概念的表述、交接往往出现失误与混乱，这是理论体系不能够融合的主要原因。所谓偷换概念、2个标准，都是由于概念的不规范造成的，有时候是无意的、不知不觉地。在现代的科学时代，天地、世界、宇宙与古代相比，是完全不同的概念，现代所指的世界与地球同义，宇宙则比地球、世界范围大得多，天地与地球相比则要小得多。但是在中医学中，天地万物、世界、宇宙三者的含义基本是相同的。在中国古代文化中，天地之大无非东至日本，西至罗马，南至南洋诸岛，北至贝加尔湖而已；上至千米之高，下至百米之深，这是中国古代人能够到达，或者可以想象的天地世界。从生态学角度来看，也就是在生物圈之内。所以当中医说气是构成宇宙、世界一切的物质之时，这里的宇宙不是指现代科学中的包括太阳系、银河系的宇宙，而是指现代科学中的生物圈内的各种有机物、无机物及其各种不同的表现形式。在生物圈内讨论中医的气，气的运动、气的转化，才能够与现代科学相融合、相衔接。

现代科学认为：物质、能量、信息合则为一，分则为三。在哲学层面，物质运动变化的原因是物质内部、物质之间存在的矛盾（阴阳）。物质能量运动的外在表现现代科学称为"信息"，中国哲学称为"象"。

在生命系统中才有调控、信息，信息不是"流"，不是没有方向没有目的地任意流动，而是发生在调控机制中的有目的、有选择地被采集、被接受，在人体，感觉器官是信号接收器，信号在大脑中被转化、整合为信息；在人体内信息的传递、接收要依靠神经冲动、激素、酶、受体、特异蛋白质、分子信号等等来完成。

第二节　生态学中的物质、能量流

从生态学角度来看，地球表面从地下11km到地上15km高度是由岩石圈、水圈和大气圈组成的，在3个圈交汇处存在着生物圈，绝大部分生物是生活在地下100m到地上100m之间。众所皆知大气上空和地表深处并无生命现象，所有的生物被局限于一个有空气、水和陆地，被称之为生物圈的狭窄区带，对于生物圈中所有生物相互间及生物与环境间互动关系的研究被称为生态学。人类与环境的相互关系中，大气圈是最为活跃的部分，是物质、能量、信息交流的中介。气圈就是空气存在的地方，包括大气层、水蒸气、溶解于水中的气体，存在于土壤、岩石中的气体等等。

生物圈（即生态圈）是指地球上凡是出现并感受到生命活动影响的地区，地球上所有的生物与其环境的总和就叫生物圈，是行星地球特有的圈层。它也是人类诞生和生存的空间，是地球上最大的生态系统。生物圈是自然灾害主要发生地，它衍生出环境生态灾害。

生物圈其范围大约为海平面上下垂直约10km，包括：气圈的底部、水圈大部、岩石圈表面。但绝大多数生物通常生存于地球陆地之上和海洋表面之下各约100m厚的范围内，如果把地球看作一个足球大小，那么生物圈就比1张纸还要薄。生物圈的概念与中国古代的天地人、宇宙的概念相当。

从地质学的广义角度上来看生物圈是结合所有生物以及它们之间的关系的全球性的生态系统，包括生物与岩石圈、水圈和空气的相互作用。生物圈是一个封闭且能自我调控的系统，一般认为生物圈是从35亿年前生命起源后演化而来的。

一、生态学的生命观

就已知的事实看，太阳系内，生命活动只见于地球的生物圈——由约离地表20km高的大气层（当然不包括航天器中的生命）开始，直至地表10多km的深处，这一相对来说不厚的空间构成。在生物圈内有的生命具有叶绿素，可进行光合作用，大部分植物、蓝藻和部分细菌属于这类生命（自养生物、独立营养生物）；还有一些生物没有叶绿素、不进行光合作用，必须依靠摄取自养生物或其他生物为食而生存，称为异养生物，真菌、动物（包括人在内），以及大部分细菌属于这类生命体。生物圈中的无机物质，通过自养生物的光合作用，进入了生物体以后，部分通过自养生物自身的代谢活动回到无机世界，部分为异样生物所摄取，通过代谢活动（包括呼吸、排泄等）又回到了无机世界。而大部分植物秸秆和动物尸体最后都经腐生生物（异养生物）的降解作用而返回无机世界。这样就形成了生物圈内的物质运动循环。这种循环运动都是单方向进行的，不可逆转，在这个循环运动中少了哪个一环或哪一个环不畅通，都会影响到整个生物界。没有自养生物或自养生物不足，异养生物难以生存；但只有自养生物没有异养生物，大量的有机物质积累后不能降解，也会阻塞自养生物继续生存的道路。

从物质的简单形势来看，例如在大气中的以二氧化碳形式存在的碳元素，经过自养生物的光合作用，与水化合成糖类进入生命体内，部分经过自养生物自身的呼吸作用，重新成为二氧化碳回到大气中；其他部分有被各种异养生物所利用，通过它们的呼吸作用，回到无机世界。这样就形成了一个碳元素的循环。这个碳元素循环在生命活动中还必须与其他很多元素（如氢、氧、氮、磷、硫等）的循环，通过化学反应耦合起来，同时也推动了这些元素的空间进行循环运动，不仅在宏观的生物圈中存在，同时在生物体的微观运动中也是存在的。生态学把生命看作是上述生物圈中种种不可逆的物质循环过程的中心环节。

正常的空气成分按体积计算是：氮（N_2）约占78%，氧（O_2）约占21%，稀有气体约占0.94%（氦He、氖Ne、氩Ar、氪Kr、氙Xe、氡Rn、以及不久前发现的Uuo即氭的旧称7种元素），二氧化碳（CO_2）约占0.03%，还有其他气体和杂质约占0.03%，如臭氧（O_3）、氧化氮（NO）、二氧化氮（NO_2）、水蒸气（H_2O）等。空气的成分不是固定的，随着高度的改变、气压的改变，空气的组成比例也会改变。

空气的成分以氮气、氧气为主，是由长期以来自然界里各种变化所造成的。在原始的绿色植物出现以前，原始大气是以一氧化碳、二氧化碳、甲烷和氨为主的。在绿色植物出现以后，植物在光合作用中放出的游离氧，使原始大气里的一氧化碳氧化成为二氧化碳，甲烷氧化成为水蒸气和二氧化碳，氨氧化成为水蒸气和氮气。以后，由于植物的光合作用持续地进行，空气里的二氧化碳在植物发生光合作用的过程中被吸收了大部分，并使空气里的氧气越来越多，终于形成了以氮气和氧气为主的现代空气。

空气的恒定成分是氮气、氧气以及稀有气体，这些成分所以几乎不变，主要是自然界各种变化相互补偿的结果；空气的可变成分是二氧化碳和水蒸气。水蒸气是地球淡水的来源，水蒸气的运动变化形成了雨雪、雷电、霜雾、云露、江河湖泊等等自然变化。这些属于中国古代"气"的运动变化。

人体和地球一样，都是由各种化学元素组成的，存在于地壳表层的90多种元素均可在人体组织中找到。根据元素在机体内的含量，可将其划分为宏量与微量2种：含量占人体总重量万分之一以上称宏量元素，含量占人体总量万分之一以下称微量元素。另外，根据机体对微量元素的需要情况又分为必需微量元素和非必需微量元素。维持人体正常生命活动不可缺少的元素称为必需微量元素。所谓不可缺少，并非指缺少将危及生命不能生存，而是指缺少时会引起机体生理功能及结构异常，从而可导致疾病发生。目前多数人公认的必需微量元素有铁（Fe）、铜（Cu）、锌（Zn）、钴（Co）、钼（Mo）、锰（Mn）、钒（V）、锡（Sn）、硅（Si）、硒（Se）、碘（I）、氟（F）、镍（Ni）13种。

人体中含氧65%、碳18%、氢10%、氮3%、钙1.5%、磷1%、钾0.35%、硫0.25%、钠0.15%、氯0.15%、镁0.05%，它们被称为人体常量元素。

氧、碳、氮、硫、磷等其他元素组成人体糖类、蛋白质、脂肪、生长因子、辅酶、激素等物质，有着重要的作用。这些元素是空气的主要成分。（也是中医"精"的主要成分，生物圈的主要流动成分。）

空气中的氧气对于所有需氧生物来说是必需的，所有动物都需要呼吸氧气。此外植物利用空气中的二氧化碳进行光合作用，二氧化碳是几乎所有植物的唯一的碳来源。

空气中的氧气、氮气、二氧化碳、水是怎样进入人体转化为营养物质与能量，构成人体的各种结构并且完成各种功能？这些物质与能量最终又到了哪里？

现代生态学认为：地球上所有的生物共有一个家，这就是生物圈。生物在生物圈中生存、繁衍，生物所需的物质如水和碳、氢、氧、氮等元素，在生态系统中不是单向传递，而是被反复利用的，称之为物质循环。

二、生态学中的物质循环

1. 碳循环

碳元素是生物体的主要组成元素之一。在自然界中，碳元素以单质或化合物的形式存在，如单质有金刚石和石墨，化合物有一氧化碳、二氧化碳、碳酸、碳酸盐和有机化合物。碳是地球上拥有化合物数量最多的元素，其中我们最熟悉的是二氧化碳，它主要存在于空气中，含量约占空气体积的

0.03%，如果没有补充，空气中的二氧化碳在 25～30 年的时间内就会全部被植物用尽。然而空气中的二氧化碳含量始终基本保持平衡，这就是碳循环的作用。在地球各个圈层中碳的循环，主要是通过二氧化碳来进行的。在大气中 CO_2 的含量很少，是碳循环中最为活跃的部分，大量的 CO_2 溶解在大洋的海水中，是空气中 CO_2 含量的 50 倍，但是，最大量的碳是以碳酸盐沉积物的形式存储在地壳内的。

绿色植物吸收大气中的 CO_2 以及根部吸收的水分通过光合作用转化为葡萄糖和多糖（淀粉、纤维素等）并释放出氧气。植物体的碳化合物经过食物链传递成为动物体的碳化合物，植物和动物的呼吸作用将体内的部分碳转化成二氧化碳排入大气。动、植物死亡后，残体内的碳化合物经微生物分解后产生的二氧化碳排入大气。大气和海洋之间的二氧化碳交换，是一个在气与水表面进行的溶解与解吸平衡过程。由此可知：构成人体主要成分的碳水化合物主要来源于空气中的二氧化碳。植物利用阳光的能量，将二氧化碳转换成淀粉，以供植物及动物作为食物的来源。所以设我们食用的淀粉来源于空气中的二氧化碳。

由于人类活动特别是矿物燃料的燃烧量大幅度增加，排放到大气中的二氧化碳浓度增大，这就破坏了自然界原有的平衡，可能导致气候异常，还可能引起海水中的酸碱平衡和碳酸盐溶解平衡的变化。

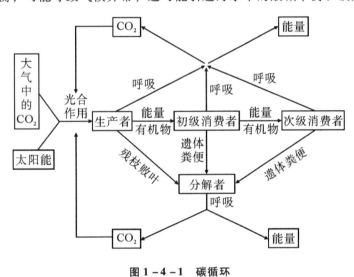

图 1－4－1　碳循环

2. 氮循环

氮是构成蛋白质及生物有机体的重要元素，它在环境中含量大而且变动量小，其 3 种存在形式是大气中的氮气、海水中的溶解氮、沉积物中的有机氮，其余形态的氮则处于不断地复杂变化、流动和交换过程中。

大气中除含有大量分子态氮（3900 亿 t）外，还含有少数化合态氮如 NH_3、NO 和 NO_2 等。后者在云、气溶胶粒子和雨滴中转化为 NH_4^+ 和 NO_3^-，并随雨、雪降落地面。大气中的 N_2 和 O_2 下雨时可在雷电作用下发生电离，生成硝酸盐并经雨水带进土壤供生物利用，称之为大气固氮，但其量很少。流星尾迹和宇宙线的作用，也可以固定一部分大气中的氮。

大气中的分子态氮被还原成氨，这一过程叫作固氮作用。没有固氮作用，大气中的分子态氮就不能被植物吸收利用。地球上固氮作用的途径有 3 种：生物固氮、工业固氮（用高温、高压和化学催化的方法，将氮转化成氨）和高能固氮（如闪电等高空瞬间放电所产生的高能，可以使空气中的氮与水中的氢结合，形成氨和硝酸，氨和硝酸则由雨水带到地面）。生物固氮是指固氮微生物将大气中的氮还原成氨的过程。据科学家估算，每年生物固氮的总量占地球上固氮总量的 90% 左右，可见生物固氮在地球的氮循环中具有十分重要的作用。由此可知，构成人体的主要成分蛋白质中的氮元素来源于大气中的氮气。

氮的循环过程是植物从土壤中吸收氮，合成自身的有机物，最终一部分作为根及残落物还给土壤，其余为其他生物体所消耗，再变成废料还给土壤。在还原者的作用下，还原为有效态氮素，再为植物所利用，如此周而复始进行着反复循环。这个循环中失去的氮素不少，动物粪便中、被灌溉、水蚀和降雨、淋洗的氮最后都流入大海，这些氮素一部分作为海产肥料而还原，但大部分是陆生植物所不能利用的。但是生物固氮、大气闪电固氮以及化肥的施用等，可以弥补氮素的损失，从而保持陆地氮素的平衡。

生物固氮是指固氮微生物将大气中的氮气还原成氨的过程。固氮生物都属于个体微小的原核生物，所以，固氮生物又叫作固氮微生物。根据固氮微生物的固氮特点以及与植物的关系，可以将它们分为自生固氮微生物、共生固氮微生物和联合固氮微生物 3 类。

大气中的氮，必须通过以生物固氮为主的固氮作用，才能被植物吸收利用。动物直接或间接地以植物为食物。动物体内的一部分蛋白质在分解过程中产生的尿素等含氮废物，以及动植物遗体中的含氮物质，被土壤中的微生物分解后形成氨，氨经过土壤中的硝化细菌的作用，最终转化成硝酸盐，硝酸盐可以被植物吸收利用。在氧气不足的情况下，土壤中的另一些细菌可以将硝酸盐转化成亚硝酸盐并最终转化成氮气，氮气则返回到大气中。除了生物固氮以外，生产氮素化肥的工厂以及闪电等也可以固氮，但是，同生物固氮相比，它们所固定的氮素数量很少。可见，生物固氮在自然界氮循环中具有十分重要的作用。

另一方面，人类活动如矿物燃料的燃烧、排放汽车尾气等产生的氮氧化物进入环境，在阳光作用下引起光化学烟雾，以及大量使用化肥、过量的硝酸盐排入水体，引起江河湖海水体富营养化，将污染大气和水体环境。

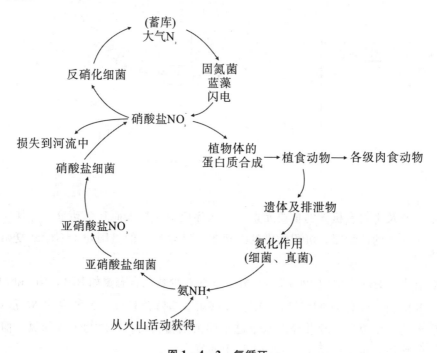

图 1 - 4 - 2　氮循环

3. 磷循环

磷是生命必需的元素之一，磷是细胞内生化作用的能量——高能磷酸键存在所必不可少的重要元素。

高能磷酸键存在于腺苷二磷酸（ADP）和腺苷三磷酸（ATP）的分子内。光合作用产生的糖类，只有磷酸化才能使光合作用的碳被有效地固定。可以说，没有腺苷磷酸分子、没有磷元素的参与就没有生命活动。

岩石和土壤中的磷酸盐经风化淋浴而进入河流，然后汇入海洋并沉积海底，直至地质变迁成为陆地而再次参加循环，故一次循环需经过数万年的时间。

生态系统中磷的循环：由来自磷酸盐矿、有机残体的各类磷酸盐以可溶性磷酸盐进入环境。可溶性磷酸盐被植物吸收，动植物死亡后，各种有机残体经还原者分解又使磷酸盐返回到土壤，供生物体吸收利用。

生物体对磷的需求量极大，而可溶性磷酸盐主要留在土壤表层。它们随雨水沿湖泊、江河的径流输送入海，其中除少量鸟类及鱼类能使部分磷重返土壤（每年也只有 6×10^4 t）外，其余的磷进入海洋沉积，不能继续参与陆地磷的循环，以致造成磷循环的不完全而引起"缺磷"状态的出现。人类每年必须开采磷矿石用来补偿磷循环的不足。

目前人类大量开发和利用磷酸盐矿，大量生产化肥和洗涤剂，其结果是使相当量的磷的化合物参与环境中的磷循环，造成水体中含磷量升高，使水生植物生长过盛，导致水体的富营养化。

由此可知：磷酸盐溶于水，被植物利用，经过食物链与食物网进入人体。

4. 硫循环

硫在生物体中含量很少，但作用很大。硫以硫键联结着蛋白质分子，成为蛋白质不可缺少的基本组成。

陆地和海洋的硫以 H_2S（硫化氢）、硫化物和硫酸盐的形式参与硫的环境循环：大气中的硫（SO_2、H_2S）主要来自矿物燃料的燃烧、火山爆发、海水散发以及生物分解过程中的释放，这些硫化物通过降水、沉降、表面吸收等作用，进入土壤，回到陆地和海洋。

生物体所需要的硫，主要来自无机的硫酸盐，部分从氨基酸和半胱氨酸中获得，生物体中的硫以硫基（ –SH）的形式结合。它们在细菌作用下分解、矿化，在厌氧条件下还原成硫化物释放。生物残体经过土壤微生物活动，转化成可溶性盐类被植物吸收，或返回土壤和大气，可再次进入植物体，形成陆地生态系统中硫的循环。如果随地表径流进入海洋，这部分硫就会沉积在海底而不能再返回陆地参加循环。

工业革命以来，由于大量燃烧煤、石油等石化燃料，大量硫化物的释放引起大气中二氧化硫浓度的急剧增加，加大了硫在自然界的循环量，并造成了全球范围的环境污染问题，特别是烟雾和酸雨，正成为破坏生态环境的主要杀手。

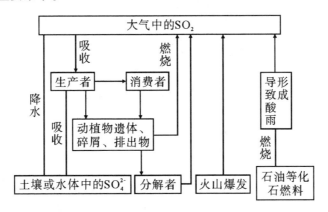

图 1 – 4 – 3　硫循环

5. 水循环

所有生物机体组成中都含有水，没有水生命就不能维持。水约占地球表面的 70%，水参与的植物光合作用，既制造了维持生命的必需营养物糖类（$C_6H_{12}O_6$），同时又为生命提供了必需的氧气（O_2）。水循环系统既受气象条件和地理条件等自然因素的影响，也会受到人类活动的影响。

广义的水资源是指地球表层可供人类利用的水，狭义的水资源则是能被人类直接利用的淡水。水资源是自然资源的重要组成部分。地球上水的总储量中海水占 97.3%，淡水只占 2.7%。淡水资源中冰山、冰川水占77.2%。地下水和土壤中水占22.4%，湖泊、沼泽水占0.35%，河水占0.1%，大气中水占0.04%。从作为可再生资源的角度看，地表水和地下水都来自大气降水，而且它们还相互转化。人类的生产活动和生活中排出的污染物，以各种形式进入水循环后，将参与循环而迁移和扩散。如排入大气的二氧化硫和氮的氧化物形成酸雨；土壤和工业废弃物经雨水冲刷，其中的污染物随径流和渗透又进入水循环而扩散等。水作为一种资源逐渐减少，已不是一种"取之不尽，用之不竭"的自然资源。

水汽：大气中水汽的含量虽然不多，却是大气中极其活跃的成分。大气中的水汽来源于下地面，包括水面、潮湿物体表面、植物叶面的蒸发。由于大气温度远低于水面的沸点，因而水在大气中有相变效应。水汽是大气中唯一能发生相变的成分，故在天气变化中极为重要。水汽能强烈地吸收地面辐射，也能放射长波辐射，在水相变化中不断放出或吸收热量，故对地面和空气的温度影响很大，影响到大气的运动和变化。水汽含量在大气中变化很大，是天气变化的主要角色，云、雾、雨、雪、霜、露等都是水汽的各种形态。

全世界的水是一个有联系的整体。海水在阳光的照射下，不断蒸发，水汽弥漫在海洋上空；一部分水汽被气流带到陆地上空，遇冷就凝结成细小的水滴，变成云，降落到地面就是雨或雪；雨雪水落地后，有的流到洼坑里，有的渗入地下，有的流入小沟，汇进江河，奔向海洋。水循环保证了人类淡水的供应。地球上的水，尽管数量巨大，但是能直接被人们生产和生活利用的，却少得可怜。首先，海水又咸又苦，不能饮用，不能灌溉植物，也难以用于工业。其次，淡水只占总水量的2.6%左右，其中的绝大部分（占99%），被冻结在远离人类的南北两极和冻土中，无法利用。只有不到1%的淡水散布在湖泊里、江河中和地底下。与全世界总水体比较起来，淡水量真如九牛一毛。就是这么一点点淡水循环，养育了世界陆地生物（包括人类），地球才有了灵魂与生气。

空气中的水对于整个物质循环过程具有重大意义，空气中的水（淡水）不仅仅与碳循环、氧循环、氮循环耦合发生，而且水气变为雨雪，形成地表水与土壤中的水，成为无机盐的溶剂，植物才能够制造出各种营养物质，提供给动物食用。

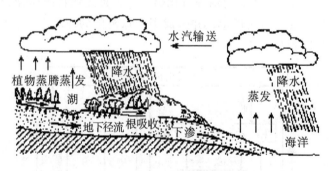

图1-4-4 水循环示意图

6. 氧循环

大气中的氧主要以分子O_2形态存在，并且表现出很强的化学活性。这种化学活性足以影响能与氧生成各种化合物的其他元素（如碳、氢、氮、硫、铁等）的地球化学循环。大气中的氧气多数来源于光合作用，还有少量系产生于高层大气中水分子与太阳紫外线之间的光致离解作用。在此反应中同时产生H_2逸散到大气空间。在紫外光作用下，大气中氧能转变为三原子分子臭氧。第一步是氧分子通过光解反应生成氧原子，随后氧原子和氧分子结合生成臭氧分子，$O + O_2 \rightarrow O_3$。通过以上反应，在距地面约$10 \sim 40km$的大气层上空形成了臭氧层，正常情况下，臭氧分子的形成过程和随后的分解过程在臭氧层中达到平衡，所以，臭氧层中的臭氧具有大体恒定的浓度；又由于臭氧的生成和分解都需要吸收紫外光，所以臭氧层成为地球上各种生物抵御来自太阳过强紫外光辐射的天然屏障。臭氧层对于地球生物，有着生死攸关的作用。

在组成水圈的大量水中，氧是主要组成元素；在水体中还有各种形式的大量含氧阴离子以及相当数量的溶解氧，它们无不对水圈和整个生物圈中的生物有着极为重要的意义。

在生物光合作用和呼吸作用的过程中，参与氧循环的物质有 CO_2、H_2O 等。化学燃料的燃烧和有机物腐烂分解过程则是与呼吸作用具有类似情况的一类氧化反应。

由于火山爆发或有机体腐烂产生 H_2S，能在大气中进一步被氧化为含氧化合物 SO_2，燃料燃烧及从含硫矿石中提取金属的过程中也都能产生 SO_2，这些 SO_2 在大气中被氧化为 SO_4^{2-}，然后通过酸雨的形式返转地面。相似的，由微生物或人类活动产生的各种氮氧化合物最终也被氧化为 NO_3^-，然后通过酸雨的形式返回地面。

大气中的氧和水体中的溶解氧之间存在着溶解平衡关系。当由于某种外来原因导致平衡破坏时，该水—气体系还具有一定的自动调节、恢复平衡的功能。例如当水体受有机物污染后，水体中的细菌当即降解有机物并耗用水中溶解氧，被消耗的溶解氧就由大气中的氧通过气–水界面予以补给。反之，当大气中氧的平衡浓度由于某种原因（例如岩石风化加剧）低于正常浓度时，则水体中溶解氧浓度也相应降低。由此，水体中有机物耗氧降解作用缓慢下来，相反地促进了水生生物的光合作用（增氧过程），这样就会进一步引起表面水中溶解氧浓度逐渐提高到呈过饱和状态而逸散到大气中去。

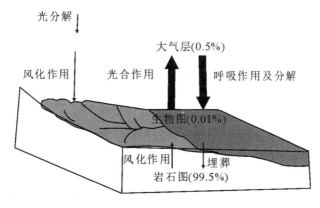

图 1 – 4 – 5　氧循环示意图

三、生态学中的能量循环（卡尔文循环与三羧酸循环）

动物或人为了维持生命与健康，除了阳光与空气外，必须摄取食物。食物的成分主要有糖类、脂类、蛋白质、维生素、无机盐、水和纤维素 7 大类，通常被称为营养素。它们和通过呼吸进入人体的氧气一起，经过新陈代谢过程，转化为构成人体的物质、结构和维持生命活动的能量。所以，营养素是维持人体的物质组成和生理机能不可缺少的要素，也是生命活动的物质基础。

糖是一种碳水化合物，它们的化学式大多是（CH_2O）$_n$。其中 C 就是碳，H_2O 是水的化学式，这也是它们被称为碳水化合物的原因所在。糖可以分为 4 大类：单糖（葡萄糖等）、双糖（蔗糖、乳糖、麦芽糖等）、多糖（淀粉、纤维素等）以及糖化合物（糖蛋白等）。

脂肪既是人体的重要组成部分，又是含热量最高的营养物质，脂肪是由碳、氢、氧元素所组成的一种很重要的化合物。有的脂肪中还含有磷和氮元素，是机体细胞生成、转化和生长必不可少的物质。我国成年男子体内平均脂肪含量约为 13.3%，女性稍高。人体脂肪含量因营养和活动量而变动很大，饥饿时由于能量消耗可使体内脂肪减少。

脂类是油、脂肪、类脂的总称。食物中的油脂主要是油和脂肪，一般把常温下是液体的称作油，而把常温下是固体的称作脂肪。脂肪是由甘油和脂肪酸组成的三酰甘油酯，其中甘油的分子比较简单，而脂肪酸的种类和长短却不相同。脂肪酸分 3 大类：饱和脂肪酸、单不饱和脂肪酸、多不饱和脂肪酸。脂肪可溶于多数有机溶剂，但不溶解于水。

蛋白质是一种对健康至关重要的营养物质，是生命的物质基础，我们的皮肤、肌肉、内脏、毛发、韧带、血液等都是以蛋白质为主要成分的形式存在的。食物中蛋白质的功用主要有2个方面：一是维持人体组织的生长、更新和修复，以实现其各种生理功能；二是供给能量。

蛋白质是由C（碳）、H（氢）、O（氧）、N（氮）组成，一般蛋白质可能还会含有P（磷）、S（硫）、Fe（铁）、Zn（锌）、Cu（铜）、B（硼）、Mn（锰）、I（碘）、Mo（钼）等。这些元素在蛋白质中的组成百分比约为：碳50%，氢7%，氧23%，氮16%，硫0~3%，其他微量。一切蛋白质都含N元素，且各种蛋白质的含氮量很接近，平均为16%。

食物的7大营养素（蛋白质、脂类、碳水化合物、维生素、无机盐、膳食纤维、水）来自植物的光合作用，植物利用光合作用把空气中的二氧化碳、氧气、氮、水以及土壤中的无机离子转化为7大营养素，供给人体利用。所以，空气与阳光不仅仅给人类提供了温暖与氧气，也是制造人类食物的源泉。中医认为精气是物质，是构成世界的细微物质，包括人类食物的原始物质，这是有道理的，比西方科学的认识更确切。西方科学认为空气不是人类食物的源泉，仅仅只是提供氧气而已。

植物叶绿素吸收阳光的能量，经过光合作用把二氧化碳、水、氮以及无机盐转变为糖、脂肪、蛋白质（聚而成形）与氧气，同时把光能转变为化学能储存于以上物质之中。在人体内，食物中的营养物质与氧气通过三羧酸循环，把储存于营养物质中的化学能转化为ATP，供应人体的需要（散而为气，无形）。物质、组织、细胞属于有形之物，能量属于无形之气，物质代谢与能量代谢同时进行，不可分离，物质的同化作用需要能量，异化作用释放能量。简单地说，光合作用把太阳光的能量转化到葡萄糖分子中，进入人体后，经过三羧酸循环再把能量释放出来，变成完成各种功能的能量来源。

光合作用，即光能合成作用，是植物、藻类和某些细菌在可见光的照射下，经过光反应和暗反应，利用光合色素，将二氧化碳（或硫化氢）和水转化为有机物，并释放出氧气（或氢气）的生化过程。光合作用是一系列复杂的代谢反应的总和，是生物界赖以生存的基础，也是地球的碳、氧循环的重要媒介。

光合作用是绿色植物把来自太阳的能量转化为化学能（糖）的过程。生态系统的"燃料"来自太阳能。绿色植物在光合作用中捕获光能，并将其转变为碳水化合物存储化学能。然后能量通过食草动物吃植物和食肉动物吃食草动物这样的过程，在生态系统的物种间传递。这些互动形式组成了食物链。通过食物链，消费者可以吸收到植物及细菌所贮存的能量，效率为10%~20%左右。对于生物界的几乎所有生物来说，这个过程是它们赖以生存的关键。所以地球上的碳氧循环、光合作用是必不可少的。

光合作用的实质是把CO_2和H_2O转变为有机物（物质代谢）和把光能转变成ATP中活跃的化学能，再转变成有机物中的稳定的化学能（能量代谢）。

$CO_2 + H_2O$（光照、叶绿体）$=（CH_2O）+ O_2$

其中，（CH_2O）表示糖类（叶绿体相当于催化剂）。

光合作用的实际意义：

一切生物体和人类物质的来源（所需有机物最终由绿色植物提供）；

一切生物体和人类能量的来源（地球上大多数能量都来自太阳能）；

一切生物体和人类氧气的来源（使大气中氧气、二氧化碳的含量相对或绝对稳定）。

能量既不会凭空产生，也不会凭空消失，它只能从一种形式转化为别的形式，或者从一个物体转移到别的物体，在转化或转移的过程中其总量不变。能量守恒定律如今被人们普遍认同，但是并没有被严格证明。

美国生物化学家卡尔文在20世纪50年代中后期发现了有关植物光合作用的"卡尔文循环"，即植物的叶绿素如何通过光合作用把二氧化碳转化为机体内的碳水化合物的循环过程。首次揭示了自然界最基本的生命过程，对生命起源的研究具有重要意义。卡尔文因此获得了1961年的诺贝尔化学奖。

卡尔文循环是光合作用中暗反应的一部分，又称光合碳循环。碳以二氧化碳的形态进入并以糖的形态离开卡尔文循环。整个循环是利用ATP作为能量来源，并以降低能阶的方式来消耗NADPH，如此可增加高能电子来制造糖。反应场所为叶绿体内的基质。循环可分为3个阶段：羧化、还原和二磷酸核酮糖的再生。大部分植物会将吸收到的1分子二氧化碳通过一种叫1，5-二磷酸核酮糖羧化酶的作用整合到1个五碳糖分子1,5-二磷酸核酮糖（RuBP）的第2位碳原子上。此过程称为二氧化碳的固定，这一步反应的意义是，把原本并不活泼的二氧化碳分子活化，使之随后能被还原。但这种六碳化合物极不稳定，会立刻分解为2分子的三碳化合物3-磷酸甘油酸。后者在光反应中生成的 NADPH + H 还原，此过程需要消耗ATP，产物是3-磷酸丙糖。后来经过一系列复杂的生化反应，1个碳原子将会被用于合成葡萄糖而离开循环。剩下的5个碳原子经一系列变化，最后在生成1个1,5-二磷酸核酮糖，循环重新开始。循环运行6次，生成1分子的葡萄糖。

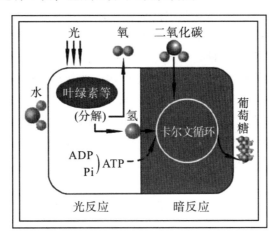

图1-4-6 卡尔文循环

三羧酸循环是需氧生物体内普遍存在的代谢途径，因为在这个循环中几个主要的中间代谢物是含有3个羧基的柠檬酸，所以叫作三羧酸循环，又称为柠檬酸循环、Krebs循环。三羧酸循环是3大营养素（糖类、脂类、氨基酸）的最终代谢通路，又是糖类、脂类、氨基酸代谢联系的枢纽。

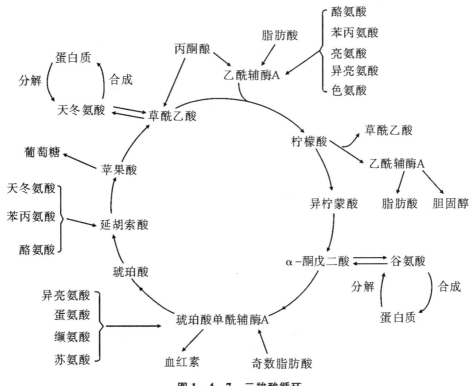

图1-4-7 三羧酸循环

（1）三羧酸循环是生物机体获取能量的主要方式。1个分子葡萄糖经无氧酵解净生成2个分子ATP，而有氧氧化可净生成38个ATP（不同生物化学书籍上的数字不同，近年来大多数倾向于32个ATP），其中三羧酸循环生成24个ATP，在一般生理条件下，许多组织细胞皆从糖的有氧氧化获得能量。

糖的有氧氧化不但释能效率高，而且逐步释能，并逐步储存于 ATP 分子中，因此对能量的利用率也很高。

（2）三羧酸循环是糖、脂肪和蛋白质 3 种主要有机物在体内彻底氧化的共同代谢途径，三羧酸循环的起始物乙酰 – CoA，不但是糖氧化分解产物，它也可来自脂肪的甘油、脂肪酸和来自蛋白质的某些氨基酸代谢，因此三羧酸循环实际上是 3 种主要有机物在体内氧化供能的共同通路，估计人体内 2/3 的有机物是通过三羧酸循环而被分解的。

（3）三羧酸循环是体内 3 种主要有机物互变的联络机构，糖和甘油在体内代谢可生成 α – 酮戊二酸及草酰乙酸等三羧酸循环的中间产物，这些中间产物可以转变成为某些氨基酸；而有些氨基酸又可通过不同途径变成 α – 酮戊二酸和草酰乙酸，再经糖异生的途径生成糖或转变成甘油，因此三羧酸循环不仅是 3 种主要的有机物分解代谢的最终共同途径，而且也是它们互变的联络机构。

三羧酸循环（TCA 循环）是一个由一系列酶促反应构成的循环反应系统，在该反应过程中，首先由乙酰辅酶 A 与草酰乙酸缩合生成含有 3 个羧基的柠檬酸，经过 4 次脱氢，2 次脱羧，生成 4 分子还原当量和 2 分子 CO_2，要新生成草酰乙酸的这一循环反应过程成为三羧酸循环。

空气中的水对于整个物质循环过程具有重大意义，空气中的水（淡水）不仅仅与碳循环、氧循环、氮循环耦合发生，而且水气变为雨雪，形成地表水与土壤中的水，成为无机盐的溶剂，植物才能够制造出各种营养物质，供给动物食用。

空气中的二氧化碳、氧气、氮气、水气以及溶解于水中的无机盐，经过植物的光合作用（包括光反应、卡尔文循环等）转变为蛋白质、脂肪、碳水化合物，经过食物链、食物网的传递进入人体，在人体内经过三羧酸循环，再还原为二氧化碳、氮气、水、无机盐。这个物质与能量的复杂循环过程，与中医"精气"的运动变化是等同的。

能量流动、物质循环和信息传递是生态系统的 3 大功能。能量流动是单向的，物质流动是循环式的，信息传递则包括营养信息、化学信息、物理信息和行为信息，构成了信息网。通常，物种组成的变化、环境因素的改变和信息系统的破坏是导致自我调节失效的 3 个主要原因。

我们把自然界中人体与植物的复杂关系以三羧酸循环与卡尔文循环作为代表，简单地表述之。

我们以卡尔文循环代表光合作用，以三羧酸循环代表人体内的物质能量代谢，建立起生物圈内的物质能量循环模型。

大气中的二氧化碳、水、氮气、氧气、与地表的无机盐离子（磷、硫、钾钠氯钙等）——植物光合作用卡尔文循环——各种营养物质——食物链——人体内——三羧酸循环——人体结构与功能——废物排出体外——进入大气与地表继续循环。

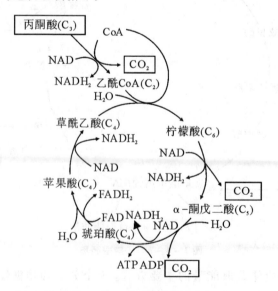

图 1 – 4 – 8　ATP 生成示意图

图中略去若干中间反应步骤，只表示出其中的脱氢、释放二氧化碳和生成 ATP 的反应。

第三节　物质能量信息之间的关系

物质结构、能量功能、信息调控之间的关系，合则为一，分则为三。物质能量的运动是本质，它们运动的外在表现形式就是现象、事物、象。现象、事物、象，是信息的载体，我们通过取象比类或者通过现象看本质才能够认识到物质能量的运动本质。这就是现象与本质之间的关系。

在生态学领域内，能量是依附于物质而存在的，二者密不可分。食物链中的葡萄糖、脂肪、蛋白质都蕴含着能量，人类进食就是在获取物质与能量，即负熵状态。机体的各种功能需要消耗能量，在神经内分泌（经络）的调控之下，推动人体的不同结构运转才能够完成功能；机体功能的外在表现形式就是生理现象与病理现象，中医称为藏象。我们对于人体的物质结构、能量功能变化的认识，是通过生理现象、病理现象而认识的，中医称之为取象比类。例如：我们吃的饭喝的水，最后变化成了废物大小便进行排泄，这是生理现象，人体通过对于生理现象的感知（信息传递与整合），为了解释这个现象，我们进一步认识到了食物经过的管道结构以及这个结构的功能是消化食物，把精华吸收、转变为营养物质，把废物排出体外。人类就是这样逐步地、深入地认识到了人体的各部结构与各种功能。

物质、能量、信息既是客观的，又是主观的，是人类对于世界认识的产物。信息是我们最近的认识，以前是一个隐象，信息论出现之后，就变成了显象。

ATP：在生物化学中，三磷酸腺苷（ATP）是一种核苷酸（又叫腺苷三磷酸），作为细胞内能量传递的"分子通货"，储存和传递化学能。ATP在核酸合成中也具有重要作用。ATP分子的结构可以简写成 A-P~P~P。其中 A 代表腺苷；P 代表磷酸基团；"~"代表一种特殊的化学键，叫作高能磷酸键，高能磷酸键断裂时，大量的能量会释放出来。ATP 可以水解，这实际上是指 ATP 分子中高能磷酸键的水解。高能磷酸键水解时释放的能量多达 30.54kJ/mol，所以说 ATP 是细胞内一种高能磷酸化合物。

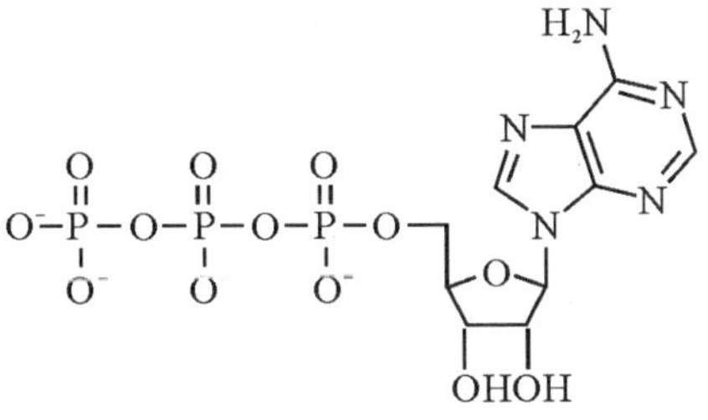

图 1-4-9　ATP 分子式

在 ATP 与 ADP 的转化中，ATP 的第 2 个高能磷酸键位于末端，能很快地水解断裂，释放能量。同样，在提供能量的条件下，也容易加上第 3 个磷酸使 ADP 又转化为 ATP。对于动物和人类来说，ADP 转化成 ATP 时所需要的能量来自呼吸作用；对于绿色植物来说，ADP 转化成 ATP 时所需要的能量来自呼吸作用和光合作用。构成生物体的活细胞，内部时刻进行着 ATP 与 ADP 的相互转化，同时也就伴随有能量的释放和储存。因其是能量的"携带"和"转运"者，生物学家形象地称 ATP 为"能量通货"。

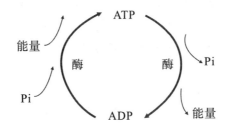

图 1-4-10　ATP 与 ADP 相互转化的示意图

化学能是一种很隐蔽的能量，它不能直接用来做功，只有在发生化学变化的时候才可以释放出来，变成热能或者其他形式的能量。像石油和煤的燃烧，炸药爆炸以及人吃的食物在体内发生化学变化的时候所放出的能量，都属于化学能。化学能是指储存在物质当中的能量，根据能量守恒定律，这种能量的变化与反应中热能的变化是大小相等、符号相反的，参加反应的化合物中各原子重新排列而产生新的化合物时，将导致化学能的变化，产生放热及吸热效应。

一切化学反应实质上就是原子最外层电子运动状态的改变；在化学反应中吸收或者释放的能量就叫作化学能，化学能的来源是在化学反应中由于原子最外层电子运动状态的改变和原子能级发生变化的结果。

原子是由原子核和电子靠电磁场黏合而成的，分子是由原子靠电磁场（化学键能）黏合而成的，物体（固体、液体、气体，非生物和生物）是由分子靠电磁场（分子间力）黏合而成的。化学键是物质的一种存在形式，化学键物质就是电磁场物质。化学反应是原子重新组合变成新的物质的过程。在化学反应过程中，化学键的键能的能级发生变化，于是产生化学能现象。键能（电磁场能级）提高时是吸能反应，键能降低时是放能反应。一切化学反应实质上就是原子最外层电子运动状态的改变（能级发生变化）。

化学键的断裂和形成是物质在化学变化中发生能量变化的主要原因。所以说，物质的化学反应与体系的能量变化是同时发生的。

分子中各元素的原子数量没有变化，而原子与原子之间的关系（结构）发生了变化，可以生成完全不同的分子；同一个原子，电子处于不同的电子层层级，这个原子携带的能量就不同了。电子在不同的能量层级之间跳动的时候，就会释放或者吸收能量，这时候原子的物质特性没有变化，由于电子处于不同的层级，所携带的能量是不一样的。在三羧酸循环中，葡萄糖分解为二氧化碳与水，释放能量，其中碳、氢、氧的原子数量没有改变，只是结构发生了变化，就能够释放出能量；反之，在叶绿素里，吸收了太阳能使得二氧化碳与水转变为葡萄糖，把能量积蓄在葡萄糖分子上，同样其中碳、氢、氧的原子数量没有改变，只是结构发生了变化。例如：在光合作用中太阳能光能经过卡尔文循环把 CO_2 中碳原子的外层电子的能级升高，同时合成葡萄糖；在人体三羧酸循环中葡萄糖的高能级碳原子在分解为 CO_2 时，高能级的碳原子释放出能量，把能量转化为 ATP 的化学能，同时转化分解成 CO_2。

分子结构的变化，不仅仅是能量的变化，而且也能够储存信息与释放信息，氨基酸的排列不同，在空间中的位置不同，储存的信息也不同。

能量提供物质运动的动力，信息调控着物质运动的方向，物质结构里储存着信息与能量。系统内外进行着物质能量信息的交换。系统内部的运动，内因是根据，外因是条件。

地球与太空几乎没有物质交换，但却接受大量太阳辐射能，太阳能是维持一切生命活动的原动力，能量在生物圈中逐级传送，最后以热能形式散发到太空。太阳辐射在地球上的不均匀分布，造成了不同的气候类型，从而影响了地球上的生物分布；它也是地面气流（风）、水流和水汽循环的主要动因。

生物圈中的能流与物流是相伴随的，因为太阳辐射能先通过光合作用被植物体固定下来，然后以化学能的形式沿食物链逐级传递。动物和微生物的进食活动就是传递能量的一种方式。一般来说，化学元素进入生物体内是靠生物的主动摄取，而化学元素在自然界中的循环运动则是由气流和水流来完成的。陆地生物生存于大气之中，气态营养物和废物很容易在生物与环境间循环运动。一般可溶性物质是随水进出生物体的。就全球来讲，江河中所携带的可溶性物质，只能随水流由高向低移动，最后归入湖泊和海洋。当湖水和海水蒸发时，这些物质被留下，有的还形成沉积物，能以气溶胶等形式回到陆地的极少，因此液态的物质循环常常是不完全的。

自然生态系统是指在一定时间和空间范围内，依靠自然调节能力维持的相对稳定的生态系统，如原始森林、海洋等。自然生态系统不但为人类提供食物、木材、燃料、纤维以及药物等社会经济发展的重要组成成分，而且还维持着人类赖以生存的生命支持系统，包括空气和水体的净化、洪涝和干旱的缓解、土壤的产生及其肥力的维持、分解废物、生物多样性的产生和维持、气候的调节等。

由于人类使用科学产生的强大作用，绝对未受人类干扰的生态系统已经没有了。

自然生态系统可以分为：

（1）水生生态系统：以水为基质的生态系统；

（2）陆生生态系统：以陆地土壤或母质等为基质的生态系统。

人类社会系统事实上寄生于自然生态系统中，两者耦合成为一个大的动态系统。这个大系统能否持续生存决定了人类社会系统能否持续生存。

自然生态系统是如何实现自我调节的？

生态系统的一个重要特点是它常常趋向于达到一种稳态或者说平衡状态，这种稳态是靠自我调节过程来实现的。调节主要是通过反馈进行的。这个调控过程，中医称为"神"。

当生态系统中某一成分发生变化时，它必然会引起其他成分出现相应的变化，这种变化又会反过来影响最初发生变化的那种成分，使其变化减弱或增强，这种过程就叫反馈。

负反馈能够使生态系统趋于平衡或稳态。生态系统中的反馈现象十分复杂，既表现在生物组分与环境之间，也表现于生物各组分之间和结构与功能之间，等等。

生态系统的自我调节能力是有限度的。当外界压力变大，使系统的变化超过了自我调节能力的限度（即"生态阈限"时），它的自我调节能力随之下降，直至消失。此时，系统结构被破坏，功能受阻，以致整个系统受到伤害甚至崩溃，此即通常所说的生态平衡失调。

半自然生态系统是介于人工和自然生态系统之间的一种生态系统，农业生态系统可以视为半自然生态系统，例如天然放牧草原、人类经营管理的天然林等。

今天，我们可以将少数民族的这些丰富的文化作为生态旅游的重要内容来发挥，既可以形成支柱产业，又可以保护我国乃至世界的文化多样性。

在过去数十年时间里，人类的经济开发，已经不是为了生存的需要，而是为了满足无限膨胀的欲望，在经济利益驱动下，无节制地进行"竭泽而渔、杀鸡取卵"式的破坏性、掠夺性开发，这些致使大量珍贵植物被"定位清除"，不少山林变为"空林"，教训十分惨痛！如此继续下去，总有一天整个生态系统将会彻底崩溃。

第四节　精气神与物质能量信息的融合

在生态圈里，物质、能量、信息合则为一、分则为三。物质在能量的推动下产生运动，物质运动的外在表现，就是现象，现象是信息的载体，信息及其调控在人体就是神（思维、精神面貌等等）。人体的感觉器官感知现象、捕捉信息，通过调控，实现人体与外部环境的协同与平衡。

生命系统中的物质与能量是不可分割的，能量的传递必须依附于物质的流动。生态圈中的物质能量流动，如大气中的二氧化碳、氮气、水蒸气等，以及溶解于水中以及存在于土壤中的各种无机盐等，在自然界的生态圈里循环。植物的叶绿素吸收太阳光，在光合作用卡尔文循环中，叶绿素吸收太阳光中的能量，把二氧化碳中的低能阶的碳原子转化为高能阶的碳原子（碳原子中的电子由低能级转换为高能级），同时把高能阶的碳原子装配到葡萄糖的分子中，把这些无机物质合成有机物。有机物通过食物链进入人体，通过三羧酸循环，将葡萄糖分解为二氧化碳与水的同时，碳原子中的电子由高能级转换为低能级，释放出的能量转换到三磷酸腺苷的磷原子上，转化为人体的生物能，在调控系统的调控下完成各种生理效应与功能。这个过程就是精气神转换的过程。

精气神合则为一，分则为三；精气神与物质能量信息的融合：精－物质结构象态、气－能量功能象态、神－调控信息象态，三者合则为一、分则为三。精气运动－物质能量循环象态，这个象态运动的外在表现就是神－调控信息象态。精（物质）气（能量）神（信息）分则为三、合则为一。精偏重于物质结构，气偏重于能量功能，神偏重于信息与调控。精气神与物质能量信息是完全统一的。

物质与能量的关系如同中医精与气的关系：精是物质，气是能量、是功能，二者不可分离。古代中国哲学与中医学中的精气学说认为精气是统一的。所以，生物圈内的精气运动-物质能量循环象态以及生态系统的自动调控，与人体的精气运动-物质能量循环象态以及生态系统的自动调控（神）相耦合，体现出天人合一的哲学观。

在《黄帝内经·灵枢本神第八》有这样一段话："岐伯答曰：'天之在我者德也，地之在我者气也。德流气薄而生者也。故生之来谓之精，两精相搏谓之神'。"这段话里的精气神是统一的，合则为一、分则为三，恰如其分地说明了生态圈内精-物质象态、气-能量功能象态、神-信息调控象态之间的相互转化关系。世界上的生命是怎么来的？是在太阳的作用下，天之德、地之气（天德地气）相互循环、转化（两精相搏）形成了生命（神），无论是个体的生命还是所有的生命都是"德流气薄而生者也"。生命形成之前的那些物质就是精。

物质能量运动的外在表现形式就是"象"，象是信息的载体，取象比类就是对于信息的摄取与归类。通过外在信息的反馈，人体的调控系统再进行新的调控。

生态圈内的系统有：自然系统、人工系统、人体系统、社会系统。

调控，在不同的系统具有不同的含义。生态圈中的自然系统，是负反馈的自然调控；生态圈中的人工系统，是人为的，有意识的调控；人体的调控，既有自然调控，也有人为的、有意识的调控。社会系统是介于自然系统与人工系统之间的系统，其调控是人类根据自然规律进行的调控，是调控的最高级形式。

自人类诞生开始，生态圈的调控就发生了质的变化，特别是科学革命之后，人类运用科学这个工具极大地干预了自然调控。不仅如此，人类挖掘自然界的各种资源，建立了一个与自然系统对立的类似于自然界的人工系统。人类几乎脱离开自然系统而可以完全生存于人工系统中，同时，人类破坏了自然系统，使得自然系统处于失去平衡的状态。

生态圈中的自然系统一旦失去平衡，其负反馈作用就有可能是灭绝，灭绝破坏平衡的干预者。在生物进化过程中，有过几次大的生物灭绝，其原因还不清楚。例如恐龙灭绝，是不是因为恐龙具有霸主地位，无限制地繁殖生长，破坏了生态平衡而引发的，还不得而知。

以人为参考系认识世界、改造世界，"以人为本"的人文主义时代即将过去；以自然为参考系，按照自然规律自觉地、有意识地改造人类自己、改造自然的新时代已经到来。人与自然互动、相互改造、和谐相处是人类继续生存的根本法则。老子云："人法地，地法天，天法道，道法自然。"节制欲望、改造人类自己，已经成为调控生态系统的当务之急。天地人就是现代的生态。

第五章　重新认识动物进化

生命的定义是：具有代谢、繁殖、调控功能的自稳态系统。这个定义把世界分为无机界与生物界，代谢、繁殖、调控是区别二者的标志（参考系）。按照能否自主运动，把生物界分为动物界与植物界。自主运动必须具有调控系统与运动系统，这是动物与植物的区别之处；代谢与繁殖则是动植物的共性。植物的调控系统是不完整的，它们没有运动系统，因此没有自主运动；植物与植物之间没有消息传递。植物含有叶绿素，能够从无机界制造蛋白质、脂肪、糖等物质；动物体内没有叶绿素，需要从植物中获取营养物质。运动及其调控是动植物的鉴别关键，主动运动这个功能是动物结构进化的主要动力，是不同于植物的根本所在。

我们对于动物的功能与结构的认识，是以人体的功能与结构为参照物进行命名、认识的。我们首先认识了人体的功能与结构，如眼睛、嘴巴、视觉、听觉、中枢神经，周围神经、四肢、心肝脾肺肾，生殖等，以此为参照系，再去观察（取类比象）、研究各种动物的功能与结构，才能在其他动物身上取类比象找到肝心脾肺肾等器官，才能发现不同于人类的结构，如：羽毛、翼、鳍、腮……按照人类的标准，胎生、哺乳定义哺乳类动物；按照人体解剖，定义脊柱、脊椎、脊索等动物。例如：鱼类与人体相比较，人体有四肢，鱼类没有，但是鱼类却有鳍，没有肺却有腮……这就是取类比象。所有的动物都与人类具有相似之处，正因为如此，所以会得出人类是由单细胞进化而来的结论。

中医学的发展，中西医的融合，促进了人们对于自主神经系统的高度关注与兴趣，针灸机制的研究，四肢与内脏关系的研究，要求解决四肢自主神经的传入问题、自主神经系统的进化问题、自主神经的功能与调控问题，这涉及心主神明、经络、肝主疏泄、肾为命门之火等，这些问题与边缘系统、社会行为系统、社会脑、内脏脑、生命脑、情绪脑相关。涉及神经系统的进化、脑的进化，自主神经的进化、骨骼肌、平滑肌的进化等等。

中医学的发展，中西医融合需要解决功能与结构的关系、大脑皮层与生命调控的关系、大脑皮层的功能等问题。这些都是我们在重新认识进化论的时候应该注意到的。在哲学层面，世界上本来没有生命，由无机世界进化出生命，对于生命来说是"无中生有"。细胞的产生是无中生有，由爬行动物进化为鸟，羽毛、翼等也是无中生有，余类推。由于功能的需要，无中生有，产生了适应功能需要的解剖学结构，既证明了功能决定结构，同时也证明了无中生有（"无极而太极，太极生两仪，两仪生八卦"）的哲学观。

我们复习一下传统的动物进化：

动物界共分为 10 个门：①原生动物门；②多孔动物门；③腔肠动物门；④扁形动物门；⑤线形动物门；⑥环节动物门；⑦软体动物门；⑧节肢动物门；⑨棘皮动物门；⑩脊索动物门，分 3 个亚门：尾索动物亚门如异体住囊虫、柄海鞘；头索动物亚门如文昌鱼；脊椎动物亚门。

脊椎动物分类

（1）圆口纲：无颌，又称无颌类，无成对附肢，脊索终生存在，并出现脊椎骨雏形。

（2）软骨鱼纲：出现上下颌，体被盾鳞，出现成对的鳍，鳃裂直接开口于体外。

（3）硬骨鱼纲：骨骼一般为硬骨，体被硬鳞、圆鳞或栉鳞，鳃裂不直接开口于体表。

（4）两栖纲：由水上陆的过渡种类，幼体鱼形，以鳃呼吸，成体出现 5 指（趾）型四肢，皮肤裸露，以肺和皮肤呼吸，与其他更高等脊椎动物共称为四足类。

（5）爬行纲：完全陆生，皮肤干燥，被以角质鳞、角质骨片或骨板。用肺呼吸。胚胎发育中出现羊膜，与鸟类、哺乳类共称为羊膜类。其他各纲脊椎动物称为无羊膜动物。

（6）鸟纲：全身被羽，前肢变为翼，适应空中飞翔生活。血液循环为完全双循环，恒温，卵生。与哺乳类共称为恒温动物。其他脊椎动物均为变温动物。

（7）哺乳纲：体外被毛，恒温，胎生（单孔类除外），哺乳（具乳腺）。

生命可能起源于40亿年前覆盖地球的原始海洋。目前尚不能知生命的具体发生过程和机制。大约35亿年前出现了DNA分子，从无到有，形成第1批单细胞生物。DNA是生命的基础。15亿年前真核细胞的出现是生物进化的第2个里程碑。

4.4亿年前，远古的节肢动物离开水域来到陆地，揭开生物进化史上新的一页。3.6亿年前，第1批两栖动物离开海洋来到陆地。然后由恐龙爬行类动物，进一步衍生出鸟类和哺乳类动物。都是从无到有的过程。

当生命进化到真核细胞以后，便有了动物和植物之分。最早的动物叫原生动物，它的个体是由1个细胞构成的。这是一个完整的生命活动体，拥有作为一个动物应具备的主要生活机能，如新陈代谢、调控、运动和繁殖等，细胞内有了原始的分化，各具一定功能，形成了类器官，实现与外界环境的物质、能量、信息的交流。调控的作用就是：以最小的付出获取最大的利益。能够鉴别哪些是可食的，有利于自己的物质与刺激，哪些是不利于自己的物质与刺激，具有趋利避害的功能。通过调控与运动，达到趋利避害的目的。

1. 原生动物门

原生动物是单细胞生物，身体由1个细胞构成，功能由细胞器完成。细胞膜具有一定的感觉功能与反应能力，表现出一定运动性和反应的方向性。刺激可加快运动。虽然是1个细胞，但它与其他动物一样，具有繁殖，代谢，调控与自主运动功能。例如：变形虫，草履虫、眼虫等等。

单细胞生物对外界的反应叫作生物应激性，来自细胞的化学反应。草履虫作为单细胞生物，它没有可以使用的神经系统，但它却做出了具有简单智慧的反应。它的智慧是建立在一套化学反应之上的，草履虫不停地游动，当环境适合的时候，化学反应速度加快，使得运动加快，反之运动速度就会减慢，正是由于速度随环境向量而产生的不对称性，使得草履虫可以将自己迁移到适合生存的地方，对外界表现出求生的行为特征，也就是应激性，其目的是趋利避害。

眼虫身体呈梭形，能分出前后来，前端有1根鞭毛，靠其搅动能在水中游泳，它最明显的特征是有1个能感光的"眼点"，故名眼虫。它有2种生活方式：一种是寻找泥里的有机物为食；另一种依靠自己体内的叶绿素，和植物一样可进行光合作用为自己制造食物。后一种生活方式表明了在某些环境下它是植物，这说明在原始最低等动物中，动、植物之间的界线还并不明显。

调控与运动的目的是：以最小的付出，获取最大的利益，趋利避害是生物的本能，在单细胞动物中，表现得淋漓尽致。

2. 海绵动物门

海绵动物门是简单多细胞生物。海绵动物水生，身体由简单组合的多细胞构成，没有器官和真正的组织，也没有神经肌肉，接受的刺激从一个细胞传递到另一个细胞，因此感受刺激和反应极缓慢，且只是局部的应答。（相当于哺乳动物胚胎的卵泡期）

在神经、肌肉出现之前，调控只有依靠体液的变化，体液调控比神经调控出现的早。

3. 腔肠动物门

①低等多细胞动物，由内、外胚层与中胶层构成。（相当于哺乳动物胚胎的双胚层期）②体呈辐射对称或两辐对称。③具有消循腔（原肠腔），故称腔肠动物，有口、无肛门。④神经和肌肉开始分

化，从无到有地出现了网状神经系统。海绵动物细胞只有细胞分化，而腔肠动物在细胞分化的基础上，开始分化出简单的原始上皮肌肉组织、结缔组织等。腔肠动物出现了皮肌细胞。皮肌细胞是组成内、外胚层的主要细胞。它既是表皮细胞，有保护功能，又是肌肉细胞，有伸缩功能，起肌肉样作用。初步具有上皮、肌肉组织样的双重功能。这表明上皮与肌肉没有分开，是一种原始现象。

腔肠动物在中胶层近外胚层的一侧，分布有许多神经细胞，这些神经细胞形态上具有相似的突起，相互连接起来，形成了一个疏松的神经网，构成了最原始的散漫神经系统或称扩散神经系统。这些神经细胞又与内、外胚层的感觉细胞和皮肌细胞相联系，这样感觉细胞接受刺激，神经细胞司传导，皮肌细胞司动作，它们互相结合组成了神经肌肉体系。但本门动物没有神经中枢，神经传导的方向不固定，传导的速度很慢，比人慢千倍以上。

腔肠动物神经和肌肉开始分化，从无到有地出现了网状神经系统，其神经细胞与内、外胚层的感觉细胞和皮肌细胞相联系，这样感觉细胞接受刺激，神经细胞司传导，皮肌细胞司动作，它们互相结合组成了神经肌肉体系。说明感觉，神经调控，肌肉收缩是同时发生、共同进化的共同体。这是一个完整的调控系统：感受器接收信息，信息网状传递，效应器肌肉收缩。

4. 扁形动物门

①两侧对称：动物为了获得定向地向前运动的功能，在结构上进化出了两侧对称，使动物体明显的有前、后、左、右、背、腹之分，神经系统和感觉器官向前集中，使动物在运动中对环境产生及时的反应，运动也由不定向变为定向，这种运动功能又促进了中枢神经"脑"的发展（功能决定结构）。②中胚层的产生：中胚层的形成，不仅促进了动物的新陈代谢，而且为动物体各器官结构和生理功能复杂化提供了必要的基础，也是动物由水生进化到陆生的基本条件之一。③皮肤肌肉囊：由于中胚层的形成而产生了复杂的肌肉构造：环肌、纵肌、斜肌。与外胚层形成的表皮相互紧贴而组成的体壁称为"皮肤肌肉囊"，它所形成的肌肉系统除有保护功能外，还强化了运动机能，加上两侧对称，使动物能够更快和更有效地去摄取食物，更有利于动物的生存和发展。④不完全消化系统。⑤原肾管排泄系统。⑥梯形神经系统：由体前端发达的"脑"和由"脑"向后发出若干条神经组成。其中由2条最发达的纵神经索与各神经索间相互连接的横神经形成了阶梯的形状，故称梯形神经系统。可以说，扁形动物出现了原始的中枢神经。⑦生殖系统：大多数扁形动物是雌雄同体，由中胚层形成精巢、卵巢和生殖导管及附属腺，同时出现了交配和体内受精的现象。（相当于胚胎三胚层期）

5. 线虫动物门

线虫的体壁由外向内包括角质层、表皮层（或称下皮层）和肌肉层（是属于斜纹肌类型），又统称为皮肌囊。在皮肌囊和消化道之间的空腔便是假体腔，相当于胚胎发育中的囊胚腔，假体腔没有由中胚层形成的体腔膜所包围，因此和高等动物的真体腔不同，有的又称之为原体腔。假体腔内充满体腔液，可将肠道吸收的营养运送至身体的各部分，因此在生理上有类似循环的功能。假体腔无孔道与外界相通，因此体腔液有支持身体内部保持一定膨压的作用，使身体具有一定的形状。

线虫的消化管分为前肠、中肠和后肠3段。前肠包括口、口腔、咽（食道），是外胚层由原口的部分内陷而成；中肠紧接前肠的下端，是消化和吸收的主要场所，由内胚层组成的肠是由单层柱状上皮构成（没有肌肉层，没有神经支配）；后肠包括直肠和肛门，由身体后端外胚层向内陷而成。

线虫的中枢神经系统在前端有环绕着咽的围咽神经环和与其相连的侧神经节和腹神经节等。由围咽神经环向前发出6条神经通向前端的感觉乳突，向后发出6条神经索，即1条背神经索，1条腹神经索，2条背侧神经索，2条腹侧神经索，其中以背、腹2条神经索最为发达（索状神经系统）。

6. 环节动物门

该门动物为两侧对称，多闭管式循环系统、链式神经系统。环节动物身体分成许多形态相似的体节。体节之间有双层隔膜存在，各节内形成小室。神经、排泄、循环系统按体节重复排列。两侧对称、三胚层，具次生体腔（真体腔）。

次生体腔的生物学意义：①次生体腔的形成，使中胚层的肌肉组织参与了消化道和体壁的构成，并使消化道和体壁的运动加强，同时又由于有了很大的空腔，使体壁的运动与肠壁的运动分开，对动物的循环、排泄、生殖等系统也有很大的促进作用，次生体腔内还充满了体腔液，在每个体节间的隔膜又有孔相通，因此次生体腔内的体腔液又可与循环系统共同完成体内运输的作用，并使动物体保持一定的体态，因此次生体腔的形成，在动物进化上有重大的意义。②身体多为同律分节。体节的出现使动物体开始分化，对于加强动物体的新陈代谢和对外界环境的适应能力都有很大的意义，因而也是动物在进化过程中的一个重要标志。③出现疣足形式的附肢，大多具刚毛。④后肾排泄，链式神经。（相当于胚胎体节期）从环节动物开始出现了完善的循环系统。

使体壁的运动与肠壁的运动分开，斜纹肌，支配内脏的交感神经出现。

蚯蚓为典型的索式神经。中枢神经系统有位于第 3 体节背侧的 1 对咽上神经节（脑）及位于第 3 和第 4 体节间腹侧的咽下神经节，二者以围咽神经相连。自咽下神经节伸向体后的 1 条腹神经索，于每节内有一神经节。外围神经系统有由咽上神经节前侧发出的 8～10 对神经，分布到口前叶、口腔等处；咽下神经节分出神经至体前端几个体节的体壁上。腹神经索的每个神经节均发出 3 对神经分布在体壁和各器官、由咽上神经节伸出神经至消化管称为交感神经系统。

斜纹肌见于线形动物（蛔虫）、环节动物（蚯蚓）、软体动物（乌贼）等。是指对肌肉纵向，呈斜横纹的肌肉。

7. 软体动物门

软体动物门是无脊椎动物中数量和种类都非常多的一个门类，已经发现的现代种类加上化石种类一共有 12 万种，仅次于节肢动物而成为动物界中的第二大门类。

乌贼的神经系统发达，由中枢神经系统、周围神经系统及交感神经系统组成，结构复杂，中枢神经系统由食管周围的脑神经节、脏神经节和足神经节等 3 对神经节组成（图 9-47），外有一软骨质壳包围。食管背侧为 1 对脑神经节，腹侧为 1 对足神经节和 1 对脏神经节，二者前后排列。另有 1 对腕神经节，位足神经节前方，并与之相连。1 对口球神经节位脑神经节前。周围神经系统由中枢神经伸出的神经组成。脑神经节发出视神经，又分出嗅神经等；脏神经节伸出外套神经，其外枝于漏斗基部两侧形成 1 对星芒神经节，内枝分出皮肤神经及鳍神经等。又分出漏斗神经、头缩肌神经等。交感神经由口球下神经节后面中央处分出的 2 条，沿食管两侧后行达于胃，形成胃神经节，卵圆形，位于胃前端腹面。由此发出盲囊神经、胃神经、肠神经等。视神经由特殊躯体感觉纤维组成，传导视觉冲动。

8. 节肢动物

节肢动物为了适应陆地生活的运动等功能需要，引起了身体结构的改变。4.4 亿年前，远古的节肢动物离开水域来到陆地，揭开生物进化史上新的一页。为了适应陆地生活，节肢动物的运动功能从水中的游泳转化为爬行或者跳跃，在此基础上进化出了外骨骼与横纹肌（骨骼肌），以及躯体神经与脑。①身体高度异律分节：节肢动物的身体在环节动物同律分节的基础上，体节分化为高度的异律分节，进一步发展为几个部分。如昆虫的身体分为头部，胸部和腹部，头部是感觉摄食的中心，胸部是运动中心，腹部是营养、生殖和代谢的中心。②附肢分节：在环节动物（如沙蚕）基础上，进一步发展为分节的，高度适应陆地生活运动功能的附肢。附肢分节有关节，运动灵活，因此成为节肢动物。③气管呼吸：气管在体内反复分枝，布满全身，最细小的分枝一直延伸到组织细胞之间，可直接把氧气送到细胞中，也可直接把组织细胞中的代谢废气排出体外，这和一般动物的呼吸器官只是交换气体的作用完全不同。因此，气管呼吸是一种高效能的呼吸系统，这与动物在陆地上快速活动相适应。④节肢动物之前的动物，肌肉都是平滑肌，从节肢动物开始，出现了横纹肌，因为与外骨骼联动，其肌肉为骨骼肌，成束成对拮抗排列，提高了运动效率。⑤感觉器官比较发达，灵敏度高。如单眼，复眼，触角，唇须，舌等。⑥神经系统比较发达：脑神经节分为前、中、后 3 部分，出现了内分泌系统，还有内分泌腺体。一般昆虫的神经系统，分为中枢神经系统、周边神经系统以及交感神经系统（内脏神经系统）3 部分。中枢神经系统由脑、食管神经节与腹神经链构成。昆虫的脑在无脊椎动物中最为发达，它由原头部前 3 对神经节演变而来，分为前脑、中脑（间脑）与后脑。⑦外骨骼发达：节肢动物的体表有几丁质的外骨骼（分为上表皮，外表皮，内表皮，主要成分是含氮的多糖类化合物和蛋白质组成）；肌肉附着在外骨骼之下，有运动功能、保护和防止水分蒸发等功能，这是高度适应陆地环境的特点。

在增强运动功能的同时，节肢动物还必须发展感觉器官和神经系统，方能及时感知陆上多样和多变的环境因子，迅速做出反应。节肢动物有触觉器、化感器和视觉器等 3 种主要感觉器官，这些器官都十分发达。就视觉器而言，除单眼外，还具备结构复杂的复眼；复眼不仅能感知光线的强弱，还可形成物像。随着感觉器官的发达，神经系统也就不断增强。

虽然节肢动物的中枢神经系统像环节动物一样，基本上仍然保持梯形，但神经节有十分明显的融合趋势，这自然和体节的组合有关。神经节的融合提高了神经系统传导刺激、整合信息和指令运动等机能，更有利于陆栖生活。节肢动物头部内位于消化道上方的前 3 对神经节融合为脑，分别形成前脑、中脑与后脑 3 部分，这比环节动物只由 1 对神经节演变成的脑自然要发达得多了。节肢动物处在消化道下方的头部后 3 对神经节也同样融合，形成一个食道下神经节（咽下神经节）。

环节动物蚯蚓为典型的索式神经，腹神经索的每个神经节均发出 3 对神经分布在体壁和各器官、由咽上神经节伸出神经至消化管称为交感神经系统，支配肠道上的斜纹肌，与节肢动物明显不同。

神经调控与肌肉的发生同时产生，而且共同进化。当骨骼肌发生的时候，节肢动物产生了脑，支配骨骼肌的神经与支配内脏平滑肌的神经分开了，形成躯体神经与自主神经，出现了交感神经。躯体神经支配骨骼肌，自主神经支配内脏平滑肌。

节肢动物最早出现骨骼肌，为许多肌纤维连接而成，肌原纤维很多，伸缩力强，同时肌纤维集合成束，脱离表皮，形成独立的肌肉束，两端着生在外骨骼的内面上，外骨骼之间由关节连接，因此，肌肉收缩时就会牵引外骨骼产生运动。这种运动功能，促进了脑的进化，所以，才有头节是感觉中枢，胸节是运动中心，腹节是营养和生殖中心的进化。先有运动功能的需求，而后才有骨骼肌肉、神经等结构的进化。

9. 棘皮动物门

棘皮动物门（Echinodermata）是一类后口动物（deuterostome），在无脊椎动物中进化地位很高。其特点是辐射对称。内部器官，包括水管系、神经系、血系和生殖系均为辐射对称，只有消化道除外。身体有口面和反口面之分。骨骼很发达，由许多分开的碳酸钙骨板构成，各板均由一单晶的方解石组成。多为雌雄异体，生殖细胞释放到海水中受精。摄食方式为吞食性、滤食性和肉食性。

①棘皮动物成体呈五辐射对称，幼虫全部两侧对称；②身体表面具有棘、刺突出体表之外；③属于演化中最原始的后口动物；④水管系是一个相对封闭的管状系统；⑤骨骼都起源于中胚层；⑤具有广阔的次生体腔；⑥神经系统是分散的，没有神经节和中枢神经系统。

10. 脊索动物门

（1）鱼纲的主要特征（从鱼类如何适应水生生活方面分析）。

①出现了上下颌。上下颌是鱼类功能的需要，首先是主动捕食功能的需要，从鱼类开始，从无到有进化出了能活动的上颌和下颌。在脊椎动物进化史上，上下颌的出现是一个重大的转折点。而上下颌又是营巢、钻洞、求偶育雏等多种功能的工具。与主动捕食及多种功能相适应，动物的其他器官系统，如运动器官、感觉器官、神经系统也必然相应的得到发展。因此，颌的功能带动了动物体的结构的全面提高。②为了完成维持身体的平衡和改变运动的方向这两个功能，鱼类进化出了成对的附肢，即 1 对胸鳍和 1 对腹鳍。偶鳍的出现大大加强了动物的游泳能力，并为陆生脊椎动物四肢的出现提供了先决条件。③脊柱代替了脊索。虽然雏形的脊椎骨是从圆口纲开始的，但是从鱼类开始，为了满足

运动与支持身体的功能，脊索进化为脊柱，脊柱才逐渐成为支持身体和保护脊髓的主要结构。新的支持结构取代了旧的支持结构，这就加强了支持、运动和保护的机能。④脑和感觉器官更为发达，脑分为明显的 5 部分。开始具有 1 对鼻孔和 3 个半规管的内耳，保护脑和感觉器官的头骨也较圆口类更为完整。脑和感觉器官的发达更能促进体内各部的协调和对外界环境的适应能力。

但是，局限于水中的环境，鱼类在进化上也有局限性，体制结构在脊椎动物中还处于低级的水平。鱼类适应水栖生活的特征主要表现在：①身体仅分为头、躯干和尾 3 部分。头骨与躯椎间缺少颈部，头部不能灵活转动。②体形多呈梭形，在水中游泳时减少水的阻力。体表多被鳞片。③以鳃进行呼吸，鱼的呼吸动作是依靠口的开关、鳃弧的张缩以促使水的通入与流出。水由口进入咽，由鳃裂流出体外，当水流经鳃丝时，水中的氧渗透进薄的鳃壁再入血管与血液中的红细胞结合，血液中的二氧化碳则渗出水中。④血液循环是单循环。和鳃呼吸相联系，鱼类心脏只有 1 心房 1 心室。由心室压出的血液流至鳃，在鳃处，血液与外环境进行气体交换后，多氧血流到身体各器官和组织；经过毛细血管时，血液中的氧与组织进行气体交换后进入静脉，缺氧血流回心房，再入心室，整个循环途径是一大圈，称为单循环。

鱼类的神经系统由中枢神经系统、外周神经系统、植物神经系统 3 部分组成。鱼类虽有属植物神经系统的交感神经和副交感神经，但是相当原始，说明鱼类在脊椎动物中仍是很低等的。

（2）两栖动物。它是脊椎动物从水栖到陆栖的过渡类型，由鱼类进化而来。长期的物种进化使两栖动物既能活跃在陆地上，又能游动于水中。两栖动物既有从鱼类继承下来适于水生的性状，如卵和幼体的形态及产卵方式等，又有新生的适应于陆栖的性状，如感觉器、运动装置及呼吸循环系统等。变态既是一种新生适应，又反映了由水到陆主要器官系统的改变过程。

以体外受精为主，少数可行体内受精，但无真正的交接器——阴茎。

卵生，偶有卵胎生或胎生，繁殖无法离开水，雄性输尿管兼具输精管功能。卵小而多，除卵胶膜外，无其他护卵装置，与鱼类一样同属于无羊膜动物，这是向完全陆栖发展的障碍。幼体阶段有侧线器官，以鳃呼吸，鳃的形态、发生与鱼类的迥然不同，属新生器官。幼体形态不能代表近祖型性状，经过变态幼体器官或萎缩或消失或改组，形成有显著进步趋势的成体（内鳃退化，用肺呼吸）。成体与幼体 2 个阶段形态上的差别越显著（如无尾目），变态也越剧烈，对繁衍后代也越有利。在变态前后的 2 个生长发育阶段不能完全脱离水域或潮湿小生境而生存，这是过渡类群的关键特征。

脑神经 10 对，但古两栖类的头骨上却有 1 个舌下神经孔，有人推测可能是该神经退化后的遗迹。

植物神经系统较鱼类更为进化，但仍以交感神经为主。交感神经的主体是一对纵行于脊柱两侧的交感神经干，由神经将一系列交感神经节串连而成。交感神经节以交通支与脊神经相连，同时还发出交感神经分布到内脏各器官。

副交感神经出现于中枢神经的前段和后段，前段的中枢位于中脑和延脑，副交感神经纤维伴随着第 3、7、9、10 对脑神经同行，分布到眼、口腔腺、血管和内脏各器官；后段的中枢位于脊髓的荐部，由此发出数对副交感神经，分布到盆腔内的脏器。这些内脏器官同时接受交感神经及副交感神经的支配并以其互相拮抗的作用维持正常生理机能。

（3）爬行纲，属于脊椎动物亚门。它们的身体构造和生理机能比两栖类更能适应陆地生活环境。身体已明显分为头、颈、躯干、四肢和尾部。颈部较发达，可以灵活转动，增加了捕食能力，能更充分发挥头部眼等感觉器官的功能。爬行纲骨骼发达，对于支持身体、保护内脏和增强运动能力都提供了条件。大脑小脑比较发达，心脏 3 室（鳄类的心室虽不完全隔开，但已为 4 室）。肾脏由后肾演变，后端有典型的泄殖肛腔，雌雄异体，有交接器，体内受精，卵生或卵胎生。具骨化的腭，使口、鼻分腔，内鼻孔移至口腔后端；咽与喉分别进入食道和气管，从而呼吸与饮食可以同时进行。皮肤上有鳞片或甲，肺呼吸、卵生、变温。代表动物有：蛇、鳄鱼、蜥蜴。

爬行纲动物脑的各部（端脑、间脑、中脑、后脑、延脑）已经不是完全排列在同一平面上，延脑发展出弯曲。端脑大脑半球的体积明显超过其他各部脑，然而增大和加厚的主要部分仍局限于大脑底部的纹状体，不过它的重要性已经足以同中脑视叶相提并论了；大脑半球的顶壁及其两侧基本上还是原脑皮，但是开始出现锥体细胞（pyramidal cell），并聚集成神经细胞层，构成大脑表层的新脑皮（neopalli-um）。新脑皮在爬行动物中尚处在系统发生的早期阶段。

这表明从爬行动物起，神经系统已有向大脑逐渐集中的趋势，发展到哺乳类则达到了高峰。中脑在蟒蛇和响尾蛇已分化为四叠体，通常前面 1 对视叶的体积较小。

小脑比两栖动物大，但不及鱼类发达，这与爬行动物缓慢活动的生活习性有关。（说明功能决定结构）

爬行动物开始具有 12 对脑神经，鳄和龟鳖类的脊副神经（spinal accessory nerve）已经从迷走神经分化出来，并被包围在颅骨内。蛇和蜥蜴仅有脑神经 11 对，蛇的迷走神经和脊副神经尚未分离，而鳄蜥的脊副神经离脑后即并入迷走神经，未成独立的游离神经。

（4）鸟类有适应飞翔功能的特征：①鸟类身体呈纺锤形，体外被覆羽毛，具有流线型的外廓，从而减少了飞行中的阻力，满足飞行功能的需要。②前肢变为翼，着生羽毛成为飞翔器官。③胸肌发达，有利于完成飞行动作。④骨骼：龙骨突发达；长骨中空，有利于减轻体重。⑤食量大，消化系统发达，有利于吸收能量。⑥直肠短，粪便及时排除，减轻体重。⑦无膀胱，尿液随粪便一起排出，减轻体重。⑧心脏分四腔，有利于氧的运输。⑨双重呼吸（用肺呼吸，气囊辅助呼吸）。围绕着飞行功能，结构发生变化，一切结构都为飞行功能服务，鸟类的身体结构都是由飞行这个功能决定的。功能决定结构。

（5）哺乳纲的主要特征：①体表被毛，皮肤腺发达。多数哺乳动物的毛形成一隔热层，是其体温恒定的重要原因之一。皮肤腺发达，与两栖类相似，爬行类和鸟类的皮肤干燥。哺乳类皮肤腺有 4 种主要类型：皮脂腺、汗腺、臭腺、乳腺。②有发达的运动器官，具有陆上快速运动的能力。③颅骨具有 2 个枕骨髁。下颌由单一齿骨构成。双平形锥体。④出现口腔咀嚼功能和消化功能，大大提高了对能量的摄取度。出现咀嚼肌、异型齿、颊、唾液腺、次生腭等结构，是对此功能的适应。⑤肺由大量反复分支的支气管及肺泡组成。有肌肉质横膈将体腔分为胸腔和腹腔。⑥心脏 4 室，左动脉弓存在。⑦具有高度发达的神经系统和感官。能协调复杂的机能活动和适应多变的环境条件。⑧具有高而恒定的体温，减少了对环境的依赖性。⑨胎生、哺乳，保证了后代有较高的成活率。

圆口类、鱼类、蛙类，有 10 对脑神经，分别为嗅神经、视神经、动眼神经、滑车神经、三叉神经、外展神经、颜面神经、听神经、舌咽神经、迷走神经。

爬行类、鸟类、哺乳类有 12 对脑神经，11、12 对为副神经、舌下神经。

结语

在环境变化与身体结构变化之间，是功能的需要。身体结构的改变，一是新生 1 个新的器官，二是改造旧的器官，以满足功能的需要。随着功能的需要，身体各种结构逐渐趋于完善。在动物进化过程中，功能决定结构。

动物进化，证明了无中生有。物质结构从无到有，由低级向高级进化。即"无极生太极，太极生两仪，两仪生……"

为了获取更大的生存空间，动物由海洋扩展到陆地，再到空中，未来向宇宙扩展，进化出超越人类的新动物。

第六章 重新认识调控系统的进化

第一节 肌肉与神经（运动与调控）的发生发展相互依存

调控包括3个基本的、相互依存的部分：①感觉与传入；②整合调控；③传出与运动（效应）。

原生动物，单细胞动物的细胞膜同时具有这3方面的功能。例如变形虫，当变形虫的细胞膜接收到刺激之后，通过化学感受，分辨是食物还是非食物，是食物则伸出伪足包裹并消化吸收；不能消化的，排出体外，或者不包裹而避开。海绵动物的身体由简单组合的多细胞构成，虽然细胞有分化，形成不同类型的细胞，但是没有器官和真正的组织，也没有神经，接收的刺激从一个细胞传递到另一个细胞，因此感受刺激和反应极缓慢，且只是局部的应答。在神经组织与肌肉组织出现之前，感觉、调控整合、运动依靠细胞膜与细胞质完成。这是最原始的体液调控，并且一直保持到人类例如白细胞、巨噬细胞的吞噬功能。

腔肠动物神经和肌肉开始分化，从无到有，出现了网状神经系统，其神经细胞与内、外胚层的感觉细胞和皮肌细胞相联系，这样感觉细胞接受刺激，神经细胞司传导，皮肌细胞司动作，它们互相结合组成了神经肌肉体系。说明感觉、神经调控、肌肉收缩是同时发生、共同进化的共同体。

扁形动物门为了获得定向的向前运动的功能，在结构上进化出了两侧对称，使动物体明显的有前、后、左、右、背腹之分，神经系统和感觉器官向前集中，使动物在运动中对环境产生及时的反应，运动也由不定向变为定向，这种运动功能又促进了中枢神经"脑"的发展（功能决定结构）。梯形神经系统：由体前端发达的"脑"和由"脑"向后发出若干条神经组成。其中由2条最发达的纵神经索与各神经索间相互连接的横神经形成了阶梯的形状，故称为梯形神经系统。

线虫的体壁由外向内包括角质层、表皮层（或称下皮层）和肌肉层，又统称为皮肌囊。肌肉为斜纹肌。消化系统中肠紧接前肠的下端，是消化和吸收的主要场所，由内胚层组成，由单层柱状上皮构成，没有肌肉层，所以没有内脏神经。

环节动物门：索式神经系统。环节动物的神经系统更为集中，体前端咽背侧由1对咽上神经节愈合成的脑，左右由1对围咽神经与1对愈合的咽下神经节相连。自此向后伸的腹神经索纵贯全身。腹神经索是由2条纵行的腹神经合并而成，在每体节内形成1神经节，整体形似索状，故称索式神经。脑可控制全身的运动和感觉，腹神经节发出神经至体壁和各器官，司反射作用。环节动物的神经系统进一步集中，致使动物反应迅速，动作协调。

蚯蚓：消化管纵行于体腔中央，穿过隔膜，管壁肌层发达，可增进蠕动和消化机能。蚯蚓的消化系统由较发达的消化管道和消化腺组成，消化管道由口腔、咽、食道、嗉囊、砂囊、胃、小肠、盲肠、直肠和肛门等部分所组成。

蚯蚓为典型的索式神经，出现了交感神经。中枢神经系统有位于第3体节背侧的1对咽上神经节（脑）及位于第3和第4体节间腹侧的咽下神经节，二者以围咽神经相连。自咽下神经节伸向体后的1条腹神经索，于每节内有1神经节。外围神经系统有由咽上神经节前侧发出的8~10对神经，分布到口前叶、口腔等处；咽下神经节分出神经至体前端几个体节的体壁上。腹神经索的每个神经节均发出3对神经分布在体壁和各器官，由咽上神经节伸出神经至消化管称为交感神经系统。

蚯蚓的肌肉属斜纹肌，一般占全身体积的40%左右，肌肉发达运动灵活。蚯蚓一些体节的纵肌层收缩，环肌层舒张，则此段体节变粗变短，着生于体壁上斜问后伸的刚毛伸出插入周围土壤；此时其前一段体节的环肌层收缩，纵肌层舒张，此段体节变细变长，刚毛缩回，与周围土摆脱离接触，如此由后一段体节的刚毛支撑即推动身体向前运动。这样肌肉的收缩波沿身体纵轴由前向后逐渐传递。

节肢动物：节肢动物有外骨骼，首先出现了横纹肌，束肌附着在外骨骼上，横纹肌迅速而强有力地收缩，可使各体节及附肢产生灵活、多变的运动。节肢动物以前的动物具有斜纹肌与平滑肌，旧的教科书上曾经统称为平滑肌。

节肢动物最早出现横纹肌，为许多肌纤维连接而成，肌原纤维很多，伸缩力强，同时肌纤维集合成束，脱离表皮，形成独立的肌肉束，两端着生在外骨骼的内面上，肌肉收缩时就会牵引外骨骼产生运动。肌肉分为体壁肌与内脏肌。出现内分泌系统。

平滑肌即无纹肌的通称，被视为较横纹肌原始的一种肌肉。脊椎动物除心肌之外的大部分内脏肌也是由平滑肌组成的。平滑肌广泛存在于脊椎动物的各种内脏器官。平滑肌的活动不受意志支配，也称不随意肌。肌细胞一般呈梭形，但也有具 3 个或更多个突起（如外分泌腺的星形细胞），也有的具分支、互相吻合形成合胞体（如膀胱与子宫肌层中的平滑肌细胞）。

斜纹肌的肌细胞广泛存在于无脊椎动物，如腔肠动物、涡虫、线虫、环节、软体等动物。肌原纤维与横纹肌的基本相同，只是各肌原纤维节不是排列在同一水平面上，而是错开排列呈斜纹，暗带特别明显，像一个围绕细胞的暗螺旋。

人类的肌肉组织有 3 种：横纹肌，心肌，平滑肌。节肢动物之前的肌肉组织是斜纹肌。

（1）横纹肌也称骨骼肌，主要附着在骨骼上。横纹肌一般受意志支配，也称随意肌。面部表情肌形态学属于横纹肌，是一种特殊的横纹肌，他们接受大脑皮层意志的支配，也接受自主神经的支配，既是随意肌，又是不随意肌。

（2）心肌为心脏所特有的肌肉组织，由心肌细胞组成。心肌除有收缩性、兴奋性和传导性外，还有自动节律性。受植物性神经支配，属于有横纹的不随意肌，具有兴奋收缩的能力。

（3）平滑肌。平滑肌的活动不受意志支配，也称不随意肌。骨骼肌与横纹肌不完全相同，横纹肌在骨骼出现之前已经存在，腔肠动物的肌原纤维也分为横纹肌、斜纹肌和平滑肌 3 种。扁形动物、线形动物和环节动物虽然都具备由中胚层发育而来的肌纤维，但均为平滑肌，且分散分布于皮肌囊内。节肢动物的肌纤维却是横纹肌，同时肌纤维集合成肌肉束，其两端着生在坚厚的外骨骼上。

可见，神经调控与肌肉的发生同时产生，而且共同进化。当骨骼肌发生的时候，节肢动物产生了脑，支配骨骼肌的神经与支配内脏平滑肌的神经分开了，形成躯体神经与自主神经，出现了交感神经。躯体神经支配骨骼肌，自主神经支配内脏平滑肌。大脑的发生发展与肌肉运动功能的从无到有、逐渐复杂化是息息相关的。节肢动物最早出现骨骼肌，为许多肌纤维连接而成，肌原纤维很多，伸缩力强，同时肌纤维集合成束，脱离表皮，形成独立的肌肉束，两端着生在外骨骼的内面上，外骨骼之间由关节连接，因此，肌肉收缩时就会牵引外骨骼产生运动。这种运动功能，促进了脑的进化，所以，才有头节感觉中枢，胸节是运动中心，腹节是营养和生殖中心的进化。一般昆虫的神经系统，分为中枢神经系统、周边神经系统以及交感神经系统（内脏神经系统）3 部分。交感神经系统支配内脏的活动和气孔的开闭等，由腹神经链上的神经节发出。

众所周知，人类骨骼肌的运动主要在大脑皮层中调控，意识思维的场所也在大脑皮层，语言，包括手语，是思维的延伸，语言的肌肉运动，也是横纹肌（唇、舌、声带肌肉等），所以，骨骼肌调控、思维、逻辑、语言之间必定存在着内在联系，我们研究逻辑、思维的时候不能忘记语言以及骨骼肌收缩产生的力学机械运动。

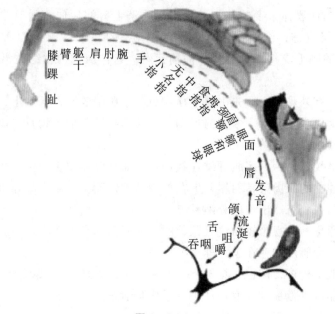

图 1 – 5 – 1

（图中皮层代表区范围的大小与躯体的大小无关，精细复杂程序有关。）

从图 1 – 5 – 1 中可以看出：唇、舌、发音器官在大脑皮层中所占的比重相当大，而粗大的四肢肌肉比重小得多，说明：语音器官的肌肉运动与逻辑、思维息息相关。

第二节 自主神经与躯体神经的进化与分离

人类自主神经系统是由中枢神经系统低级部位支配的一个特殊系统。它专门控制与调节各器官和组织的活动，在情绪刺激作用下，通过自主系统的活动，广泛激活各器官和组织，产生明显的、超出常态生理节律的生理反应。自主神经系统的活动并非情绪产生的中枢机制，它的活动对情绪起着支持和延续的作用。人类自主神经系统由交感神经与副交感神经 2 个分支系统所构成。交感系统与副交感系统共同控制与调节内脏器官（心脏、血管、胃、肠等）功能以及外分泌腺（唾液、泪液、汗腺等）和内分泌腺（肾上腺、甲状腺等）的活动。自主神经系统的活动是不随意的，它与情绪过程有密切的联系。它们之间的关系是：当人受到情绪性刺激、所引发情绪的激动度和紧张度增长时，生理唤醒水平和器官激活的程度也随之提高。但是，各种不同情绪是否具有生理激活的特化模式的问题，尚没有得到确切的解释和明确的验证，迄今只能做到对某些情绪发生时生理变化的描述。例如，焦虑引起消化道蠕动减弱，消化液分泌被抑制；愤怒引起肾上腺激素分泌增加，心血管活动加速，血压、血糖升高，皮温升高；恐惧则导致外周血管收缩，面色苍白，咽、口发干，皮温下降，出冷汗等。

在高等哺乳动物以及人类中，自主神经支配平滑肌运动与腺体分泌，躯体神经系统支配着骨骼肌的运动，是随意运动。

腔肠动物没有骨骼肌、骨骼、脑（中枢神经），只有支配平滑肌的神经系统，理论上，这个神经系统进化为之后的自主神经系统。

骨骼肌的出现最早在节肢动物，4.4 亿年前，远古的节肢动物离开水域来到陆地，揭开生物进化史上新的一页。为了适应陆地生活，节肢动物的运动功能从水中的游泳转化为陆地上的爬行或者跳跃，在此基础上进化出了外骨骼与横纹肌（骨骼肌），以及躯体神经与脑。节肢动物之前的神经元、网状神经、链状神经、梯状神经，神经的节段自然转变为支配内脏的（自主）神经，并且被保留在人体中枢神经系统的低级部分中，这是一种合理的推论。节肢动物出现了骨骼肌，骨骼肌与外骨骼形成了关节运动，关节运动的反馈调控、运动的精确度、准确度都需要"脑"进行精细调控。这种调控与自主神经系统对于平滑肌的调控相比要复杂得多、精确得多。从节肢动物开始，出现了躯体神经系统，躯体神经与自主神经还没有完全分离，没有形成 2 个系统。

鱼类，出现了内骨骼，因此出现了真正的骨骼及骨骼肌，形成了完整的躯体神经系统，硬骨鱼开始有 2 条完整的交感神经干，但较细弱，不易分辨清楚，副交感神经仅限于在第Ⅲ第Ⅹ对脑神经。

爬行类以上的脊椎动物，交感神经干延伸到了颈部与荐部，交感神经与副交感神经还没有完全分离。鸟类的交感神经与副交感神经已经分开，哺乳类动物的交感神经与副交感神经分为 2 个清楚的系统。爬行动物出现新皮层，与自主神经系统的完善同步进行，自主神经系统归属于下丘脑、边沿叶直接调控，同时与新皮层发生关系，共同向更高级的新皮层发展。

副交感迷走神经与交感神经比较，副交感神经进化的比较晚。到了哺乳类便有了 NA（疑核）迷走神经系统。因此从神经系统发生学的角度来看 NA 迷走神经是最新进化出来的自主神经，也是调节内脏活动最高层级的自主神经，

圆口类、鱼类、蛙类，有 10 对脑神经，分别为嗅神经、视神经、动眼神经、滑车神经、三叉神经、外展神经、颜面神经、听神经、舌咽神经、迷走神经。

爬行动物开始具有 12 对脑神经，鳄和龟鳖类的脊副神经已经从迷走神经分化出来，并被包围在颅骨内。蛇和蜥蜴仅有脑神经 11 对，蛇的迷走神经和脊副神经尚未分离，而鳄蜥的脊副神经离脑后即并入迷走神经，未成独立的游离神经。

爬行类、鸟类、哺乳类有 12 对脑神经，11、12 对为副神经、舌下神经。

人类的骨骼肌受意识的支配，是随意肌；而平滑肌是不随意肌，其运动不受意识活动支配。在人类特殊内脏核支配的横纹肌，一端附丽于骨骼，另外一端附丽于皮肤，或者成为环状（括约肌），这种横纹肌既是随意肌，也是不随意肌，高等哺乳类动物既受大脑皮层的支配又受自主神经系统支配。骨骼肌接受大脑皮层的意识支配，不接受自主神经系统的支配。表情肌形态学属于横纹肌，功能上不属于骨骼肌，是介于骨骼肌与平滑肌二者之间的中间型。特殊内脏运动核支配的表情肌形态学属于横纹肌，功能上与骨骼肌不同，一般不引起骨骼的运动，而只引起面部皮肤的运动，产生皮肤皱纹，从而表现出诸多面部表情。面部表情既是无意识的，受情绪（中枢）支配，一般情况下不受大脑皮层的支配；但是也可以是有意识的，大脑皮层也可以支配它，例如遇到伤心事，大哭不止，但是，大脑皮层也可以有意识地停止哭泣。说明支配表情肌的那些特殊内脏运动核受到了自主神经中枢的支配，同时也受到大脑皮层的支配。而骨骼肌只受大脑皮层的支配；内脏的平滑肌只接受自主神经的支配，而不接受大脑皮层的直接支配。

第三节 脑皮的进化

脑皮，或称大脑皮层。

脑皮的进化，即大脑皮层的进化，迄今为止还没有完全搞清楚，有不同的假设或者学说，比较混乱。一般认为，在系统进化中，脑皮可分成 3 个阶段：古脑皮，原脑皮及和新脑皮。

古脑皮：低等动物的大脑神经组织，由嗅神经组成，即嗅脑，除软骨鱼类和肺鱼外，绝大多数鱼类大脑脑皮为古脑皮。在高等动物中逐渐退化，在哺乳类称为梨状叶，为嗅觉中枢。

原脑皮：低等脊椎动物大脑表层仅有零星的神经细胞分布，并不形成细胞层，称为原始脑皮。出现于肺鱼和两栖类的脑皮，这一阶段的灰质分为 3 部：位于脑顶部外侧的为古脑皮，新出现的原脑皮位于脑顶部内侧；神经细胞已开始由内部向表面移动，原脑皮和古脑皮皆是和嗅觉相联系，第 3 部分为位于腹侧的纹状体。

现在生活的两栖类的脑，灰质仍然在里面，但已分化成原脑皮、背面的旧脑皮和腹面的纹状体（联系大脑与脑干的中枢）。

新脑皮：自爬行类开始出现，到哺乳类得到高度发展，爬行类灰质逐渐移向表面，另外在原脑皮与旧脑皮之间，出现新脑皮，新脑皮是由侧脑室外壁的神经物质生长而成，并包围着初生脑皮层（原脑皮）。新脑皮神经元数量大增，排列在表层且层次分明，它们在半球内以联络纤维错综复杂地相互联系，又通过胼胝体在两半球之间联系，并有上行与下行的纤维与脑干各部分相通，形成一个强大的高级神经活动的中枢，大脑表面形成沟、回，使表面积大为扩大。

新脑皮具有分析、综合、发布信息的功能，并且有了高度的分化。因此，哺乳类的新脑皮层最发达，能够有效地协调机体内部的统一，并对复杂的外界条件的变化迅速做出反应。随着哺乳类的躯体结构，功能和行为的复杂化，神经系统随之发展。原有的古脑皮、原脑皮、纹状体皆退居次要地位，成为大脑的低级中枢，古脑皮的残余被推挤到腹面成为梨状叶，以嗅沟与新皮层为界，原脑皮的残余则突向侧脑室中成为海马，仍为嗅觉中枢。

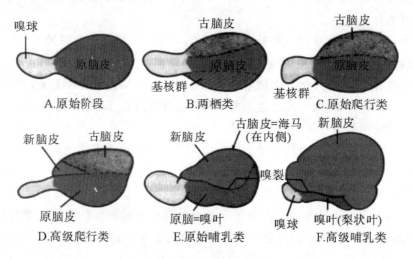

图 1 - 5 - 2 脑皮的进化

图 1 - 5 - 2 中 A 为原始阶段，鱼类的原脑皮，仅有零星的神经细胞分，没有形成细胞层，图 1 - 5 - 2 中 B 为两栖类，示两栖类新形成的原脑皮。

用进废退，是决定动物结构进化的机制。为了适应越来越复杂的功能要求，结构进化得越来越复杂，越来越专门化。接受刺激与发生运动是密不可分的，到了腔肠动物，神经与肌肉开始分化；扁形动物，才有了"脑"；节肢动物，脑分为 3 部分，没有脑皮；鱼类，有了脑皮，称为非均匀皮层。

爬行动物，才进化出新皮层，最终进化为人类的大脑皮层。

大脑皮层的功能：骨骼肌随意运动；逻辑思维；第二信号系统条件反射；调控、抑制内脏活动等。

边缘系统的功能：内脏脑，生命脑，情绪脑。边缘系统是由原脑皮、古脑皮进化来的。这一部分的功能就是中医五脏六腑、经络功能的基础。

大脑进化简要说明

人的大脑皮质按进化过程以及生理功能的不同又有古、旧皮质与新皮质之分。古、旧皮质亦在种系发生上最老的脑皮质区域，如嗅束、海马结构和阿蒙角等脑干和边缘脑部分（皮质结构为 3 层）——也就是所谓爬行动物脑的组织结构，人类的这些皮质与其他高等动物相比，显然已退化。这是由于管理高级精神活动的新皮质高度发展的必然结果。

但即使是新皮质在发生上也有先后之分。新皮质大约是在 1.5 亿年以前被分化出来的。然而，只是在 2 千万至 2.5 千万年以前当人科动物出现时，新皮质才逐渐获得区别人脑和动物脑的初级结构，及至古人类出现时，新皮质才高度发展起来。新皮质基本上是按枕、顶、颞、额叶这样的顺序发展的，而额叶前区则是新皮质发展最晚的部分，在进化过程中它自动获得了特殊的结构和有利的地位，从而最终成为人类的最主要的特征和智力的机能定位区。

美国学者麦克林（Mclean）据此又提出了 3 个脑层次的理论：第 1 层（最外层）是新皮质，它是尼人到智人阶段进化的产物，是智力、想象力、辨别力和计算力的发源地；第2层是新皮质下边的缘脑，它是从哺乳动物遗传下来的部分，控制着情感；第3层是缘脑里边的"爬行动物脑"，它是从爬行动物那里继承下来的部分，控制着人的一些本能的、无意识的行为。

古、旧皮质是3层的皮质，而新皮质则发展成为6层。由于人类新皮质的高度发达，它约占全部皮质的96%。胚胎时期，新皮层是由端脑泡的假分层上皮演化而成。

麦克林（Mclean）提出的3个脑层次的理论：

（一）原始脑、爬虫脑、本能脑

原始脑，包括脑干（脑桥与延脑）、基底核与网状系统等最核心的脑区。环绕脊髓上端的脑干是大脑最古老和最小的部位，是脊髓的延伸，大约在距今2亿到3亿年前已演化形成。其演化程度类似于史前时代进化了数百万年爬虫类的脑，在较低的生命形态，例如蜥蜴、鳄鱼和鸟类中同样发现了它，经常被称为"爬虫脑"，属于由本能所驱动的。原始脑的作用是维持人体的基本生存功能，控制生命的功能和身体生长过程、器官新陈代谢、维持生命生存的总体水平，例如"心跳速度与心律、脸部表情、肠功能、血液循环、血压、体温调节、呼吸速度、自律系统、对抗机制、睡眠、平衡、早期感觉系统"等原始功能行为，满足最基本的需要，例如生存、身体维护、积蓄、统治、打扮和交配等，包括原始心理保护机制：爱、恨、恐惧、性欲和支配情感。该部位不具备思考或学习能力，而是类似预先设定的调节器，控制一些固定的反应如运动，确保身体维持生存所必需的动作与反应，属于无条件执行意志的执行脑。巴甫洛夫的动物非条件反射就在此部分发生作用。例如当人处于愤怒情绪的时候是不受控制的，这种冲动是本能受制于爬虫脑，是不经过理智过程的。

本能脑位于大脑的最里层，是最古老的一层大脑。它是我们和其他动物共有的大脑结构。这个小小的脑干突出部分位于脊柱顶端，它的主要功能是保证身体的安全。因此，当你感到恐惧时，本能脑就会被激活，自动做出战斗、逃跑或静止的反应。当我们需要迅速反应时，本能脑非常有用。本能脑的功能和天赋让我们能迅速对刺激做出反应。当我们的生命或躯体遇到危险时，这种反应的速度非常快，有时甚至比意识还快。

（二）旧脑（大脑旧皮层、哺乳动物脑、感性脑）即边缘系统

旧脑（大脑旧皮层）包围覆盖着原始爬虫脑，老鼠、兔子和马等与人类相近的物种，又名哺乳动物脑，或内脏脑，与约1.5亿年前原始哺乳类的演化有关。环绕脑干的部位被称为边缘系统，包含：海马回穹、杏仁核、中隔、扣带回、嗅脑、海马与周围区域，它与嗅觉、内脏活动、情绪反应和性活动有关，使哺乳动物与外界之间具有细腻而复杂的情感互动，沟通外在世界和内在环境。除了边缘系统外，脑皮层和丘脑等也参与情绪活动。边缘系统和记忆很有关系，和大脑新皮层一样具有思维功能。

这部分最早是从嗅觉开始发展进化而来，最早最原始的情绪中枢部分可以称为嗅脑，对气味的辨识直接关系到对食物（可食否）、天敌、性伴侣、环境危险性（有毒否）等的判断，是生死存亡的关键。在此原始薄薄几层的嗅觉神经细胞基础上逐渐发展出情绪中枢。

当生物进化到高级动物，除了顾及自己之外，还要顾及和同伴的关系，所以从原始的脑干上又进化出"情感脑"，发展出情绪中枢，以适应合作和群居生活，最终发展出高级的爱。"感性脑"是情绪和自主神经系统的掌控中枢，主要掌管情绪（高兴、愤怒、喜悦、痛苦、情绪等）、感性记忆（以情感主导的记忆）与注意力，控制人们的正向（回馈性）和负向（惩罚性）行为。

大脑边缘系统，人们常常称之为情绪脑。它代表了我们大脑系统的下一个发展水平。所有的哺乳动物都有情绪脑，能把爱、愤怒、害怕等情绪带到行动中去。情绪脑（边缘系统）给哺乳动物带来了情绪化的生活。你的情绪脑会把过去学到的东西与当下体会到的东西结合起来，但不会想到将来和长远的结果。

情绪脑特征之一是，其反思记忆的方式是由内而外的。换句话说，它会投入所有的记忆，就像那些事情正在重演一样。当你投入某段记忆时，你就踏进了过去的某个时刻，重新体会当时的感觉，重

新经历那个事件，就像往事重演一样。作为一名转化式沟通者，理解这一点非常关键：投入式记忆就像重新经历过去的事，并伴随着那一刻的强烈情绪。

情绪脑特征之二是它喜欢让事物维持原样。当你感到对变化的抵制时，就是情绪脑在控制你的思想。所以，当你设想的东西不能完成，如吃着你曾发誓要远离的点心，或者又一次对你的孩子大吼时，你不是生病，只不过是陷入了原有的情绪模式罢了。情绪脑也与口头交流的发展有关系，所有哺乳动物都表现除了交流情绪的能力，在某种情况下，它们还会有意识地运用不同的音调。你可能注意到了，还听不懂语言的婴儿会对音调的变化做出很好的反应。狗可以发出很多种声音，以此来表达不同的意思，如果你学会了认真倾听，你就能通过狗发出的声音分辨出它在"说"什么。回想一下狗不同的叫声，有的可能意味着"注意！外面有人！"，有的则可能意味着"现在到游戏时间了，扔个球吧！"，等等。

情绪脑特征之三是，它考虑问题的方式是"是"或"否"，"对"或"错"，"这个"或"那个"，没有灰色地带或阴影地带。黑就是黑，白就是白，黑白之间没有灰色地带。人们在恐惧中思考的时候，你很容易观察到情绪脑这种非黑即白的反应方式。

在进化过程中，"感性脑"获得了两大革命性的重要功能：学习与记忆，大大提升了动物的生存能力。例如通过嗅觉选择食物，需要进行比较，若吃某种食物致病了，就能够得到经验，并保存起来，避免下次中毒。通过记忆经验比较，做出利害取舍的判断，从而使得人类开始有了好坏取舍的价值判断和利害、舒服的情感感觉，决定什么事情能吸引你的注意力，对事物的感受是正面还是负面，以及评定理性脑所产生想法的好坏，是否令它"觉得"真实与正确。当我们陷入狂烈的欲望、情感、爱慕、警惕、忧郁时，"情感脑"正发挥作用。

（三）大脑皮层

为了聚焦未来，完成计划，实现目标，你需要运用大脑皮层中的左脑或右脑系统的视觉想象能力。这个视觉大脑系统出现在距今200万到250万年前，与本能脑和情绪脑相比，大脑皮层相当年轻。

大脑皮层掌控着大脑绝大部分的智力，拥有16万亿相关联的神经元。凭借它的速度和处理能力，大脑比只靠惯性情绪支配的大脑灵活1000倍。所有这些灵活性和能力使我们能够适应视觉投射和视觉推理。

视觉化的大脑皮层的一个重要优势就是视觉规划和系统观察，或者说是全局观。大脑皮层的前额叶体积巨大、结构复杂，所以它可以用作未来规划。例如，描绘蓝图，比较和舍弃规划的草案，知道敲定最终计划。这要求大脑非同一般的视觉化能力。

与情绪脑投入过去的记忆不同，大脑皮层通过分离的图景来思考。它会将一个事件中的图片组合起来，在自己脑子里放电影，就像这件事时发生在他人身上一样。当记忆事件以分离的方式呈现时，涉及情绪的部分就会大大减弱。在我们看来，这不是真实的。因此，我们可以想象并考虑很多种方式，以便做出最佳选择。这就像我们在看电影一样，我们是自己生活的导演。

此外，大脑皮层是极具合作性的大脑组成部分。它会把战略路径视觉化，从而解决团队中最重要的问题。

新发展起来的大脑皮层在调节机能上起着主要作用；而皮层下各级脑部及脊髓虽也有发展，但在机能上已从属于大脑皮层。高等动物一旦失去大脑皮层，就不能维持其正常的生命活动。人类的大脑皮层更产生了新的飞跃，有了抽象思维的能力，成为意识活动的物质基础（有声语言、肢体语言、文字符号等等）。机体的随意运动只有在神经系统对骨骼肌的支配保持完整的条件下才能发生，而且必须受大脑皮层的控制。所以，骨骼肌的随意运动与抽象思维、逻辑思维、意识活动是密切相关的。

第四节　自主神经系统概念的新发展

按照传统的自主神经的概念，自主神经系统是控制内脏系统功能的神经系统，支配腺体、内脏平滑肌及心肌，控制心血管活动、消化代谢活动及体温调节等等。自主神经的活动都是非随意运动，是下意识的。按照自主神经的功能及在脑干及脊髓的神经解剖起源，分为交感和副交感神经系统 2 部分。但是这一概念主要把自主神经界定为运动神经系统，而排除了内脏感觉神经系统，这样的界定限制了人们探索内脏与脑之间关系的研究。但是内脏感觉神经系统正是把内脏信息反馈到延髓和下丘脑的通路，而大脑皮层通过皮质延髓束对自主神经进行调节控制，因此自主神经系统应该包括内脏传入神经这一部分。这部分神经属于迷走神经，占有 80% 迷走神经纤维，是联系内脏和大脑的桥梁，可以把内脏的信息传递给大脑，刺激这部分传入神经可以影响大脑的功能，可能引起癫痫发作、抑郁状态、自伤行为。

达尔文曾经在《动物与人类的情绪表达》一书中强调呼吸消化神经，即迷走神经在内脏与大脑之间重要的双向沟通作用。Pogers 把迷走神经看作一个完整的功能系统，通过内脏感觉神经把内脏状态的信息传递给下丘脑及延髓，后者再把信息上传给大脑皮层进行加工处理，再通过皮质延髓束把皮层的指令信息传给杏仁核、延髓，通过迷走神经运动神经纤维支配内脏系统改变内脏功能状态。Pogers 认为动物在进化过程中不但发展出与生存环境相适应的外在行为，还塑造了有机体支持这些行为的功能与生理结构，因此哺乳类动物，特别是灵长类动物进化出能够支持社会行为的内脏调节系统，而自主神经系统就是情绪体验和情感反应的神经生理基础。而且不同等级物种的神经生理的功能限制了不同物种所具有的情绪体验、情感表达及社会行为。灵长类动物，特别是人类，出生以后就开始和抚养者及家庭成员交流声音、面部表情，而且会利用哭笑、面部表情来表达饥渴、冷热等内脏、皮肤感受，开始识别母亲声音与母亲建立依恋关系，建立起条件反射，开始评价环境是否安全舒适。

从胚胎的发育过程来看，三叉神经、面神经、舌咽神经、迷走神经、副神经等颅神经都从胚胎的第一鳃弓分化出来，因此彼此之间有部分神经纤维紧密联系。多重迷走神经理论认为这些神经共同构成了情绪表达与社会融入行为的神经基础，支配着表情肌肉的活动和声音的音调。Pogers 将这些颅神经与前额叶皮层、延髓一起称为：社会融入系统。这个系统的皮层部分是高级运动中枢控制着延髓的神经核团，这些是低级运动中枢控制着眼轮匝肌的活动，目光接触关注视觉信息，面部表情肌肉动作情绪表达，中耳肌肉从噪音背景中寻找有意义的语言信息，咀嚼肌运动有助于消化、咽喉运动语言与语调以及颈部肌肉的活动社交姿态、对新奇刺激的寻找与定向。总之这些肌肉运动帮助人们完成社会性行为。比较解剖学、组织胚胎学和生物进化方面的研究对人类面部表情肌肉及心理行为的出现提供了线索。关于这方面的研究表明，控制面部及头颈部肌肉的 5 对颅神经具有共同的特征：它们的神经核都有一些传出神经纤维与特殊迷走神经相联系，而特殊迷走神经能够抑制心率、血压、减少交感神经的唤醒、促进平静状态、促进合成代谢过程，促使个体成长和贮存能量。另外社会融入系统还与HPA 轴（下丘脑－垂体－肾上腺轴）、催产激素、加压素以及免疫系统有神经联系。迷走神经的传入纤维是社会融入系统的重要反馈通路，可以把社会融入系统效应器官的状态信息传递到脑干网络组织以及下丘脑、杏仁核和丘脑（边缘系统）。除此之外，迷走神经传入纤维表现出能够抑制 HPA 轴而减少皮质醇激素的分泌。因此面部表情、目光接触、倾听等社会行为可能会改变内脏活动状态，调节心率、血压及内分泌激素水平。这一理论强调生理状态限制个体的社会融入行为和情绪调节能力，并提示使人安静地锻炼以及对面部和头颈部肌肉的锻炼可以刺激社会融入系统，从而增进积极的社会行为。

层级反应策略

对于哺乳类动物，特别是人类，不仅具有上述 2 类迷走神经，还具有交感神经系统。Pogers 从进化论及神经系统发生学的角度研究了三者在进化过程中的先后顺序。Pogers 比较了圆口纲脊椎动物、软骨鱼类、硬骨鱼类、两栖类、爬行类和哺乳类动物的控制心脏活动的神经系统结构发现：不同进化阶段的物种具有不同的内脏神经系统。圆口纲脊椎动物只具有嗜铬细胞组织，从鱼类开始具有 DMNX 迷走神经（迷走神经背侧运动神经核），到了爬行类开始具有交感神经－肾上腺髓质系统，到了哺乳类便有了 NA（疑核）迷走神经系统。因此从神经系统发生学的角度来看 NA 迷走神经是最新进化出来的自主神经，也是调节内脏活动最高层级的自主神经。爬行动物没有分化出 NA 迷走神经，只有 DM-NX 迷走神经。

表 1 - 5 - 1　三类自主神经的行为功能及低级神经元分布见表

系统发生阶段	自主神经系统成分	行为功能	下级运动中枢
第三阶段： 人类 灵长类 哺乳类	有髓鞘迷走神经系统：腹侧迷走神经丛	社会交流 情绪表达 自我抚慰 安静 抑制交感肾上腺髓质活动	疑核（NA）
第二阶段 爬行类	交感神经系统	动员战斗（或主动逃避）	脊髓
第一阶段 鱼类 两栖类	无髓鞘的迷走神经系统：背侧迷走神经丛	僵住（或假死、被动回避）	迷走神经背侧运动神经核（DMNX）

根据自主神经系统发生的 3 个阶段，多重迷走神经理论提出了自主神经系统的层级反应策略，认为高级阶段发展出来的神经系统对低级阶段存在神经系统有抑制作用，如果高级阶段发展出来的神经撤除抑制，低级阶段发展出来的神经系统就会起主导作用。从进化论的环境适应观点来看，在适应环境变化的过程中最后进化出来的神经系统越是最先启动的。因此。对于人类来讲遇到环境变化时，首先会启动有髓鞘迷走神经系统，开始寻求帮助，进行人际交流或者表达自己的情绪。当这种应对策略无效时，就会撤除对交感肾上腺髓质系统的抑制，从而激活动员采取战斗或逃跑的策略进行应对。如果打不赢逃不掉就会撤除对无髓鞘迷走神经系统的抑制，采取退缩、僵住或假死、自杀等策略加以应对。另外 Pogers 还提出针对不同环境个体会采取不同策略加以应对。在安全环境下主要是进行社会交流、情感表达；在不安全的环境中个体会采取战斗或逃跑策略加以应对；在威胁生命安全的环境下个体会采取退缩、僵住、分离、自杀等策略加以应对。

丘脑在大脑皮层不发达的动物中是感觉的最高级中枢，在大脑皮层发达的动物中是最重要的感觉传导接替站。来自全身各种感觉的传导通路（除嗅觉外），均在丘脑内更换神经元，然后投射到大脑皮质。在丘脑内只对感觉进行粗略的分析与综合，丘脑与下丘脑、纹状体之间有纤维互相联系，三者成为许多复杂的非条件反射的皮层下中枢。

丘脑前核接受下丘脑乳头体来的纤维，并发出纤维投射到大脑皮层的扣带回，参与内脏活动的调节；丘脑的外侧腹核主要接受小脑、苍白球和后腹核的纤维，并发出纤维投射到大脑皮层的运动区，参与皮层对肌肉运动的调节；丘脑枕接受内侧与外侧膝状体的纤维，并发出纤维投射到大脑皮层的顶叶、枕叶和颞叶的中间联络区，参与各种感觉的联系功能。

新皮层是最后进化来的结构，除了增加许多新的功能之外，他对原来的老结构只是起到抑制与调控的作用，而不能够取代、代替古皮层及旧皮层进化来的边缘系统的功能。

第五节　边缘系统

边缘系统是指位于前脑底部环绕着脑干形成的皮层内边界。边缘系统的主要功能在于，调节自主神经系统的活动，控制某些本能行为，诸如探究、喂食、攻击、逃避；对那些与保存种属相联系的情绪具有整合作用。

神经生理学家帕帕兹（J. W. Papez）于 1937 年系统地阐述了一个包括情绪行为与情绪体验的复合神经机构，即帕帕兹环路。该环路的主要结构就是边缘系统。帕帕兹认为，情绪过程建立在海马，当海马被刺激时，冲动通过胼胝体下的白色纤维传递到下丘脑的乳头体。兴奋从下丘脑传递到丘脑前核，并上行到大脑内边界的扣带回，再回到海马和杏仁核，完成了这一环路。兴奋在这一环路上经扣带回扩散到大脑皮层，冲动在这里附加于意识上，产生情绪体验。

医学的临床观察和实验证明，帕帕兹环路中的扣带回、杏仁核等部位与情绪的产生有密切关系。切除了扣带回前部的病人表现为失去恐惧情绪，并在社交活动中变得冷漠无情。某些有凶暴行为的病人，其脑病变常发生在杏仁核，对某些病人施行杏仁核毁坏性损伤手术后，追踪观察表明他们的凶暴行为未再发作。

心理学家麦克林（P. D. Maclean）研究和扩展了帕帕兹的情绪学说，于20世纪40年代末提出了"内脏脑"的概念。内脏脑所占据的中皮层部位调节着所有的感觉器官和内部器官，通过下丘脑调节内脏反应和骨骼反应。从进化过程看，中皮层是介于新、老皮层之间的脑结构，兴奋从这里转换到大脑皮层，从而提供意识的感情成分。麦克林认为，情绪过程是由皮下机构调节的，而对情绪性质的评价、认识过程则由大脑皮层完成。因此，只有当皮层下部位输入的神经冲动经过边缘系统的整合，并同皮层活动联系起来时，才是情绪产生的完整机制——大脑皮层促成情绪体验，下丘脑促成情绪表现。

1. 边缘系统

边缘系统又称内脏脑、情绪脑、生命脑。其包括的解剖学结构各家意见并不完全一致，一般认为，在大脑半球内侧面由扣带回、海马旁回及海马回钩等在大脑与间脑交接处的边缘连接成一体，故称为边缘叶。边缘叶与邻近皮质（额叶眶部、岛叶、颞极、海马及齿状回等）以及与它联系密切的皮质下结构（包括与扣带回前端相连的隔区、杏仁复合体、下丘脑、上丘脑、丘脑前核、部分丘脑背侧核以及中脑内侧被盖区等）在结构与功能上相互间都有密切的联系，从而构成一个功能系统，称为边缘系统。

一开始研究者称边缘系统为嗅脑，18世纪30、40年代人们从另一个角度了解它的功能，即运行情绪，并称之与情绪有关，命名为边缘系统。边缘系统是指高等脊椎动物中枢神经系统中由古皮层、旧皮层演化成的大脑组织以及和这些组织有密切联系的神经结构和核团的总称。古皮层和旧皮层是被新皮层分隔开的基础结构，它代表了爬行动物以前的中枢神经系统的所有功能与结构。边缘系统的重要组成包括：海马结构、海马旁回及内嗅区、齿状回、扣带回、乳头体以及杏仁核。上述结构通过帕帕兹环（Papez环路）相互联系，并与其他脑结构（新皮层、丘脑、脑干）有广泛联系，所以边缘系统的作用是使中脑、间脑和新皮层结构之间发生信息交换。

端脑表面所覆盖的灰质称为大脑皮质，也即新皮质，新皮质从爬行动物开始出现。依据进化，大脑皮质分为古皮质、旧皮质和新皮质。古皮质与旧皮质与嗅觉有关，总称为嗅脑。在哺乳动物中，等级越高，新皮质越发达。古、旧皮质是3层的皮质，而新皮质则发展成为6层。由于人类新皮质的高度发达，它约占据全部皮质的96%。

神经生理学家帕帕兹（J. W. Papez）于1937年系统地阐述了一个包括情绪行为与情绪体验的复合神经机构，即帕帕兹环路。该环路的主要结构就是边缘系统。帕帕兹认为，情绪过程建立在海马，当海马被刺激时，冲动通过胼胝体下的白色纤维传递到下丘脑的乳头体。兴奋从下丘脑传递到丘脑前核，并上行到大脑内边界的扣带回，再回到海马和杏仁核，完成了这一环路。兴奋在这一环路上经扣带回扩散到大脑皮层，冲动在这里附加于意识上，产生情绪体验。

通过与下丘脑及植物神经系统的联系，边缘系统参与调节本能和情感行为，其作用是自身生存和物种延续。此外，海马结构还对学习过程和记忆发挥着突出的作用。因此如果海马结构或与之功能联系的结构受损，则导致遗忘综合征。其病变部位不同，产生的记忆障碍形式也不同。

植物人，是一个"内脏人"的典型例子，所有基本生命活动：呼吸、消化、循环、内分泌、泌尿等等功能完好无缺，生命的本能反射都存在。缺失的是逻辑思维与躯体（骨骼肌）运动，各种心理感受，各种感觉消失了。表现为大脑皮层与皮层下中枢的分离。

2. 社会脑

1990 年，L Brother 根据灵长类社会活动的多样性提出了"社会脑假说"。社会脑概意为，包括人类在内的灵长类大脑内肯定存在着一个旨在认识和理解他人表情的神经机制，在社会交往中人会通过该中枢迅速处理与他人相互作用的各种信息。

社会脑在社会交往过程中，承担着了解和观察他人的目的、意图、信念、推测等信息的处理，从而达到与他人进行有效沟通和交往的目的，简而言之就是社会认知能力。当前研究表明与社会脑相关的 3 个特殊脑区是杏仁核、后上颞沟和与之毗邻的颞顶连接、内侧前额叶皮质及与之毗连的前扣带回皮质。

杏仁核是通过在认识如恐惧等表情中的反应而在社会交往中发挥作用的，但不是通过情绪本身，而是通过观察脸部的情绪表达所引发。

人的社会行为都受大脑中的某些特定区域调控，统称为"社会脑"。英国最新的研究发现，人脑负责社会行为的部分要到三四十岁以后才会成熟。中国人说："三十而立，四十而不惑"。

广义上说，人的社会行为是指人类在和他人及团体之间打交道时所表现出的各种行为和反应，包括情绪，表情，姿态，言语等等各种表达方式。这些社会行为都受大脑中的某些特定区域调控，统称为"社会脑"，包括前额叶、杏仁核、海马、脑岛以及视觉联合皮层、下丘脑、脑干等，其中发挥关键作用的就是杏仁核和前额叶中的扣带回。这些部位通过彼此之间的复杂联系共同负责调控人的社会行为。

可以看出，社会脑与边缘系统基本上是重合的。社会脑着重于对社会行为的认知，主要表现为情绪的表达，即语言表达与非语言表达。而心理学家着重于研究非语言表达，即面部表情以及语音，语调等等。

非语言表达，主要通过面部表情肌，以及特殊内脏运动核支配的横纹肌，即脑神经核中的特殊内脏运动核。特殊内脏运动核包括：三叉神经运动核，疑核，面神经核，副神经核等。

一般内脏运动核包括：

动眼神经副核：瞳孔括约肌睫状肌。

上泌涎核：纤维加入面神经支配泪腺舌下腺下颌下腺及口腔鼻腔的腺体。

下泌涎核：纤维加入舌咽神经经耳神经节支配腮腺的分泌。

迷走神经背核：纤维经迷走神经，在器官内和旁节交换神经元→节后纤维管理胸腹腔内脏平滑肌、心肌、腺体的运动和分泌。

疑核（NA）：因为刚开始发现这个脑神经核的时候，搞不清楚它的作用，比较疑惑，所以就叫疑核。位于三叉神经脊束核和下橄榄核之间的网状结构中，纵贯延髓的全长，发出的纤维先向背内侧走行，然后折向腹外方出脑，此核接受双侧皮质束纤维的传入。

疑核是个细长的细胞柱，发出的纤维加入 3 对脑神经：上部发出的纤维进入舌咽神经，仅支配茎突咽肌；中部发出的纤维加入迷走神经，支配软腭与咽的骨骼肌、喉的环甲肌和食管上部的骨骼肌。下部发出的纤维构成副神经脑根，进入副神经，出颅后又离开副神经而加入迷走神经，最后经迷走神经的喉返神经，支配除环甲肌以外的喉肌。此外疑核还包含投射到心脏的副交感节前神经节。

人类的面部表情，有声语言，肢体语言等等是社交的重要工具，这些功能都与疑核（NA）迷走神经有关。

3. 社会融入系统（自主神经的多重迷走神经理论）

1995 年，美国伊利诺斯大学精神病学及生理心理学家 Porges 通过对迷走神经调节心率变化这一现象的深入研究，结合神经系统发生学、神经系统解剖学研究，从物种进化与环境适应行为的角度，提出了一个关于自主神经系统的新理论，即自主神经的多重迷走神经理论。

该理论认为：通过神经解剖学和系统发生学的比较，可以得出以下结论：①绝大多数爬行类动物没有分化出 NA 迷走神经，只有 DMNX（迷走神经运动背核）迷走神经。所以，支配心脏活动的迷走神经只来自 DMNX（迷走神经运动背核）。②哺乳类动物已经分化出 NA 迷走神经和 DMNX 迷走神经，而且支配心脏活动的迷走神经主要来自 NA。③杏仁核的中央神经核与 NA 迷走神经之间有直接的联系。④NA 迷走神经丛，能够调节与声音、面部表情相关的随意肌活动，还能协调呼吸与吸吮、吞咽活动。

只有哺乳类动物才具有的 NA，迷走神经纤维是由起源于迷走神经、舌咽神经、副神经 3 对颅神经的部分传出神经元纤维组成，其中起源于疑核背侧的 NA 运动神经元纤维支配着喉、咽、软腭，食道复杂的协调动作，以保证吸吮、吞咽、呼吸动作的顺利完成。而且 NA 部分纤维还控制着心率快慢和音调高低，并与三叉神经、面神经、听神经、舌咽神经、副神经相互联系，共同参与面部肌肉活动、声音表达，而这些都是情绪活动、社交活动及同伴沟通不可缺少的行为功能。疑核腹侧的 NA 运动神经元投射出非自主运动神经元纤维支配心脏和支气管，在休息睡眠与应激状态下这类神经活动表现出增强或降低，起到刹车作用，与交感神经共同支配着哺乳类动物战斗—逃跑反应。因此，可以说，哺乳类动物的 NA 迷走神经即参与非自主的反射性内脏活动，又参与灵活自主的社会交往活动。这一复杂的神经功能可以解释人类很多心理行为现象和临床神经症症状。

Pogers 认为，动物在进化过程中不但发展出与生存环境相适应的外在行为（功能），还塑造出了有机体支持这些行为的生理结构，因此，哺乳类动物，特别是灵长类动物进化出能够支持社会行为的内脏调节系统，而自主神经系统就是情绪体验和情感反应的神经生理基础。不同等级物种的神经生理的功能限制了不同物种所具有的情绪体验、情感表达及社会行为，灵长类动物，特别是人类，出生以后就开始和抚养者及家庭成员交流声音、面部表情，而且利用哭笑、面部表情表达饥渴、冷热等内脏、皮肤感受，开始识别母亲声音，与母亲建立依恋关系，开始评价环境是否安全舒适。

从胚胎发育的过程来看，三叉神经、面神经、舌咽神经、迷走神经、副神经等颅神经都从胚胎的第一鳃弓分化出来，因此，彼此之间有部分神经纤维紧密联系。多重迷走神经理论认为，这些神经共同构成了情绪表达与社会融入行为的神经基础，支配着表情肌肉的活动和声音的音调。Pogers 将这些颅神经与前额叶皮层、延髓一起称为社会融入系统。这个系统的皮层部分是高级运动中枢，控制着延髓的神经核团，这些是低级运动中枢控制着眼轮匝肌的活动（目光接触，关注视觉信息），面部表情肌肉动作（情绪表达），中耳肌肉（从噪音背景中寻找有意义的语言信息）、咀嚼肌运动（有助于消化）、咽喉运动（语言与语调）以及颈部肌肉的活动（社交姿态、对新奇刺激的寻找与定向）。总之，这些肌肉运动帮助人们完成社会性行为。

结语

多重迷走神经理论突破了传统自主神经理论中把自主神经系统当作调节个体内脏系统功能的神经系统，而是把自主神经系统建构为一个连接大脑与内脏活动、情绪及其表达（各种表情）、社会行为的桥梁，把自主神经系统定位为连接人类内脏生理活动与个体社会行为的渠道，因此具有重要的理论价值和现实指导意义，是一个需要进一步验证和充实的大理论框架。这一理论为众多身心疾病及多种精神障碍提供了可能的神经生物学解释，同时也为通过改变社会行为来调节内脏器官功能及情绪状态的心理治疗或临床治疗方法提供了一个神经生理模型，为通过刺激迷走神经来调节身心状态的治疗方法提供了理论依据。即，通过音乐，美术，旅游，广场舞，针灸，按摩，社交活动……以及刺激迷走神经的方式，调节内脏活动的自主神经兴奋效应，以达到治疗内脏疾病的目的。

第六节　内脏调控的层级假设

随着内脏功能，结构的不断升级，自主神经越来越完善，越来越复杂，但是他们始终都是无意识的，自主的调控着内脏以及平滑肌的运动。如果没有传入神经这个反馈方式，怎么实现自主调控？传统的自主神经系统是指"传出神经，运动神经"的概念是不完善的。

边缘系统，与心主神明、肝主疏泄，肾为命门之火，经络，有着密切的关系，是中西医融合的关键所在，融合之后得出：内脏调控的层级假设。

内脏调控层级假设

大脑皮层→意识（有意识的骨骼肌运动效应与逻辑思维）以及情绪体验。

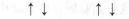

各种传统感受器→边缘系统－下丘脑－垂体各轴（内分泌系统）→内脏器官（效应器）

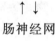

12 对脑神经核←自主神经中枢

12 对脑神经核→自主神经中枢

↑↓

脑干各内脏调节中枢（呼吸中枢，心血管中枢……）（缘脑）

↑↓

皮下穴位感受器→脊神经→脊髓节段→其他（内脏器官）效应器

↑↓　　↑↓

皮下穴位感受器→自主神经→自主神经节，交感链及迷走神经→心脏传导系统→心脏跳动（效应器）

↑↓

肠神经网

↑↓

肠壁内神经系统→胃肠道效应器

激光、电、超声波、机械等等刺激穴位感受器→穴位周围发生生物化学，生物学变化→局部炎症，局部反应→改善局部病变。

说明：

（1）感受器：①传统感受器，西医理论中的感受器，眼耳鼻舌身；②穴位感受器。

（2）边缘系统：内脏脑、情绪脑、社会脑、本能脑、爬行动物脑，是从不同的角度出发看边缘系统。

（3）特殊内脏神经核（自主神经系统）支配的面部表情肌，是一种特殊的横纹肌，既受自主神经支配，又受大脑皮层支配。

（4）横纹肌分 2 类：①骨骼肌（随意肌）；②表情肌及括约肌（既受自主神经支配，又受大脑皮层支配）。

（5）大脑皮层的主要功能是：骨骼肌运动与逻辑思维，对于内脏功能没有直接调控作用，而仅仅是感知与存储。内脏功能的调控是自动调控，中枢在边缘系统。

（6）穴位感受器可以接受激光、电、超声波、机械、温热、穴位注射药物等等刺激，与传统的西医的感受器不同。

（7）内脏活动，情绪体验与逻辑思维同时发生，条件反射是他们的发生机制。由文字符号产生的条件反射，可以把逻辑思维与情绪体验分离开来，使得逻辑思维能够独立进行，在大脑皮层产生"精神"或者说可以外化的"绝对精神"。

总之，现代科学西医对于外界环境－情绪－内脏功能之间的关系及其调控机制，知之不多，还处于不同的假设与猜想的阶段。

第七章　重新认识结构与功能的关系

西方科学的机械唯物论一直认为：西医解剖学与生理功能之间的关系是统一的，解剖学结构决定生理学功能，而且是一一对应的。例如：血液循环生理包括血液运行和心脏、血管的功能与循环系统的解剖学结构心脏、动静脉、毛细血管是对应的；呼吸生理包括呼吸道和肺的功能以及气体在血液中的运输与气管、支气管、肺泡等解剖学结构是对应的；消化生理包括消化管运动和消化液的分泌，以及食物的消化和养料的吸收过程与解剖学中的口腔、食道、胃、小肠、大肠一一对应的；排泄生理主要讨论肾脏的泌尿过程和输尿管、膀胱的排尿过程与解剖结构一一对应；内分泌生理讨论各种内分泌腺的功能；神经系统是机体各部分功能的调节机构，一方面接受由各种感受器或感觉器官传来的信号而加以整合，另一方面对各种器官系统的活动进行调节和控制，从而使机体对体内外环境的变化作出有规律的反应。神经系统与内分泌系统是 2 个独立的、没有直接联系的系统。

这种研究方法，是按照解剖学结构为参照系进行的，实际上血液循环功能的完成不单单是心脏、动静脉、毛细血管这些解剖学结构所能够完成的，在人体中，血液循环功能的实现，除了血液循环的解剖学结构参与之外，还需要能量供给，中枢神经系统的调节，肺脏、肝脏、脾脏，肾脏等的配合，以及运动器官的参与，才能够完美实现。血液循环功能是在整体结构的参与下，在解剖学的循环系统结构中完成的。这样才能够解释血液循环功能障碍、衰竭的发生发展机制，才能够解释心源性心衰，肝源性心衰，肾源性心衰，肺源性心衰，营养不良性水肿……

实际上在人体内，结构与功能不是一一对应的；任何一个功能的实现都是全身结构参与的结果，任何一个器官除了完成该器官的功能之外，还具有或者兼备其他器官的功能。

1. 心血管系统

自从提出血液循环学说以来，心脏就一直被认为是一个由心肌组织构成、具有瓣膜结构的空腔脏器，只是一单纯的血液循环的动力器官"泵"。这种认识是基于全身整体以及其他系统功能完好无缺的条件下推导出来的，忽略了其他器官系统对于血液循环的作用，以及没有被发现的物质结构及其功能作用（隐象）。

例如：心钠肽（aANP）又称心钠素，是目前已知的人体中最强大的利尿、利钠剂，其利尿作用是呋塞米的 500～1 000 倍，对维持人体的水、电解质的平衡，促进代谢产物的排泄具有重要的作用。另外，它还可以舒张血管、降低血压、调节心脏的功能，可以舒张肺动脉和支气管，增加肺表面的活性物质而改善肺的通气和换气，可以促进毛细血管内液体外渗，降低全身的血浆容量。因此，心钠素在维持人体的正常生理状态中起重要的作用。

根据心钠素的释放和对远隔器官的作用以及随后在肝、肾、肺等器官中降解等特点，充分证明，ANP 为一种新的激素，因而，心脏除了是泵血器官外，同时也是一个内分泌器官，具有调控功能，这是内分泌学的一大突破。

心血管系统，不仅是一个内分泌器官，而且还是一个免疫器官，是运载激素、免疫物质、免疫细胞、各种介质的通道，如同周围神经一样，是调控系统的传导部分。心血管还有化学感受器、压力感受器……不断地调控着全身的各种功能。内皮细胞也称血管内皮细胞，通常指衬于心、血管和淋巴管内表面的单层扁平上皮，它形成血管的内壁。它们具有吞噬异物、细菌、坏死和衰老的组织，还参与机体免疫活动功能。血管内皮细胞是介于血流和血管壁组织之间的一层单核细胞，可通过自分泌、内分泌、旁分泌 3 种途径分泌一系列 NO、PGI2、ET－1 等血管活性物质发挥调节血管紧张性、抗血栓形成、抑制平滑肌细胞增殖及血管壁炎症反应等功能。内皮细胞结构和功能的改变是多种心血管疾病的共同病理基础。已证实，高血压、冠心病等患者内皮结构和功能严重受损。原发性高血压患者几乎都有血管内皮损伤，虽然内皮损伤与高血压孰因孰果尚未明确，但目前的研究结果倾向于认为高血压患者内皮受损继发于高血压。冠心病是心血管疾病的常见病之一，其病理基础是脂质在受损的内皮下聚集形成动脉粥样硬化斑块。血管内皮受多种因素的影响，尤其是氧化应激、肾素－血管紧张素系统、氧化低密度脂蛋白、同型半胱氨酸等。内皮细胞受损导致所释放的舒血管因子和缩血管因子失衡，其中以 NO 和血管紧张素 II 最为重要。

但内皮细胞损伤是一种可逆性改变，可通过运动、钙离子拮抗剂、血管紧张素转换酶抑制剂、血管紧张素受体阻断剂、中医药和生活方式干预等措施修复内皮损伤。中医药在改善血管内皮功能，治疗心血管疾病中也取得了很多研究成果。实验室研究证实小檗碱能抑制内皮微颗粒的产生，增强内皮祖细胞的功能。此外，脑心通、通心络、血脂康胶囊等对修复血管内皮均有较好的作用。

血管内皮稳态的破坏与生活环境及生活方式密切相关。肥胖、吸烟、不良生活习惯及慢性应激均可导致血管内皮受损，因此，良好的生活环境及生活方式对维护血管内皮具有重要意义。

内皮细胞是分布在脑、淋巴结、肺、肝脏、脾脏等器官组织中的一些有共同特点的吞噬细胞的总称，他们吞噬异物、细菌、坏死和衰老的组织，还参与机体免疫活动，包括：

（1）血管收缩及血管舒张，从而控制血压；合成释放舒血管物质：前列腺素，是合成前列腺素的主要场所。内皮源性舒张因子，血管内皮细胞超极化因子，内皮细胞钠利尿肽，大量肾上腺髓质素；合成释放的缩血管物质，即血管内皮衍生的收缩因子：内皮素、血管紧张素 II、血管内皮收缩因子等等。

（2）凝血（血栓形成及纤维蛋白溶解）。

（3）参与动脉硬化过程。

（4）血管生成，参与血管壁修复和重塑。

（5）炎症及肿胀（如：浮肿）调节通透性。

（6）内皮细胞亦控制一些物质，如白细胞进出血管。

（7）在某些器官，有一些高度分化的内皮细胞负责特别的过滤功能。例如：肾丝球及脑血管障壁。

循环系统包括心脏、血管和调节血液循环的神经体液装置，是机体重要的代谢、内分泌器官，其功能众多。是炎症（痰），水肿（水饮、水湿），血液凝固及纤维化、钙化（瘀血）的病理变化的主要场所。在疾病的时候它还影响到肺、肾、肝、脾、大脑……心血管的功能不单单是血液循环，血液循环功能的完成不单单是心脏与血管能够实现的。还是心血管主血液循环比较合适。

2. 呼吸系统

现代西医的发展，也否定了器官功能与器官结构之间的一一对应关系，即肺脏不单单是完成呼吸功能的器官，肺的非呼吸功能的研究已引起了广泛的注意，除肺泡分泌细胞分泌表面活性物质参与脂质、蛋白质代谢外，还参与激素、介质的生成与代谢。在气管、各级支气管、肺泡囊、腺体及导管等处均具有为数很少的 K 细胞，又称内分泌细胞、神经分泌细胞。这种 K 细胞有内分泌功能，而且认为 K 细胞可分为不同类型，并有不同的功能。肺的内分泌功能表现如下：①肺血管内皮可产生 5－羟色胺，并可从血液循环中摄取 5－羟色胺，故 5－羟色胺经肺循环时可被内皮细胞清除和灭活。5－羟色胺有使血管收缩的活性，当肺静脉与全身血循环中 5－羟色胺浓度升高时可能造成肺水肿及高血压。②肺是人体中前列腺素含量最高的器官之一。肺也是前列腺素生物合成、释放和灭活的场所。③集中于肺动脉和支气管动脉周围的结缔组织中的肺内肥大细胞可在肺泡低氧条件下进行脱颗粒，释放组织胺，并可引起肺血管收缩以及增加毛细血管的通透性，调节肺的血液循环。组织胺为能引起过敏反应的介质，当肺在过敏时组织胺合成能力加强，故肺为组织胺合成与释放的器官之一。同样肺也具有慢反应物质的释放作用，具有嗜酸性粒细胞趋化因子的释放功能。

肺除了呼吸以外，还有以下功能：借由调整二氧化碳的分压，可以调整血液的 pH 值，维持酸碱平衡。滤掉静脉中形成的小血栓。滤掉静脉中的微小气泡，例如在潜水后减压形成的气泡。调整血液中生物物质及药物的浓度。利用血管紧张素 I 转化酶，将血管紧张素 I 转换为血管紧张素。保护心脏，减轻冲击时的震动。呼吸运动形成的压力差可以协助心脏促进血液循环。支气管会分泌免疫球蛋白 - A，是一种抗体，可以避免呼吸道感染。借由分泌含有抗菌化合物的黏液，保持无菌状态。黏液中含有糖蛋白，像黏蛋白、乳铁蛋白、溶菌酶、乳过氧（化）物酶，肺还具有排泄二氧化碳、水分的作用，调节体温的作用等。

呼吸功能的实现，也不是肺、气管、支气管能够独立完成的。肺只是起到重要作用而已。

西医的肺脏是一个呼吸器官、免疫器官、内分泌器官、排泄器官、神经内分泌器官、循环器官……以实现呼吸功能为主。西医的正确的表述应该改为：肺主呼吸。余类推。

3. 内分泌系统

传统的内分泌系统或称为固有内分泌系统：由单个或成群的细胞和独立的无管腺组成（内分泌器官），其产生的激素由血液运输到远处效应器细胞，通过分泌特殊的化学物质来实现对有机体的控制与调节，它与神经系统相辅相成，共同调节机体的生长发育和各种代谢，维持内环境的稳定，并影响行为和控制生殖等。人体主要的内分泌腺有：甲状腺、甲状旁腺、肾上腺、垂体、松果体、胰岛、胸腺和性腺等。

弥散神经内分泌系统（DNES）：广泛散在其他器官和组织内的内分泌细胞，产生肽类或单胺类激素，作用于邻接的细胞及相邻的细胞群，或通过血液运输作用于远处的细胞。它把神经系统和内分泌系统 2 大调节系统统一起来构成一个整体，共同完成调节的和控制机体生理活动的动态平衡。

DNES 的组成，至今已知有 50 多种细胞，分中枢和周围 2 大部分。中枢部分包括下丘脑 - 垂体轴的细胞和松果体细胞，如前述的下丘脑结节区和前区的弓状核、视上核、室旁核等分泌性神经元，以及腺垂体远侧部和中间部的内分泌细胞等。周围部分包括分布在胃、肠、胰、呼吸道、排尿管道和生殖管道内的内分泌细胞，以及甲状腺的滤泡旁细胞、甲状旁腺细胞、肾上腺髓质等的嗜铬细胞、交感神经节的小强荧光细胞、颈动脉体细胞、血管内皮细胞、胎盘内分泌细胞和部分心肌细胞与平滑肌细胞等。这些细胞产生的胺类物质如儿茶酚胺、多巴胺、5 - 羟色胺、去甲肾上腺素、褪黑激素、组胺等；肽类物质种类更多，如：下丘脑的释放抑制激素、加压素和催产素，腺垂体的前述各种激素，以及诸多内分泌的细胞分泌的胃泌素、P 物质、生长抑素、蛙皮素、促胰液素、胆囊收缩素、神经降压素、高血糖素、胰岛素、脑啡肽、血管活性肠肽、甲状旁腺激素、降钙素、肾素、血管紧张素、心钠素、内皮素等。

随着内分泌研究的发展，关于激素传递方式的认识逐步深入。大多数激素经血液运输至远距离的靶细胞而发挥作用，这种方式称为远距分泌；某些激素可不经血液运输，仅由组织液扩散而作用于邻近细胞，这种方式称为旁分泌；如果内分泌细胞所分泌的激素在局部扩散后又返回作用于该内分泌细胞而发挥反馈作用，这种方式称为自分泌。另外，下丘脑有许多具有内分泌功能的神经细胞，这类细胞既能产生和传导神经冲动，又能合成和释放激素，故称神经内分泌细胞，它们产生的激素称为神经激素。神经激素可沿神经细胞轴突借轴浆流动运送至末梢而释放，这种方式称为神经分泌。

许多器官虽非内分泌腺体。但含有内分泌功能的组织或细胞，例如脑（内啡肽、胃泌素、释放因子等），肝（血管紧素原、25 羟化成骨固醇等），肾脏（肾素、前列腺素、1，25 羟成骨固醇等）等。同一种激素可以在不同组织或器官合成，如生长抑素（下丘脑、胰岛、胃肠等），多肽性生长因子（神经系统、内皮细胞、血小板等）。神经系统与内分泌系统生理学方面关系密切，例如下丘脑中部即为神经内分泌组织，可以合成抗利尿激素、催产素等，沿轴突贮存于垂体后叶。鸦片多肽既作用于神经系统（属神经递质性质），又作用于垂体（属激素性质）。二者在维持机体内环境稳定方面又互相影响和协调，例如保持血糖稳定的机制中，既有内分泌方面的激素如胰岛素、胰高血糖素、生长激素、生长抑素、肾上腺皮质激素等的作用，也有神经系统如交感神经和副交感神经的参与。所以只有在神经系统和内分泌系统均正常时，才能使机体内环境维持在最佳状态。

有充分的证据表明：传统的器官结构与功能一一对应的关系，是不正确的，肺脏是一个呼吸器官，又具有内分泌功能，辅助心脏泵血的功能，调节水电解质平衡、体温等功能。心脏除了推动血液循环功能之外，还具有内分泌功能，并且通过运输激素到达各个器官系统，对于全身的各种功能具有调节作用，余类推。西方科学的发展，动摇了结构与功能一一对应的机械唯物论观点，证明了器官结构与功能的不对称，这与中医理论中的脏腑与西医器官功能不对称，是一致的。

4. 重新认识结构与功能的关系

（1）按照生命的新定义（具有代谢、繁殖、调控功能的自稳态系统），生命形式主要是指功能，"稳态"主要是指功能的稳态，而不是指物质结构。

（2）任何一个功能的完成，都是系统各子系统结构共同参与才能够完成的，运动功能的完成、消化食物的功能、思维功能等，都是人体全部结构共同参与的结果，任何一个功能都能够影响到其他结构的功能。由解剖结构到某一个功能的实现，需要经过不同的层级，在同一层级内存在着不同的联系通道，所以，同一个刺激作用于同一个解剖学结构，可能出现不同的功能表现。例如：犬看见老虎，有的表现为大小便失禁，有的表现为全身颤抖，有的表现为狂吠，有的表现为逃跑等。

（3）子系统部分结构的损伤，通过该子系统以及整体系统的代偿，可以维持该子系统以及整个系统的稳态不破坏。系统结构的部分损失、损伤，可以由系统的其他结构的功能以及相关系统的功能予以代偿，使得整体功能处于平衡状态，稳衡不被破坏。例如：切除部分肝脏、切除一个肾、拔掉一颗牙齿等，人体的整体功能仍然处于完美无缺的稳衡状态。

（4）骨折愈合过程中，运动的早晚、强度，改造着成骨过程中骨小梁的排列方向与秩序，早期适当的运动，骨小梁的排列符合力学规律，不运动，骨小梁排列无序、紊乱。证明功能决定结构。

（5）根据疾病的定义：稳态失衡，指的是功能稳态失衡，治疗恢复稳态也是指功能。切除一个肾、一部分肝脏、一个阑尾、扁桃体等，整个机体仍然可以保持相对稳态，可以认为是健康的。治愈疾病这也是保持整体功能稳态的平衡，而并不一定要恢复结构的正常。医生治疗疾病，主要是恢复功能而不是恢复解剖学、组织学、细胞学结构。结构一旦破坏，就不可能恢复原样，破坏了的结构，其功能只能由其他结构行使的功能进行代偿，以维持整个机体功能平衡。在整体结构与功能正常情况下，结构决定功能；在发生疾病的时候，疾病的恢复期功能决定结构。

（6）中医认为：物质、结构为阴；功能为阳。阳为矛盾的主要方面，是系统性质的决定因素，功能与结构的关系中以功能为主。

（7）疾病的发生发展过程，首先是功能发生异常，然后引起结构的异常。例如首先是功能性血压升高，然后引起心肌代偿性肥大，失代偿之后引起心力衰竭。进食功能亢进，运动功能下降，引起高血糖、高血脂、高血压等代谢紊乱，实际上这是机体的代偿功能，是可逆的病理变化。失代偿之后，引起结构性病理变化，诸如：动脉硬化、脂肪肝、肥胖等，结构性病理变化，有些是可逆性的，有些是不可逆性的。功能决定了结构。

植物人早期，肌肉的形态结构没有变化，随着时间的推移，因为没有功能刺激，肌肉发生失用性萎缩，证明解剖组织学结构的变化是由功能的丧失决定的。

（8）宇航员在太空站生存，首先是产生了在失重情况下功能下降，然后才有了失重情况下的结构变化，例如：肌肉张力下降、骨骼钙盐溶解、循环系统的变化等结构的变化。回到地球之后，首先恢复的是行走功能，然后，肌肉张力、循环系统、骨骼钙盐沉积等结构逐步恢复。功能决定了结构。

（9）动物进化过程中，首先是环境变化，动物的功能发生变化，引发了结构变化。①节肢动物到陆地生活，为了保护水分不蒸发这种功能，才进化出外骨骼；为了行走这个功能，才进化出骨骼肌以及调控骨关节运动的脑。而不是首先进化出脑，才有了陆地行走的功能。②鲸鱼为了适应海洋生活，首先是具有了不成熟的游泳功能，而后，才可能进化出初级游泳器官。而不是先有了游泳器官，才有了游泳功能。③"用进废退"本身就是功能决定结构，"用与废"是指功能，"进与退"是指结构。为了适应功能的要求进行结构性调整，系统才能够进化。为了完成，实现某种功能，创造、改进结构。"用进废退"，"用和废"是指功能的使用；进步或者退步，是指结构也随之变化。例如：飞行功能的需求、完善，迫使爬行动物的前肢演变为翼。哺乳动物到海里生活，必须具备游泳功能，哺乳动物的四肢演变为鳍。鲸鱼前肢呈鳍状，后肢完全退化，体内仅存 1 对小骨片。尾末皮肤左右扩展而成水平尾鳍，都是由于功能的改变引起结构的变化。

食物进化，消化功能退化，消化器官例如：颌骨退化、肠道的阑尾退化……都说明结构依赖于功能。物质结构是为功能服务的，而不是先有物质结构，再产生功能。功能与结构也不是完全统一的。

中医对于脾的认识，是逐渐深入、细化的过程，由简单到复杂，由局部到全面。脾主运化与运化功能的完成，是不同的。运化水湿的完成需要肺肾的参与；运化谷物需要胃、肝胆、心、小肠等脏腑的参与，运化功能的完成需要五脏六腑共同参与才能够完成。余类推。这种理论认识与系统结构与功能的关系是一致的，与西医的结构与功能一对一的关系（结构与功能是统一的，结构决定功能）是不同的。在发生疾病的情况下，运化功能障碍与肝气郁结的关系更为密切，超过了脾主运化的作用。所以，脾主运化是相对而言，是指在正常的情况下，脾参与了运化功能，或者说脾胃起到了主要作用。心主神明，肝主疏泄……大致如此。

中医的脾胃是不是等同于西医解剖学的脾脏与胃？中医的脾胃功能与西医的脾胃功能是不是等同呢？回答是：既同而又不同。那么中医的脾胃主运化的功能是不是就没有解剖学结构呢？

脾主运化与物质代谢是一个象态，完成物质代谢功能的解剖学结构是什么？西医学是明白的，物质代谢可分为 3 个阶段：①消化吸收。食物的营养成分，除水、无机盐、维生素和单糖等小分子物质可被机体直接吸收之外，多糖、蛋白质、脂类及核酸等都须经消化，分解成比较简单的水溶性物质，才能被吸收到体内。食物在消化道内经过酶的催化进行水解叫作消化；各种营养物质的消化产物、水、维生素和无机盐，经肠黏膜细胞进入小肠绒毛的毛细血管和淋巴管的过程叫作吸收。②中间代谢。食物经消化吸收后，由血液及淋巴液运送到各组织中参加代谢，在许多相互配合的各种酶类催化下，进行分解和合成，进行细胞内外物质交换和能量转变。③排泄。物质经过中间代谢过程产生多种终产物，这些终产物再经肾、肠、肝及肺、皮肤等器官随尿、粪便、胆汁、汗及呼气等排出体外。

完成脾主运化功能的结构，涉及西医的所有器官、组织、细胞。主要的是消化器官、排泄器官、免疫器官、心血管等。

机械唯物论、牛顿力学、近代分析方法的原则是：结构决定功能；功能与结构一对一的统一；原因与结果是一对一的线性因果关系。随着人类认识能力的提高，认识方法的进步，人类社会活动的复杂化，以及机械唯物论对于复杂系统的无能为力，传统的功能与结构一对一的认识受到挑战，功能与结构并非对称关系，这为中医的脏腑功能与西医的脏器结构不对称的合理性找到了根据。

结构与功能的关系在不同的时域内，具有不同的含义：在个体（正常生理状态）时域内，结构决定功能；在种群进化时域内，功能决定结构。在个体病理恢复时域内，功能决定结构，例如：骨折愈合是个典型例子。对于个体而言，肘关节的尺骨鹰嘴、膝关节的髌骨具有限制前臂、小腿过渡后摆与前伸的作用，这是结构决定功能；对于动物进化而言，则是功能需求而进化来的，这是功能决定结构。肱骨头、股骨头的光滑球状面，对于个体而言决定了四肢的旋转运动；对于动物进化而言，是由于动物为了适应功能的要求，结构进化的结果，这是功能决定结构。诸如此类。我们讨论问题一定要把握住在哪个范畴内讨论，在哪一个系统内讨论，在哪一个时代哪一个时域内讨论，只能在一个理论系统内讨论问题。在黑暗中生活的鱼类、虾类、蝙蝠，由于外界环境的变化、影响，视觉退化，也是在种群进化过程中，功能决定结构的证据。哺乳动物回归大海，四肢演变为鳍状；爬行动物由于飞翔功能的需要，上肢演变为翼，都是功能决定结构的例证。疾病过程中，首先出现功能性变化，而后出现解剖结构、组织、细胞结构的病变；一旦结构发生变化，就再也不能完全恢复正常了。医生治疗的目的不是恢复结构的正常，而是恢复机体的功能平衡，恢复功能比恢复结构更重要。动物进化过程中是先有功能后有结构，功能决定结构；胎儿发育重复了动物进化过程，但是，却是首先形成结构，出生之后才有了功能，是结构决定功能。

结构与功能不是一一对应的关系，现代医学的发展提供了大量证据；系统论认为系统内一个子系统的结构具有多种功能，一种功能的完成需要整个系统以及各子系统的结构参与。

单纯的结构决定功能，是机械唯物论，是不全面的，不完全正确的。结构是为功能服务的，心为君主之官，神明出焉，就不是血液循环系统，而是调控者。古代西方也是这么认为的，直到西医生理学证实心脏是循环系统的中心，大脑主思维意识，把调控的中心交给了神经系统。中西医融合，把调控功能交给神经系统与循环系统、内分泌系统……形成新的理论，以功能为根据的新理论。

功能与结构在系统内是一对矛盾，相互影响，互相协调，是系统运动的内因，功能属阳，物质结构属阴，功能是矛盾的主要方面，起着决定性作用。阳（功能）于外，阴（物质结构）之使也，恰如其分地表达了功能与结构的关系。

系统的每一个功能，都是整个系统结构参与下完成的，系统的各种功能的空间联系，例如五行及其生克制化，随着时间的有序延伸，变化无穷，这些变化是可逆的、瞬时的。长期、重复的功能变化，能够引起局部结构甚至整体结构的变化。

结论是：功能决定结构。功能属于阳，是矛盾的主要方面；结构属于阴，是矛盾的次要方面，这是系统内结构与功能辩证关系的基础。由于结构不能适应功能的需要，必须进行结构性改革。结构是为功能服务的。

中篇
基础理论层次的融合

概　述

　　藏是指藏于体内的五脏六腑，是可见的实体；象是指五脏六腑各种功能的外在表现。五脏六腑的各种功能是相互联系、错综复杂的，其外在表现千变万化。在正常情况下与人体发生疾病的时候，这些外在表现大不一样，人体正常时的外在表现称为"藏象"，在疾病时这些外在表现称之为：证候（症状与体征）。一组具有内在联系的症状与体征称之为"证"。

　　西医按照解剖学把人体分为九大系统，健康人体的外在功能表现称之为：生理状态；疾病时的外在表现称之为：病理状态。

　　人体只有一个，西医的九大系统及其所包含的各种器官，在正常生理情况下他们的各种功能外在表现与中医的"藏象"是同一个人体，二者也应该是同一的。五藏之象与九大系统各器官的正常生理功能状态的融合，即象态。

　　中西医融合的原基概念是"象态"，"象"是中医藏象的象，即现象；"态"是系统论中的状态。在医学范畴内系统的稳态就是生理状态，系统的稳态失衡就是病理状态。为了区别生理与病理的不同，把病理条件下的象态称之为"证态"，正常生理条件下称之为"象态"。

　　在《中西医融合观续》中，已经论证了气血津液之"象"与内环境之"象"在宏观上是吻合的，我们说气血津液与内环境是一个象态；津与细胞间液是一个象态；液与第三间隙液是一个象态等等。痰证与炎症是一个证态；瘀血与血液凝固是一个证态等等。中西医融合就是寻求中、西医共同之"象"，升华医学之本质，换言之中西医融合就是寻求中西医的共同之处。中西医之所以具有共同之处是由于他们研究的客体、客观事实是同一的。

　　"象态"实现了藏象经络、气血津液与西医器官、系统之间的融合。

　　我们在这一篇中着重讨论心肝脾肺肾与西医相应器官功能状态的融合，称之为：脏象经络－器官系统象态。

　　脏象经络－器官系统象态如下：

　　心－调控象态：心主神明－调控中枢象态；经络－调控传导象态。

　　脾主运化－物质代谢象态。

　　肝主疏泄－情绪调控象态。

　　肺主气－气体交换象态。

　　肾－生殖泌尿象态：肾藏精－生殖、发育象态；肾主水－泌尿象态。

　　气血津液－内环境象态。

　　精气神－物质能量信息象态。

　　命门－内分泌调控象态。

　　"主"的含义：心主神明，脾主运化，肝主疏泄，肺主气，肾藏精，"主"是指主要、重要、重点，与西医的解剖学结构与生理功能一对一的相对应，结构决定功能的思路不一样。五脏皆有神、精、气、运化、疏泄的功能。五脏皆有神，以心为主；五脏皆运化，以脾为主；五脏皆疏泄，以肝为主……

　　在上篇第七章重新认识结构与功能的关系中，已经论述了：心血管主血液循环、肺主呼吸比较合适，西医的正确表述应更改为：心血管主血液循环、肺主呼吸，神经系统主调控，生殖系统主生育，余类推。

近代西医研究人体，把结构与功能分开来研究，解剖学研究人体的结构，生理学研究人体的功能，对于人体的认识偏重于解剖学结构。中医研究人体的认识是以功能为主，把人体作为一个统一体研究的。

经络，心肝脾肺肾……，都是指的功能，完成各个功能的解剖学结构不是单一的、特定的、一对一的，而是全身结构参与的结果，仅仅是以某几个解剖结构为主。神明与五脏六腑皆有关系，以心为主。余类推。

西医的发展，突破了结构与功能一一对应的机械唯物论。呼吸，是一种功能，传统的呼吸系统气管、支气管、肺等解剖学结构，不能完成呼吸运动，更不能完成气体交换。传统的呼吸系统除了进行呼吸运动、气体交换功能之外，他们还具有内分泌、免疫、物质代谢、血液循环等等功能。余类推。

摆脱机械唯物论，就能够理解：经络，心肝脾肺肾等，都是指的功能，完成每一个功能的解剖学结构不是单一的、特定的、一对一的，而是全身结构参与的结果，仅仅是以某几个解剖结构为主。神明与五脏六腑皆有关系，以心为主，余类推。

由此可以看出中西医之间的距离逐渐靠近，有利于中西医融合。

关于藏象与西医器官系统之间的关系，已经有许许多多的研究，不再赘述，在这一篇里，只讨论一些新的观点。

第一章 心、经络－调控象态

第一节 心－调控中枢象态

一、中医的心

语出于《古文》："心，人心也。在身之中，象形。"《说文》。按，在肺之下，膈膜之上，着脊第五椎。形如莲蕊，上有四系，以通四脏。心外有赤黄裹脂，谓之心包络。

《难经·四十二难》曰：心重十二两，中有七孔三毛，盛精汁三合，主藏神。

《素问·痿论》黄帝问曰：五藏使人痿何也？岐伯对曰：肺主身之皮毛，心主身之血脉，肝主身之筋膜，脾主身之肌肉，肾主身之骨髓。《素问·五脏生成篇》诸脉者，皆属于目，……诸血者，皆属于心。《素问·灵兰秘典论》说："心者，君主之官，神明出焉。"《灵枢·邪客》说："心者，五脏六腑之大主，精神之所舍也。"《灵枢·本神》也有"心藏脉，脉舍神"等。

《类经图翼·经络》：心者，君主之官，神明出焉。心居肺管之下，膈膜之上，附着脊之第五椎，是经常少血多气，其合脉也，其荣色也，开窍于耳，又曰舌。……心象尖圆，形如莲蕊，其中有窍，多寡不同，以导引天真之气，下无透窍，上通乎舌，共有四系以通四脏。心外有赤黄裹脂，是为心包络。心下有膈膜与脊胁周回相着，遮蔽浊气，使不得上熏心肺，所谓膻中也。【《类经图翼》作者是明·张介宾】

正如在《医学入门·脏腑》中，李梴撰，所说："有血肉之心，形如未开莲花，居肺下肝上是也。有神明之心……主宰万事万物，虚灵不昧是也"。

请注意，【形如莲蕊，上有四系，以通四脏】，没有说与血管，血脉相连，也没有说过"心脉"。

【盛精汁三合，主藏神。】心里面没有血，而是【盛精汁三合，主藏神。】

二、现在中医基础理论中的错误

心主血脉：心、脉、血三者密切相连，构成一个血液循环系统。血液在脉中正常运行，必须以心气充沛，血液充盈，脉管通利为基本条件。

这是一种错误的理解，是套用了西医循环系统的概念编出来的。按照中医理论，气血不可分离，气为血之帅，血为气之母，气血沿着经脉（经络）巡行，如环无端。血的运行依靠气的推动，而不是"心气"的推动。在经典中医理论中没有"心气推动血循环"这个说法。

"心主血脉"：王新华《中医基础理论》158页指出：《内经》中心主血脉，没有明确指出心"推动血行"的含义。心气推动血行，是现代中医教材的一致说法，而且得到了普遍认可。这种违背《内经》原意的错误，导致了临床辨证论治的错误。例如：心力衰竭就是心气虚，而实际上，心力衰竭是中医理论中的支饮，水气凌心是指心源性水肿，心力衰竭。支饮的病机主要是脾虚与肾虚，而不是心气虚，治疗主要在脾肺肾；水气凌心的原因是肾阳虚不能制水，相乘于心，苓桂术甘汤，真武汤治疗之。心力衰竭的早期心肌肥厚，心肌细胞肿胀，壮大，收缩力量增大，耗氧量增加，不是心气虚，这时候使用人参，大补元气是错误的。心力衰竭晚期，出现水肿，使用人参，补的是脾气、肺气。"心气虚"指的是：心脏神经官能症。

心主血脉指的是：心的跳动与脉的搏动是一致的，与气血的运行没有线性因果关系。当时没有血管的概念，只有经脉，心与经脉没有直接联系。经脉指的是经络，"心"中只有精汁，没有血液，气血沿着经脉（经络）运行到全身，周而复始。所以中医的心仅仅是解剖学中的心脏，而不包括血管系统。血管系统属于经络。

实际上脉搏不仅仅反映了心脏的功能，而更重要的是反映了全身的机能状态。脉搏的搏动与心脏的功能并不完全一致，植物神经系统的调控，内分泌激素，血管壁的变化都影响着脉搏的状态，血压的变化更多地依赖于心外因素。

三、心主神明

《素问·灵兰秘典论》心者，君主之官也，神明出焉。肺者，相傅之官，治节出焉。肝者，将军之官，谋虑出焉。胆者，中正之官，决断出焉。……凡此十二官者，不得相失也，《素问·邪客》说："心者，五脏六腑之大主也，精神之所舍也"。故主明则下安……主不明则十二官危，使道闭塞而不通，形乃大伤。中医的神与西医的意识、思维相比较，必须选一个共同参照物，否则无法比较。以什么为参照物？以西医的昏迷与中医的神昏为共同参照物，因为在临床上神昏与昏迷的临床表现完全一致，昏迷不醒、呼之不应，刺之不痛，而生命体征正常。神昏是指神的功能异常，但是，神还在，没有散，也没有消失；昏迷则是大脑皮层功能丧失，因为昏迷是指思维意识的丧失，没有意识与思维了，这时候人体存活是依靠皮层下生命中枢的功能正常维持的。因此推论：神的功能、神的存在与皮层下生命中枢的功能一致。

植物人可以长期存活，说明大脑皮层没有完全失去功能，只要皮层下生命中枢正常，就死不了。中医则认为植物人状态，神还在，只是神昏、神不明而已。也证明了"神"与皮层下生命中枢的功能一致。

神即生命过程的主宰（调控或者控制者）。神明即调控机制的外在表现，正常者谓之神明；异常者谓之神昏或者神不明、神乱等。有时候神与神明混用，表示调控的正常状态。西医认为：生命过程的调控是由神经系统与内分泌系统共同完成的或者神经－内分泌－免疫网络完成的，而不是完全由大脑皮层完成的。大脑皮层仅仅是大脑结构与功能的一部分，他的主要功能是感知、意识思维与调控横纹肌（骨骼肌）的运动，对于生命中枢没有直接调控功能，他只是向生命中枢发出信号，报告可能发生的行为，寻求对于可能发生行为的支持。生命中枢接到信号之后进行整合，向生命器官发出指令，生命器官做出相应反应。大脑皮层不能够对生命器官直接发出指令，例如：大脑皮层不能够指令心跳加快、呼吸加快、交感神经兴奋，等等。大脑皮层不是生命过程的主宰，丘脑、下丘脑、自主神经系统才是生命中枢即生命的主宰，是"神"的物质结构（即中医的心主神），是产生"神"的地方，是中医"心"的本质。这个地方出了问题可以直接死亡，而大脑皮层出了问题，生命照样可以维系，例如：痴呆、植物人的大脑皮层结构损害、功能障碍，"神"还存在着，仅仅是神昏、神不明、神乱而已。神失其常度，即为"神明之乱"。如《灵枢·天年》曰："神有余则笑不休，神不足则悲"；又《脉要精微论》云："衣被不敛，言语善恶，不避亲疏者，神明之乱也"。此"乱"者，精神状态之乱。

人体的基本生命活动：色食性也。即新陈代谢与生育繁殖，加一个调控，是一切生物生命的基本功能。动物的特征是能够自主运动，运动需要调控，机体内部稳态需要调控，机体与外界环境变化的适应需要调控。

中医把"神"归类于心，即把皮层下中枢的功能归类于心。这样我们就把西医的大脑一分为二，大脑皮层只管理神明不明的问题，神的其他功能是由皮层下生命中枢管理。这与西医的生理学相矛盾，西医认为大脑皮层是人体的最高调控者。意识思维与神志情绪应当区分开来，思维意识的中枢在大脑皮层，它与骨骼肌的有意识的运动相关联，与躯体神经系统相关联，与逻辑思维相关联。神志情绪的中枢在皮层下即边缘系统，并且与自主神经系统、平滑肌、表情肌运动相关联。

结论：中医的心指的是现代医学中的生命调控功能。在现代医学中，完成调控功能的解剖学结构包括：大脑、心脏、躯体神经系统、植物神经系统、血管系统、血液、内分泌系统、免疫系统等。

中医的心不包括经脉与络脉（经络），心与十四经脉（经络）没有直接连接，心经仅仅是十四经脉中的普普通通的一支经脉，这与西医的循环系统完全不一样。

心主神明（包括心主血脉），指的是全身的调控功能，而不单单指思维意识，更重要的是指对于全部内脏功能的调控，即对于生命功能的调控，其结构是生命脑－边缘系统及其相关联的结构。

西医的大脑皮层，仅仅是一个逻辑思维调控骨骼肌运动的器官，不能直接调控各种内脏生命功能，生命功能的调控与维持，其中枢在皮层下，边缘系统。（参考动物进化）

第二节　经络－调控传导象态

一、中医对经络的认识

经络指什么，本来是很清楚的。《内经》说："经脉者，所以行气血而营阴阳，濡筋骨，利关节者也。"（《灵枢·本脏》）；"夫经脉十二者，内属于脏腑，外络肢节。"（《灵枢·海论》）；"脉者，血之府也"（《素问·脉要精微论》）；"黄帝曰：愿闻脉度。岐伯答曰：……凡都合一十六丈二尺，此气之大经隧也。（《灵枢·脉度》）"

可见，经络或经脉是人体中无所不至、运送气血的隧道。经典中支持经脉或经络指血管的论述还很多。如：《内经》把脉分为经脉、络脉和孙脉。说："经脉者，常不可见，其虚实也，以气口知之，脉之见者，皆络脉也。"（《灵枢·经脉》）"经脉为里，支而横者为络，络之别者为孙。"（《灵枢·脉度》）；"心主脉"（《灵枢·九针论》）"心主身之血脉"（《素问·痿论》）；"诸血者，皆属于心"（《素问·五藏生成篇》）。

气口指血管是无疑的，脉的逐步分枝也和血管的网状结构相类似。

《难经》

二十二难曰：经言脉有是动，有所生病。一脉（辄）变为二病者，何也？然：经言是动者，气也；所生病者，血也。邪在气，气为是动；邪在血，血为所生病。气主呴之，血主濡之。气留而不行者，为气先病也；血壅而不濡者，为血后病也。故先为是动，后所生（病）也。

《二十三难》

经脉十二，络脉十五，何始何穷也？

然：经脉者，行血气，通阴阳，以荣于身者也。其始从中焦，注手太阴、阳明；阳明注足阳明、太阴；太阴注手少阴、太阳；太阳注足太阳、少阴；少阴注手心主、少阳；少阳注足少阳、厥阴；厥阴复还注手太阴。别络十五，皆因其原，如环无端，转相灌溉，朝于寸口、人迎，以处百病，而决死生也。

从文字学角度看脉字，它的繁体字是"脈"。字形即指肉体中运送气血的、分枝很多的渠道通道。这样的通道最明显的是血管，故古今字典中，脉的第一义就是血管。如果参看繁体"脈"字的2个异体，一个是由"派"字的右旁加"血"字构成，另一个由"血"字加"永"字构成，则脉指血管毫无疑问。

中医心主血脉，或者心主脉，脉是指经脉，就是经络，但是，中医从来不讲心与经络的关系。中西医融合，把中医的心与经络的关系说清楚了：心是调控功能的中枢；经络是调控功能的传导通道。西医把调控功能归类于大脑皮层，也是不完全的，只有中西医融合，才能够说清楚人体的调控功能的主要结构是在边缘系统及其相关结构，也只有中西医融合，才能够说清楚中医的心与经络的关系。

《灵枢·邪客篇》"地有十二经水，人有十二经脉。"是说地上有12条大河，相应地人也有12条经脉，把人体的经脉比喻为河水的流动。

我们要准确地认识藏象经络，就要回到它们在古代起源的源头，回到古代中国的社会状况，才能够正确把握它们的含义。古代就是把经络看作河流，腧穴看作河流上的交通交汇点，而河流则是物资、信息传输的通道，沿河流建立的栈道也是物资信息传输的通道。今天的河运、铁路、公路、地铁、通信网络就是国家的经络系统，相当于国家调控系统的传导部分，也是物资信息转运通道。中国的调控中枢是北京、上海，一个是政治信息中心（神经系统），一个是经济物资交流中心（循环系统），共同构成了国家中央调控系统。西医的神经系统与循环系统是一个统一的调控系统，大脑与心脏是调控中枢，周围神经系统与血管系统属于调控系统的传导部分（传入与传出）。

腧穴是人体脏腑经络气血输注出入的特殊部位。"腧"通"输"，或从简作"俞"。"穴"是空隙的意思，《黄帝内经》又称之为"节""会""气穴""气府"等；《针灸甲乙经》中则称之为"孔穴"；《太平圣惠方》又称做"穴道"；《铜人腧穴针灸图经》通称为"腧穴"；《神灸经纶》则称为"穴位"。《素问·气府论》解释腧穴是"脉气所发"；《灵枢·九针十二原》说是"神气之所游行出入也，非皮肉筋骨也"。说明腧穴并不是孤立于体表的点，而是与深部组织器官有着密切联系、互相输通的特殊部位。"输通"是双向的。从内通向外，反应病痛；从外通向内，接受刺激，防治疾病。从这个意义上说，腧穴又是疾病的反应点和治疗的刺激点。

在甲骨文中"俞"字由3个部分组成：A字部分代表房子，左下方的"月"画的是一条船，右下方画的是一个木柱或石柱，和起来的意思就是有河，有船，有拴船的柱子还有房子或仓库的地方，这就是码头。输字又给加上了车，意思是水陆码头。《说文》时期没有看到甲骨文的条件，"俞"字右下方的柱子给简化成立刀，结果被许慎解释为刻木为舟。

取象比类：

水陆码头，在长江不就是重庆、宜昌、武汉、南京吗！

在黄河，不就是咸阳、西安、渭南、风陵渡、潼关、三门峡、洛阳、郑州、开封，等等吗！

在古代，道路都是沿着河流建设的。你到秦岭看看，穿越秦岭的栈道都是沿着河流建造的？为什么，省事、省力啊！

十二经水，古时中国版图上的清、渭、海、湖、汝、渑、淮、漯、江、河、济、漳等12条河流。中医学用以比喻人体十二经脉气血的运行，犹水之在地。出《灵枢·经水》："经脉十二者，外合于十二经水，而内属于五脏六腑。"

我在飞机上反复观察山谷中的河流，只要有一块小盆地（在飞机上看是一个小坑），就会有人口聚集，成为村落、乡镇，就有政府机关，就是一个水陆码头，中医称为腧穴，河流、公路、铁路、电网、电线就是经络。腧穴在显微镜下为神经末梢毛细血管聚集的地方，取象比类，即水陆码头与政府机关所在地。

中医学的传统理论是把人的肌表、脏腑、头颈、胸腹、躯干、四肢、五官九窍、以及筋骨、经脉、腧穴等，都分别归属各"经"，用"经"和"络"把人的各部位和各脏腑组织器官联结成统一的整体，在此基础上，运用取象比类的方法，使整个人体与天地阴阳、五行、河流分布、五运六气、一年四时、十二月、十二节、十二气、十二辰、方位、空间等建立对应关系。这是古代医家在"整体观念"和阴阳五行学说指导下对人体进行系统研究的基本方法。这种方法，铸就了中医学的医学模式。

经络最早的认识来源于脉即血管，特别是在四肢主干为纵向行走，因此称为：经脉，细小的分支形成网状称为：络，合称经络。这是经络的原始意义。

随着针灸的临床实践经验的积累，发现针灸四肢穴位"得"气的传感方向与血管的走向一致，显然，这不是血的运动所致，而是气的运动所致，因此，把气与血合二为一称为气血，脉由运行血而转为运行气血，完成了对经络的建造。这是最简单的、直白的表述。

随着阴阳五行、五运六气在中医学中的渗入，建立起十四经脉、奇经八脉等等的经络系统，作为针灸、按摩等临床的指导理论。同时他又作为一种说理工具在辨证论治、药物归经等方面应用。

到了现代，对于经络进行了大量的科学研究，试图运用现代科学概念、现代医学语言表述经络理论，至今大致能够说明针灸通过刺激穴位，通过经络系统进行治疗疾病的原理。经络是一个多系统参与，在不同层面上进行整合的调控系统，其中神经－内分泌系统是其重要机制。

我们的祖先发现了四肢与内脏具有相互联通的功能，而且具有特异性、规律性，运用一个简略的示意图表示出来了，这就是十四经脉图。如同地图、全国铁路运行图、航线图……一样，是理论上的图形或者说模型，不是虚构出来的，而是实际存在的。西医，西方科学，没有发现这个功能，更没有发现这个功能的结构。

心主神明、心主血脉，是调控系统（包括中枢与通道）。穴位是调控系统中尚未被认识的感受器，他存在于四肢、躯干、头面部，他能够接受激光、超声波、电流、磁场、化学物质、温度、按压、针刺等刺激，它具有超于现代感受器的功能，而没有发现与之相对应的特殊形式的、特异性的物质结构，这与传统的西医感受器诸如眼睛、耳蜗、味蕾等不一样。

西方科学、西医认为，内脏功能是由自主神经系统调节的，大脑皮层不能调节内脏功能，例如：我们不能像调节骨骼肌运动那样调节胃肠运动、调节心跳、血压、出汗……我想跑步就能立刻跑步，我想打人就能立刻打人等，这是大脑皮层的功能；我想出汗、我想血压降低、我想心跳加快、我想放屁……这类内脏功能，大脑皮层管不了，这是通过反馈机制由自主神经系统调控的，其中枢在于边缘系统。

经过气功修炼，由大脑皮层发出意念，可以调节部分内脏功能，这种现象，西医、西方科学不得不承认这个生理功能是真实存在的客观事实。而这个生理功能是在动物身上实验无法重复，无法验证。

由一个医学概念（脉－血管），抽象为哲学概念（天人同构推衍出经脉），再由这个哲学概念指导建立医学的经络理论。

二、经络调控内脏的层级假设

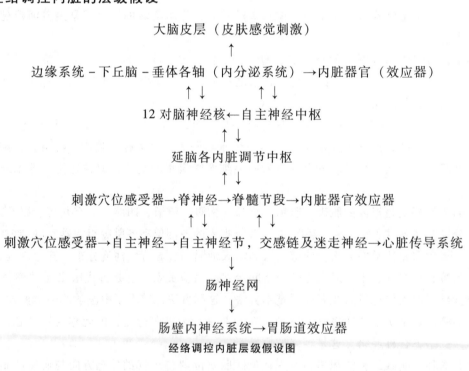

经络调控内脏层级假设图

说明：

（1）感受器：①传统感受器，西医理论中的感受器，眼耳鼻舌身；②穴位感受器。

（2）边缘系统：内脏脑、情绪脑、社会脑、爬行动物脑。

例如：刺激穴位（足三里）：①针刺的机械刺激引起局部炎症反应，充血、渗出。可调整穴位周围发生的病变；②神经冲动到达脊髓前脚，相应节段自主神经（传入神经、神经节，再整合、传出），调整同节段相应内脏器官功能；③上传到达孤束核，与内脏器官发生联系；④孤束核整合之后，上传丘脑，边缘系统，信息整合之后，下传垂体，引起相应的内分泌调整，下传内脏效应器；⑤上传大脑皮层，引起感觉。

头面部，三叉神经，神经冲动进入孤束核，与迷走神经核联系。

耳郭系迷走神经支配，直接进入迷走神经核。

传入冲动进入中枢神经系统的不同层次：①脊髓，影响同一节段的内脏器官（特异性）；②延脑网状结构，非特异性地引起觉醒状态或者催眠状态；③边缘系统，引起广泛的或者特异性的神经内分泌系统，引起内脏功能变化；④大脑皮层，引起意识以及条件反射。边缘系统是个关键环节。

针灸治疗疾病是刺激穴位，在不同层级引起的复杂机制。

三、周围神经与血管的关系

解剖学，周围神经干与大血管相伴而行；胚胎学，在中胚层形成期，神经血管相伴发生，同时延伸到四肢躯干。

在胚胎发育的体节期，躯体神经与血管是同时发生，相伴而行的。在胚胎发育时期，神经导向因子 Netrin－1 和 VEGF（血管内皮生长因子）促进血管生成的能力相当，两者结合更能促进血管生成。通过体外实验观察到，netrin－1 能诱导趋化间充质干细胞并能促进其血管生成过程。所以周围神经与全身的血管关系密切，符合胚胎节段性规律。血管上的交感神经，随着血管发育，生长，达到四肢与躯干的相应部位。在成人，大血管与神经主干同时包裹于神经血管鞘内，神经与血管始终伴行，所以，躯体神经、血管、血管壁上的交感神经，都遵循着节段性规律。

神经和血管生长方式非常相似，他们循着相同的迁移路线，相互依赖，在胚胎鼠的四肢皮肤发育中，动脉特异性地与外周神经并行，这些感觉神经与神经膜细胞提供血管内皮生长因子促使动脉生成。在结构上，神经元与血管均是层次有序的网状结构，在发育过程中的脊椎动物胚胎体内，血管和神经显示出高度可重复性的分支结构到达靶细胞。研究证明一些信号分子在神经和血管的生长过程中均起调节作用。研究提示，神经导向因子在脊椎动物发育的过程中有促进血管新生的作用，它和血管内皮生长因子都有促血管形成作用。

人体在胚胎早期，胚体由 40 对体节沿胚体中轴连接，每一原始分节包括体躯部、内脏部和神经节段 3 部分。由神经节段向体躯部和内脏部分别发出体躯神经和内脏神经，将这 2 部分连成整体，构成了脊椎动物和人体的原始机能局部单位，以后随着胚体的生长、分化，体躯部形成未来的四肢、躯干（皮、肌、骨），内脏部形成未来的内脏器官（中空及实质器官），神经节段即成为未来的中枢神经系统，其主要为脊髓的一部分。随着机体的发育，神经中枢趋脑性化，高位中枢成为超分节结构，仅在脊髓和脑干仍保持着节段状或节段状痕迹结构。在后来的个体发育过程中，无论内脏变化成什么形状，枝芽如何向外伸展，体躯部的皮节、肌节怎样向远处变位、转移，其神经根怎样排列组合成形态复杂的神经丛，但在机能上仍然保持着节段性的支配关系，即其原来所属的节段支配领域保持不变。每个体节就是一个以神经节段为中心，并经过体躯、内脏神经联系的表里关系、内外统一的整体。如果在成体上切断一个神经根，肢体上出现的麻痹区仍然能够反映出胚胎期节段支配的特点。不过此时是通过重新组合后的几个节段神经的各一部分纤维实现的而已。通过十四经综合对比，例如对督脉、任脉、足阳明胃经、足少阴肾经、足太阴脾经、足太阳膀胱经、手太阴肺经以及手少阴心经等观察到经络穴位的配布形式，在很大程度上与神经节段的关系相一致，尤其是以躯干的腹、背侧部的吻合更加典型。将其穴位主治病症的特点逐一地与神经节段的支配关系加以核对，发现其中绝大部分同神经节段反射联系一致。

小结

（1）胚胎发育期，周围神经与血管在体节期中胚层同时发生，相伴而行，神经生长因子对于血管的发生、走向具有诱导作用。

（2）解剖学证明，神经干与大动脉大静脉在同一个神经血管鞘内，毛细血管网与神经末梢网也是相伴而行。

（3）四肢的交感神经在大血管壁内，随着血管支配汗腺，立毛肌，调控着血管的收缩与舒张以及汗腺的分泌。

（4）各种介质、内分泌激素、免疫物质通过循环系统直接运输到效应器或者内分泌腺以及中枢神经的不同层次，刺激调控中枢。

（5）血管内皮细胞是一个重要的内分泌器官。

所以，循环系统是全身调控系统不可分割的部分。

调控的认识误区：西方医学片面地强调了大脑皮层的调控功能，人的调控功能是多层次，多方面的功能，由不同的物质结构共同参与。

重建经络－调控外周传导象态。心、经脉－调控象态：调控中枢是心－边缘系统象态；传导部分是十四经脉－外周神经、血管象态。

四、穴位－感受器象态

穴位是一个感受器，他可以感受超声波、激光、电磁波、电流、化学物质、压力、温度、针刺等各种刺激，产生免疫细胞、免疫物质、化学物质、神经冲动，以不同的途径（经络）传递到不同层次的中枢，引起广泛的反应。经络是穴位产生的各种信号的传递途径，穴位把各种刺激转变为信号。这是一个西方科学、西医迄今为止还没有认识到的功能单元（感受器），也具有一定的效应器功能，内脏功能异常时，穴位上可能会出现反应。

穴位埋线、电针、蜂针、穴位激光照射、电磁场、穴位微波针、超声波等，都是刺激物，说明腧穴与其他传统的感受器不一样，它能够感受各种不同的刺激：物理、机械、化学、电刺激、电磁波刺激……穴位可以把各种不同的刺激转换为：神经冲动、化学刺激物甚至分子信号，沿着神经系统、血管系统、淋巴管系统、体液等传入到不同的层级，引起不同的效应器产生各种效应，包括特异性效应与全身反应状态。

腧穴：①具有特异性，与特异的内脏相关联，对于具体器官起作用；②具有非特异性，对于全身功能起作用。如：感受器→传入神经→不同水平层次的神经中枢→垂体→内分泌腺→激素在血液中转运→效应器。反射效应在内分泌腺的参与下，往往就变得比较缓慢、广泛而持久。而强烈的痛感刺激可以反射性地通过交感神经引起肾上腺髓质分泌增多，从而产生广泛的反应。

有人着力研究穴位的形态结构，希望一举揭开穴位之谜。上海第一医学院的专家解剖观察尸体上324个穴位，发现99.6%的穴位与神经有关。他们进一步发现，经穴与相关脏器的神经分布往往属同一脊髓节段，表里两经的穴位也多隶属脊髓同一节段。日本学者森秀太郎证明，在全身穴位中，约有100个穴位组织深层穿行着神经束。穴位还与肌梭、神经腱梭、触觉小体、环层小体等感觉神经感受器有关。从发生学观点看，表皮与神经组织有着共同的起源。神经中枢存在各皮肤区域与内脏器官的投射点。因此，穴位与胚胎形态学之间可能有生物形成的相关作用。但是，也有研究得出相反的结论：穴位与非穴位组织均有神经纤维分布，它们在组织学上并无明显差异。至于穴位与非穴位区域下神经组织有什么不同，如今还不清楚。还有人报道，穴位与血管、淋巴管关系密切。日本西条一止应用红外线热像图摄影法观察到胸腹穴位区域皮肤温度比周围皮肤要高出 $0.5 \sim 1$℃，他认为这是穴位下存在血管的缘故。有关解剖资料证实，许多穴位区域确实布有皮下静脉，或有深部血管贯穿。

腧穴研究者们相信，人体穴位既与神经系统密切相关，又与血管、淋巴管、肌肉等组织有关的复杂综合结构及其机能。至于穴位的具体结构或它的实质到底是什么？科学家们仍是各持己见，众说纷纭，未见有一个明确答案。

小结 穴位是神经、化学复合感受器。对于电、磁、激光、温度、超声波、机械损伤性刺激、压力等，都能够感知到的感受器。这些刺激一方面产生神经冲动，沿着传入神经把信息输送到大脑，同时在穴位区域产生化学变化，这些化学物质进入血液循环，引起全身性的反应。神经冲动在不同的层次形成不同的神经反射，导致相应的器官功能变化。既具有特殊的器官效应，也具有全身性的非特异反应。

所以，经络是调控系统的传导部分。

怎么样证明穴位－感受器象态的假设呢？

五、穴位－带蒂岛状组织皮瓣模型

皮瓣是一具有血液供应的皮肤及其附着的皮下脂肪组织所形成。在皮瓣形成与转移过程中，必须有一部分与本体（供皮瓣区）相连，此相连的部分称为蒂部，以保持血液供应，其他部分及深面均与本体分离，转移到另一创面后（受皮瓣区），暂时仍由蒂部血运供应营养，等到受皮瓣区创面血管长入皮瓣，建立新的血运后，再将蒂部切断，始完成皮瓣转移的全过程，故又名带蒂皮瓣，但也有局部皮瓣或岛状皮瓣转移后不需要断蒂。

按蒂的情况划分，有单蒂、双蒂、皮下组织蒂、血管蒂、血管神经蒂皮瓣等。

在表浅的动脉末端设计一小片皮瓣（岛状皮瓣）使动脉与皮瓣直接相连，称为岛状根带蒂皮瓣移植。

穴位－带蒂岛状组织皮瓣模型是指带血管、神经、穴位各层次（皮肤、皮下组织、肌肉、穴位组织）的皮瓣。也可以把穴位放置于生理盐水或者林格氏液中，测量针刺时、超声波等刺激时的穴位生物化学变化、生物电变化等。

足三里穴，是"足阳明胃经"的主要穴位之一，位于小腿外侧，犊鼻下3寸，主治胃肠病证、下肢痿痹、神志病、外科疾患、虚劳诸证。操作方法为直刺1～2寸。

（1）针刺层次：皮肤→皮下组织→胫骨前肌→趾长伸肌→小腿骨间膜→胫骨后肌。

（2）穴区神经、血管：浅层有腓肠外侧皮神经分布；深层有腓深神经肌支和胫前动脉分布；小腿骨间膜深面有胫神经和胫后动脉经过并分布。

穴位解剖以足三里为例：为针刺足三里穴提供适宜的进针角度和深度，避免对神经血管的损伤并发挥其最大功效。方法：用80只成人下肢标本，按国颁标准进针，解剖观测进针时所涉及的层次结构及毗邻重要血管神经。结果：直刺进针时，针体由皮肤到骨间膜的深度为（2.22±0.31）cm，到胫骨后肌后缘的深度为（4.42±0.53）cm；在骨间膜浅层可刺中胫前动脉和腓深神经的扇形分支。针体穿过胫骨后肌后可触及含有胫神经和胫后血管粗大的血管神经束。结论：针刺足三里穴的适宜深度为2.22cm，最大深度为4.42cm。

做一个带有下巨虚穴位的，带神经血管蒂的皮瓣，即带有胫前血管及腓深神经的皮瓣，就可以在活体动物身上进行各种不同的实验，观察同一条经上的不同穴位有什么异同等。选择下巨虚，是因为足三里穴靠近膝关节，显露神经血管蒂不方便。

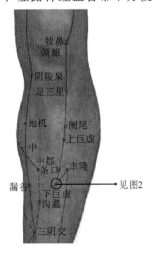

图1　下巨虚

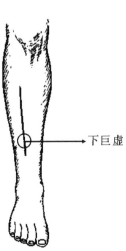

图2　切口设计

穴位岛的大小，直径 1cm，带皮肤，向深处包括穴位的解剖学各层次，与解剖的神经血管蒂相联系。这是基本模型。

我们想要的是，切断不同的穴位联系，在单一的联系下，信息传递的通道。可能有哪些联系：神经联系、血管壁上的自主神经系统联系、血管内血液中成分的变化、组织液弥散联系、肌梭联系、局部肥大细胞增加等。这样，就能够分别控制单一的联系，来证明穴位感受器的信息传入通道，也可以准确测定刺激穴位之后，穴位局部的化学变化，测定与量化，也可以研究具体的病理形态学变化。也可以在电脑上模拟刺激穴位之后神经冲动的神经通路。

例如：解剖胫深动静脉，切断胫深动脉，用人造动脉支架（例如冠状动脉支架）把 2 断段再连接起来，就能够证明血管壁上的自主神经是不是具有传入功能。切断静脉，把静脉血引出体外，测量静脉血的成分变化，就能够证明刺激穴位引起的化学变化。诸如此类。

也可以把穴位岛状皮瓣转移到比较远的部位，待其成活后，进行不同的实验。例如：把带神经血管蒂的下巨虚穴转移到别的经上，例如：中都穴（足厥阴肝经）或者地机穴（足太阴脾经），再进行针刺，看看有什么效果。也可以把带蒂穴位岛状皮瓣完全断蒂，运用微血管吻合术，转移到其他穴位处，例如：把足三里转移到内关处，再刺激足三里，看看是什么效果，等等。

带胫前血管的腓深神经解剖术

（1）切口：在小腿中、下段外侧，沿胫前肌外缘设计纵向切口，长度由所需神经的长度决定（图2）。

（2）显露神经血管束：切开皮肤、皮下组织和深筋膜，暴露胫前肌和趾长伸肌，沿两肌之间隙分离至骨间膜，在骨间膜的前方可见到胫前血管和腓深神经神经血管束（图3）。

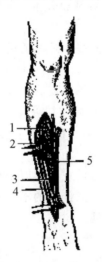

图B 解剖神经血管并抬起皮肤组织瓣（穴位—带神经血管的皮瓣）

1. 胫前动脉；2. 腓深神经肌支；3. 踇长伸肌；4. 趾长伸肌；

5. 腓深神经血管束

注：图5穴位－岛状组织瓣即直径1cm之圆柱状皮肤、皮下组织瓣，深度与针刺深度一致。

（3）游离神经血管束：①在小腿中1/3段沿腓深神经向上解剖到该神经的最下分支（一般是支配趾长伸肌和第3腓骨肌的肌支）。然后在神经旁向下解剖胫前动静脉，常可遇到发自胫前动脉干的胫前返动脉。继续向下解剖可见神经血管束走在踇长伸肌与胫前肌之间，在小腿下部则位于踇长伸肌与趾长伸肌之间（图3）。

（4）下臣虚穴位处，柱状切至腓深神经与胫前血管形成带神经血管蒂的穴位立体组织皮瓣。（图4）

根据不同的学说，可以在穴位－岛状皮瓣模型上设计不同的实验。不同的传导层次、不同性质的刺激、不同效应等，都可以逐一人工控制与干预。

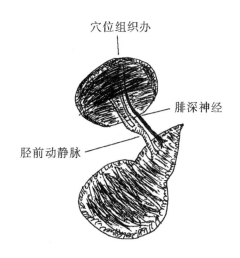

穴位组织办

腓深神经

胫前动静脉

图 4 下巨虚穴位－带蒂岛状组织皮瓣

说明：

（1）针灸造成的损伤性刺激穿过皮肤时刺激的是脊神经的感觉神经，这个神经传导通路是明确的，直达大脑皮层。刺中穴位，得气，穴位产生化学变化，产生神经冲动，刺激血管壁上的交感神经，沿着交感神经通路传入各级中枢，最终达到丘脑或者边缘系统，在不同的水平，与支配相应阶段的内脏器官相联系。

（2）穴位受到电磁波、红外线、激光、温热、机械损伤针刺等不同刺激，穴位组织发生了哪些变化？肥大细胞增多？在"肥大细胞激活产生的炎性反应是针刺效应产生的始动环节之一"的观点基础上，认为超声针灸的疗效与超声生物效应及超声引起的细胞效应，尤其是肥大细胞激活有密切关系。20 世纪 80 年代，张保真教授提出基于神经、肥大细胞、P 物质的"神经轴索接力联动说"解释针灸经络的循经传感现象。并在光镜和电镜下发现神经与肥大细胞之间有突触样连接关系，与肥大细胞形成连接的神经纤维终末内含有 P 物质和血管活性肠肽（VIP），为假设提供了有力的形态学证据。日本学者认为，针灸刺激穴位，引起局部含 P 物质的神经末梢分泌 P 物质。

（3）腹腔丛：是最大的内脏神经丛，位于腹腔动脉和肠系上动脉根部周围。丛内主要含有腹腔神经节、肠系膜小神经节、主动脉肾神经节等。由来自两侧的胸交感干的内脏大、小神经和迷走神经后干的腹腔支以及腰上部交感神经节的分支共同构成。腹腔丛发出的分支伴动脉的分支可分为许多副丛、如肝丛、胃丛、脾丛、肾丛以及肠系膜上丛等。腹主动脉丛位于腹主动脉两侧及前面，是腹腔丛在腹主动脉表面向下延续部分，还接受第 1~2 腰交感神经节的分支。一部分纤维下行入盆腔，参加腹下丛的组成；另一部分纤维沿髂总动脉和髂外动脉组成与动脉同名的神经丛，随脉分布于下肢血管、汗腺、竖毛肌。位于第 5 腰椎体前面、腹主动脉末端及两髂总动脉之间到直肠两侧，是腹主动脉丛向下的延续部分，从两侧接受下位二腰神经节发出的腰内脏神经，并接受骶交感干的节后纤维和第 2~4 骶神经的副交感节前纤维。分支组成直肠、精索丛、输尿管丛、膀胱丛、前列腺丛、子宫阴道丛等，并随动脉分支分布于盆腔各脏器。

（4）内脏感觉神经：人体各内脏器官除有交感和副交感神经支配外，还有感觉神经分布。如同躯体感觉神经一样，内脏感觉神经元的细胞体亦位于脑神经节和脊神经节内，也是假单极神经元，其周围突是粗细不等的有髓或无髓纤维。脑神经节包括膝、舌咽神经下节、迷走神经下节，神经节细胞的周围突，随同面、舌咽、迷走神经分布于内脏器官，中枢突随同面、舌咽、迷走神经进入脑干，终止于孤束核。脊神经节细胞的周围突，随同交感神经和骶部副交感神经分布于内脏器官，中枢突随同交感神经和盆内脏神经进入脊髓，终于灰质后角。在中枢内，内脏感觉纤维一方面直接或间接经中间神经元与内脏运动神经元相联系，以完成内脏－内脏反射；或与躯体运动神经元联系，形成内脏－躯体反射；另一方面则可经过较复杂的传导途径，将冲动传导到大脑皮层，形成内脏感觉。

交感神经随着髂总动脉和髂外动脉组成与动脉同名的神经丛，随动脉分布于下肢血管、汗腺、竖毛肌。穴位－岛状瓣模型实验，切断胫深动脉就可以验证交感神经是不是存在感觉神经，从而解决西医从来没有实验证明交感神经的感觉传入问题。

血管壁内具有传入感觉神经的临床证据是：主动脉夹层动脉瘤。疼痛为本病突出而有特征性的症状，部分患者有突发、急起、剧烈而持续且不能耐受的疼痛。疼痛部位有时可提示撕裂口的部位：如仅前胸痛，90%以上在升主动脉，痛在颈、喉、颌或面部也强烈提示升主动脉夹层；若为肩胛间最痛，则90%以上在降主动脉，背、腹或下肢痛也强烈提示降主动脉夹层。极少数患者仅诉胸痛，可能是升主动脉夹层的外破口破入心包腔而致心脏压塞的胸痛。

其主要病理变化是主动脉夹层分裂，血液进入分裂的主动脉夹层中，刺激血管壁中的神经末梢产生疼痛。造成夹层裂开的先决条件为动脉壁缺陷，尤其中层的缺陷。一般而言，年长者以中层肌肉退行性变为主，年轻者则以弹性纤维的缺少为主。至于少数主动脉夹层无动脉内膜裂口者，则可能由于中层退行性变病灶内滋养血管的破裂引起壁内出血所致。

由此可知，主动脉血管壁内一定存在着能够感觉疼痛的传入神经。至于四肢动脉壁中是否存在传入神经纤维尚待科学实验证明。

实验只是借助科学的方法和语言，对古老中医针灸的有效性和动态变化性，给出了"合理的"解释。对于我们目前暂时还认识不了、说不清楚的东西，不能因为我们没有认识到就轻易否定。这是实事求是的态度。

第三节　中医的血与西医的血液

1. 生成

《灵枢·决气》："何谓血？岐伯曰：中焦受气取汁，变化而赤，是谓血。"血的来源：乃水谷之精所化。

《景岳全书》有"血者，水谷之精气也，在女子则上化为乳汁，下为月水"。《校注妇人大全良方》是明代著名医学家薛己（薛立斋）的著作，他说："血者，水谷之精气也，和调五脏，洒陈六腑。在男子则化为精，在妇人则上为乳汁，下为血海，故虽心主血，亦皆统摄于脾和胃，血自生矣"。

中焦受气取汁，变化而赤，肝藏血，亦皆统摄于脾，所以有脾胃为"气血生化之源"的说法。"血者，神气也"（《灵枢·营卫生会》）。精血同源、气之与血，异名同类，两相维附，气非血不和，血非气不运。

"故凡为七窍之灵，为四肢之用，为筋骨之和柔，为肌肉之丰盛，以至滋脏腑，安神魂，润颜色，充营卫，津液得以通行，二阴得以调畅，凡形质之所在，无非血之用也"（《景岳全书·血证》）。《难经·二十二难》将血的这一作用概括为"血主濡之"。

故曰："血……盖其源源而来，生化于脾，总统于心，藏受于肝，宣布于肺，施泄于肾，灌溉一身，无所不及。"（《景岳全书·血证》）。所以临床上治疗从整体入手的。

李中梓（1588—1655年），则更明确指出："脉者血脉也，血脉之中气道行焉。五脏六腑以及奇经，各有经脉，气血流行，周而复始，循环无端，百骸之间，莫不贯通"（《医宗必读·新著四言脉诀》）。

故曰："气中有血，血中有气，气与血不可须臾相离，乃阴阳互根，自然之理也"（《难经本义》）。"人之一身，皆气血之所循行，气非血不和，血非气不运，故曰：气主煦之，血主濡之"（《医学真传·气血》）：这种关系可概括为"气为血之帅""血为气之母"。

2. 气与血的关系

（1）气为血之帅，气能摄血：血液正常循行于脉中离不开气的固摄作用，体现于脾统血的生理功能之中，气摄血，防止血液溢出脉外，气不摄血则出血。

气能行血：气直接推动血行，气通过促进脏腑功能而推动血行，气行则血行，气虚、气滞则血瘀，气逆、气陷可出血。

气能生血：气是血液化生的动力，气为血液化生的原料，气充盛则血液充足，气虚亏则血虚。

（2）血为气之母：血能载气，气存于血中，依附于血而不致散失，赖血之运载而运行全身。血为气的载体，气随血脱。治疗：补气固脱。

血能养气：气的充盛及其功能发挥离不开血液的濡养，血足则气旺，血虚则气虚。治疗：养血益气。

（3）血与津的关系：津血同源（参看：中西医融合观续）血和津液之间亦存在着极其密切的关系。血和津液的生成都来源于水谷精气，由水谷精气所化生，故有"津血同源"的说法。津液渗入于（气化）脉中，即成为血的组成部分；津液来源于血，或者说血经过气化，而形成津液。

《灵枢·决气》篇："中焦受气取汁，变化而赤，是谓血。"中焦，即脾胃。"受气"的"气"，指的饮食水谷，又称"谷气"，经过脾、肺、心的气化，形成血。总之血是由食物变化而来。这个宏观的过程，中西医的认识是一致的。

3. 血的功能

血的功能有三：一是濡养，二是化神，三是涵气。

中医认为：气血不可分离，沿着经脉运行（即经络），其推动力是气。

脾统血，肝藏血，心主血脉等概念，一定要在各自的脏腑与器官的关系中，在不同的证与不同的疾病中，逐一解决，而不能在同一个语境中解决。能不能沟通，其最终参照物是临床诊断与治疗。

西医认为：血液循环的动力是心脏，血液在血管内运行、循环。

西医血液的主要成分为血浆、血细胞、遗传物质（染色体和基因），属于结缔组织。血液中含有各种营养成分，如无机盐、氨基酸、脂肪、葡萄糖等，氧以及细胞代谢产物、激素、酶和抗体等，有营养组织、调节器官活动和防御有害物质的作用。血液储存着人体健康、遗传的信息，很多疾病需要验血，包括遗传病。

中医的血与西医的血液比较。二者基本一致，但是来源，运动动力，循环路径等不同。其功能大致一致。

二者的不同点是：中医的"血"与"气"关系密切，不可分离。把"气血"作为一个概念，与西医的"血液成分"加"血液的运动动力"，大致一致。所以，血虚与西医的"所有血液成分减低"大致一致。

西医理论中血液在血液循环系统中运行，而中医的"气血"是沿着十二经脉运行，推动运行的动力是"气"，"气血"不能分离。所以，西医血液循环中的血液与中医理论中的气血沿着经络运行，就不能对应。气为血之帅，血为气之母，与西医的血液没有可比性。

在古代中医文献中，只有"血"而没有"血液"这个词。中医所说的血，与西医说的"血液"，既有不同之处也有相同的地方，中西医对照的时候，一定要具体问题具体分析，在不同的语境中，不同的时间，不同的地方，含义不一样。不可一概而论，一刀切是错误的。

小结

经络与藏象一样，不是西医的一种结构或者几种结构，而是一类功能。经络是人体的网络联系功能，十四经脉只是网络联系的一种传导通路。针灸的机制与经络有关，但不是一回事，针刺某一个穴位，既有其特异性的器官与之对应，又有非特异性的全身功能调控作用。针灸治病只是经络的一种功能，而不是全部功能。这种网络联系功能，是调控功能的一部分，而且是具有具体物质形态的结构（神经系统、循环系统、内分泌系统、体液内环境系统等）。人体的调控功能是由"心"主宰的，中医的"心"主要是指边缘系统及其相关结构。

四肢除了运动功能之外，还有一种西医迄今为止还没有认识到的一种功能，即刺激特定的点，能够特异性地调节相应的内脏功能活动。针刺足三里治疗肚子痛，针刺合谷治疗牙疼等等，西方科学、西医根本不知道这回事，没有发现这个功能，不承认这个事实，认为没有科学根据，不承认这个功能的存在，认为没有必要研究根本不存在的功能的物质基础、物质结构。对于西医而言，经络、穴位是隐象，或者说"不存在"。运用西医、西方科学研究经络，只可能解释一部分经络现象即某一个经络现象与西医的某种机能关系密切。

经络的解剖学结构没有研究清楚，经络没有西医学的特定结构。但是，穴位的解剖学结构，显微镜下的结构，甚至刺激穴位时的生物化学变化都研究得清清楚楚了，而穴位的功能究竟是什么？没有结论，甚至没有人去认真追究。

经络学说把体表与内脏功能联系了起来，而且具有特异性，这是西医没有发现的人体功能。经络学说把外部自然世界与人体功能联系起来，这是西方科学没有发现的客观规律。这是经络学说的伟大之处，他打破了"西方科学"的神话。这个理论的建立，没有使用形式逻辑，没有使用科学实验方法，使用的方法是取象比类以及2000多年的临床实践。

完成经络的功能，应该有其相应的结构，经络是调控系统的信息传导通道，其西医解剖学结构包括：周围神经系统（包括自主神经系统）、心血管系统、内分泌系统、淋巴管系统、血液中的激素、各种介质等。

经络－信息物质能量传输通路象态

气血－信息物质能量的载体象态

穴位－感受器象态

心－边缘系统调控中枢象态。即内脏功能的调控中枢。

大脑皮层－信息调控中心（逻辑思维，骨骼肌运动调控中心）作为一个特殊功能、结构单独提出来。

在不同的情况下，经络的含义不完全相同。具体问题具体分析，不可一概而论。

针刺穴位产生的神经冲动，一般认为是由躯体神经传导的。近年来研究发现，交感神经及血管壁神经丛也参与了针刺效应传导。例如，切除家兔一侧腰交感链，或切除一侧灰、白交通支，都能减弱同侧针刺"足三里"穴的镇痛效应。而针刺健侧"足三里"则镇痛效应不受影响。针刺仅保留股动脉、静脉与肢体相连的"足三里"穴，也能看到引起肠管运动，或牵拉股动脉也有类似效应。单独切断坐骨神经的隐神经或单独阻断股动脉、股静脉管壁的神经传导，都不能使电针"足三里"对电刺激内脏神经引起皮质痛觉诱发电位的抑制作用消失。如果2种措施合并进行，则多数动物的这种抑制作用消失，少数动物还存在轻微抑制作用。如再切断大腿全部躯体神经，并高位阻断股动脉、股静脉和闭孔动脉血管壁的神经传导，则电针对皮质痛觉诱发电位的抑制作用完全消失。即便同时切断家兔的坐骨神经和股神经后，针刺"足三里"穴所引起的肠蠕动效应仍然存在，只有在股动脉上涂抹饱和石炭酸之后肠蠕动才消失。这说明经络与躯体神经、自主神经、动脉都有关系。

第二章　肾－泌尿生殖象态

肾

肾位于人体腰部，左右各一，包括命门。

肾是先天之本，是藏精之脏。主发育、生长、生殖。

肾主水，与膀胱相表里，与肺、脾、三焦、膀胱等脏腑共同调节水液代谢，是水液代谢的重要脏器。

肾主骨，骨生髓。而脑为髓之海，所以肾精足，自然精力充沛，神思敏捷，记忆力增强，筋骨强健，行动轻捷。

开窍于耳及二阴，其华在发。

肾脉上连肺，主纳气。

第一节　中医肾的认识深化过程

一、《内经》中肾的论述

《素问·六节脏象论》："肾者主蛰，封藏之本，精之处也。"

《素问·上古天真论》："肾者主水，受五脏六腑之精而藏之。"

《素问·逆调论》："肾者水脏，主津液。"

《素问·痿论》："肾主身之骨髓。"

《灵枢·脉度》："肾气通于耳，肾和则能闻五音矣。"

《素问·脉要精微论》："腰者，肾之府。"

《灵枢·本输》："肾出涌泉……足少阴经也。"

《素问·平人气象论》："肾见戊己死，是谓真脏见皆死。"

《黄帝内经》："肾者，作强之官；三焦者，决渎之官；膀胱者，州都之官。"

《素问·上古天真论》岐伯曰："女子七岁，肾气盛，齿更发长；二七而天癸至，任脉通，太冲脉盛，月事以时下，故有子；三七，肾气平均，故真牙生而长极；四七，筋骨坚，发长极，身体盛壮；五七，阳明脉衰，面始焦，发始堕；六七，三阳脉衰于上，面皆焦，发始白；七七，任脉虚，太冲脉衰少，天癸竭，地道不通，故形坏而无子也。丈夫八岁，肾气实，发长齿更；二八，肾气盛，天癸至，精气溢泻，阴阳和，故能有子；三八，肾气平均，筋骨劲强，故真牙生而长极；四八，筋骨隆盛，肌肉满壮；五八，肾气衰，发堕齿槁；六八，阳气衰竭于上，面焦，发鬓斑白；七八，肝气衰，筋不能动，天癸竭，精少，肾脏衰，形体皆极；八八，则齿发去。"

中医理论是不断发展成熟的。《内经》中没有：肝肾同源，肾为先天之本，命门，肾主纳气等说法，"肾为先天之本"，明清之前仍然在争论。《内经》中没有：肾（元）精，肾（元）阴，肾（元）阳，心肾相交，水火既济等词汇。清代医家林佩琴，初刊于咸丰元年（1851）《类证治裁·喘证》首次提出"肾主纳气"；命门在《内经》是指双目，或者睛明穴。元，原，二者等同。《内经》《金匮要略》所言之"肾虚"未涉及"肾阳""肾阴"。《内经》中对于"肾虚"的界定与后世中医"肾虚证"的定义并不完全一致。现代中医理论《肾虚》是指"肾"功能失调引起的一系列病理状况，诸如肾气虚，肾阳虚，肾阴虚所致的各种证候。

二、《难经》有关肾的论述

《难经》三十六难曰："脏各有一耳，肾独有两者，何也？然：肾两者，非皆肾也，其左者为肾，右者为命门。命门者，诸神精之所舍，原气之所系也。故男子以藏精，女子以系胞，故知肾有一也。"这一段话里，原精，原气，原神的意思都有了，但是没有形成明确的概念。

继《难经》提出来命门概念，张仲景《金匮要略·血痹虚劳病脉证并治》："虚劳腰痛，少腹拘急，小便不利者，八味肾气丸主之。"《金匮要略》中的肾气丸，是补肾气的，只说了肾气虚，没有肾阴阳之说。《内经》虽有原气的内容，但无"原气"（或"元气"）之名，是《难经》第一次启动了"原气"的医学理论起点。

词语"命门"于《内经》，凡6见均指眼睛，都是站在诊法的角度认为：人类的生命活动规律能通过眼神而表达于外，因而眼睛是医生了解人的生命活动最关键的部位，是医生窥视生命活动的门户。《难经》却将"命门"视为与心、肝、脾、肺、肾五脏等同的"脏"，故言"脏有六者"。若依《内经》命"脏"的法则言之，凡言"脏"者必须具备"藏"的生理特征，一"藏"精，二"藏"神，二者务必兼而有之，缺一不可。《难经》之所以将"命门"以"脏"名之，是因为"男子以藏精，女子以系胞，诸神精之所舍也"。足见《难经》作者将命门视为六脏之一，是在严格遵循命"脏"法则的前提下立论，自此开创了命门理论之先河。

三、肾阴肾阳概念的提出

宋朝钱乙创六味地黄丸，肾阴，肾阳才显现出来。

钱乙，字仲阳。（1032—1113年），在1114年，他的学生阎季忠将他的理论、医案和验方加以整理，编成了《小儿药证直诀》。其中首次提出六味地黄丸为补阴代表方，原名地黄圆（丸）。

金、元时期对肾与命门进行了更为广泛、深入地探讨，肾与命门虽存二名，且对命门的位置也存有争论，但在论述中，二者的主要功能又基本相同，均认为命门藏精舍神，内寓真火，是脏腑之本，经脉之根，为人体生命活动的根本动力和基源，与肾阴肾阳的功能基本相同。故现代认为，肾阳亦即"命门之火"，肾阴亦即张介宾所谓的"命门之水"。所以称之曰命门，无非是强调肾中阴阳的重要性而已。肾阴肾阳代表了全身的阴阳，肾阳虚，肾阴虚基本上代表了全身的阴虚、阳虚。所以命门的功能也即是肾的功能。

四、肾的理论的完善

明清时期出现了命门学说，提出肾主纳气，肾为先天之本，至此肾的理论才完善。

"肾为先天之本"的完整表述，首先见于明代医家李中梓《医宗必读》十卷。（撰于1637年）中的"肾为先天本，脾为后天本论"，其文曰："先天之本在肾，肾应北方之水，水为天一之源……肾何以为先天之本？盖婴儿未成，先结胞胎，其象中空，一茎透起，形如莲蕊。一茎即脐带，连蕊即两肾也，而命寓焉。水生木而后肝成，木生火而后心成，火生土而后脾成，土生金而后肺成。五藏既成，六府随之，四肢乃具，百骸乃全。《仙经》曰：借问如何是玄牝？婴儿初生先两肾。未有此身，先有两肾。故肾为藏府之本，十二脉之根，呼吸之本，三焦之源，而人资之以为始者也，故曰先天之本在肾。"肾为先天之本是与脾为后天之本相对而言的，《医宗必读·肾为先天脾为后天本论》明确表明"肾"先他脏而成，并对他脏的形成起着决定性的影响，其意即在于强调胎儿时期"肾"之功能对其他脏器的温煦、推动、激发、濡养的重要作用。

受明代理学寻求宇宙本原的文化思潮影响（追求一元论），明代医家寻求人身之太极，比拟于宇宙之太极，太极生两仪之象，因而具有了先天本原之内涵。之前的命门学说也因而被赋予了更加抽象的本原意义，明代命门学说代表医家赵献可在《医贯》中进行了说明。命门与道家的精、气、神息息相关，也就演化出原精，原气，原神的概念，也就是把精气神拔高，在"肾为先天之本"之后，才明确表述出肾阴、肾阳、肾精、肾气等概念，是对《内经》的补充与完善。这些概念，除了肾阴、肾阳、肾精、肾气之外，其余概念在临床实践中并没有太大的实际意义。

肾阳，又称元阳、真阳、真火、命门之火、先天之火等，是肾功能的动力。

肾阴，又称元阴、真阴、肾水、真水，是指肾本脏的阴液（包括肾脏所藏之精）。

肾精，是指肾所藏之精。肾精有狭义与广义之分。

肾气，即肾精化生之气，是由肾阳蒸化肾阴而产生的，多指肾脏的功能活动。肾的精气盛衰，关系到人体的生殖、生长和发育机能。

总之，肾精为肾阴，肾气为肾阳，它们之间相互依存和制约，从而维护人体正常生理功能。如果这种依存和制约的关系失调，就会发生病变。汉代王充的《论衡·超奇》中说："天禀元气，人受元精。"

清代林佩琴的《类证治裁》一书中更具体地提出"肺为气之主，肾为气之根，肺主出气，肾主纳气"。

元气，始见于先秦哲学著作《鹖冠子》。先秦和西汉时期有不少涉气的著作如《老子》《列子》《庄子》《管子》《鹖冠子》《荀子》《淮南子》《黄帝内经》等，大多是道家著作或与道家有关的著作。道家有元精、元气、元神论，《黄帝内经》中没有元气这个术语，"元气说"出于《难经》，《难经》三十六难曰："脏各有一耳，肾独有两者，何也？然：肾两者，非皆肾也，其左者为肾，右者为命门。命门者，诸神精之所舍，原气之所系也。故男子以藏精，女子以系胞，故知肾有一也。"原精，原气，原神的意思都有了。

五、命门

命门一词，最早见于《内经》，系指眼睛而言。如《灵枢·根结》说："太阳根于至阴，结于命门。命门者，目也。"将命门作为内脏提出则始于《难经》。汉代以后，历代医家对命门较少阐发。直至明清，对命门开展了较为深入的研究，才出现了各种不同见解，命门的重要性也引起了广泛重视。关于命门的功能有主火、水火共主、非水非火为肾间动气之不同。如明代赵献可认为命门即是真火，主持一身之阳气。他在《医贯·内经十二官论》中说："余有一譬焉，譬之元宵之鳌山走马灯，拜者舞者飞者走者，无一不具，其中间唯是一火耳。火旺则动速，火微则动缓，火熄则寂然不动……夫既曰立命之门，火乃人身之至宝。"清代陈士铎在《石室秘藏》中也认为："命门者，先天之火也。"明代张介宾则强调了命门之中具有阴阳、水火二气，从而发挥对全身的滋养、激发作用。如他在《景岳全书·传忠录·命门余义》中提出："命门为元气之根，为水火之宅。五脏之阴气，非此不能滋；五脏之阳气，非此不能发。"明代孙一奎则认为命门在两肾中间，为非水非火，而只是存在着一种元气发动之机，是一种生生不息、造化之机枢而已，即《难经·八难》所说的"肾间动气"。他在《医旨绪余·命门图说》中指出："越人亦曰：'肾间动气者，人之生命，五脏六腑之本，十二经脉之根，呼吸之门，三焦之原。'命门之意，盖本于此。……命门乃两肾中间之动气，非水非火，乃造化之枢纽，阴阳之根蒂，即先天之太极。"

综观以上对命门的种种认识，虽然对命门的形态、部位有不同的见解，但在命门的正常功能与肾息息相通的认识上是基本一致的。历代医家大多认为命门与肾同为五脏之本，内寓真阴真阳。明代命门学说的兴起进一步为肾阴、肾阳理论奠定了基础，因此可以认为，肾阳即命门之火，肾阴即命门之水。肾阴、肾阳，即是真阴、真阳。古代医家之所以称之"命门"，无非是想强调肾中阴阳的重要性，"命门"即"生命之门"。正如孙一奎在《医旨绪余·命门图说》中所说："追越人两呼命门为精神之舍，元气之系，男子藏精，女子系胞者，岂漫语哉！是极归重于肾为言，谓肾间原气，人之生命，故不可不重也。"

肾阴肾阳，代表了全身的阴阳。肾阳虚，很大程度上代表了全身的阳虚，而且可以引发各脏腑均出现阳虚，诸如：脾阳虚，心阳虚，肺阳虚，肝阳虚等。肾阴虚也是如此。

宋朝钱乙，命门学说，先天之本，现代的肾系统，是一个发展过程。

命门的功能称之为"命火"：命火为全身阳气之根，乃"生气之源"，对全身各脏腑的生理活动，有温煦、推动的作用，故曰"五脏之阳气，非此不能发"，能促进性机能，性机能是否正常，与命火的盛衰有着密切的关系，若命门火衰，可出现阳痿、早泄；命门之火过旺，可出现阳强易举、性欲亢盛等现象。另外能推动水液代谢，司肾关之开合。

第二节　中西医比对与融合

西医解剖学对于中医肾的解释：泌尿生殖系统。

西医生理学对于中医肾的解释：泌尿生殖发育功能及其调控。

西医生理学对于命门的解释：下丘脑－垂体－内分泌轴。

从动物进化，胚胎发生，解剖位置来看，泌尿生殖系统与中医肾都是关系密切的，不消赘述。

与西医相对比，中医对肾的认识较广泛而复杂。主要功能为"肾主水""肾藏精""肾主命门之火"，肾主骨，开窍于耳……又远远超出了泌尿生殖系统。

一、肾藏精－生殖、生长和发育象态

中西医有一个共同参照物，就是男女性交产生一个与父母相似的子代，首先在母体内发育，而后出生，由婴儿发展到儿童、成人、老人、死亡。

西医认为：通过受精过程子代就继承了亲代的遗传基因，这些基因就是调控子代新个体生长、发育、分化和繁殖的物质基础。这样，遗传基因是代代相传，它是维持种族延续和物种相对纯性的重要保证。大家知道，遗传基因的物质基础是染色体的脱氧核糖核酸（DNA）。或者说：DNA是基因遗传的载体。另外还应指出，DNA不仅存在于生殖细胞中，是胚胎的物质基础，而且也存在于人体的每个细胞中，是人体各类细胞物质代谢、功能活动的调控中心。

中医认为：肾精化生之气称为"肾气"，肾气对人体的发育、生长、生殖和衰老有密切关系。《素问·上古天真论》对"肾气"的作用描述较详细而全面，"女子七岁。……七七，任脉虚，太冲脉衰少，天癸竭，地道不通，故形坏而无子也。丈夫八岁，肾气实，……七八，肝气衰，筋不能动，天癸竭，精少，肾藏衰，形体皆极；八八，则齿发去。"

生长素的合成和分泌的部位在腺垂体，受下丘脑所分泌的生长素释放激素和生长素释放抑制激素的双重控制，前者促进生长素分泌，后者抑制生长素的分泌，相互协调共同维持生长素水平。

生长素的主要作用有：

①促生长作用：若腺垂体在幼年时分泌机能不足，身体的生长发育停滞，虽至壮年，但身材矮小，这也是中医"肾虚"的症状之一。②对代谢的作用：加速蛋白质合成，减少蛋白质分解；生长素促进脂肪分解，使组织脂肪减少；生长素抑制糖的消耗，使能量来源由糖代谢提供向脂肪代谢转移，有利于机体的生长与修复过程。

雄激素的生理作用是：①促进精子的生成。②刺激雄性副性器官的发育并维持其成熟状态。③刺激并维持雄性副性特征，如体型、体毛的分布、喉结出现、声音低沉等。④维持性欲。⑤刺激食欲，促进蛋白质合成，特别是骨骼肌蛋白质的合成，减少尿氮的排出。

雌激素，主要是雌二醇和雌酮，以雌二醇分泌量最大，活性最强。还有少量的雌三醇。它们的生理作用是：①促进女性生殖器官的发育。②增强输卵管和子宫平滑肌的活动，提高子宫对催产素的敏感性。③增加宫颈黏液的分泌。④促进和维持女性副性征。⑤促进体内水和钠的潴留。

综上所述，人的生殖功能、生长发育、成熟、衰退，主要表现在下丘脑－垂体－内分泌腺（生长素、性腺系统）及相应靶器官的功能上，并受到神经、体液和精神因素的影响，它类似于中医"肾"主生殖的全部内容。其中"天癸"应包括了这条轴上各器官所分泌的各种激素及它们相互之间的互为依存，互相抑制的关系。"天癸至"是性成熟的标志。

二、肾主水－醛固酮调控象态

人体水液代谢平衡的整个过程，有赖于脾的运化，肺的宣发肃降，肾的蒸腾汽化，通过三焦通达全身。代谢后的水液，尿液归于膀胱，汗液通过呼吸道、皮肤而排出体外。在整个过程中，肾中精气的蒸腾汽化，特别是尿液的生成与排泄起着关键作用。失常时或为水肿尿少，或为小便清长、尿多。

中医所说："肾气从阳则开，阳太盛则关口大开，水直下而为消"。"肾气从阴则阖，阴太盛则关门常阖，水不通而为肿"。"消"和"肿"是由肾泌尿活动失常而出现的 2 种相反的病理现象。所谓"阳太盛"多指功能性病变，如内分泌代谢障碍引起的尿崩症、糖尿病、甲状腺功能亢进，以及高血压、肾小管重吸收功能低下等，每天排尿量增多，都在 2500mL 以上，出现"水直下而为消"。所谓"阴太盛"多属器质性病变，如肾本身的急性肾小球性肾炎、慢性肾炎和肾盂肾炎、肾结石、肾动脉栓塞或狭窄、肾病综合征；全身性的休克，心力衰竭，水、电解质代谢紊乱等，都可出现尿量减少而发生"水不通而为肿"。严重时可出现尿中毒，昏迷甚至死亡。

醛固酮的生理作用是调节肾脏对钠的重吸收，维持水平衡。临床意义：醛固酮是人体内调节血容量的激素，通过调节肾脏对钠的重吸收，维持水平衡。醛固酮是调节细胞外液容量和电解质的激素，醛固酮的分泌，是通过肾素－血管紧张素系统实现的。当细胞外液容量下降时，刺激肾小球旁细胞分泌肾素，激活肾素－血管紧张素－醛固酮系统，醛固酮分泌增加，使肾脏重吸收钠增加，进而引起水重吸收增加，细胞外液容量增多；相反细胞外液容量增多时，通过上述相反的机制，使醛固酮分泌减少，肾重吸收钠水减少，细胞外液容量下降。血钠降低，血钾升高同样刺激肾上腺皮质，使醛固酮分泌增加。

醛固酮的主要生理作用为保 Na^+ 排 K^+，从而保 Cl^-、保水，维持细胞外液量相对稳定。它促进肾远曲小管和集合管主动重吸收 Na^+；并通过 Na^+、K^+、Na^+、H^+ 置换而增加 K^+、H^+ 排出；Na 重吸收增加，使细胞外液有较多正电荷和较高渗透压，于是带动 Cl 和水被动重吸收；它也减少汗液、唾液、胃液的 Na^+ 排出。醛固酮的分泌受多种因素调节。血容量减少，血压降低，通过肾素－血管紧张素系统使其分泌增加；另外，血浆 Na^+ 浓度降低，血钾浓度升高，直接刺激球状带，使其分泌增强。亦受腺垂体分泌的促肾上腺皮质激素的调节，平时 ACTH 的作用小，应激时，则对醛固酮分泌起重要支持作用。

由上述可见，中医所说"肾主水"是指现代解剖生理学上的肾泌尿功能以及影响泌尿功能的神经体液调节因素的作用。神经体液调节因素的失常和肾结构本身的变化都能导致肾泌尿活动的异常，其中醛固酮起到关键作用。

小结

对于"命门"，西医的解释指的是：下丘脑－腺垂体－内分泌系统及下丘脑－自主神经－肾上腺髓质系统等功能。命门是生命之门，它本身亦体现了阴阳规律。沈自伊关于肾的研究，推论肾阳虚证的主要发病环节在下丘脑，已经得到普遍公认，不赘述。但是他没有研究肾主水，肾阳虚水泛证，是其不足。肾主水与醛固酮关系密切。

中医的肾，其结构包括生殖系统与泌尿系统，其功能包括生殖功能、泌尿功能以及它们的调控。这与西医的泌尿生殖系统大致吻合。肾藏精主要是指生殖系统的结构、功能及其调控。"命门之火为一身阳气之根，人体五脏六腑功能活动的动力之源"则超出了生殖泌尿系统的范围，而具有了调控全身整体功能的作用。

第三章　脾胃－代谢象态

代谢是指物质代谢与能量代谢。

中医认为：脾主运化、脾胃相表里、脾统血、脾主肉，开窍于唇，属土，主长夏，位中……这是一个完整的、不可分割的脾。在讨论脾主运化的时候一定要考虑到脾胃相表里、脾统血、脾主肉等等内容；还要根据阴阳五行学说，考虑到运化与心肺肾的关系，才能够真正领会到脾主运化的真正含义，这是与西医科学实验解释结构决定功能是不一样的。余皆类此。

西医认为：脾脏（spleen）是重要的淋巴器官与免疫器官，位于腹腔的左上方，呈扁椭圆形，暗红色、质软而脆，有造血、滤血、清除衰老血细胞及参与免疫反应等功能。脾在正常情况下，只产生淋巴细胞及单核细胞，但在病态及大失血后可以制造各种血细胞，当局部受暴力打击易破裂出血。

在西医理论中，脾脏与胃肠之间既没有解剖学可见的联系，在生理学实验中也没有研究脾脏与胃肠道之间的生理功能的联系。脾脏与胃肠道互不相干，事实上并非如此，脾脏与胃肠道具有千丝万缕的联系。

第一节　脾胃学说的历史沿革

1. 秦汉之前春秋战国阶段

古籍《韩非子·五蠹》记载："上古之世，人民少而禽兽众，人民不胜禽兽虫蛇。有圣人作，构木为巢以避群害，而民悦之，使王天下，号曰有巢氏。民食果蓏蚌蛤，腥臊恶臭而伤害腹胃，民多疾病。有圣人作，钻燧取火以化腥臊，而民说之，使王天下，号之曰燧人氏。中古之世，天下大水，而鲧、禹决渎。"

韩非（前280—前233），〔果蓏（luǒ）蚌（bàng）蛤（gé）〕木实、瓜类、蚌蛤。同"蚌"而长，蛤，蛤蜊，似蚌而圆。统称蚌蛤。

这是对于脾胃功能的最早记述，不是医者的话，而是政治家、哲学家的话。医学理论，不完全是由医者创造的，而是由哲学家、政治家、千千万万的病人、屠夫等等共同创造的，因此无不打上时代的烙印。

《吕氏春秋》《孟春纪·正月纪》：一曰孟春之月……其味酸……其祀户，祭先脾。注曰："脾属土，陈交且豆脾在前。"故曰："祭先脾。春木胜土，先食胜也。一说脾属木，自用其藏也。"

《古尚书》说：脾，木也；肺，火也；心，土也；肝，金也；肾，水也。许慎按：《月令》"春祭脾，夏祭肺，季夏祭心，秋祭肝，冬祭肾"与《古尚书》同。说明五脏与五行的匹配，最早是来源于祭祀活动，而不是医疗实践。

与《内经》同时代或者稍晚的《淮南子·地形训》中记载的"苍色主肝……赤色主心……白色主肺……黑色主肾……黄色主胃"相比较，有胃而没有脾，说明脏腑的命名、五行归属，还存在着争论。脾与肝，脾与心，脾胃之间的关系还没有完全确定。

《素问·五脏别论篇》有"或以脑髓为脏，或以肠胃为脏，或以为腑"的记载，说明当时脏腑之说尚有争辩，五脏概念的确定经历了一个长期演变的过程，这从先秦及汉初著作中可以找到痕迹。先秦著作对人体脏腑名早有记载，《诗经》有心肺肠脾之名，《尚书·盘庚》有心腹肾肠之名。《庄子》

有五脏、六脏、六腑之说，见于《齐物论》《骈拇》《在宥》《列御寇》等篇，但未列具体名目。《淮南子》中有关人体之脏亦说法不一，如《地形训》列五脏，分别为肝、心、肺、肾、胃，五脏中无脾。而《精神训》列五脏："人有四肢、五脏、九窍……胆为云，肺为气，肝为风，肾为雨，脾为雷，以与天地相参也，而心为之主。"

《墨子·非乐上》："外收敛关市山林泽梁之利，以实仓廪府库，此其分事也。"

《素问·灵兰秘典论》云："心者，君主之官也，神明出焉。肺者，相傅之官，治节出焉。肝者，将军之官，谋虑出焉。胆者，中正之官，决断出焉。膻中者，臣使之官，喜乐出焉。脾胃者，仓廪之官，五味出焉。"孔颖达疏引蔡邕曰：'谷藏曰仓，米藏曰廪。'取象比类，脾属土，仓廪属土，所以，脾胃为仓廪之官，这不是一年半载形成的，也许是几百年才推演络绎出来的。把脾归类于土，取象比类为仓廪之官，在墨子时代已形成了。

"脾主运化"的说法直到清朝叶天士，才完全确立。

2. 秦汉时期：脾胃藏象理论初步形成

《素问·太阴阳明论》"脾与胃以膜相连"。《难经42难》脾重二斤三两，扁广三寸，长五寸，有散膏半斤，主裹血，温五脏，主藏意。

《素问·金匮真言论》"中央黄色，入通于脾，开窍于口，藏精于脾，故病舌本；其味甘，其类土，其畜牛，其谷稷，其应四时，上为镇星，是以知病之在肉也……"命名原则是取类比象，即《易·系辞》之"远取诸物，近取诸身"。《内经》中虽未有专篇论述脾胃，已散见于各篇之中，内容极为丰富。《素问·玉机真脏论》"五脏者，皆禀气于胃，胃者五脏之本"。从而认识到脾胃在五脏中所处的重要地位。

《内经》《难经》认为脾胃病的病因归纳为六淫外邪、内伤情志、饮食劳逸等。如《素问·本病论》："饮食劳倦即伤脾。"《素问·阴阳应象大论》曰："在志为思，思伤脾，怒胜思。"《至真要大论》"病机十九条"建立了脏腑病机纲领。十九条贯穿了藏象理论，如"诸湿肿满，皆属于脾"。

《素问·经脉别论篇》："饮入于胃，游溢精气，上输于脾。脾气散精，上归于肺，通调水道，下输膀胱。水精四布，五经并行，合于四时五脏阴阳，揆度以为常也。"

《伤寒杂病论》在《内经》《难经》的基础上，提出"四季脾旺不受邪，即勿补之"（《金匮要略·脏腑经络先后病》），说明重视脾胃之气在防病治病中的重要作用，为后世脾胃学说的发展提供了理论依据。张仲景对脾胃学说的又一重大贡献是在《内经》的基础上发展了治疗学，将理论和方药融合起来，在《伤寒论》113方中约四分之一涉及脾胃。在疾病的康复阶段，张仲景也从调整脾胃入手，有专篇讨论瘥后劳复问题，其7条中有5条均为调理脾胃之法。可见《伤寒杂病论》从辨证、治疗、预后等几方面阐述了脾胃藏象理论。

3. 魏晋隋唐脾胃藏象理论的发展

隋·巢元方撰《诸病源候论》，以脏腑为核心论述病机，其中专列"脾胃病诸候"，开拓了研究脾胃病证的途径，也是脾胃病的最早记载。唐·孙思邈《千金方》，分别论述脾胃虚实证治，提出"五脏不足，求于胃"的论点。强调调治脾胃可使"气得上下，五脏安定，血脉和利，精神乃治"。并按脾胃疾病的治疗方法，收集调治脾胃专方180余首。

4. 宋金元藏象理论的充实

张元素著《医学起源》《脏腑标本寒热虚实用药式》"土实泻之""土虚补之""本湿除之""标湿渗之"；李东垣《脾胃论》"饮食伤脾论""甘温除大热"至今仍有重要指导意义。

宋代国家设立脾胃专科，由太医局编著《太平惠民和剂局方》，按照脾胃治法创制四君子汤、参苓白术散等名方，流传至今。钱乙把慢惊、发搐、壮热、腹胀、黄病、虚羸、弄舌等多种疾病的病因都归之为脾胃，特别强调了调治脾胃的重要性。

李东垣完善了脾胃病因痛机和治疗，李杲善温补，创立了脾胃学说，对后世医家薛己、张介宾、李中梓、叶桂等人产生了巨大的影响。

5. 明清脾胃藏象理论的完善

明代王纶结合东垣和丹溪之学提出脾阴说，认为脾胃须分"阴阳气血"，反对概用"辛热温燥，助火消阴之剂"。

薛己（1487—1559年）从《内经》"脾裹血"引申发展，首创脾统血理论，指出："血藏于脾土，故云脾统血。"（薛己《妇人大全良方·月经不调方论第五》）薛己结合温病，巩固了脾阴学说，提出"阴虚乃脾虚也，脾为至阴"。

缪希雍注重脾阴，注重养护胃津，在治疗外感热病方面，善用清凉、甘寒、清气之法。尤善用石膏，并配以麦冬、知母、竹叶等清解邪热，颐护胃津。

李中梓提出"脾胃为后天之本"，自宋代哲学家邵雍阐发先天、后天哲理后，医家对人体也开始重视先后天问题。明代李中梓在《医宗必读》中提出"脾为后天之本"的著名论点，"谷入于胃，洒陈于六腑而气至，和调于五脏而血生，而人资之以为生者也，故曰后天本在脾"。并认为与"肾为先天之本"同等重要。（《医宗必读·肾为先天本脾为后天本论》）

明张介宾《景岳全书·论证》中说：痰即人之津液，无非水谷之所化，此痰亦既化之物，而非不化之属也。但化得其正，则形体强，荣卫充，而痰涎本皆血气。若化失其正，则脏腑病，津液败，而血气即成痰涎。此亦犹乱世之盗贼，何孰非治世之良民。

胃阴学说的最后确立　清代叶天士所创胃阴学说，是对脾胃藏象理论的重大突破和发展，叶天士注重胃阴，主张甘凉濡润，根据《内经》的理论，提出："太阴阴土，得阳始运，阳明阳土，和阴自安，以脾喜刚燥，胃喜柔润也。"又说"纳食主胃，运化主脾，脾宜升则健，胃宜降则和"，完成了"脾主运化"的学说。在治疗上，用"甘平甘凉濡润以养胃阴"，其所制的养胃生津的益胃汤等方被后代医家所沿用，历久不衰。在此之前，脾胃统称，不分开，叶天士才把脾胃区分开来，脾主运化，胃主受纳。叶天士既继承《内经》，又充实丰富发展了东垣学说，李东垣的升脾阳和叶天士的养胃阴有机结合起来，使脾胃学说形成了完整的理论体系。

小结

《内经》提出："五脏六腑皆禀气于胃""人以胃气为本"是基本脾胃理论，至张仲景《伤寒论》形成其雏形，再到李东垣脾胃论形成较完整的体系，直到明清，薛己（1487—1559）首创脾统血，李中梓提出"脾为后天之本"，明张介宾提出来"化"的概念，清代叶天士创胃阴学说，说："纳食主胃，运化主脾，脾宜升则健，胃宜降则和"完成了"脾主运化"的学说，叶氏胃阴学说的创立，使脾胃理论在阴阳、气血、升降、温燥、刚柔方面更趋完善，形成了完整的脾胃理论体系，从而给后世治疗脾胃病开辟了更宽广的道路。

脾的现代科学实验研究：脾虚时下丘脑—垂体—甲状腺—胸腺轴的合成分泌和调控功能紊乱，致机体免疫功能低下，这可能是脾虚证的重要病因或病机。然而补肾药延缓老年大鼠下丘脑–垂体–甲状腺轴的功能退化的实验结果，使得脾与肾没有办法区别。近年在中西医学基础理论上建立了40余种脾虚模型，综合观测，证实脾胃与人体多系统（消化、神经、内分泌、免疫及血液）具有密切关系。

第二节　中医的脾与西医的脾脏

一、西医脾脏

脾脏是外周免疫器官之一，是人体最大的淋巴器官。一般来讲，脾脏有3大功能：首先它是人体的"血库"，当人体休息、安静时，它贮存血液，当人体处于运动、失血、缺氧等应激状态时，它又将血液排送到血循环中，以增加血容量；其次，脾脏犹如一台血循环中重要的"过滤器"，能清除血液中的异物、病菌以及衰老、死亡的血细胞；第三，脾脏是人体最大的免疫器官，还可以制造免疫球蛋白、补体等免疫物质，发挥免疫作用。

（1）滤血：脾内滤血的主要部位是脾索和边缘区，此处含大量巨噬细胞，当血液中出现病菌、抗原、异物、原虫和衰老的血细胞时，脾脏中的巨噬细胞、淋巴细胞就会将其清除。当脾肿大或机能亢进时，红细胞破坏过多，可引起贫血；血小板破坏过多，血小板减少，引起出血。脾切除后，血内的异形衰老红细胞大量增多。

（2）免疫：侵入血内的病原体，如细菌、疟原虫和血吸虫等，可引起脾内发生免疫应答，脾的体积和内部结构也发生变化。体液免疫应答时，淋巴小结增多增大，脾索内浆细胞增多；细胞免疫应答时则动脉周围淋巴鞘显著增厚。脾内的淋巴细胞中 T 细胞占 40%，B 细胞占 55%，还有一些 K 细胞和 NK 细胞等。还可以制造免疫球蛋白、补体等免疫物质，发挥免疫作用。

（3）造血：胚胎早期的脾有造血功能，但自骨髓开始造血后，脾渐变为一种淋巴器官，在抗原刺激下能产生大量淋巴细胞和浆细胞。但脾内仍含有少量造血干细胞，当机体严重缺血或某些病理状态下，脾可以恢复造血功能。

（4）储血：人脾的储血能力较小，约可储血 40mL，主要储于血窦内。脾肿大时其储血量也增大，当机体需血时，脾内平滑肌的收缩可将所储的血排入血循环，脾随即缩小。在脾脏正常大小时，能够储血约 40mL，当发生了脾脏增大甚至达到巨脾的程度时，储血可达上千毫升。

血量分为循环血量和储备血量。

循环血量：占绝大部分，在心血管中快速流动。

储备血量：小部分，休息时滞留在肝、脾、腹腔，流动慢、应急时可加入循环血量。在疾病的时候意义重大。

血浆蛋白质具有调节水平衡的作用，球蛋白也具有一定的作用。

西医对于脾脏的认识也是经过临床实践的失败、错误的曲折之路，才得到比较正确的认识。半个世纪以前，西医对于脾脏功能的认识非常肤浅，只认识到脾脏是一个破坏衰老、死亡的红细胞、血小板，回收铁离子的器官，脾功能亢进引起出血，仅此而已，所以脾切除术使用的非常广泛，结果发现术后凶险感染（OPSI）比较多，而且恶性肿瘤的发病率升高，才引起广泛注意。近半个世纪以来，尤其是近 20 年来随着脾脏解剖和生理功能的研究深入，对脾脏储血、造血、滤血、破血、免疫调节、抗感染、抗肿瘤、内分泌等功能及其与疾病的关系已有了进一步的理解和认识。

脾切除术后凶险感染（OPSI），是全脾切除术后发生的特有的感染性并发症，发生率为 0.5%，死亡率 50%。病人终身均有发病风险，但绝大多数均发生于全脾切除术后前 2 年，尤其是儿童的脾切除术后，年龄越小发病越早。

西医错误地把脾脏切除了 100 多年，至少在 50 年前，西医认识是有错误的。

二、西医脾脏与胃肠道的关系

1. 胚胎发育，同一来源

原始的消化管一般可分为 3 个部分：头端部叫前肠，尾端部分叫后肠，与卵黄囊相连的中段叫中肠。在以后的发育过程中，前、中、后肠又分化成各消化器官。一般在胚胎发育的第 4 周，前肠衍化为咽、食管、胃和十二指肠前三分之二的部分；中肠衍化为十二指肠的后三分之一部分以及空肠、回肠、盲肠、阑尾、升结肠和横结肠的前三分之二；后肠衍化为横结肠的后三分之一以及降结肠、乙状结肠、直肠和肛管上段。原始消化管分化为上述各段的同时，胰、肝和脾也从原始消化管上皮中分化出来。肝和胰都是从肠的内胚层发生的，它们的原基都出现于胚胎发育的第 4 周。脾脏在胚胎发育的第 5 周开始可见，脾是从胃背侧系膜的间充质团发生的，以后完全独立而与胃无关。

脾脏的进化：鱼纲中的无颚类无脾脏，但七鳃鳗肠壁的肠内纵突起相当于原始的脾，软骨鱼和硬骨鱼的脾脏均为独立的器官。在人类脾脏来源于原始肠道的间充质。

2. 脾脏与胃肠道构成了最大的淋巴器官与免疫器官

脾脏是人体最大的淋巴器官，占全身淋巴组织总量的25%，含有大量的淋巴细胞和巨噬细胞，是机体细胞免疫和体液免疫的中心。肠道对于人体具有3大功能：消化吸收、免疫防卫和神经调节。

肠道不仅是机体消化和吸收的器官，还是人体中最大的免疫器官。肠道的功能好，除了能不断吸收营养，提高人体的整体免疫力，同时还能发挥肠道自身的免疫作用。人体肠道黏膜的总面积约有一个网球场大，它的结构和防御功能构成了机体强大的黏膜免疫系统，外界的细菌、病毒和毒素很难突破这道防线。实验证明，人体每天产生的免疫球蛋白的80%被分泌到肠黏膜，20%分泌到呼吸道、胆道及尿道黏膜上，使致病菌的繁殖得到抑制，最终达到阻止病原菌的黏附和侵入的目的，这就是通常所说的黏膜免疫。肠道的免疫功能占全身免疫功能的70%。肠道是机体防御的最前线，是最大的免疫器官，有近一半的免疫细胞附着在肠道，产生人体80%的抗体。

中枢免疫器官包括胸腺和骨髓，周围免疫器官包括相互连接成网络的血循环和淋巴循环2个循环通路，包括脾脏、分散全身各处的淋巴结、肠壁淋巴小结、呼吸道黏膜的淋巴组织、阑尾、扁桃体等（公共黏膜系统）。周围免疫器官中的淋巴细胞由中枢免疫器官迁移来，需受到抗原刺激才能增殖，故其增殖是抗原依赖的，免疫反应在此发生。摘除成年动物的中枢免疫器官，则周围免疫器官已有足够的T细胞和B细胞，正常的免疫活动不受影响。

血浆总蛋白是由白蛋白和球蛋白组成，不同的年龄阶段，总蛋白的正常值是各不相同的：新生儿总蛋白为46~70g/L，婴儿7个月~1岁总蛋白为51~73g/L，3岁以上总蛋白为60~76g/L，成年男性的总蛋白为68~82g/L，成年女性的总蛋白为67~81g/L。血清球蛋白是多种蛋白质的混合物，包括具有防御作用而且含量较多的免疫球蛋白和补体、多种糖蛋白。球蛋白是机体免疫器官制造的，球蛋白大部分在肝细胞外生成，它与人体的免疫力有关系。球蛋白正常值为20~30g/L。白蛋白/球蛋白的比值A/G为（1.5~2.5）/1。

蛋白质是组成人体一切细胞、组织的重要成分。机体所有重要的组成部分都需要有蛋白质的参与。一般说，蛋白质约占人体全部质量的18%，最重要的还是其与生命现象有关。简单地说机体的物质代谢主要是：蛋白质、脂肪、糖的代谢，脂肪与糖提供热量，属于能量代谢，物质代谢主要指的是蛋白质代谢。各组织细胞的主要成分是蛋白质，这部分蛋白质是不移动的、固定的，最活跃的蛋白质是血浆里的蛋白质，白蛋白相对比较稳定，而球蛋白每时每刻都在消耗，处于不断制造不断消耗之中。

抗体的免疫，有白细胞、淋巴细胞、巨噬细胞、抗体（免疫球蛋白）、补体、干扰素等。7d更新一次。当蛋白质充足时，这个部队就很强，在需要时，数小时内可以增加100倍。脾脏与胃肠道淋巴组织是全身最大的免疫器官，是制造球蛋白的主要场所，所以也是物质代谢的主要器官系统。

体内红细胞不断更新，衰老的红细胞由于细胞膜的变化被网状内皮细胞识别并吞噬，在肝、脾及骨髓等网状内皮细胞中，血红蛋白被分解为珠蛋白和血红素。在生理pH条件下胆红素是难溶于水的脂溶性物质，在网状内皮细胞中生成的胆红素能自由透过细胞膜进入血液，在血液中主要与血浆白蛋白或α1球蛋白（以白蛋白为主）结合成复合物进行运输。脾脏在血红蛋白、胆红素、铁的代谢中起着重要作用。

脾脏可以制造免疫球蛋白、补体等免疫物质，发挥免疫作用。因为病原体不断地，无时无刻地侵入人体；红细胞每天都有衰老与死亡；不断地有异物的产生，可以认为：免疫球蛋白是体内最活跃的蛋白质，不断地制造与失活，脾脏与消化道的淋巴组织是蛋白质代谢最活跃的器官，另外，脾脏在血红蛋白代谢中起着非常重要的作用，所以，脾主运化与物质代谢是一个象态，特别是蛋白质、免疫球蛋白、血红蛋白的代谢密切相关。脾主运化中的脾包括了西医的脾脏、消化道、胰腺等器官，是有道理的，能够解释脾主运化的全部功能。物质代谢－运化象态涉及全身的各个器官系统、每一个细胞，以脾胃为主。

脾脏还是一个内分泌器官，促吞噬素（Tuftsin）是美国 Tufts 大学教授 Najjara 于 1970 年首次发现的一种四肽物质，当前已知脾脏是体内 Tuftsin 的唯一来源。Tuftsin 作为一个参与免疫调节的体液因子，具有显著的抗肿瘤作用，通过激活多核白细胞、单核细胞、巨噬细胞，提高它们的吞噬、游离及产生细胞毒的功能，增强机体细胞免疫功能。除此之外，脾脏还产生其他多种免疫因子，促进吞噬作用，清除体内外抗原。促吞噬素（Tuftsin）是一种促进吞噬作用的具有生物活性的肽片段，此肽在网状内皮系统中对巨噬细胞、多形核白细胞（PMN）具有很高的特异性，并能增强该类细胞吞噬和胞饮的功能，是机体内唯一的以游离形式存在的活性肽，吞噬素是一种具有杀菌活性的碱性蛋白，存在于中性粒细胞颗粒中。

B 淋巴细胞约占脾内淋巴细胞总数的 55%，在肿瘤抗原刺激下转化为浆细胞，继而分泌特异性抗肿瘤的免疫球蛋白 IgG，脾脏拥有全身循环 T 淋巴细胞的 25%，直接参与细胞免疫，并对外周血中 T 细胞亚群的分布有重要调节作用，脾脏对 T 淋巴细胞免疫的调节作用是肿瘤免疫的一个重要环节，脾脏切除后，外周血 T 淋巴细胞亚群发生改变，辅助性 T 淋巴细胞（Th）的数量减少，抑制性 T 淋巴细胞（Ts）数量相对增高，导致肿瘤免疫抑制。

3. 二者同在腹腔，有着共同的神经支配。人体第二大脑是对中医脾主"意"的解释

不久以前，人们还以为肠道只不过是带有基本条件反射的肌肉管状体，任何人都没注意到它的细胞结构、数量及其活动。科学家惊奇地发现，胃肠道细胞的数量约有上亿个，迷走神经根本无法保证这种复杂的系统同大脑间的密切联系。科学家们认为，通过研究人的腹部能够从一个方面了解人的思想。人体的神经传递物质 95% 都产生于"第二大脑"。这套神经系统能下意识地储存身体对所有心理过程的反应，而且每当需要时就将这些信息调出并向大脑传输，甚至影响一个人的理性决定。这也正应了在德国流行的一句俏皮话："在腹部选择最佳方案和做出最佳决定"。精神、情绪、心理和胃肠道功能之间能互相影响，腹部可谓是人的"第二大脑"，无论紧张、焦虑、抑郁还是过度兴奋，胃肠都能够锐敏地感觉到。

科学家通过研究发现，胃肠系统之所以能独立地工作，原因就在于它有自己的司令部——人体第二大脑。

第二大脑的主要机能是监控胃部活动及消化过程，体验食物特点、调节消化速度、加快或者放慢消化液分泌。十分有意思的是，像大脑一样，人体第二大脑也需要休息、沉浸于梦境。第二大脑在做梦时肠道会出现一些波动现象，如肌肉收缩。在精神紧张情况下，第二大脑会像大脑一样分泌出专门的荷尔蒙，其中有过量的血清素。人能体验到那种状态，即有时有一种"猫抓心"的感觉，在特别严重的情况下，如惊吓、胃部遭到刺激则会出现腹泻。所谓"吓得屁滚尿流"即指这种情况，俄罗斯人称之为"熊病"。

第二大脑实际上也就是肠道内的神经系统，由分散在食管、胃、小肠、结肠组织上的神经元、神经传感器和蛋白质组成（腹腔神经丛）。与头颅中的大脑工作原理一样，它们相互之间也快速传递着信息，独立地感知、接收信号，并做出相关的反应，使人产生"愉悦"和"不适"的感觉，但它不能像真正意义上的大脑那样具有思维功能。腹腔丛是内脏神经丛中最大的一部分，由腹腔神经节、主动脉肾神经节、肠系膜上神经节及内脏大、小神经和迷走神经后干的腹腔支等共同构成，丛的分支随动脉分支分布于肝、脾、网膜、肾及结肠左曲以上的消化管，由于神经呈发散状，形似太阳光芒，故又称太阳丛。肠神经系统是一个大型神经网络，它控制着整个消化系统。研究人员发现，在这个系统里面，信号会反向传递。事实上，肠神经系统里 80% ~90% 的神经纤维都联结着肠道与大脑。交感神经切断后，消化系统甚至完全不需要大脑就能运转。也就是说，消化系统是人的第二个大脑，对人体的控制作用超乎想象。

研究发育和进化的生物学家发现，胚胎时期最初的神经系统分成了 2 部分：大脑神经中枢和胃肠道神经系统。人体内这个所谓的第二大脑有自己有趣的起源。古老的腔体生物拥有早期神经系统，这个系统使生物在进化演变过程中变为功能繁复的大脑，而早期神经系统的残余部分则转变成控制内部器官如消化器官的活动中心，这一转变在胚胎发育过程中可以观察到。在胚胎神经系统形成最早阶段，细胞凝聚物首先分裂，一部分形成中央神经系统，另一部分在胚胎体内游动，直到落入胃肠道系统中，在这里转变为独立的神经系统，后来随着胚胎发育，在专门的神经纤维——迷走神经作用下该系统才与中央神经系统建立联系。通过迷走神经系统保持着一种松散的联系，而迷走神经系统下达给肠道神经系统的仅仅是大脑神经中枢的一小部分信息，在大部分情况下，"第二大脑"独立地发挥着自己的功能。

同大脑一样，为第二大脑提供营养的是神经胶质细胞。第二大脑还拥有属于自己的负责免疫、保卫的细胞。另外，像血清素、谷氨酸盐、神经肽蛋白等神经传感器的存在也加大了它与大脑间的这种相似性。

肠胃还会影响到失眠。中医认为，失眠和我们的脾胃关系重大，胃和则安，胃不和则不安。我们都有这样的体会，吃得太饱会睡不好，饥饿的肚子同样睡不好。同时，肠胃与褪黑激素的分泌也有关系。褪黑激素原本只有大脑松果体分泌，有推迟人体老化、防止细胞病变、调整和恢复昼夜节律等作用，最新研究表明，肠胃也会产生一定量的褪黑激素。所以，人体的腹部被称为"第二大脑"。

研究者发现，老鼠如果在无菌环境下长大（肠道内没有任何菌群），它们会表现出跟自闭症患者相似的社交行为。在食用益生菌之后，它们的自闭症状会有所减轻。早期关于人的研究也发现了相似的情况，因此许多科学家认为，肠道细菌的主要作用是改善社交行为，保证物种的生存繁衍。

4. 脑-肠肽

调节胆囊和胆管运动的激素有胃动素、胆囊收缩素（CCK）和促胰液素等，这些肽类在胃肠和神经系统双重分布，故称为脑肠肽。脑肠肽不仅在外周广泛地调节着胃肠道的各种功能，而且在中枢也参与对胃肠道生理活动的调节。已知的脑-肠肽有胃泌素、胆囊收缩素、P物质、生长抑素、神经降压素等20余种。这些肽类双重分布的生理意义已引起人们的重视，例如胆囊收缩素在外周对胰酶分泌和胆汁排放的调节作用及其在中枢对摄食的抑制作用，提示脑内及胃肠内的胆囊收缩素在消化和吸收中具有协调作用。

从脑和胃肠道（包括胰腺）中均被分离出的有：P物质，神经降压素，生长抑素，胆囊收缩素，酶。从脑中被分离，放射免疫分析和免疫细胞化学分析显示胃肠道中有的相应物质的有：脑啡肽和内啡肽，促甲状腺素释放激素。从胃肠道中被分离，放射免疫分析和免疫细胞化学分析显示脑内有的相应物质的有：血管活性物质、铃蟾肽、组异肽、胰岛素、高糖素、胰多肽、胃动素。从其他部分分离出来，放射免疫分析和免疫细胞化学分析显示脑和胃肠道内有相应物质的有：促肾上腺皮质激素、血管紧张素Ⅱ。

脑-肠肽的作用途径可分为循环着的和局部作用的2大类。胃素、胆囊收缩素、胰酶、胰多肽、抑胃肽、高糖素、胰岛素、胃动素、肠高糖素、神经降压素和生长抑素为循环着的肽类。这一类特点为：①在胃肠道上皮细胞均发现有产生这些肽的相应内分泌细胞；②在进食或刺激下可引起释放，使血浆内该物质浓度升高；③外源性给予该种肽类物质，其生物效应可复制。局部作用的肽类不出现在血液循环中，只存在胃肠道的内分泌细胞和神经纤维中，通过旁分泌或神经分泌而起作用。

脑肠肽不仅在外周广泛地调节着胃肠道的各种功能，而且在中枢也参与对胃肠道生理活动的调节。脑肠肽可通过5种方式实现其生物作用：①自分泌，脑肠肽释放后局部作用于分泌细胞自身。②旁分泌，肽类激素释放后，通过细胞间隙从发源细胞弥散至邻近靶细胞。③内分泌，分泌的肽类直接释放入血循环，运送至远隔部位起作用。④神经递质，由肽能神经末梢释放的神经递质经由轴—树突或突触前轴实现神经细胞间传递。⑤神经内分泌，神经末梢释放的肽类进入血流而作用于其他组织。

胃肠功能的调节主要依赖3个系统：中枢神经、自主神经、肠神经的综合作用。脑肠肽在中枢水平调节迷走神经环路并影响胃肠道运动功能。免疫系统通过胃肠道内在的和外源性神经的相互作用及脑部促肾上腺皮质激素释放因子（CRF）的释放，在调节胃肠的功能中发挥重要作用。肠道菌群平衡指的是在肠道中所存在的多种微生物之间所保持比例的动态的、相对的平衡，这种平衡是肠道保持正常功能的必须因素。

第三节　西医对中医脾的解释

1. 脾胃相表里

从西医解剖学与生理学的角度，脾脏与消化系统没有直接的必然联系，在病理情况下也没有必然联系。从神经系统、免疫系统、内分泌系统以及胚胎发育、生物进化，胃肠道与脾脏之间存在着密切的联系，也揭示了中医脾胃相表里的西医学解释。

2. 脾主运化

中西医融合观认为：西医的物质代谢过程与中医脾主运化的融合为：脾主运化－物质代谢象态。

水与食物这是中西医的共同参照物，粪、尿、汗也是二者的共同参照物。由水、食物转变为粪、尿、汗的客观过程只有1个，对于这个客观过程的认识，中、西医形成了不同的2个理论体系。中医称之为：脾主运化；西医称之为：物质代谢。

脾主运化是在脾失健运引起的各种病症，以及健脾理气的治疗实践的基础上建立起来的。

（1）运化食物：食物经胃的受纳腐熟，被初步消化后，变为食糜，经脾气的作用进一步消化后，则分为清浊2部分。其精微部分由脾气的转输作用输送到其他四脏，分别化为精、气、血、津液，……这里的"运化"没有血液循环的概念。

（2）运化水液：肺为水之上源，肾为水之下源，而脾居中焦，为水液升降输布的枢纽。若脾气运化水液的功能失常，必然导致水液在体内停聚而产生水湿痰饮等，甚至导致水肿。

西医：物质代谢的定义是：水与食物在体内的消化、吸收、运转、分解等与生理有关的化学过程称为物质代谢，包含：2类物质（水与食物），3个阶段。

物质代谢可分为3个阶段：

消化吸收。食物的营养成分，除水、无机盐、维生素和单糖等小分子物质可被机体直接吸收之外，多糖、蛋白质、脂类及核酸等都须经消化，分解成比较简单的水溶性物质，才能被吸收到体内。食物在消化道内经过酶的催化进行水解叫作消化；各种营养物质的消化产物、水、维生素和无机盐，经肠黏膜细胞进入小肠绒毛的毛细血管和淋巴管的过程叫作吸收。

中间代谢。食物经消化吸收后，由血液及淋巴液运送到全身各器官、各组织中参加代谢，在许多相互配合的各种酶类催化下，进行分解和合成代谢，进行细胞内外物质交换和能量转换。

排泄。物质经过中间代谢过程产生多种终产物，这些终产物再经肾、肠、肝、皮肤及肺等器官随尿、粪便、胆汁、汗及呼气等排出体外。

结论：脾主运化与物质代谢是一个象态。脾主运化－物质代谢象态包括2类物质、3个阶段。2类物质是：水液－水电解质；食－营养物质（脂肪、蛋白质、糖等）。营养物质经过消化之后分解成比较简单的水溶性物质诸如：葡萄糖、脂肪酸、氨基酸等等，被吸收到血液循环系统中，这些物质中医称之为：精微，所以精微与血液中的葡萄糖、脂肪酸、氨基酸等等是一个象态。3个阶段是：消化吸收、中间代谢与排泄。脾主运化，包括西医的3个阶段。

在疾病的时候：脾气虚－胃肠道功能障碍证态：①消化吸收阶段……功能障碍，表现出腹胀、腹泻、腹痛；②营养不良，表现出少气无力，面色白，浮肿等等。

脾失健运－代谢综合征证态：①主要与中间代谢相关，主要病理变化（痰－动脉硬化前证态，瘀血－血栓形成证态）发生在血管内，其后期的并发症（痰瘀交错）是血管－脉管梗塞所致；②水电解质紊乱（失盐失水与水肿）。

脾失健运的第三阶段是脾肺肾病变，共同引起的水电解质紊乱，表现在大小便，出汗，呼出气体的变化，例如：脾约－便秘证态。参考《中西医融合观续》。

3. 脾生肉

"脾主身之肌肉"，这是不全面的。中医的肉是指肥瘦、丰满的程度，主要是指西医的脂肪组织的多少（而不是骨骼肌），这与脾失健运脂肪组织堆积一致。肝主筋，才是指西医的骨骼肌、肌腱、韧带等等。肌肉痉挛，中医称为：肝风内动，是骨骼肌的功能紊乱。

4. 脾统血

《难经·四十二难》："（脾）主裹血，温五脏。"《金匮要略·疟病脉证并治》："病疟以月一日发，当以十五日愈，设不差，当月尽解。如其不差，当云何？师曰：此结为症瘕，名曰疟母。急治之，宜鳖甲煎丸。"《张氏医通》卷三："疟母者，顽痰挟血食而结为癥瘕。"治以削坚散结，破癥化瘀，用鳖甲煎丸，或小柴胡加鳖甲、蓬术、桃仁。虚人久疟，时止时发，可先予芎归鳖甲饮；不应，为脾虚，急用补中益气汤加鳖甲，扶正祛邪；少食痞闷者，用四兽饮加鳖甲、当归、蓬术、肉桂。虚人疟母，必用补益。久癥不愈，必有留滞，须加鳖甲消之；如无留滞，只宜补益。疟母，病证名。疟疾久延不愈，致气血亏损，瘀血结于胁下，并出现痞块，名为疟母，即久疟后脾脏肿大的病证。

说明在秦汉时期，疟疾以及疟疾引起的脾肿大是非常常见的疾病，除了疟疾之外，引起脾肿大的常见疾病诸如血吸虫病、慢性肝炎、黑热病、伤寒、门静脉高压症、白血病、恶性淋巴瘤、系统性红斑狼疮等。脾肿大（癥瘕）以后，可引起脾功能亢进，使血液中的血细胞和血小板减少，引起慢性失血。这些疾病在古代普遍存在，这可能是脾统血的来源之一。说明脏腑的功能是由于临床实践的验证、临床表现、药物的治疗等等反推出来的。这种情况在西医也是同样存在的，例如对于脾脏功能的认识，是在错误地切除脾脏，引起严重感染，造成许多病人死亡后，反推出脾脏具有免疫功能，再经科学实验证实，最终认识到脾脏是一个免疫器官。

"脾统血"一词，首见于明代《薛氏医案》"心主血，肝藏血，亦能统摄于脾"。统，《说文》"纪也"，即丝绪之总束。脾统血是指脾具有统摄血液在经脉中运行而不致于溢出脉外的作用。《灵枢·决气》曰："中焦受气取汁，变化而赤，是谓血。"指出中焦脾胃是血液化生的基础，因而"脾统血"含有脾生血之义，故此清代医家武之望在《济阴纲目.论心脾为经血主统》中说："血生于脾，故曰脾统血。"《类证治裁》亦云："诸血皆统于脾。"沈金鳌在《杂病源流犀烛·诸血源流》中全面阐述了血的生化运行与五脏的关系："血生于脾，统于心，藏于肝，宣布于肺，根于肾，灌溉一身，以入于脉。"指出血液的化生运行与五脏有关，但以脾化血为基础，脾化血充足，则心有所主，肝有所藏，肺有所宣，肾精得养，五脏安定。脾不统血所致出血以下部出血及皮肤出血为多见，如便血、尿血、月经过多、崩漏，以及肌衄、齿衄、紫癜等。其出血具有起病缓慢、病程较长、血色暗淡等特点，如为便血，可呈黑色柏油样，并伴有倦怠乏力、少气懒言等气虚见症。

脾统血，有3种意思：①生血；②抑制出血；③储存血液。以抑制出血为主。

脾不统血

脾气虚弱，不能摄血，则血不循经。在脾气虚见症基础上，有慢性出血临床表现，如月经过多、崩漏、便血、衄血、皮下出血等。除出血外，必兼见脾气虚弱的一些症状。凝血机制障碍与血瘀关系密切。"脾不统血"是指血液内凝血机制障碍引起的各种出血，脾脏功能亢进，血小板、红细胞破坏多，引起出血，多见于慢性出血的病证。肝藏血引起的出血多为急性，如肝气横逆、大怒伤肝的呕血，肝阳上亢－高血压引起的卒中等等，由于血管破裂引起。

我们怎么样理解脾主运化？脾胃相表里，脾统血，……；肝克脾……；脾阳虚与肾阳虚……我们把这些理论放到一起研究、学习，才能够比较全面地认识脾主运化。脾主运化是五脏六腑共同完成的一项功能，以脾胃为主，不要把脾主运化单独拿出来，脱离整体，脱离中医的临床实际，泛泛地争论。既要有局部，也要想到整体，具体问题具体分析。

西医脾脏肿大，属于癥瘕，是古代经常出现的病证。脾脏肿大往往与出血性疾病相关，因此，才有脾统血、脾不统血证之说。

西医认为：

（1）脾脏肿大往往与出血性疾病相关：①感染性脾大临床表现为发热、皮疹、皮肤淤点、肝脾及淋巴结肿大，脾大一般为轻度，质软。这类疾病包括伤寒、败血症、病毒性肝炎、细菌性心内膜炎、疟疾等疾病；②慢性溶血性贫血溶血所致的脾脏肿大，一般为轻、中度肿大，症状有贫血、黄疸等；③急性白血病病程发展快，表现为感染、贫血、出血等症状，脾脏多呈轻度肿大；慢性白血病起病缓慢，随着病情发展，脾脏可高度肿大。这些疾病都是古代常见疾病，引起脾肿大，古代称之为症瘕，例如疟母。基于以上医学事实，古人能够意识到"肿大的脾"与出血相关联，由此得出"脾统血"的结论。

（2）各种原因引起的脾脏肿大，引起脾功能亢进和出血。例如：肝硬化，脾脏肿大引起出血。

（3）脾气虚、脾阳虚引起营养不良性贫血，造血功能下降，血小板减少，低蛋白血症、凝血酶原等下降，引起出血。

（4）消化道病变的慢性出血，例如：消化道溃疡病引起的慢性出血。消化道属于中医的脾胃，因此各种消化道出血，归属于脾，脾不统血。大怒，高血压引起的急性消化道出血属于肝气横逆或者肝阳上亢，与脾不统血不同，应当鉴别。营血分证引起的吐血，属于西医的弥漫性血管内凝血，治疗应用犀角地黄汤，也应该与脾不统血相鉴别。

所以，脾不统血引起出血，西医可以有许多不同的解释，具体问题具体分析。

临床上对于多种原因引起的急慢性出血证，如原发性血小板减少性紫癜，胃及十二指肠溃疡出血，功能性子宫出血等，证属脾不统血、气虚不摄者，其治疗当依据脾主统血的理论，采用健脾益气摄血之法，选用补中益气汤、归脾汤等方加减，常获良效。

5. 对于"脾为太阴湿土""湿困脾土"的解释

中医的内湿，与脾胃关系密切，其西医的解释是：脾脏与肠道构成了全身最大的淋巴器官与免疫器官，所以湿温、内湿与免疫功能低下或者亢进密切相关。（参考湿热蕴脾证）脾失健运，引起痰饮瘀血，均与炎症相关，而脾脏是一个最大的免疫器官，调控炎症的作用与痰饮瘀血具有密切关系，也是理所当然的。周围免疫器官包括血液循环与淋巴循环、脾脏等等，脾主运化就有了结构基础。脾在五行中属土，主长夏。如果认真研究温病学，就能够明白其中的道理。叶天士是温病学家，同时也是脾胃学说的完成者，这不是偶然的。温病中最难的就是湿温，湿温发生在长夏，湿温侵犯的主要脏腑就是脾胃。湿温的西医疾病是什么？我在《中西医融合观》这本书里详细论证了湿温与夏秋季节的肠道传染病密切相关。湿温的特点就是黏腻不去，侵犯脾胃，表现有身热不扬、身重酸痛、胸部痞闷、面色淡黄、苔腻、脉濡。其特点是病势缠绵、病程较长等。

肠道传染病包括细菌引起的细菌性痢疾、伤寒、副伤寒、霍乱、副霍乱以及食物中毒等；阿米巴原虫引起的阿米巴痢疾；相关病毒引起的病毒性肝炎、脊髓灰质炎（小儿麻痹）等。除了霍乱之外，其他肠道传染病基本上与湿温的病情符合，这些疾病在中医温病学理论中，也是属于湿温。（参看中西医融合观）

肠道传染病的主要表现是：病势缠绵，黏腻不去，病程长，因为脾脏与胃肠道是全身最大的免疫器官。由消化道进入的病原体以及肠道内的细菌突破黏膜层之后，遇到了肠道黏膜下的大量淋巴组织（公共黏膜系统）的抵抗、吞噬以及腹腔淋巴结的过滤，很难侵入血液循环系统而引起全身传播，所以，肠道传染病起病缓慢，一般表现为慢性，或者容易被吞噬细胞吞噬，在细胞内繁殖，因此有病势缠绵、黏腻不去、病程长的特点。（参考《中西医融合观》下篇有关湿温的论述）

脾失健运－代谢综合征证态，其本质还是非感染性的慢性炎症，这与长夏湿温（秋季消化道传染病）的病理机制相类同，属于慢性、亚急性炎症。无论是内湿还是外湿，其西医病理机制都是慢性、亚急性炎症。

第四章 肺—气体交换象态

一、中医

肺位于胸腔，左右各一，覆盖于心之上。肺有分叶，左二右三，共五叶。

肺在体合皮，其华在毛，在窍为鼻，在志为悲（忧），在液为涕。手太阴肺经与手阳明大肠经相互属络于肺与大肠，相为表里。肺在五行中属金，为阳中之阴，与自然界秋气相通应。

肺的功能是主气司呼吸，主行水，朝百脉，主治节。肺气以宣发肃降为基本运行形式。肺在五脏六腑中位置最高，覆盖诸脏，故有"华盖"之称。肺叶娇嫩，不耐寒热燥湿诸邪之侵；肺又上通鼻窍，外合皮毛，与自然界息息相通，易受外邪侵袭，故有"娇脏"之称。

中医理论：肺主气，司呼吸，主宣发，肃降，通调水道。"诸气者，皆属于肺"，所谓肺主气，包括两个方面的内容：一是主呼吸之气，二是主一身之气。

中西医的肺，其大体解剖学是相同的，位置、形态、大小、重量等等肉眼可见者，中西医的认识完全一致。

二、西医

呼吸系统是完成机体和外界进行气体交换的器官的总称。呼吸系统的机能主要是与外界进行气体交换，呼出二氧化碳，吸进氧气，进行新陈代谢。呼吸系统的解剖结构包括呼吸道（鼻腔、咽、喉、气管、支气管）和肺。肺与西医的呼吸系统的功能，大部分是相同的，但是，也有许多区别。

呼吸系统主要功能：

1. 呼吸功能

呼吸系统完成外呼吸的功能，即肺通气和肺换气。肺通气是肺与外界环境之间的气体交换过程，肺换气是肺泡与肺毛细血管之间的气体交换过程。呼吸生理十分复杂，包括通气、换气、呼吸动力、血液运输和呼吸调节等过程。

2. 防御功能

呼吸系统的防御功能通过物理机制（包括鼻部加温过滤、咳嗽、喷嚏、支气管收缩、纤毛运动等）、化学机制（如溶菌酶、乳铁蛋白、蛋白酶抑制剂、抗氧自由基的谷胱甘肽和超氧化物歧化酶等）、细胞吞噬（如肺泡局噬细胞及多形核粒细胞等）和免疫机制（B 细胞分泌抗体，介导迟发型变态反应，从而杀死微生物）等而得以实现。

3. 代谢功能

对于肺内生理活性物质、脂质、蛋白、结缔组织及活性氧等物质，肺具有代谢功能。某些病理情况能导致肺循环的代谢异常，可能因此导致肺部疾病的恶化，或导致全身性疾病的发生。

4. 神经内分泌功能

肺组织内存在一种具有神经内分泌功能的细胞，称为神经内分泌细胞或 K 细胞，与肠道的嗜银细胞相似，因此，起源于该细胞的良性或恶性肿瘤临床上常表现出异常的神经内分泌功能，如皮质醇增多症、肥大性骨病、ADH 分泌过多症和成年男性乳腺增生等。

三、西医对于"肺"的解释

1. 肺主气

中医的肺，其功能主气，司呼吸，是指西医的呼吸运动与气体交换的整个过程及其调控。肺主气与呼吸功能一致。

现代科学证明，进入人体的气体相当比例是通过消化道进入的。肝脏解毒产生的如氨气、硫化氢和一些挥发性气体，在血液中还有一些溶于水的氮气和其他废气是通过肠与血液作交换，通过肠道和肛门排出体外的。肠道与皮肤也具有气体交换的功能以及调节水电解质平衡的功能。肺与大肠相表里，肺主皮毛，都是关系密切的意思。

2. 肺主宣发

肺主宣发是指肺气具有向上升宣和向外周布散的作用；肺主肃降是指肺气具有向内向下清肃通降的作用。肺的宣发与肃降功能，是由肺气的升降运动来实现的。

肺气的宣发作用，能向上向外布散精气与津液，主要体现在以下 3 个方面：一是呼出体内浊气；二是将脾所转输来的津液和部分水谷精微上输头面诸窍，外达于全身皮毛肌腠；三是宣发卫气于皮毛肌腠，以温分肉，充皮肤，肥腠理，司开阖，将代谢后的津液化为汗液，并控制和调节其排泄。

肺气的肃降作用，能向内向下布散精气和津液，主要体现在以下 3 个方面：一是吸入自然界之清气，并将吸入之清气与谷气相融合而成的宗气向下布散至脐下，以资元气；二是将脾转输至肺的津液及部分水谷精微向下向内布散于其他脏腑以濡润之；三是将脏腑代谢后产生的浊液下输于肾或膀胱，成为尿液。人体脏腑气机的运动规律，一般是在上者宜降，在下者宜升，肺位胸中，为五脏六腑之华盖，其气以清肃下降为顺。若肺失肃降，则可出现呼吸表浅或短促、咳喘气逆等症。

宣发与肃降主要讲的是气、津液、精微经过肺的上、下、内、外布散的过程，这个过程与脾主运化、传输关系密切，脾土与肺金具有母子关系。按照西医理论，这个"传输作用"是由血液循环系统，特别是心脏来完成的，这里一定要注意，中医理论没有这个意思，中医理论当宣发、肃降功能失常，引起咳嗽、气喘、咳痰时，运用止咳平喘的时候可以加用补脾气的药物，而不要加用调理"心气"的中药。

由脾传输到肺的津液、精微，经过肺再布散到皮肤、毛发，变成汗液，一方面排出废物，另一方面调节体温，维持皮肤的温度，这就是"温分肉，充皮肤，肥腠理，司开阖"，与西医的皮肤功能相类同。

3. 肺与大肠相表里

肺与大肠相表里的西医学解释：①公共黏膜系统；②肺、肠道、皮肤，都具有气体交换功能；③呼吸系统疾病可以通过泻下法治疗；④动物实验证明：当肠道梗阻的时候，肺组织出现病理形态学改变。肺与大肠表里就是通过黏膜免疫细胞的迁徙而使消化道黏膜和呼吸道黏膜，生理上相互影响，病理上彼此传变。现代医学所谓的公共黏膜免疫系统就是中医脏腑表里理论的物质基础。（参考八纲辨证中的表里）

心肝脾肺肾，与小肠、胆、胃、大肠、膀胱相表里，后者（小肠、胆、胃、大肠、膀胱）就是公共黏膜系统。是与外界相通的黏膜系统，属于内外环境的界面，也就是"表"。肺主表，不仅是指皮肤，而且也指的是呼吸道以及消化道、泌尿道的黏膜。当上呼吸道感染时，不仅有咳嗽，而且还有胃肠道不适，小便刺激感，出汗等等"表症"。皮肤与黏膜共同构成了抵御外环境变化的界面与屏障。口腔黏膜与泌尿道黏膜都是复层鳞状上皮而不是柱状黏膜上皮。心火下移、心火上移具有同一性。都要进行新视角的研究。

皮肤和黏膜将人体保护起来，使人体对外界形成了一个密闭的系统，当有害物质要侵入人体时，首先是皮肤和黏膜将外界致病因素阻挡在体外。所以皮肤和黏膜是人体抗感染的第一道防线。黏膜和皮肤一样和外界是相通的，严格意义上来说也属于"体表"，只不过直接暴露在大气中的是皮肤，没有直接暴露在大气中的是黏膜。

黏膜免疫系统是机体整个免疫网络的重要组成部分，又是具有独特结构和功能的独立免疫体系，它在抵抗感染方面起着极其重要的作用，黏膜表面与外界抗原（比如食物、共生菌、有害病原体等）直接接触，是机体抵抗感染的第一道防线。而且，实验证明，通过黏膜免疫后，黏膜局部的抗体比血清抗体出现得早、效价高且维持时间长。黏膜免疫系统构成了机体的第一道防线，它可以将外来病原微生物或其他外来抗原在侵入机体组织之前消灭，不至于对机体组织造成损伤。

皮肤与黏膜（共同构成了中医的"表"）、肺泡以及细支气管黏膜是人体面积增大的黏膜。具有以下功能：

（1）物理屏障：由致密上皮细胞组成的皮肤和黏膜组织具有机械屏障作用，可阻挡病原侵入。

（2）化学屏障：皮肤黏膜分泌物中含有多种杀菌、抑菌物质，如胃酸、唾液等，是抵御病原体的化学屏障。

（3）微生物屏障：寄居在皮肤黏膜的正常菌群，可通过与病原体竞争或通过分泌某些杀菌物质对病原体产生抵御作用。

（4）完成气体交换，调节水电解质平衡，调节体温等功能。

现代医学认为：西医的肺，不只是完成呼吸运动、气体交换整个过程中的一个环节，除此以外肺还有内分泌功能、免疫功能、防卫功能、协调循环的功能、调节水电解质平衡的功能、排泄废气的功能等等。肺脏的这些功能与中医的肺：肺主气，司呼吸；肺主皮毛；肺主宣发与肃降是完全能够沟通，取长补短，构成肺主气－呼吸象态（气体交换、代谢象态）的。

第五章　肝—情绪调控象态

肝为风木之脏，主疏泄而藏血，其气升发，喜条达而恶抑郁，主筋，开窍于目，与胆相表里，其病理变化复杂多端，每易形成肝气抑郁，郁久化火，肝阳上亢，肝风内动等肝气、肝火、肝阳、肝风之变，且肝之阴血又易于亏损。因此，肝气、肝阳常有余，肝血、肝阴常不足，就成为肝的重要病理特点。肝为五脏之贼，故除本身病变外，且易牵涉和影响其他脏腑，形成比较复杂的病理变化。

一、肝主疏泄

肝主疏泄，是由肝气郁结反推出来的。

《黄帝内经》中已记载了情志致病的相关内容。如"木郁"最早见于《素问·六元正纪大论》，用以描述肝郁的病理状态，并提出"木郁达之"的治则。《内经》中论述到肝与情志的关系，如《灵枢·本神》说："肝气虚则恐，实则怒。"《内经》还论述了情志对气机的影响，如《素问·举痛论篇》说："怒则气上，喜则气缓，……思则气结。"

宋代陈无择在《三因极一病证方论》中将喜、怒、忧、思、悲、恐、惊7种情志明确定为"七情"。指出"内所因惟属七情交错，爱恶相甚为病，能推而明之"。

七情也是人体脏腑功能活动的表现，中医学以五脏为中心，把七情归纳为喜、怒、忧（悲）、思、恐（惊）五志，并分属于五脏。五脏藏有五神，即肝"在志为怒"藏魂，心"在志为喜"藏神，脾"在志为思"藏意，肺"在志为忧"藏魄，肾"在志为恐"藏志。以七情、五志、五神与五脏相配应，用来说明人的情志活动与脏腑之间的关系，特别是以"心神"来概括和总统人的精神情志活动。可见人的七情活动是对客观外界事物刺激的反应，而脏腑功能活动的表现又要依赖五脏精气化为物质基础。故而陈无择论述七情病机，说："喜伤心，其气散"；"怒伤肝，其气击"；"忧伤肺，其气聚"；"思伤脾，其气结"；"悲伤心胞，其气急"；"恐伤肾，其气怯"；"惊伤胆，其气乱"。尤其是中老年人，因"肾气虚衰"，身体逐渐衰老，五脏精气俱损，易形成"五志薄弱"，容易患有七情所致的各种疾病。

刘完素，字守真，河间（今河北省河间市）人，又称其为刘河间。大约生活在北宋末年至金朝建立初期，即宋徽宗大观四年（1110年）至金章宗承安五年（1200年）之间，是金元时期的著名医家，为后世所称金元四大家中的第一位医家。他据《素问》病机19条，阐明六气过甚皆能化火的理论。

刘完素研究情志致病可以化热，提出"五志过极皆为热甚"的观点，他认为"五脏之志者，怒、喜、悲、思、恐也。若五志过度则劳，劳则伤本脏，凡五志所伤皆热也"。情志活动过度，躁扰阳气，化生火热，而致中风偏枯、惊惑、悲笑、谵妄、癫狂等。反之，火热亢极，又可扰乱神明，出现神志异常。但刘氏又认为五志化火生热的关键是心，若心火暴可致中风偏枯、谵语、狂、癫、悲痛、苦恼，其因是由肾水虚衰，不能制火，致心火易亢，治宜清心火，益肾水。刘完素"五志过极化火"的观点，也为肝郁化火奠定了基础。

到金元时期，中医情志致病理论得到了丰富和发展，张元素（1131—1234年）在《内经》脏腑理论的启示下，结合自己数十年的临床经验，总结了以脏腑寒热虚实以言病机的学说，将脏腑的辨证和治疗各成系统，较前又有提高，使脏腑辨证说由此而渐被众多医家所重视，脏腑病机理论也被不少医家所研究。张元素在其著作《珍珠囊·去脏腑之火》中首次提到"肝火"两字，其曰"白芍药泻肝火"。

元代朱震亨，字彦修（1281—1358 年）在《格致余论·阳有余阴不足论》中，首次正面概括了肝的功能，提出"肝司疏泄"（主闭藏者肾也，司疏泄者肝也）。可见，肝主疏泄是在肝气郁结、肝火之后提出来的。这个时候，还没有肝阴、肝阳之说。

肝郁化火证的病机包括肝气郁结和内火炽盛 2 个方面。肝气郁结是肝郁化火证的基础，正如朱丹溪说的"气有余便是火"。情志不畅，忧思郁怒，最易影响肝司疏泄的功能，肝气郁结，久则化火，如刘完素"五志过极化火"的观点。

肝火炽盛证、肝火上炎证和肝郁化火证都属于里实热证，病位在肝和肝经。临床表现十分相似，三者证名经常混同使用，但也有部分学者，对其细微差别进行分辨。

肝气郁结与大喜伤心、大怒伤肝、恐伤肾、思伤脾、忧伤肺不同，肝气郁结是多种负性情绪长期、反复刺激引起的，而五脏与五志，是突如其来的剧烈的刺激引起的。大怒伤肝，是指肝气横逆（见二者的鉴别）。

肝主疏泄与情绪，情绪调控是一个象态。（参看社会融入系统）

二、肝藏血

（1）贮藏血。肝如同"血库"一般，能够贮藏一定的血液，以供人体活动所需，发挥其濡养脏腑组织、维持相应功能作用。《灵枢·本神》提道："肝藏血，血舍魂。"《素问·五脏生成》亦云："故人卧血归于肝，肝受血而能视，足受血而能步，掌受血而能握，指受血而能摄。"

（2）调节血量。当机体处于安静休息，或睡眠状态时，机体所需血量减少，部分血液回流入肝，并贮藏起来；而当人体在工作或剧烈活动时，机体所需血量增加，血液则由肝输送到经脉，以供全身各组织器官所需。即如王冰在《黄帝内经素问》中所说："肝藏血，心行之。人动则血运于诸经，人静则血归于肝脏。何也？肝主血海故也。""血海"之名，除指任脉中一穴位外，一般是指冲脉。《灵枢·海论》曰"冲为血海"，强调冲脉气血充足对人体的重要性。肝的疏泄与藏血功能，相辅相成，共同维持肝的贮藏血液与调节血量的作用，故又有"肝主血海"之称。实际上，"冲为血海"的作用是通过肝的贮藏血液、调节血量作用而实现的。肝的调节血量表现在调节人体各部血量，尤其外周血量的分配。

（3）收摄血，防止出血。肝藏血能使血液收摄于经脉之中，不致溢出脉外而抑制出血。肝藏血亦有防止出血的作用，肝不藏血可以出现吐、衄或妇女月经量多，甚则崩漏等出血病变。

与脾统血的不同在于：肝气横逆、肝阳上亢等引起的出血，往往是急性的出血，其机理是：小动脉、小血管的破裂出血。

三、肝主筋

如筋痿不用，可见于肝阴不足；筋脉拘挛抽搐，可见于肝风内动。与横纹肌运动相关联，肝阴不足、筋痿不用是指横纹肌萎缩、收缩无力；肝风内动、筋脉拘挛抽搐是指横纹肌痉挛或者肌张力持续升高，都是指横纹肌的异常。脾主肉，是指胖瘦，主要是脂肪组织的多少。

下篇

临床层次的融合

第一章　重新认识疾病

疾病的定义是：人体自稳态的失衡。健康就是维持自稳态平衡，疾病与健康是生命系统的两种状态。

疾病是一个复杂系统，他的发生发展，是一个系统过程，称为病理过程。病理过程是由病理状态（疾病的某一个阶段或者不同的临床类型）构成的，或者说病理状态的运动就是病理过程。

引起自稳态失衡的原因就是病因。

病因作用于人体，作用于不同的子系统，通过不同的层级以及各层级的不同级联，引起全身的以及不同脏腑－器官的病变，产生各种症状体征、脉象舌象以及体内的各种解剖结构、生理、生化变化（各种实验室检查出来的数据），这个过程称为病理过程。产生病理过程的机理，就是病机。

治疗的目的是恢复整体功能的稳态，而不是恢复器质性病变为正常结构。解剖组织结构一旦损伤，再也不能恢复到原来的正常结构，但这部分损伤了的解剖结构所产生的功能，可以由其他结构与功能予以代偿，以维持整体功能的平衡。

第一节　病因

一、疾病的原因

现代医学认为引起自稳态失衡的原因，就是病因。分为内因与外因，内因是根据外因是条件，外因通过内因起作用。疾病的原因也是一个复杂的阴阳矛盾系统，是一个天人合一，内外因相互制约、相互促进的矛盾运动。

随着科学的发展，西医对病因的认识也在不断发展，由单因素病因发展为复合多因素病因，而且由于研究的出发点不同及观察对象（亚临床、临床、群体）的不同，不同学科对病因的理解也不完全一致，并且有时会互相矛盾。如果不同学科能从不同出发点互相协作，互为补充，则能更深入了解病因问题。随着对病因知识的积累，认识到多种慢性病或非传染病、甚至急性疾病和传染病的病因并不是单一的；如结核病，由于缺乏营养、拥挤的居住环境、贫穷和遗传因素等使身体对结核杆菌的易感性增高，在这种情况下，暴露于结核杆菌，才受到感染，此后结核杆菌侵袭组织才发生结核病。霍乱弧菌对于霍乱的发生也类似。这两种传染病的发生都不仅仅是细菌这一个因素所能引起的。至于其他许多疾病则情况更加复杂，可以有许多因素作用而引起一种疾病（如吸烟、高血压、高胆固醇血症对于冠心病），也可以一种因素与多种疾病有关（如 EB 病毒与传染性单核细胞增多症、鼻咽癌、非洲儿童恶性淋巴瘤；吸烟与肺癌等多种癌症、冠心病等）。随着认识的深入，逐步形成"多病因说"或"多因多果病因说"。

中医认为：正气存内邪不可干，疾病的原因就是正气虚与外邪盛两方面。具体地说就是禀赋不足、六淫外邪与内伤（七情过激、劳逸失度、饮食失节等）。

二、病因分类

1. 现代西医医学病因分类

可分为宿主（内因）和环境（外因）2 大方面。

（1）宿主病因：包括遗传、体质等（先天禀赋不足）。

先天的：包括基因、染色体、性别差异等；胚胎发育异常等。

后天的：包括年龄、发育、营养状况、体格、行为类型、心理特征、获得性免疫、既往史等。

（2）环境病因：包括自然环境（生物、化学、物理）与社会环境。

生物的：包括病原体、感染动物、媒介昆虫、食入的植物等；

化学的：包括营养素、天然有毒动植物、化学药品、微量元素、重金属等；

物理的：包括气象、地理（位置、地形、地质）、水质、大气污染、电离辐射、噪声、震动等；

社会的：包括社会/人口（人口密度、居室、流动、都市化、交通、战争、灾害）、经济（收入、财产、景气）、家庭（构成、婚姻、家庭沟通）、饮食习惯、嗜好兴趣（烟、酒、茶、运动、消遣）、教育文化、医疗保健、职业（种类、场所、条件、福利、劳保设施）、政治、宗教、风俗习惯等。

2. 中医病因分类

（1）禀赋不足：相当于西医的遗传因素，先天因素，体质因素。

（2）七情失调：相当于心理社会因素引起的情绪致病。

（3）饮食失节：相当于饮食不当。

（4）外邪侵袭：相当于病原体与季节气候因素，即自然因素。

这些原始病因引起久病劳伤，水、湿、痰、饮、瘀血、结石，成为体内的继发病因，或者成为体质的一部分也会成为内因，引起各脏腑的病症。再与原始病因叠加，引起机体的各种复杂病变。

湿、风、热、燥、寒皆可内生，内湿、内寒、内热、内燥、内风也可以成为继发病因引起脏腑病变。

3. 中西医融合观的认识（病因分类）

病因：

（1）内因：先天禀赋不足－遗传、胎传。

（2）外因：外邪－自然因素。

（3）内外因；内伤－社会心理因素。

病因之间的关系：

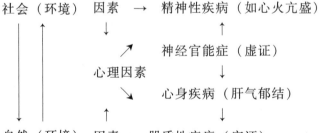

说明：

（1）内因与外因、内外因是相对的，可以相互转化，相互影响；社会环境因素与自然环境因素之间可以相互影响、相互转化。

（2）疾病过程中，因果可以转化，果可以成为下一个病理状态的因。

（3）强调了社会心理因素在病因中的特殊地位。

（4）相对而言，内外因是人类自己可以控制的。

第二节　发病

疾病的发生学，是现代中西医学派创造的一个概念。西医在病理学讲述为发病机理，经典中医理论中也没有发病学概念，只有病因与病机。

中医认为，维持机体平衡，依靠的是脏腑的阴阳平衡与五行相生相克。

西医认为，维持机体平衡，依靠的是：调节与代偿、自愈力等。

一、代偿

机体可通过4个方面的代偿来维持正常的生命活动。

（1）器官储备力的动员：人体重要生命器官的储备力很大，如肝、肾、肺，只要有 1/5～1/10 的正常组织就足够机体需要。因此，肝肾功能障碍只有在器官发生弥漫性病变时才能检查出来。

（2）机能为主的代偿：如心脏瓣膜病时，通过心肌变肥大，心脏收缩力的加强，维持着正常的循环。

（3）代谢为主的代偿：如酸碱平衡紊乱时体内存在的多对缓冲系统发挥作用，使体液的酸碱度保持在相对平衡的状态。

（4）结构的代偿：当器官的一部分发生病变时，健康部分还会代偿性增生；如器官的肥大、再生，组织的修复等。

二、调节

（1）神经调节是指通过神经系统的活动，对机体各组织器官的功能所进行的调节，其基本方式是反射。神经调节的特点是反应速度快、准确、效应持续间短暂。

（2）体液调节是指体液因子（如激素、代谢产物、免疫因子）通过体液途径（如血液，组织液的运动、循环）对各组织器官功能进行的调节。体液调节的特点是反应速度较慢、不够精确、作用广泛而持久。

（3）自身调节是指组织细胞在不依赖于神经和体液因素的条件下，自身对刺激发生的适应性反应过程。其特点是涉及范围较小，只限于该器官、组织或细胞，属于局部性调节。

通过调节达到代偿，以达到维持稳态的方法：①调节储备的结构与功能（自身的，或者其他脏器的）；②调节不同脏器之间的关系。

人体具有自动维持稳定和平衡的能力即机体的代偿、调节功能。

阑尾，扁桃体，胆囊，一个肾，一颗牙，部分胃、小肠、大肠、肝脏，前列腺等切除后，绝大多数人没有后遗症。这就是代偿调节机制起作用。

疾病的代偿期是指形态学，生理学，生化学，生物物理学指标都发生了病理性变化，病人并没有症状发生。许多病人的代偿期，能一直持续到死亡，现在发现很多人能带癌生存，因为在其他疾病死亡的尸检报告中发现癌细胞，但到死也没有检查出有关癌症的症状与体征。

以心力衰竭、心脏功能代偿为例，简述如下：

1. 神经－内分泌系统的代偿性激活

（1）交感－肾上腺髓质系统被激活。

（2）肾素－血管紧张素－醛固酮系统激活。

（3）心房肽的作用。

（4）抗利尿激素的作用。

2. 心脏本身的代偿

（1）心率加快。心率加快主要是由交感神经兴奋和儿茶酚胺分泌增加引起的。

（2）心泵功能的自身调节。①紧张源性扩张。②通过心肌收缩力增强使搏出量增加。

（3）心肌改建。①心肌肥大。一定程度的心肌肥大具有代偿意义，过度的心肌肥大是失代偿的表现。②细胞表型的改变即由于所合成蛋白质种类的变化所导致的心肌细胞"质"的改变。③心肌间质网络重建。改建早期对心力衰竭尤其是心肌肥大早期的代偿具有重要意义；改建后期心肌的僵硬度增加会影响心室的舒张功能。

3. 心脏以外的代偿

心力衰竭时，除上述心脏本身及神经－体液代偿机制外，为适应心力衰竭时血流动力学的变化，机体还通过以下环节进行代偿。

（1）血容量增加。

（2）全身血流重新分布。

（3）氧和血红蛋白解离曲线右移。

（4）骨髓造血功能加强。

三、自愈力

对于人类而言，自愈力来自人体的自愈系统，它的内涵中除了通常所说的针对致病微生物的免疫能力外，还有排异能力、修复能力（愈合和再生能力）、内分泌调节能力、应激能力，具体地说包含了断裂骨骼的接续、黏膜的自行修复或再生、皮肤和肌肉以及软组织愈合、通过免疫系统杀灭肿瘤和侵入人体的微生物、通过减食和停止进食的方式恢复消化道机能、通过发热的物理方式辅助杀灭致病微生物等诸多的与生俱来的能力，呕吐、腹泻和咳嗽等也是自愈力发挥作用的表现形式。

现代科学研究指出：自愈系统包括防御系统、应激系统、免疫系统、修复系统、内分泌系统等若干个子系统，其中任何一个子系统发生协调性、功能性障碍或者受到外来因素破坏时，自愈系统会调动其他子系统来"替补"，使机体维持健康状态。而当其他子系统的代偿能力不足以"替补"时，人就会生病，或者处于亚健康状态。

有关证据显示，对 80 岁以上的死者进行尸体解剖发现，有 1/4 是带癌生存的，因为他们不知道患癌的事实，所以活到了 80 岁以上的高龄。在尸体解剖中，常会发现尸体内有消退的癌灶存在，而生前并没有因癌症而产生的症状，这也表明癌症有自愈的可能性。

早在 1960 年，根据诺贝尔生理学奖得主贝奈特（Sir F. Macfarlane Burnet）的理论：正常人每日中产生大约 10 万个癌细胞，可是一般人的免疫系统都能有效地将这些癌细胞予以破坏。同时有研究指出，死于非"癌症"原因的病人，经验尸统计显示，约有 22% 的病人，身前得过恶性肿瘤而未被发现。日内瓦医学院也曾对 280 个死亡病例做过尸体解剖，死者平均年龄 75 岁，结果发现 48% 的人体内都有 1～3 个恶性肿瘤。极负盛名的日本金银婆婆，在她们过世后，医生发现她们体内竟存着多种癌细胞，而他们生前都没有症状也没有被诊断成肿瘤。这就是说如果人能活到 120 岁，百分之百是与癌细胞共处的。可见癌细胞的产生是正常生理现象，

抵抗力、抗损伤功能、代偿功能与自愈力，具有一定的重叠，相互补充，都是为了对抗疾病的发生。对于中医而言，都属于"正气"的范畴，如果自愈力与代偿功能降低，就容易得病，或者加重原有疾病的病情。"正气"包含了：抵抗力、代偿功能、自愈力等等。

正气与邪气（病因）相争，正气虚，邪气盛，人体稳态失衡时，才能发生疾病。正邪相争已经发生，而没有失衡的情况下，没有临床表现，疾病没有发生，是因为机体的代偿能力与自愈力在发挥作用，即代偿期。

疾病的代偿期，往往是潜伏期、隐匿期，例如：代偿期的肝硬化症状不明显，缺乏特异性，劳累及情绪波动后出现症状，休息或治疗后好转，临床表现与慢性乙型肝炎相似，往往需要行肝脏穿刺病理检查来区分。对于中医而言，没有各种实验室检查，仅凭症状与体征、脉象舌象，往往把疾病的潜伏期、代偿期，由于临床表现相类似，与其他疾病看做同一个证进行治疗。例如：把慢性乙型肝炎与肝硬化代偿期看做一个证进行辨证论治。余类推，在中西医结合过程中，许多证都存在这种情况，因此提出来发病学这个概念。

现代医学认为，人体具有强大的代偿功能与自愈力。如：双目失明者往往手指的触觉功能及听觉

功能异于常人；体力劳动者因适应劳动的需要，四肢肌肉往往变的肥大、结实，收缩力加强。在患有疾病的时候，轻度酸中毒的患者往往通过代偿性的呼吸加深、加快来实现体内的酸碱平衡；动脉主干阻塞的患者往往通过扩大的侧支循环来进行供血代偿；上皮轻度损伤可以通过上皮细胞的自然生长能力修复等。可以这样认为，人体的代偿功能以及自愈力，既是生理现象，也是病理学现象。

在疾病的代偿期，形态学、生理学、生化学、生物物理学指标都发生了病理性变化，病人并没有症状发生。病理学变化与临床症状体征的出现之间，还存在着许许多多科学还没有发现的病理学过程、不可知的环节以及许多不确定因素、代偿与调节的参与、自愈力的参与等等。病理学变化与临床表现之间并不是一一对应的、必然关系、线性关系。在疾病的发生发展过程中，机体的调节机制，代偿功能，或者说调节代偿功能，努力维持机体平衡，只有当代偿功能失败之后，机体才出现症状体征、脉象舌象。而且，许多病人的代偿期非常长，一直持续到死亡也没有出现症状体征。

没有症状体征出现，中医不可能知道机体已经发生了的病理变化，有"病"而无证可辨，西医也一样，只是程度有差异。

四、病因－病理－临床表现之间的不对应（子系统与层级之间的错位连接）

（1）正常的生理反应与异常的病理反应之间没有绝对的分界线，是相对而言的。

（2）人体的结构与功能作为一个系统，由许多子系统构成，子系统与子系统之间存在着复杂的关联和关系；每一个子系统的结构与功能又分为不同的层级，各层级之间又存在着不同的联系；不同子系统的不同层级之间，还存在着某种联系。所以，一个功能的出现，是机体整体运作，在不同的子系统，不同的层级之间相关联的结构与功能共同参与的结果。

（3）单一的致病因素作用于人体，可以作用于一个子系统，或者作用于多个子系统，在一般情况下机体的代偿功能与自愈力可以化解致病因素，不出现病理变化，也不出现症状。当致病因素突破代偿功能，才出现症状。

（4）多个致病因素作用于机体，当致病因素突破代偿功能，出现症状，这个症状可能与致病因素没有直接关系，也可能与致病因素作用的子系统没有直接关系。这是由子系统与层级之间的复杂层级联系造成的。

迄今为止，人们还没有充分地认识到系统内各子系统、各层级之间的内在联系，只是认识到一个单因素，例如吸烟，作用到人体，引起的临床表现例如肺癌的大致概率，其结论是"有关系"，仅此而已。对于吸烟通过哪些子系统、哪些层级之间的联系引起肺癌，知之甚少，以至于无法解释吸烟与肺癌之间的必然联系。余类推。

这种子系统与层级之间的错位连接，也是结构与功能之间的关系不能一一对应的原因。

发病机制的层级理论表明，病因作用于人体并不是直接引起临床症状的，在机体内的不同层面，不同级别，引起广泛的不确定的连接，导致同一个刺激在不同的时间，作用于同一个人体引起不同的症状；作用于不同的个体，引起不同的临床表现。这是因为机体的各子系统之间，各系统不同层面之间的广泛联系具有不确定性，而且外界环境变化对于不同子系统，及其不同层面具有不确定性的影响，而这些不确定性，科学还不能够完全测量出来，人类还不知道或者不能掌握。

例如：犬见到了老虎，有的大小便失禁，有的软瘫，有的全身颤抖，有的狂吠，有的逃跑……还可能出现"虎落平阳被犬欺"的状况，为什么会出现这些不同的表现？究竟在不同的犬的身体内发生了什么样的变化，在哪个层面，在哪个级别上发生了什么事件，我们现在还不清楚。我们对于许多疾病过程中的病因与症状之间的关系，几乎是一无所知。如交感神经兴奋性过高、精神紧张、睡眠不足，由于产生过多肾上腺素及去甲肾上腺素使血压增高，但直接引起高血压尚缺乏肯定证据。研究发现原发性高血压患者体细胞膜离子转运异常，而且与遗传密切相关，是不是原发性高血压的发病机制尚待证实。而过多肾上腺素及去甲肾上腺素不单单引起血压升高，还可以引起出汗、皮肤血管收缩、心率加快、呼吸加快等。

所以，病因与症状体征、脉象舌象，并非一一对应的关系，因为病因与临床表现之间存在着不同病理机制，不同的层级关系。何况病因也不可能是单一的，有时候病因是几种不同危险因素共同起作用。

级联反应，瀑布样效应，就更加复杂了，在身体内只有病理情况下可以产生，例如：炎症反应综合征，多器官功能衰竭中，就存在着瀑布样的级联反应，在正常生理情况下是不是存在？不知道。

西医的病因病理机制中，几乎没有一个疾病是能够说清楚的。肺炎双球菌引起大叶肺炎，这是研究的最清楚的，我们把肺炎双球菌、流行性乙型脑炎病毒、疟原虫，喝到肚子里，引起什么疾病？不同的病原体具有不同的传播途径，同一个病原体，传播途径不同，引起的疾病也不同。

柯萨奇病毒是一种肠病毒，分为 A 和 B 2 类，一般在夏秋季呈流行或散在发生，传播途径是经消化道、呼吸道，亦可通过血行经胎盘传播给胎儿。病毒开始在肠道、上呼吸道的内皮细胞和淋巴组织内复制，经血行传播，进一步形成病毒血症，体内任何脏器均可受累，其亲嗜性靶器官为中枢神经系统、心脏、血管内皮细胞、肝、胰、肺、生殖器官、骨骼肌、皮肤黏膜等。

看起来非常科学，说得头头是道，实际上，柯萨奇病毒在什么情况下侵入上皮细胞、神经细胞的……为什么有的人得病，而另外有些人不得病？有的人得心肌炎，有的人得肠炎、脑炎？究竟在体内发生了什么事件，在哪个层次、哪个级别出现了差异？这些问题都没有答案。

诸如高血压、心身疾病、功能性疾病、精神分裂症、癌症等病因都与炎症相关，究竟是怎么样相关的？没有深入研究。病因与症状、体征、脉象、舌象之间的关系都没有搞清楚。

发病机理的层级理论

各种病因

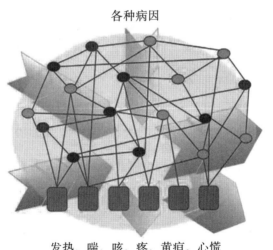

发热、喘、咳、疼、黄疸、心慌
各种临床表现

发病机理层级假设图

同一个症状出现于不同的病理状态、不同器官的疾病、不同的病机中。

如呼吸困难，可以是由呼吸系统的病理变化而直接产生的症状；也可以由中枢神经系统、血液循环系统的疾病引起；也可以由急性腹膜炎、各种原因的腹水引起；可以由严重外伤引起，也可以由长期慢性疾病引起等。因为，在疾病过程中存在着不同层次，不同级别，不同系统之间的各种层级、级联反应，而这些层级、级联反应我们目前所知甚少。

同样，正常的生理层级反应，我们也是所知甚少。正常的生理层级反应与病程中的层级反应是什么关系？还没有进行认真的研究，生理功能与疾病症状之间并没有绝对的分界线。例如：无力、食欲不佳、对周围事物没有兴趣等，究竟是生理反应，还是病理反应？是不是症状？他们可以存在于疾病中，那就是症状；也可以存在于正常人的正常生理反应中，那就不是症状。

在医学领域内，在一个复杂系统内，很少说"绝对"，而更多的是模糊，给医生一个更大的回旋余地，留给医生的经验来判断。

第三节　疾病过程

当外因侵入机体与内因相互作用，产生的有害作用超出了机体的代偿功能与自愈力的时候，机体的稳态失衡，引起疾病表现出临床症状体征。一般是首先出现一些全身性的、不典型的表现，接着出现某个器官系统的典型症状体征，疾病进一步发展出现该器官的功能衰竭以至于全身功能衰竭，导致死亡。疾病的发生发展过程表现出阶段性与不同的类型。不同的疾病，不同的医学理论，不同的分科，不同的学术流派，有着各自不同的疾病分类、分期分型理论。大致上都具有以下的病理过程：

潜伏期：由于机体的强大代偿能力以及自愈力，尽管外部致病因素突破了机体的防御屏障，但是没有症状体征出现，机体可以自愈。

前驱期：出现了轻型的器官系统症状体征，或者没有特异性的全身症状体征。这时候，往往难以得出确切的诊断。往往没有器质性病变，可以自愈也可以转变为慢性。大多为功能性病变（虚证）。

典型期：出现了器官系统的典型临床表现，往往仅仅依靠症状体征就能够得出准确诊断。一般发生了器质性病变（实证），不能自愈，经过治疗可以好转或者说临床治愈（新的功能平衡状态），也可以转变为慢性。由于受损的器系统的不同，表现出不同的临床类型。

衰竭期：该器官功能衰竭，而且往往引起多器官功能衰竭，导致死亡。

恢复期：外感热病学称为余热未尽。实际上许多病人在潜伏期，前驱期也能够直接进入恢复期而痊愈。

慢性期：一般在典型期、衰竭期恢复之后，不能够痊愈，而进入慢性期。反复发作，是慢性期的一个特点。慢性期也成为继发致病因素，引起其他器官系统的疾病（虚实夹杂）。这一阶段，临床类型非常复杂，是病理状态下的平衡。

这是疾病按照时间顺序发展的过程，在这个过程中，一个器官系统的病理变化可以通过生理，解剖，生化关系，影响到其他器官系统；同一个疾病或者病理状态，根据病人的具体不同情况，又可以分为不同的型。期与期之间，型与型之间还有过渡与连续、重叠；期与型之间还会有不同的组合，使得疾病在时间、空间上呈现出千姿百态的变化。

另外，不同器官系统的疾病之间，可能具有许多相同的症状或者症状组合，我们在诊断疾病的时候，需要进行鉴别诊断，才能把疾病诊断清楚。

所以，疾病或者病理状态的诊断，不仅仅考虑到症状体征、脉象舌象，各种西医检查，而且要考虑疾病过程的时间、空间状态，局部器官与全身的状态，以及相似疾病之间的鉴别诊断，最终才能得出确切的诊断。

对于同一个疾病，不同的学派，不同的理论，又有各自不同的分类、分型、分级的标准。

但也不尽然。例如，有些疾病如红绿色盲、先天愚型、先天性睾丸发育不全等遗传疾病，一旦发生以后，在患者一生中很少发生明显变化和发展。

一、西医疾病的分期、分级、分型举例

（1）糖尿病的整个发展过程可以分为3个阶段：糖尿病前的高危人群阶段、糖尿病早期无并发症阶段、糖尿病并发症阶段。

第1阶段：糖尿病前期，即糖尿病高危人群，是指容易患糖尿病，但尚未患糖尿病的人群。因为这时还没有糖尿病的任何症状，所以很容易被忽略。

值得一提的是糖耐量损害期，它是指血糖已经升高，但尚未达到糖尿病诊断标准的一种状态，也可说是糖尿病的代偿期、潜伏期、前驱期。

第2阶段：糖尿病早期。这一阶段血糖虽高，但各项并发症的检查均接近正常即典型期。

第 3 阶段：糖尿病并发症期。如糖尿病肾病、视网膜病变、冠心病、糖尿病足等。这时治疗的主要目的是预防并发症带来的后果，如失明、肾功能衰竭、心肌梗死、脑中风、截肢或死亡等。

高血压、代谢综合征……都具有类似的分阶段。

（2）任何心肌病包括所有其他心脏病都可划分为三个时期：①心脏病无症状期：病人没有任何临床症状；②心脏病心功能不全期：也称之为心功能低下期，按心功能Ⅳ级分类法，相当于心功能Ⅱ级，出现一定的症状，但能代偿；③心力衰竭：心脏失去代偿机能。因此，不应将心力衰竭称为"心功能不全"，免得造成误解。

美国心脏联合会对充血性心力衰竭出现症状后按心功能的情况可分为四级。Ⅰ级：体力活动不受限制。日常活动不引起乏力、心悸、呼吸困难或心绞痛等症状。Ⅱ级：体力活动轻度受限。休息时无症状，日常活动即可引起乏力、心悸、呼吸困难或心绞痛。Ⅲ级：体力活动明显受限。休息时无症状，轻于日常的活动即可引起上述症状。Ⅳ级：不能从事任何体力活动。休息时亦有症状，体力活动后加重。

AHA 美国心脏联合会 1994 年修订标准增加了客观评定的分级标准，根据心电图、运动试验、X 射线和超声心动图等客观检查作出分级，分为 A、B、C、D 四级。A 级：无心血管疾病的客观证据。B 级：轻度心血管疾病的客观证据。C 级：中度心血管疾病的客观证据。D 级：重度心血管疾病的客观证据。例如病人无症状，但跨主动脉瓣压力阶差很大，则判为：心功能Ⅰ级，客观评定 D 级。

（3）急性胃炎（单纯性、糜烂性、腐蚀性、化脓性）→慢性胃炎（浅表性胃炎、萎缩性胃炎）→胃溃疡（急性期、愈合期、瘢痕期）→胃癌（Ⅰ期，无淋巴结转移；Ⅱ期，癌肿侵及肌层或浆膜层；Ⅲ期，不论肿瘤大小，凡有远隔部位的淋巴结转移；Ⅳ期，不论肿瘤大小，凡有远处转移）。这样的链条不具备必然性，只具有或然性（可能性），作为疾病的分期、分级、分型，具有代表意义。

（4）病毒性肝炎→肝硬化代偿期（又称隐匿期，本期可无症状）→肝硬化（失代偿期）→肝癌（单纯型临床和化验无明显肝硬化表现；硬化型有明显肝硬化的临床表现和化验表现；炎症型病情发展快，伴有持续性癌性高热等等）。可以看作一个疾病过程，只具有或然性，不同的阶段也可作为分期、分型的代表。

二、中医脏腑辨证中的疾病过程举例

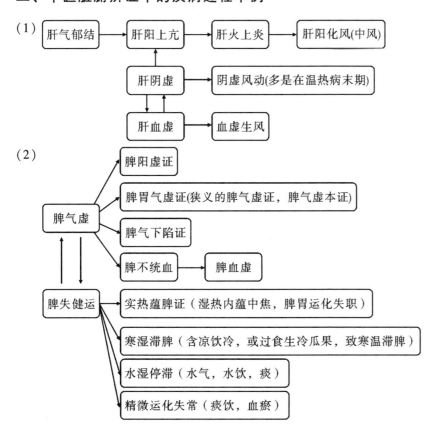

三、中西医融合疾病过程举例

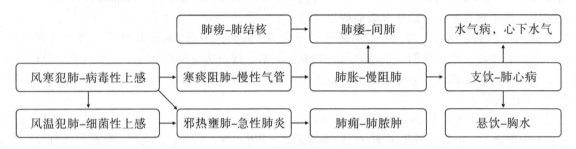

注：（水气病－皮下水肿证态、心下水气－胃肠道黏膜下水肿证态）

四、中西医融合观的看法

疾病的发生发展是一个连续过程，西医分期、分阶段、分型，即病理状态；中医不同的辨证论治体系，再分证；中西医融合分为：证态。这些不同的分类是对同一个客观事物进行了不同的分割，阶段、期、型、病理状态、证、证态，都是客观真实存在的，但是，它们又是人类主观意识的产物。不分割，人类就不能认识疾病，而人为的分割就可能失去认识疾病的整体完整性，因为，疾病的发生发展是连续的、完整的，在不同的阶段、期、型、病理状态、证、证态之间存在着中间态，过渡型，有交叉，有重叠，有传变，因此，这种分割是相对的，不能破坏疾病的连续性。特别是中西医融合形成的证态，中医的一个证可能包含着西医的几个病理状态，几个型，几个阶段，或者是相连续的两个阶段等等情况，这就需要对这个证进行详细的说明，而不能够用一个病理状态进行简洁的解释。

例如：肝火上炎，可以是一个独立的证，也可以看作是肝阳上亢与肝风内动的中间型，过渡型。肝阳上亢－高血压证态，肝阳化风－脑血管意外证态，肝火上炎是介于高血压与脑血管意外之间的病理状态，即交感神经过度兴奋，微小血管痉挛，狭窄，梗塞状态，以头面部器官表现为主。头晕、目赤、口苦、急躁易怒……是交感神经过度兴奋所致；肝火上炎突发性耳聋，是因为耳内的动脉属于末梢枝，没有侧支循环，所以一旦血管堵塞，就会出现局部缺血、缺氧，听力受损在所难免；肝火眩晕也是因为耳内动脉痉挛，管壁狭窄，栓塞，引起血液供应不足引起；肝火不得卧，肝热自汗，肝火头痛与交感神经过度兴奋相关；肝火月经先期，肝热恶阻与高血压所致内分泌失调相关但不是全部……

而西医的一个症状、病理状态，可能涉及中医的不同辨证论治体系，不同的证型。以眩晕为例，包括：①肝火上炎眩晕、耳聋、耳鸣－自主神经功能紊乱内耳血管痉挛；②痰饮眩晕，耳鸣、耳聋－内耳淋巴液回流障碍；③外感风寒耳鸣、耳聋、眩晕－病毒感染，炎症渗出性病变；④肾虚眩晕，耳鸣，耳聋－老年退行性变化；等等。针对这些情况，一定要具体问题具体分析。

按照是不是有器质性损伤，疾病分为：功能性疾病与器质性疾病。

器质性疾病是指多种原因引起的机体某一器官或某一组织系统发生的疾病，而造成该器官或组织系统永久性损害。其特点为：肉眼或显微镜下看到器官、组织结构发生了病理性改变；受累器官功能减退或丧失；病情严重，病程迁延，不易治愈；病灶逐渐扩大，严重者可引起死亡。如冠心病可因心肌缺血、缺氧、梗塞造成实质性损害，产生严重后果。

功能性疾病，一般地说，是由支配器官的神经－内分泌系统的失调引起，组织结构不发生改变，病情轻微，一般不会导致严重后果的临床综合征：如神经官能症，它虽然可以有头疼、头晕、虚弱、失眠等症状，但脑细胞无实质性损害，CT扫描组织正常，显微镜下脑结构无异常变化。

一般先引起功能性改变，当有害因素的浓度（强度）和作用时间超过一定限度或功能性改变发展到一定程度时则出现器质性病变。器质性病变往往是不可复的变化。当然，两者的区别并非绝对的，病情可以相互转化。例如，单纯性高血压，初期血压升高是单纯的，心、脑、肾均未受累及，此时为功能性的；但如未经治疗或虽经治疗仍控制不好，血压持续升高，并造成心、脑、肾等器官的实质性损害，那么，此时的高血压便转化成"器质性"病变了。器质性病变也可以引起功能性病变，例如：动脉粥样硬化引起的头晕、心烦、失眠等等；器质性疾病的慢性期，在新的稳态建立之后也可以表现为功能性。

自然因素，诸如：病原体、季节气候异常、外力等等，作用于特定的器官、组织，在前驱期病情轻，类似于该器官的神经官能症，例如：轻型的肝炎与胃肠神经官能症的临床表现类似，甚至于类似于胃溃疡的早期，以胃脘、胁肋胀满疼痛，嗳气、呃逆、吞酸，情绪抑郁，不欲食，苔薄黄，脉弦等为常见症的证候，西医临床上应该进行鉴别诊断，例如：肝功化验，胃镜检查等等，而中医则很难鉴别清楚，但是中医辨证论治可能看作一个证，例如：肝胃不和，治疗方剂用柴胡疏肝散合平胃散。而这个方剂在中西医结合临床上恰恰就是治疗胃肠神经官能症、轻型肝炎、慢性肝炎、胃溃疡早期等等的方剂。在中医的辨证论治过程中，神经官能症、心身疾病、器质性疾病的早期、轻型、前驱期乃至于潜伏期，可能是一个证。西医的不同疾病的鉴别诊断中医往往看作一个证，在中西医比对的过程中一定要注意到这种情况。

气虚：心肝脾肺肾皆有气虚，是指五脏病象的早期阶段或者轻型，与西医相应器官的神经官能症是一个证态。肾气虚，是指生殖泌尿系统的神经官能症；心气虚，是指心血管系统神经官能症；余类推。西医的神经官能症与器官的早期病变、轻型、临床表现大致相似。神经官能症，可以认为是心身疾病的前驱期。气虚，往往发展为肝气郁结。神经官能症可以认为是器官疾病的早期、轻型。器官疾病的原因可以来源于身心疾病，也可以来源于本身的器质性病变，或者二者兼备。

器质性疾病、功能性疾病、心理性疾病、心身疾病、神经官能症……之间的关系，相互交叉，在运用的时候一定要具体问题具体分析，不可一概而论。

心理性疾病，是指病因。心理性疾病包括：神经衰弱，神经官能症，心身疾病，精神性疾病。

神经衰弱、神经官能症属于功能性疾病；身心疾病是心理因素引起的器质性疾病，可以演变为严重的器质性疾病。生物因素，物理化学因素也可以直接引起器质性疾病。器质性疾病与功能性疾病也是相对而言，早期、轻型的器质性疾病与功能性疾病有时候也难以鉴别，中医把二者看做同一个证，也是可以理解的。

心身疾病，可以演变为精神性疾病，也可以演变为器官的器质性疾病。

身心疾病的主要特点包括：心理社会因素在疾病的发生与发展过程中起重要作用；表现为躯体症状，有器质性病理改变或已知的病理生理过程；不属于躯体形式障碍。

第四节　关于辨证论治的几个问题

1. 辨证和论治是诊治疾病过程中相互联系不可分割的两部分

辨证是决定治疗的前提和依据，论治是治疗的手段和方法，通过治疗效果可以检验辨证的正确与否。这个含义与西医的诊断、治疗是完全一致的。

临床常用的辨证方法有：八纲辨证、气血津液辨证、脏腑辨证、卫气营血辨证、三焦辨证、六经辨证、经络辨证、病因辨证等。"辨证论治"这个概念术语的正式提出，这些完整的、系统的辨证论治理论，都是新中国成立后中医理论的发展与完善，而且潜移默化地受到了西医的影响与熏陶，是西医诊断治疗的翻版，是中医理论的发展，也是吸收西方医学的结果。

在医学里，一切理论、学说、技术、方法都是为诊断与治疗服务的。西医也是如此，建立一个理论，就会形成一套诊断方法与治疗方案，形成一个分科。例如：耳鼻喉科学，口腔科学，内科学，外科学，妇产科学，儿科学……各自有自己的有一套诊断、检查方法；有一套治疗方案；一套自己的理论，余类推。

所以，中医的辨证论治与各家学说是一致的，相对应的，各种辨证论治与各种中医理论、各种学说的发生发展是相伴发生的。六经辨证与《伤寒论》相应；卫气营血辨证、三焦辨证与温病学相应；脏腑辨证与脏腑学说相应；八纲辨证与阴阳五行学说相应；气血津液辨证与气血津液学说相应；经络辨证与经络学说相应等等。这些辨证论治可以归类为两种，即按照时间轴、疾病发生发展过程的六经辨证与按照平面、空间联系的脏腑辨证。六经辨证适用于外感热病－感染性疾病，病因明确，疾病发生发展过程的阶段性清楚，按照时间轴一个阶段接着一个阶段的衔接发生，即证与证之间的联系是按照时间的顺序发生发展，规律性很明确。脏腑辨证，着重于脏腑之间按照阴阳五行的规律发生联系，或者阴阳制约、水火既济，或者相生相克，相侮相乘，关系复杂，呈现出空间结构联系的特性。脏腑辨证与八纲辨证都是在新中国成立后形成而且占据了中医理论的主流地位，在新中国成立前，中医临床中是以《伤寒论》为主的辨证论治。任何一种辨证论治理论，都有其局限性，有其最佳适用范围，在临诊时一定要具体问题具体分析，灵活运用。

各种辨证论治是各自独立的，又是互相联系的。例如：白虎汤，在《伤寒论》中，温病中，消渴，肝阳上亢，脏腑辨证……都在使用。苓桂术甘汤，真武汤的温阳化水法，《伤寒论》的温病，《金匮要略》中的支饮，脏腑辨证中的阳虚水泛，水气凌心……都在使用。所谓异病同治，比比皆是。藏象学说，脏腑辨证不可能完全替代其他学说，如同西医的内科学不能包罗万象一样。历史上的各家学派的相互纷争，促进了学术发展，但是不可能分出胜负，如同现在的中西医之争，最终是融合。新中国成立后中医的发展，中西医结合等等，这些工作对于中西医融合至关重要，为之做了准备。

2. 证候与证

证候与证，往往混称，实际上二者的侧重点是有区别的。证候侧重于病机；证侧重于具体的诊断名称。二者都是以临床表现为依据的，不同的是：证候是泛指，没有对应的方剂；而证则是非常具体而且是一组具体的、具有内在联系的症状体征脉象舌象，具有对应的方剂。证候是证的所有临床表现，而证的诊断只需要其诊断标准所要求的少数临床表现就可以了。按照系统论的说法：证候是指系统状态的所有变量或参数，证是指系统状态变量（即能够确立该系统状态的最少变量或参数）。例如：阳虚水泛，是证候，是指病机，它包含着水气凌心证、水寒射肺证、心下水气证、阳虚水停证等证。而阳虚水泛证，则指的是阳虚水停证，也就是狭义的阳虚水泛。

水气凌心，也是证候，指的病机，他可以出现在许多疾病之中。而水气凌心证则是指特定的一组具有内在联系的症状体征脉象舌象以及对应的方剂，苓桂术甘汤。

八纲辨证，主要辨的是病机（证候），而不是具体的证（名）。阴阳、表里、寒热、虚实是病机，是纲，而不是证。表纲、里纲、寒纲、热纲、虚纲、实纲、阴纲、阳纲，习惯称谓：阳证、阴证、里证、表证、寒证、热证、实证、虚证，因为八纲辨证过于笼统，每一纲的范围太大，都不可能有相应的方剂。具体问题具体分析，不可一概而论。

证的规范，应该以该证及其对应方剂首次出现的原著为标准。例如：肾阴虚，应该以钱乙的六味地黄丸为标准；肾气虚，以《金匮要略》中的肾气丸为标准。余类推。

第二章　藏象学说与脏腑辨证的历史演变

《内经》的成书植根于中国传统文化的大背景，《内经》理论的重要组成部分之一是藏象学说。藏象学说的形成与发展经历了漫长的历史演变，其中离不开哲学思想的指导。梳理先秦及西汉早期诸子著作有关藏象学说的内容，可以从发生学的角度认识《内经》藏象学说。例如脏名，因《内经》非成书于一时一人之作，《内经》中提到脏，有四脏、五脏、八脏、九脏、十一脏、十二脏之说。《素问·五脏别论篇》有"或以脑髓为脏，或以肠胃为脏，或以为腑"的记载，说明当时脏腑之说尚有争辩。

五脏概念的确定经历了一个演变的过程，先秦著作对人体脏腑名早有记载，这从先秦及汉初著作中可以找到痕迹。《诗经》有心肺肠脾之名，《尚书·盘庚》有心腹肾肠之名。《庄子》有五脏、六脏、六腑之说，见于《齐物论》《骈拇》《在宥》《列御寇》等篇，但未列具体名目。《淮南子》中有关人体之脏亦说法不一，如《地形训》列五脏，分别为肝、心、肺、肾、胃，五脏中无脾。而《精神训》列五脏："人有四肢、五脏、九窍……胆为云，肺为气，肝为风，肾为雨，脾为雷，以与天地相参也，而心为之主。"所言五脏实际是六脏，此处脏无胃，而增加了脾和胆。可见，在西汉早期，五脏的具体名目仍然存在不同的说法，五脏之名并未完全定型，没有取得共识。

秦汉是中医理论的发生期，唐宋金元是发展期，明清是成熟完善期，新中国成立后，中医理论发生了方向性的大转变。我们以藏象学说与脏腑辨证的历史发展过程来说明这个问题。所谓的传统中医理论是指明清时期成熟的中医理论，经典中医理论是指《内经》《伤寒杂病论》时期的中医理论，新中国成立后中医的发展受到了西方科学与西医的冲击与影响，发生了方向性的变化，这就是现在的中医教材中的中医理论。三个时期的中医理论同一个概念在不同的历史时期，不同的学派，不同的语境下，其内涵与外延是有差别的，这个问题一定要有清醒的认识，以免不必要的争论。

一、第 1 阶段：经典中医理论的形成

1. 殷商时期屠杀奴隶，得到脏腑实体的知识

《灵枢·胃肠篇》："黄帝问于伯高曰：余愿闻六府传谷者，肠胃之小大长短，受谷之多少奈何，请尽言之。伯高曰：谷所从出入浅深远近长短之度：唇至齿长九分，口广二寸半。齿以后至会厌，深三寸半，大容五合。舌重十两，长七寸，广二寸半。咽门重十两，广一寸半，至胃长一尺六寸。胃纡曲屈，伸之，长二尺六寸，大一尺五寸，径五寸，大容三斗五升。

小肠后附脊，左环回周迭积，其注于回肠者，外附于脐上，回运环十六曲，大二寸半，经八分分之少半，长三丈二尺。回肠当脐，左环回周叶积而下，回运环反十六曲，大四寸，径一寸寸之少半，长二丈一尺。广肠傅脊，以受回肠，左环叶脊上下辟，大八寸，径二寸寸之大半，长二尺八寸。肠胃所入至所出，长六丈四寸四分，回曲环反，三十二曲也。"

与西医解剖学相比较，《内经》中的"小肠"应为西医的十二指肠、空肠，"回肠"应为西医的回肠、结肠上段，"广肠"应为西医的乙状结肠、直肠。但是《内经》"小肠""回肠""广肠"之间的分界线说得比较含糊，无法用西医解剖术语精确表述，各段长度数据仅供参考。而且其中的"丈""尺""寸"等单位合在公制长度单位多少还有待分析。不过人们发现这些疑问可以暂时跳过，可以从消化道各段长度比例入手另辟蹊径（寻找另外一个参照物）。

西医解剖学中，成人食道长度与下消化道长度（胃以下到肛门）的比值是固定的，根据现代解剖

学数据，成人食道长约25cm，下消化道长925cm，二者比例是1:37。而《灵枢》中食道长1尺6寸（咽门……至胃长一尺六寸），下消化道长5丈5尺8寸（小肠……长三丈二尺，回肠……长二丈一尺，广肠……长二尺八寸），二者比例是1:35。非常接近，这说明《灵枢》中的数据是经过实测的，而且是准确的。

如果按食道长1尺6寸合25cm分析，《灵枢·胃肠篇》里的一尺合15.6cm，而如果用下消化道长5丈6尺8寸合925cm分析，《灵枢·胃肠篇》里的一尺合16.29cm。而南京博物馆所藏出土于安阳的商代骨尺长度为16.95cm（物证）。考虑到解剖学个体差异以及远古时代度量衡的精确度，再加上从西周到现代55种"尺"没有一种小于22.7cm，可以肯定，《灵枢·胃肠篇》里的长度是商朝的原始数据，而且以后没再重新测量过。

关于殷商时代医学的发展，甲骨文中有多种疾病的记载。当时人殉、人祭之风盛行，奠基、丧葬、祭祀杀人最多一次超过2000，而且砍头、断肢、剖腹……手段极为残忍，殉难者的遗体大多随意弃置，奴隶几乎没有任何社会地位，与牲畜无异。这种情况下，对这些尸体进行实体观察，测量，破腹挖心不会有任何舆论阻力，甚至不排除有活体破腹挖心的可能性。《灵枢·胃肠篇》中的数据很可能就是这样得到的。屠宰动物也是认识脏腑的重要依据。

通过屠杀俘虏，宰杀动物，认识到了五脏六腑的大小，位置；观察日常生活，知道了饮食与大小便，出汗之间的关系；观察到死亡与心跳之间有直接关系，情绪变化与心跳有关；胸部运动与呼吸相关；妇女月经与怀孕有关，流产的块状物与精、胎儿有关；不同药物的味觉，气味能够治疗不同的疾病；针刺四肢可以治疗内脏的疾病……积累了大量的药物与疾病之间的关系，这些零散的，大量的基本常识需要归类，系统化，古人以阴阳五行为参照系，运用取象比类，反复推理演绎，归纳，分析综合，才在《内经》中的各个不同部分，把这些知识进行归类，但还没有形成系统的五脏藏象理论。《难经》对《内经》做了补充，解释了一些疑难问题。《伤寒杂病论》在临床实际上，应用了《内经》的相关理论，创立了理法方药的临床理论体系。之后，各家学说蜂起，直至明清时期，建立起完整的中医理论体系。

由此可知，关于人体各部位的命名，实体的测量，各脏腑的命名，位置关系等等，都不一定是医者干的事，战士，将军，祭师，巫师，神职人员，巫医，屠夫等等把这些事都完成了。

五脏的功能，来源于远古时代基本的生活常识，或者巫医。例如：判定死亡的标准是心脏停止跳动，血流完了人就死亡了，死亡在古代是非常神秘的事，是神在主导，由此，人们认识到心主神，心主血脉。心情不好，肝区胀闷感，长出一口气，能够缓解，认识到肝主疏泄；长期心情不好，消化功能降低，认识到这也是肝气郁结引起的。呼吸的时候，胸廓一起一伏，认识到肺主气、司呼吸等等，这些知识未必是医生发现的，而是来源于基本的生活常识。

当时的医药知识散在于《诗经》《山海经》《离骚》《各种哲学著作》《五十二病方》……等非医学著作中。

奴隶社会的"中医"，打上了奴隶社会意识形态的烙印。

2. 五行配五脏是在祭祀活动中逐渐形成的

中医的零散的经验、知识，在春秋战国时期与阴阳五行不期而遇，阴阳五行成为中医的基础和理论框架。

"五行"这个词散见于众多古代文献中，如《尚书》《国语》《左传》等。五行学说起源于《尚书·洪范》已得到公认，其详细论述的"五行"，已非简单观念，而是相当系统的体系："初一曰五行。一曰水，二曰火，三曰木，四曰金，五曰土。水曰润下，火曰炎上，木曰曲直，金曰从革，土爰稼穑。润下作咸，炎上作苦，曲直作酸，从革作辛，稼穑作甘。"

五行最初源于五材，五材则导源于六府。古代有木、火、土、金、水、谷六府主管事务，周幽王之后撤销谷府，逐渐形成"五材"。《国语·鲁语》《左传·昭公三十二年》中均有所记载，春秋时期，五行基本确定。

关于五行的配属在历史上有不同的几种格局，而产生分歧的关键在于五行配脏问题。如《吕氏春秋·十二纪》和《礼记·月令》中都记载了相同的五行配属：

《孟春纪·正月纪》：一曰孟春之月……其味酸……其祀户，祭先脾。注曰："脾属土，陈爻且豆脾在前。故曰："祭先脾。春木胜土，先食胜也。一说脾属木，自用其藏也。"

《孟夏纪·四月纪》：一曰孟夏之月……其味苦…其祀灶，祭先肺。注曰："肺，金也。祭礼之先进肺，用其胜也。一曰肺火，自用其藏。"

《季夏纪·六月纪》：一曰季夏之月……其味甘……其祀中霤，祭先心。注曰："土王中央，故祀中霤。霤，室中之祭，祭祀之肉先进心。心，火也，用所胜也。一曰心土，自用其藏也。"

《孟秋纪·七月纪》：一曰孟秋之月……其味辛……其祀门，祭先肝。注曰："肝，木也。祭祀之肉用其胜，故先进肝。又曰：肝，金也，自用其藏也。"

《孟冬纪·十月纪》：一曰孟冬之月……其味咸……其祀行，祭先肾。注曰："祭祀之肉先进。肾属水，自用其藏也。"

从上述文字中可以了解到，在《吕氏春秋·十二纪》和《礼记·月令》中是以十二月配五行来说明祭祀活动，以脾属木，肺属火，心属土，肝属金，肾属水。

《吕氏春秋》成书于战国末年，在其后的西汉著名学者扬雄在其著作《太玄》中，提出了与《吕氏春秋》大致相同的五行配脏格局。但晋·范望在注释《太玄》时提出的五行配脏依据与《吕氏春秋·十二纪》和《礼记·月令》不同。

三八为木……为东方为春……声角……色青……味酸……生火胜土……藏脾。范望注："天有五行，人有五藏，脾藏色青，故在木也。"

四九为金……为西方为秋……声商……色白……味辛……生水胜木……藏肝。范望注曰："肝色黄，金之精者亦黄，故金藏黄肝。"

一六为水……为北方为冬……声羽……色黑……味咸……生木胜火……藏肾。范望注曰："肾，色黑也。"

二七为火……为南方为夏……声徵……色赤……味苦……生土胜金。范望注曰："肺之言敷也。象火敷扬，故火在肺。"

五五为土，为中央为四维……声宫……色黄……味甘……生金胜火……藏心。

另一种配脏法（即医学配脏法）最早见于西汉时，《淮南子·地形训》中记载有：苍色主肝……赤色主心……白色主肺……黑色主肾……黄色主胃。

《古尚书》说："脾，木也；肺，火也；心，土也；肝，金也；肾，水也。许慎按：《月令》'春祭脾，夏祭肺，季夏祭心，秋祭肝，冬祭肾'。"与《古尚书》同。

至东汉时，郑玄在《礼记注疏·祭先脾孔疏》中驳之云："《月令》祭四时之位，及其五藏之上下次之耳。冬位在后而肾在下，夏位在前而肺在上，春位小前故祭先脾，秋位小却故祭先肝。肾也、脾也，俱在鬲下。肺也、心也、肝也，俱在鬲上。祭者必三，故有先后焉，不得同五行之气，今医疾之法，以肝为木，心为火，脾为土，肺为金，肾为水，则有瘳也。若反其术，不死为剧。"郑玄提出了与《黄帝内经》完全相同的五行配脏观。"今医疾之法，以肝为木，心为火，脾为土，肺为金，肾为水，则有瘳也；若反其术，不死为剧。"这表明郑玄提出五行配脏法的直接依据是医疗实践。

3. 《黄帝内经》的五行配脏观

《黄帝内经》中的五行配脏观较《吕氏春秋》中的晚，它是源于古人的医疗实践，并依据五行的特性运用推演络绎，取象类比的方法来阐述的。

《素问·阴阳应象大论》原文精简如下：

东方生风，风生木，木生酸，酸生肝，在藏为肝，在音为角，在味为酸，在色为苍……

南方生热，热生火，火生苦，苦生心，在藏为心，在音为徵，在味为苦，在色为赤……

中央生湿，湿生土，土生甘，甘生脾，在藏为脾，在音为宫，在味为甘，在色为黄……

西方生燥，燥生金，金生辛，辛生肺，在藏为肺，在音为商，在味为辛，在色为白……

北方生寒，寒生水，水生咸，咸生肾，在藏为肾，在音为羽，在味为咸，在色为黑……

《素问·灵兰秘典论篇第八》中，五行与十二官的配属，运用了取象比类的方法，说明了五脏在正常情况下，没有疾病的时候的五脏功能，按照形式逻辑的说法，就是给五脏六腑各自下了一个定义（种加属差），形成了藏象学说的雏形（取象比类内含着形式逻辑）。

《素问·灵兰秘典论篇第八》

黄帝问曰：愿闻十二藏之相使，贵贱何如？岐伯对曰：悉乎哉问也。心者，君主之官也，神明出焉。肺者，相傅之官，治节出焉。肝者，将军之官，谋虑出焉。胆者，中正之官，决断出焉。膻中者，臣使之官，喜乐出焉。脾胃者，仓廪之官，五味出焉。大肠者，传道之官，变化出焉。小肠者，受盛之官，化物出焉。肾者，作强之官，技巧出焉。三焦者，决渎之官，水道出焉。膀胱者，州都之官，津液藏焉，气化则能出矣。凡此十二官者，不得相失也。故主明则下安，以此养生则寿，殁世不殆，以为天下则大昌。主不明则十二官危，使道闭塞而不通，形乃大伤，以此养生则殃，以为天下者，其宗大危，戒之戒之！

把这两篇合二为一，至此，源于医疗实践并依靠五脏功能来配属的五行配脏格局已形成。但是还不能够得出《内经》的五脏配属五行的全部内容，还需要把其他章节的相关内容综合在一起，得出完整的脏腑学说，才能够成为一个系统。

例如：《黄帝内经素问·藏气法时论》

岐伯曰：

肝主春，足厥阴、少阳主治，其日甲乙；肝苦急，急食甘以缓之。

心主夏，手少阴、太阳主治，其日丙丁；心苦缓，急食酸以收之。

脾主长夏，足太阴、阳明主治，其日戊己；脾苦湿，急食苦以燥之。

肺主秋，手太阴、阳明主治，其日庚辛；肺苦气上逆，急食苦以泄之。

肾主冬，足少阴、太阳主治，其日壬癸；肾苦燥，急食辛以润之。开腠理，致津液，通气也。

这一段话论述"合人形以法四时五行五治"的道理，阐明五脏病"愈""加""持""起"的时间禁忌与治则，五脏虚实的证候及具体治法，论述五色、五味及五谷、五果、五畜、五菜对五脏之所宜。

把散在于《内经》各篇章中脏腑的功能与异常，归类完整，成为现在简单的一张表。

中医五行分类表——五行与人体和自然界的对应关系

	五行				
	木	火	土	金	水
五脏	肝	心	脾	肺	肾
六腑	胆	小肠	胃	大肠	膀胱
五官	目	舌	口	鼻	耳
形体	筋	脉	肉	皮毛	骨
情志	怒	喜	思	悲	恐
五声	呼	笑	歌	哭	呻
变动	握	忧	哕	咳	栗
五音	角	徵	宫	商	羽
五味	酸	苦	甘	辛	咸
五色	青	赤	黄	白	黑

续表

	五行				
	木	火	土	金	水
五化	生	长	化	收	藏
五气	风	暑	湿	燥	寒
五方	东	南	中	西	北
五季	春	夏	长夏	秋	冬

这个理论经过反复的实践，与事实符合的保留，成为理论，不符合的自动扬弃；人为的归类于五行，对于事实人为的取舍、归并使之与理论构架相符合。

商朝（约公元前1600年—约公元前1046年），到秦汉时期，大约1500多年。《易经》指夏代的《连山》、商代的《归藏》及周代的《周易》。阴阳来源于易经，应该在夏代以前，夏代（公元前2070—公元前1600年），阴阳五行应该在公元前2000年之前，就已经存在了。从阴阳五行的确立到《内经》，大约有1000年的时间，阴阳五行与五脏匹配具有充足的时间，正如系辞上八所云："言说天下万物最繁杂的现象，不能妄自开口；言说天下万物最复杂的运动，不能胡言乱语。拟出卦象，然后言说，琢磨探求，然后行动，经过比拟和讨论，来把握万事万物的变化"。

之所以这样归类，是经过反复比对，排列组合，与实际情况核实而得出的，这时候的心、小肠、脾、五脏六腑的名称，就由日常用语转变为医学术语了，是一个医学概念，超出了日常用语的范畴，不单单是个实体器官，而且具有特定的功能，《素问·经脉别论》云："饮入于胃，游溢精气，上输于脾，脾气散精，上归于肺，通调水道，下输膀胱，水精四布，五经并行，合于四时五脏阴阳，揆度以为常也"中的脾，肺……不单单是祭祀用的祭品，也不是日常用语的可以食用的一块肉，而是一个医学概念，具有特定的功能。所以，科学概念，哲学概念，学术语言都是由日常用语转变来的，其方法就是取象比类，或者类比。

到了《内经》时代，十二官与五脏六腑匹配，五脏与五神匹配，五脏与四时匹配……散在于《内经》的各个章节……之后的医学家反复验证，完善了脏腑理论，20世纪80年代，才出现了藏象学说。《内经》把日常用语，哲学概念转变为中医学概念，这是一个质的转变。藏象在《内经》时代已经出现，而"藏象学说"这个术语、概念是20个世纪80年代才出现的！

小结

殷商时期屠杀奴隶，得到脏腑实体的知识与名称。这时候的五脏六腑的名称是日常用语，没有医学含义。

五行配脏是古代祭祀活动与哲学家完成的。

《内经》五脏散在于不同章节，心肝脾肺肾由日常用语转变为学术用语，即医学概念，这是一个质的转变。

二、第2阶段：中医理论的发展

《内经》之后，历代医家在此基础上进行发展、补充、注解，直至明清时期，中医脏腑学说趋于完善。

唐代孙思邈《千金要方》记述了五脏六腑的轻重、大小、长短、阔狭、容量等，将五脏、五时（春、夏、长夏、秋、冬）、五方（东、南、中、西、北）、五体（筋、脉、肉、皮、骨髓）等纳入五行的范畴，说明脏腑器官之间及与自然界的整体联系。对于杂病，则以五脏为中心，分列病证并阐述其证治方药。

宋代儿科学家钱乙，治病以五脏为纲，配合五腑（六腑除三焦外）、五官、五志等进行辨证，认为五脏的发病特点是心主惊、肝主风、脾主困、肺主喘、肾主虚，并对五脏为病的常见症状作了归纳，立法用药颇具匠心，对后世影响很深。

创立脏腑学说的医家是张元素（1131—1234 年），字洁古，金朝之易州（河北省易县军士村，今水口村）人，中医易水学派创始人。张氏对祖国医学的最大贡献是在《内经》脏腑理论的启示下，结合自己数十年的临床经验，总结了以脏腑寒热虚实以言病机的学说（还没有阴阳），将脏腑的正常情况、疾病情况，把药物的使用与脏腑的标本寒热虚实的变化紧密地联系在一起，以脏腑寒热虚实来分析病机，进行辨证治疗，并从补虚、泄实、温寒、清热几个方面提出常用方药，使脏腑辨证论治形成了一个完整的体系。《脏腑标本虚实寒热用药式》就是这一体系的结晶，最能反映其学术观点。张元素以研究脏腑病机为中心，成为一派医家之开山。对于脾胃病的治疗方法成为易水学派师弟相传的家法，其弟子李东垣、王好古均为中国医学史上青史留名的人物。张元素的脏腑辨证说对中医学的发展作出了重要的贡献。

元代朱震亨，字彦修（1281—1358 年）在《格致余论·阳有余阴不足论》中，首次正面概括了肝的生理功能，提出"肝司疏泄"（主闭藏者肾也，司疏泄者肝也）。可见，肝主疏泄是在肝气郁结，肝火之后，提出来的。这个时候还没有肝阴、肝阳之说。

李杲以脾胃理论，阐发内伤热中证，不落窠臼，独创新义，自成一家，形成了较系统的脾胃藏象理论，对后世医家薛己、张介宾、李中梓、叶桂等人产生巨大的影响。

薛己首创脾统血，薛己的脾胃理论渊源于《内经》，上承东垣之学。不仅认识到脾胃气血之本，而且从《内经》"脾裹血"引申发展，首创脾统血理论，指出："血藏于脾土，故云脾统血"（薛己《妇人大全良方·月经不调方论第五》）。

三、第 3 阶段：明清时期，中医沿着两条路径发展

一方面中医理论完善成熟；另一方面，西方医学、科学传入中国，开始中西汇通。

藏象学说的原基概念"藏象"以及基本理论框架在《内经》已经形成，但是藏象学说的具体内容，散在《内经》的各个章节中，后世各个朝代的著名医家对其进行了发展、整理，直至明代末年（1644 年明朝灭亡）张景岳（约 1563—1640 年）在其著作《类经》中列藏象专篇，藏象学说才趋完善，此后才有比较完善的脏腑辨证理论。此时，西方医学开始传入我国，大约在明朝万历（1573—1619 年）年间，当时有意大利人利玛窦著《西国记法》传遍国中，其中一部分是叙述神经学的，可称为西方医学传入我国第一部有关医学的书。天启元年（1621 年）日耳曼人邓玉函来到我国澳门，作了第一次解剖术，继又译著成《人身说概》二卷，天启二年（1622 年）意大利人罗雅谷来华，经澳门遍历绛州、开封、北京，译著《人身图说》。还有其他许多西方学者的著作，其中的一部分或者大部分涉及医学。这一时期凡西方医学的解剖生理学、病理学、治疗学、药物学等，都逐渐渗入我国，开始中、西医汇通时代，才有了中、西医之分。

在这一时期，张景岳的著作《类经》中所列藏象专篇有没有受到西方医学的影响，有待进一步考证，但是同时代稍晚时期的汪昂及金正希认同"脑主记忆说"无疑来源于西方医学，此后藏象学说不断受到西方医学的冲击。

王宏翰认为西人所谓水、风、火、土四元素说，与中国五行学说相似，便拿来与中医的太极阴阳之说加以汇通，还以胎生学阐发命门学说。王学权则认为《人身说概》《人身图说》等著作中介绍的解剖学知识，可补中医学之不足，但也有不足之处，要"信其可信，阙其可疑"。

19 世纪中叶以后，西医大量传入中国，传教士的到来，西医书籍的翻译、建立西医学校、医院、吸收留学生，迅猛地冲击了中国的传统医学。面临这一严峻局面，中医界中出现了分化，一些人认为中医学已尽善尽美，无须向别人学习；另一些人认为中医学一无是处，要全盘接受西医学的内容。中西汇通学派则认为中西医各有所长，必须吸取西医之长，为中医所用。但中西汇通派在具体认识和方法上也很不一致。

从此，西方医学的思维方式，解剖学、生理学、药物学……，渗透入中医理论之中，而且时时刻刻都在自然地、潜移默化地进行着。在此之前，实体的心，胸廓里的心主神明，主血脉，没有任何异

议，也没有人怀疑实体与功能不符。西方解剖学、生理学冲击着脏腑学说。

唐容川是中西医汇通派较早的代表，他认为中西医原理是相通的，中西汇通主要是用西医印证中医，从而证明中医并非不科学。即使西医的生理解剖学有自己的特点，但也超不出《内经》范围。因此虽然唐氏也说："西医亦有所长，中医岂无所短"，但实际上并不能真正中西汇通。朱沛文认为中医"精于穷理，而拙于格物"，西医"专于格物，而短于穷理"。中医的弊病是玄虚，西医的弊病是僵固。他主张在具体方法上中西汇通要通其可通，存其互异。恽铁樵认为西医重视生理、解剖、细菌、病理、病灶的研究，中医则重形能、气化及四时五行等自然界变化对疾病的影响，中医可以吸收西医之长，与之"化合"，但结合的基点应是以中医为主。他还认为中医停滞不前的原因是囿于《内经》，必须超过古人，不以《内经》为止境，才能超过古人，吸收西医之长，继续发展。张锡纯以中西汇通思想应用于临床，其特点是中西药物并用。他认为西医用药在局部，其重在治标，中医用药求其因，重在治本，二者结合，必获良效。他的探索，对临床有一定参考价值。

中西医汇通派，是在近代中医学和中医界因西医传入而面临严重危机的时候产生的一个中医学术流派。他们为了振兴中医事业和维护执业中医的社会地位，主要与"废止中医派"展开了激烈的论争。汇通学派的队伍中，几乎都是谙练国术的中医名家，而缺乏精于西医的新型学者，更没有兼通中西的饱学之士。汇通派医家所接受并真正掌握的西医知识远远不是西医学的全貌，尽管当时的西医还处于较低的发展水平。他们著作中有关西医的记述，大多支离破碎，舛错百出。十分明显，在他们的知识结构中，西医之说不可能和师传庭训的中医妙术占有同样的比重，在他们的心目中，西医远没有取得与中医分庭抗礼的平等地位。

《医林改错》二卷，王清任撰刊于道光十年（1830年），是他访验脏腑42年呕心沥血之作，也是我国中医解剖学上具有重大革新意义的著作。这个时候，西方解剖学早已传入中国，他可能没有看到西方解剖学的原版，但是，一定知道西方解剖学的大致情况。近代医家刘钟衡（约生于十九世纪末）谓："王清任先生《医林改错》一书，以独见之智力，辟古人之非，惊喜交集，半生疑窦，一旦豁然。"刘自述他在1884年到上海购买西医书数种，其中看过合信氏之《全体新论》后，发现其中描绘之"骨肉脏腑，半与前书脗合。"所以他给王清任的评价是：西医于骨肉脏腑逐层剖验，形真体晰，中华向无此条，而"千载而后，阐发余蕴，实王先生《改错》一书，为之嚆矢也。"可见后来被称为中西医汇通的医家们，在当时也受王书甚多的启发；而王书与西医之说有类似之处，它们都对传统中医做出批评，皆对当时的医家产生相当大的影响。

另外一方面，中医理论完善，主要是命门之火与脾胃学说。

命门之火：见肾为命门之火（略）。

明代李中梓在《医宗必读》中提出"脾为后天之本"的著名论点，"谷入于胃，洒陈于六腑而气至，和调于五脏而血生，而人资之以为生者也，故曰后天本在脾"。并认为与"肾为先天之本"同等重要，"肾安则脾愈安，脾安则肾愈安"，在治疗上，主张脾肾并重，

清代叶天士所创胃阴学说，是对脾胃藏象理论的重大突破和发展，叶天士注重胃阴，主张甘凉濡润，根据《内经》的理论，提出："太阴阴土，得阳始运，阳明阳土，和阴自安，以脾喜刚燥，胃喜柔润也"。又说："纳食主胃，运化主脾，脾宜升则健，胃宜降则和"。在治疗上，叶氏所用通降法，既非一般的辛开苦降，也不是苦寒下夺，而是用"甘平甘凉濡润以养胃阴"，其所制的养胃生津益胃汤等方被后代医家所沿用，历久不衰。

脾胃藏象理论，经历了从《内经》《伤寒杂病论》，到李东垣的《脾胃论》方趋形成，直到明清，叶氏胃阴学说的创立，使脾胃藏象在阴阳、气血、升降、温燥、刚柔，方面更趋完善，从而给后世治疗脾胃病开辟了更宽广的道路。

温病学说完善成熟（略）。

六经辨证，是《伤寒论》中提出的完整的、系统的辨证论治理论，明清时期，随着温病学的发生发展，逐渐形成了卫气营血辨证与三焦辨证。至此，伤寒论六经辨证，温病学卫气营血辨证，三焦辨

证已经完善成熟。而藏象学说还没有完善，因此脏腑辨证，八纲辨证也还没有完善。

明清时期与经典中医理论的区别。明清时期：①命门相火；②脾为后天之本；③肝肾同源；④五脏和胃有了完整的阴阳之分；⑤脏腑功能，人体一切功能都认为是"气化"过程。

以上说明中医理论的发生、发展是开放的，是逐步形成的，是把临床实践验证的正确结论归类于阴阳五行的框架之内，即格物致知，放到阴阳五行的格子里。即运用取象比类的方法（格物致知）把人体所有功能按照阴阳五行进行归类。即先有临床实践，后有脏象经络。藏象是由临床实践反推、归类而形成的，不完全是由阴阳五行推演出来的。藏象的概念，是由日常用语转化为祭祀、神学语言，再转化为哲学语言，医学家用哲学语言（概念）归类医疗实践的正确结论，再转化为医学概念，形成了中医藏象理论。

我们现在看到的藏象理论与阴阳五行的完美融合，是经过2000多年的临床实践的验证、磨合的结果。如：肾阴肾阳、脾阴脾阳、脾为后天之本、肾为先天之本、肝主疏泄、脾主运化、肝肾同源、肾为命门之火……都是在《内经》之后直到清朝，历代医学家以临床实践的验证，与阴阳五行相结合，逐步完善的。

阴阳五行与五脏的联系，不是一朝一夕，几年、几十年完成的，而是经历了2000多年的临床实践的验证完成的。

四、第4阶段：新中国成立以后

中医仍然按照两条路径发展走到两个极端：一方面，形成了辨证论治体系与脏象经络学说，否定了物质结构解剖学；另一方面进行了大规模的科学实验研究，否定功能对于结构的决定性作用。

新中国成立后，基于对中医理论体系的整理，才开始将《内经》有关脏腑论述命之为"藏象学说"。具体来说，即定型于中医高等教育教材的编写。从中医期刊来看，1957年以前没有发现以藏象或脏象为题的文章。1957—1962年3月也仅见有"《内经》通俗讲话——藏象""对藏象教学的一些体会""试论藏象理论中的辨证思想"等寥寥数篇；1962年6月，湖北中医学院第二届西医离职学习中医班学员发表了"从脏腑学说来看祖国医学的理论体系"一文，明确提出"脏腑学说是祖国医学理论体系的核心"。同年10月上海中医学院《内经》教研组发表"对'从脏腑学说来看祖国医学的理论体系'一文的商榷"，其中谈到"根据中医的传统，称'藏象学说'而不称'脏腑学说'"。不知何故，凡此以降，中医著作、教科书中关于人体脏腑理论，皆称曰藏（脏）象或藏（脏）象学说。从此可以看出：①"脏腑学说是祖国医学理论体系的核心"，是由学习中医的西医提出来的，是按照西医解剖学的思维方式看中医；②脏腑学说与藏象学说之争，藏象学说胜利了。学习中医的西医，对于中医经典理论并不熟悉，是因为经典理论文字古奥，很难理解，没有时间与精力认真学习、完整掌握，因此把脏腑与西医解剖学的器官分不清楚。

藏象学说与辨证论治是同时发生的，互相促进，共同进步的。

"辨证"一词，首见于张仲景《伤寒卒病论.序》："撰用《素问》《九卷》《八十一难》《阴阳大论》《胎胪药录》并《平脉》《辨证》，为《伤寒杂病论》合十六卷。"

"论治"一词首见于宋代严用和的《济生方.自序》："论治凡八十，制方凡四百，总为十卷，号济生方。"但历史上该书已失，目前的《济生方》是《四库全书》根据《永乐大典》所收录的内容编辑而成的，所以未尽得其原文。

"辨证施治"作为独立的词组要到明代周子干《慎斋遗书》（1573年）才出现，其卷二中专列"辨证施治"，亦是普通篇名，并无特别意义。《慎斋遗书》虽有："辨证施治"的字样，却没有说明什么是"辨证施治"。

明代张介宾的《景岳全书·传忠录》中有："诊病施治"的说法，丹溪翁有"凭脉寻因、寻症施治"。1759年徐大椿《伤寒类方》有"见症施治"之称，徐大椿在对《外科正宗·卷一》的注释中说："此言用药大法，大段只如此，其辨证施治，圆通活泼，不可执也。"这是继周之干之后，较早使用"辨证施治"术语的。

清代《神农本草经百种录·下品·藜芦篇》中有："辨证施治,神而明之,非仅以毒攻毒四字,可了其义也",就这一句。清章虚谷《医门棒喝·论景岳书》首现"辨证论治"一词,是惊鸿一现,全书也仅一处。1825年清代章虚谷的《医门棒喝》中有:"……可知景岳先生,不明六气变化之理,辨证论治岂能善哉!"但该书还有辨证论方、审病用药、随证而治、详辨施治、辨别论治、论证立法,辨证论治只出现了一次,可见辨证论治在当时并不是一个固定的词组。从上述内容可以看出,历史上中医界对"辨证论治"的内容,并没有达成一致的认识。

需要说明的是,中医的辨证论治的内容变迁和变异,与西医传入中国,以及西医对中医形成的冲击有一定的关系。如1904年周雪樵曾说:"中医之所以能自立,不致尽为西医所侵夺斯夭者,亦自有道焉,寒热虚实是也。以此四者而论,不惟能自立,即西医与中医并治,中医且占优势也。"宣统元年王懋吉说:"中西医学互有短长,中医长于理想,西医长于实验,当今谈医者类能言之。愚以为治内症当以中医为主,治外症当以西医为长……若专以内科言,中医长于治伤寒,西医长于治杂症……缠绵久疾,中医所长,危急暴病,西医所长……""西医与中医并治,中医且占优势""中西医学互有短长",这是传统中医的看法;而西医人士却不这样看,如宣统三年留学日本回国的毕寅谷认为:"吾侪所习之医学,实非精神的,而物质的,必实施生理解剖,而人体之生理构造乃得明;必实行病理解剖,而人体之病理的变化乃可悉;而证明此构造与变化,其乎可触而目可睹者无论矣,即手不能触,目不能睹者,亦无不可借显微镜、理化学以阐其隐微。吾观西洋医学之举一病名,列一病症,其原因,其证候,其经过,其疗效,不知经若干人之实地研究,互相讨论,殆垂为定论,安有如中医之凭空想,逞臆想,永古千秋,奉数人颠倒错乱荒谬诞幻之谈以为圭臬而不思所变计哉。是由西医与中医之根本上言之,固已优绌判然。"

"辨证论治"的正式提倡始于20世纪60年代中期,亲身经历过这一历史过程的名老中医们进行了回忆和追述,如邓铁涛先生在《辨证论治》中说:"辨证论治之精神,来源古远,但加以提倡宣扬,是在新中国成立之后、中医学院成立之初,中央卫生部(现国家卫计委)于1963年5月20日和10月20日分别在江西与安徽两省召开了全国中医学院第二版中医教材的修审会裁,这两次会都是在时任卫生部郭子化副部长和吕炳奎司长亲自主持下召开的。郭子化副部长在庐山教材会议上提出把辨证施治之精神写入教材之中。后来经时间之推移,大多数学者同意定名为'辨证论治'。这是名称提倡之由来。"。

干祖望先生在《漫谈辨证论(施)治这个词目》一文中说:"我们这批老中医,在新中国成立之前,根本不知道什么是辨证论治、辨证施治。"

王玉川先生在《关于"辨证论治"之我见》中说:"把各种不同形式、不同内容的辨证论治方法综合起来组成一个体系,并把它写进中医教科书里,那是新中国成立以后,一大批从事中医教育和研究工作的学者们(其中有印会河、王绵之、汪幼人等,以及中国中医研究院的一些专家,笔者也是其中一员),在党的中医政策鼓舞下做出的一项贡献。"

辨证论治、藏象学说都是新中国成立后出现的,各个辨证论治体系,及其衍生概念都是在新中国成立后产生的,在中医学教材编写中形成的。

20世纪50年代,正是《毛泽东选集》出版,两论、唯物辩证家喻户晓。1955年,时任重庆中医进修学校教务主任的任应秋在《中医杂志》上发表《中医的辨证论治体系》一文,"辨证论治"第一次成了"体系"。1957年,时任国家卫生部(现卫计委)中医顾问的秦伯未在《江苏中医》上发表《中医的辨证论治概说》之后,中医人在这两份杂志上纷纷发表文章挖掘弘扬,吴德钊的《中医的辨证论治》,朱式夷的《中医的辨证论治规律的探讨》,蒲辅周的《从治疗乙型脑炎的临床实践体会谈中医辨证论治的优越性》等。"辨证论治"一跃而成中医最具时代感的口号。因此,建立"辨证论治"理论体系的是现代中医。

"辩证论治"和"辨证论治"并行于世,大量出现在报纸媒体论文著作,甚至词典上。北京中医药大学教授、博导、伤寒专家郝万山在《郝万山讲伤寒论》中,把仲景的"辨证"全部改为"辩证",

从头到尾"辩证论治"起来。黑龙江中医药大学教授、博导、伤寒专家王雪华在《王雪华讲金匮要略》中大谈"辩证施治"规律。"跨世纪的老中医"熊寥笙在《伤寒名案选新注》中阐发"辩证施治"的奥旨。另有中西医结合专著《女科宝鉴》中"辩证施治"等等……连工具书《中医名词术语精华辞典》中也"辩辨"不分。

方药中，人民卫生出版社出版的《辨证论治研究七讲》（1979年出版）中指出：藏象中的"藏"字，并不是指人体内具体脏器本身，而是根据人体所表现于外的各种生理现象体征，再结合自然季节气候与这些现象的相应关系加以分别归类，并冠以当时所知的一些脏器名称，实际上是以此为代号归纳当时人们在与疾病做斗争中所积累的若干经验认识。

20世纪60年代在中医界曾经讨论过中医理论的核心是什么。大多数学者特别是一大批"西学中"学者的意见认为，藏象学说、经络学说、阴阳学说等是中医理论的核心。在编写全国统一中医学教材时，确立了藏象学说为中医学的内核，把阴阳五行学说作为中医理论的铁核。

藏象学说占据了中医学的统治地位，显然这受到了西医解剖学、生理学的影响。为什么会有中医理论的核心的讨论，这是因为在新中国成立前，《伤寒论》一直是中医临床的指导理论，温病与伤寒之争是中医界的主题，伤寒一家独大，学习中医的第一件大事就是背诵《伤寒论》，只有背会《伤寒论》，才敢临证处方，才是科班、正统的中医。

新中国成立后的几十年里，不断对古代医籍的整理和总结，形成了较为完善的脏腑辨证理论体系，较早地编入到高等中医药院校教材之中，并迅速在全国得到推广应用，显然是受到西医解剖学的器官系统的影响。所以脏腑学说，藏象理论，脏腑辨证是在新中国成立后完善、系统、发展完成的。这与明清时期的中医理论，与《内经》时代的中医理论，是有区别的。

"五脏阴阳"，中医四大经典从来没有出现过这样的组合，在古代《内经》《伤寒杂病论》时代，心肝脾肺肾只有"气"的概念，没有阴阳之分，那时候没有肾阴、肾阳，只有肾气虚（金匮要略中的肾气丸），心气虚，脾气虚……它们只言脏气（比如"肾气"），而不言脏阴脏阳。例：六味地黄丸是补"肾阴"的良药，但《小儿药证直诀》却根本没有"肾阴"这个概念，只是把主治症状列了出来而已。金元四大家，也没有一家论述过这些术语，《千金方》也没有。五脏阴阳一直到叶天士的胃阴学说提出来之后，才趋于完善。

特别是"西学中"学者参与中医教材编写，中医西化，西方科学，西医早已潜移默化，悄然渗入中医理论之中，现在的中医基础，藏象理论，阴阳五行，经络学说，辨证论治……早已打上了西医与西方科学的烙印，与《内经》，《伤寒杂病论》时代不同了。为了西方唯物主义，借用外来标准来判定自己，中国中医界删除或者改变了很多传统的概念。

辨证论治，在临床的统治地位确立之后，又进行了证的规范，有关证的专著以《中医证候鉴别诊断学》（赵金铎主编，1987年8月第1版，人民卫生出版社出版）和《中医证候规范》（邓铁涛主编，1990年8月广州科技出版社出版）具有权威性。对于证的历史演变过程，证的概念、定义，对于病、证、症的界定与关系，证与辨证，证与治疗，证与病机的关系都做了翔实的论证，众多专家发表了大量的论文、著作，讨论证本质，至今有些问题仍然在争论，但是对于证的概念、定义，证本质基本上取得了共识。

改革开放后的藏象理论，是中西医结合的产物。引进大量西方医学的概念、术语，用于说明经典中医的脏腑经络，引用了西方思维方式、西方科学方法、西医理论技术对于中医经典原著进行解释与科学实验研究，而这样的结果在临床上没有任何实用价值，也与方证对应背道而驰。因此，这个理论中的许多证，在临床实际中没有实际价值。而且，有些证的命名、内容与固有中医理论背道而驰，错误百出，例如心脉痹阻证等等。

藏象学说与脏腑学说不同。脏腑，是指五脏六腑，五脏六腑各有实体可见，五脏六腑各有自己的功能表现。五脏六腑的实体与西医解剖学胸腹腔中的器官是同一的，而功能与西医的器官不同，这就出现了脏腑功能与解剖结构相矛盾的状况。按照结构与功能相一致的西方科学标准，中医脏腑功能就是不科学的，因此，也是不正确的，错误的，为了解决这个矛盾，藏象学说应运而生。

新中国成立后中医学界热衷于"藏象"，究其本意无非是说中医的脏腑并不是或不全是指解剖学上的同名脏器。这种说法虽然在一定程度上解决了中医关于脏腑功能的论述与解剖学的同名脏器"名实不符"这一大问题，但冷静、客观地加以考察，由此而带来的负面影响也是十分巨大的：中医界不得不对"中医脏腑不是人体胸腹腔内的实体器官，到底是指什么"？这一自己给自己提出的问题做出回答。迄今为止，虽然投入了大量的人力、物力、财力，但所取得的成果仍未能科学地回答这一问题。其实，中医脏腑本是指人体胸腹腔内客观存在的脏器实体，不能因中医脏腑与西医学相应脏器在功能上存在着"不可通约"的差异，就否认中医脏腑的实体属性，也完全没有必要将"脏腑"改称"藏象"。因为这种做法不仅从根本上把中医脏腑学说赖以形成的客观基础推翻了，而且也无助于解决脏腑与解剖学同名脏器"名实不符"的矛盾。为了西方唯物主义，中国中医界删除了或者改变了很多传统的概念。

1997年王琦主编《中医藏象学》第1版（2003年第2版，2012年第3版）是一本专著，其中说道："藏象"二字，首见于《素问·六节藏象论》。藏象学说中的藏，是深藏与体内的不可见的，没有一个"具体实体"的功能集合，以五脏的名称（心、肝、脾、肺、肾）代表他们。我们只能够从外界的各种表现（象），通过取象比类认识心肝脾肺肾的功能。

藏象学说完全否定了结构的存在，神明，疏泄，运化……是依靠什么结构去完成的？有没有物质结构基础？

在西医没有传入中国，或者西医解剖学还没有出现的时候，"脏腑的实体与功能的不一致"是不存在的，那个时代脏腑的实体与脏腑的功能是一致的，没有人提出异议。"心者君主之官，神明出焉"没有人提出异议，余类推。西方医学、西方科学的原则是结构决定功能，结构与功能必须一一对应，是一致的，是统一的。

那么如何解决结构与功能之间的关系问题？这就必须推翻西方科学的机械唯物论"结构决定功能"，树立功能与结构是不对称的，或者说不对应的，不一致的辩证唯物主义观点。我们现在所说的"结构性改革"，就是结构不适应功能的变化了，必须改革结构，使之适应功能的变化。功能变化到一定的程度，结构必须随之改变，这就是功能决定结构。这是第一个问题，功能与结构的关系第二个问题是：在低级结构的基础上，为了适应新的环境，必须产生新的功能，新的功能决定了必须产生新的结构，或者改变旧的结构。功能决定结构，先有文艺复兴，产生资本主义思想，而后才能推翻封建社会的结构（封建制度），建立起资本主义社会结构；先有马克思主义理论的产生，才有社会主义革命与社会主义制度。动物进化也一样。参考：重新认识结构与功能116页，动物的进化95页。

自20世纪60年代以来，诸如脏腑实质研究、证实质研究、经络实质研究等所谓"现代化"研究，在各级、各类科研课题的立项审批与科研成果的奖励评比中，占据了绝对优势。我们长期以来热衷于创新研究，轻视或忽视继承研究，将继承与创新这对矛盾完全割裂与对立起来。正是由于缺乏扎实的中医文献研究基础，缺乏对中医学有关学术问题实质内容的正确和全面的理解，缺乏对中医学内在规律的把握和可行性思路，因而其研究成果对中医理论和临床缺乏实用价值。令人欣慰的是，已经有越来越多的人认识到：中医理论的创新研究只有在继承研究进一步加强和深化，为中医理论的创新准备好赖以站立的"巨人的肩膀"之后，才能有所作为。这是因为虽然任何科学都是继承与创新的统一体，但继承和创新既是对立的，又是统一的。世界上从来没有孤立的继承，继承之中就孕育着创新；要创新就必须首先要继承，没有认真扎实的继承，创新也就成了无源之水、无本之木、空中楼阁而已。

五、第5阶段：中西医融合

见第五章第一节（三）中西医融合。

第三章　八纲辨证

八纲源于《内经》，《内经》提出了寒热、虚实的概念。汉代张仲景在《伤寒论》中，用阴阳、表里、寒热、虚实概括并区分病证。明代王执中将虚实阴阳表里寒热称为"治病八字"；张景岳则明确提出以阴阳为"二纲"，以表里、寒热、虚实为"六变"之说。八纲辨证的概念与内容，实际上是形成于明代。清代，程钟龄进一步阐发了八纲的含义，提出审证治病不过寒热、虚实、表里、阴阳八字而已。近代《医学摘粹》（1897）提出"八纲"一词。近人祝味菊（1884—1951），在《伤寒质难》中明确指出："所谓'八纲'者，阴、阳、表、里、寒、热、虚、实是也。"正式提出了"八纲"之概念。新中国成立以后随辨证论治学术地位的确立，八纲在辨证论治中的核心地位及重要作用得到充分肯定，是中医辨证的基本方法，各种辨证的总纲，也是从各种辨证方法的个性中概括出的共性，在诊断疾病过程中，起到执简驭繁、提纲挈领的作用。

疾病的表现尽管极其复杂，但基本都可以归纳于八纲之中，疾病总的类别，有阴证、阳证两大类；病位的深浅，可分在表在里；阴阳的偏颇，阳盛或阴虚则为热证，阳虚或阴盛则为寒证；邪正的盛衰，邪气盛的叫实证，正气衰的叫虚证。

八纲辨证，把所有证候，归为八个纲，显然是八大类，八纲之间相互排列组合，与脏腑辨证、六经辨证相结合，变化无穷，可以涵盖中医理论中的所有疾病病症。例如：肾阴阳两虚，半表半里，寒热虚实夹杂等等。

八纲，不是八证，阴阳表里寒热虚实是纲，而不是证，即阴纲、阳纲、表纲、里纲、寒纲、热纲、虚纲、实纲，习惯上称证。

一般而言，表、实、热属阳，里、虚、寒为阴。

八纲辨证，形成的最晚，它是在其他辨证论治的基础上，总结、抽象、寻求共同点而来的。例如：虚证的主症，包含着血虚、阳虚、阴虚、气虚、肾虚、脾虚、肺气虚、心气虚……的共同点。八纲，是病机，只有与脏腑辨证、六经辨证等结合起来，才有实际的临床意义。例如：肾阳虚、脾气虚、热实结胸、太阳表实……而且，这些证的命名、规范、对应方剂……都是新中国成立后进行规范、完善的，是按照中医自身的发展规律发展起来的。

八纲辨证，辨的是病机，阴阳、表里、寒热、虚实，是纲，是病机，习惯上称为"证"，而不是具体的证。方证对应是辨证论治的原则，证（具体的证），一定要落实到方剂上。阴证、阳证、表证、里证、虚证、实证、寒证、热证，这是习惯上的称谓，八纲辨证中的每一个"纲"都是一种病机，内涵浅而外延广，包含了许许多多具体的证，因此，不可能有一个方剂能够与"纲"相对应。

八纲辨证，不是一个完整的、严格的自然科学分类系统，是一种思路，一种方法。在临床实践中是以其他的具体的辨证论治表现出来的。他与林奈分类法、生物分类法、图书馆分类法不完全一样，纲与纲之间可以形成不同的排列组合，与脏腑学说相结合，形成不同的具体的证，例如：热实结胸证、阳明腑实证、脾肾阳虚证、肺阴虚证、心血虚证……纲与纲之间是并列关系，表里、寒热、虚实、阴阳是四个相互独立的矛盾对立面，他们之间可以以不同的方式排列组合，没有直接的相互联系。

中西医融合，临床上是以六经辨证、卫气营血辨证、三焦辨证、脏腑辨证、气血津液辨证为基础的融合。也就是说把以上具体辨证论治中的每一个证，都要在西医理论中找到相应的病理状态。对于八纲辨证中的阴阳、表里、寒热、虚实，只做一个病理机制的概括说明。例如：虚证，在中西医对照的过程中，在西医的理论中找不到与之相对应的具体的病理状态，而且阴虚、阳虚都很难找到相应的病理状态。因为虚证的范围太大了。

阴阳、表里、寒热、虚实，是相对而言。把所有的疾病中的病症相对地分为阴阳两大类，阳中有阴，阴中有阳，或者阴阳同时具备。表里、寒热、虚实、阴阳八纲的区分并不是单纯的、彼此孤立的、静止不变的，而是错综复杂、互相联系、互相转化的。例如："相兼"即指两个纲以上的症状同时出现，如外感热病初期，见有表证，还须进一步辨其兼寒或兼热，故可分为表寒证和表热证；久病多虚证，当进一步辨其属虚寒证或虚热证。"夹杂"即指患者同时出现性质互相对立的两纲症状，如寒热夹杂、虚实夹杂、表里夹杂（习惯上叫表里同病）病。"转化"即指某一纲的症状向其对立的一方转化。表里之间、寒热之间、虚实之间、阴阳之间既是相互对立的，又可在一定条件下相互转化。如外感风寒见恶寒发热、头痛等表寒证，若因病情发展或治疗不当，则病邪可由表入里，病变性质可由寒转热，最后由表寒证转化为里热证（脏腑辨证）；实证可因误治、失治等原因，致病程迁延，虽邪气渐去，而正气亦伤，逐渐转化为虚证（八纲辨证），虚证可由于正气不足，不能布化，以致产生痰饮或水湿、气滞或血瘀等实邪，而出现种种实证（气血津液辨证）。而且，六经辨证、卫气营血辨证、脏腑辨证、气血津液辨证之间，也是相互联系的。

第一节　表里

"表里"是说明病变部位深浅和病情轻重的两纲。一般地说，皮毛、肌肤和浅表的经络属表；脏腑、血脉、骨髓及体内经络属里。表证，即病在肌表，病位浅而病情轻；里证即病在脏腑，病位深而病情重。

一、表证与里证

1. 表证

狭义是指《伤寒论》中的风寒表证；广义包括温病诸卫分证。表证、里证，只在《伤寒论》中明确地表现出来。

表证是指六淫疫疠邪气经皮毛、口鼻侵入时所产生的证候。多见于外感病的初期，一般起病急，病程短。表证的病位在皮毛肌腠，病轻易治。

太阳表证，又称为表寒证，可以分为太阳表实证与太阳表虚证；卫分证又称为表热证。

在《中西医融合观》里，已经论述了：

太阳表证－流行性感冒、普通感冒证态。

太阳表实－重感冒证态。

太阳表虚－感冒证态。

温病卫分证－传染病前驱期证态。

所以，中医的表证包括冬季的风寒表证以及温病诸卫分证，实际上就是西医的感冒以及各种传染病的前驱期；或者广义的呼吸道、消化道、泌尿道的"黏膜层"，仅仅是黏膜层被感染，临床表现仅仅是各系统黏膜的刺激症状，诸如：咳嗽、胃部不适、食欲减退、尿道刺激症状，甚至于皮肤紧缩感等等。

西医认为，感冒是万病之源，既可以是一个独立的疾病，也可以看作各种感染性疾病的前驱期，特别是肺部感染的前驱期；感冒又是各种基础病复发、加重的重要因素。这与表、卫证常见于外感热病的初期，如上呼吸道感染、急性传染病及其他感染性疾病的初起阶段即前驱期是一致的。（参考《中西医融合观》）

2. 里证

里证是与表证相对而言，是病位深于内（脏腑、气血、骨髓等）的证候。

里证的成因，大致有三种情况：一是表证进一步发展，表邪不解，内传入里，侵犯脏腑而成；二是外邪直接入侵内脏而发病，如腹部受凉或过食生冷等原因可致里寒证；三是内伤七情、劳倦、饮食等因素，直接引起脏腑机能障碍而成，如肝病的眩晕、胁痛；心病的心悸、气短；肺病的咳嗽、气喘；脾病的腹胀、泄泻；肾病的腰痛、尿闭等。因此，里证的临床表现是复杂的，凡非表证的一切证候皆属里证。

辨别表证与里证，多依据病史的询问，病证的寒热及舌苔、脉象的变化。一般地说，外感病、新病、病程短者，多见于表证；久病、病程长者，常见于里证。发热恶寒者，为表证；发热不恶寒或但寒不热者，均属里证。表证舌苔常无变化，或仅见于舌边尖红；里证常有舌苔的异常表现。脉浮者，为表证；脉沉者，为里证。

中医的里证包括：六经辨证中的少阳病、阳明病、三阴经病、温病中的气分证、营血分证、全部脏腑病、气血津液病症等，都属于八纲辨证中的里证。

所以，里证是指西医的各器官系统疾病典型期的总称。

3. 半表半里证

实际上属于里证，病邪既不在表，又未入里，介于表里之间，而出现的既不同于表证，又不同于里证的证候，称为半表半里证。

二、中西医融合观认识的"表里"

"表"是指机体内、外环境之间的界面，包括皮肤、黏膜。黏膜包括：消化道（包括胆囊）、呼吸道、生殖泌尿道的黏膜。在这里，我们把呼吸道、消化道、生殖泌尿道这些与外界相通连的通道，作为外环境看待，所以内、外环境的界面就是皮肤与黏膜。这个解释也适用于某些皮肤病、过敏性疾病等。

呼吸道、消化道、泌尿生殖道与外界相通，其腔道的空间实际上也属于外环境。皮肤是内环境与外环境的界面，黏膜也是内、外环境之间的界面。

这样，就能够解释感冒－太阳表证的时候，除了上呼吸道感染的症状之外，患者还可能出现胃肠道症状与泌尿道的轻度刺激症状，诸如：咳嗽、胃部不适、食欲减退、尿道刺激症状，甚至于皮肤紧缩感、畏寒、起鸡皮疙瘩、毛囊、汗腺等等变化。感冒虽然是上呼吸道感染，中医称为表证，这时候的"表"实际上是指皮肤与黏膜，全部都发生了功能病变。

皮肤与黏膜（共同构成了中医的"表"）的作用

（1）物理屏障：由致密上皮细胞组成的皮肤和黏膜组织具有机械屏障作用，可阻挡病原侵入。

（2）化学屏障：皮肤黏膜分泌物中含有多种杀菌、抑菌物质，如胃酸、唾液等，是抵御病原体的化学屏障。

（3）微生物屏障：寄居在皮肤黏膜的正常菌群，可通过与病原体竞争或通过分泌某些杀菌物质对病原体产生抵御作用。

脏腑之间的表里关系：肺与大肠相表里以及肺主皮毛，心与小肠相表里，肝与胆相表里，脾与胃相表里，肾与膀胱相表里，中医认为：腑为表，脏为里；脏为阴，腑为阳。在西医解剖学层面看，胃、大肠、小肠、膀胱、胆、皮毛，就是内外环境的界面。这个表里关系还有一层意思，就是"藏"与相对应的腑之间关系相对密切的程度有所差别，虽然胃、大小肠、胆等等都是表，相比较之下，肝与胆、心与小肠……的关系更密切，或者更加直接相关。

被皮肤黏膜包裹的就是"里"。所谓的半表半里，也属于"里"从西医解剖学层面看，心脏、肝脏、脾脏、肾脏、肺脏都有一层黏膜包裹，不仅仅与外环境隔离开来，而且与体腔分开。体腔与呼吸道、消化道、泌尿生殖道形成的腔道共同构成了第三间隙。

存在于呼吸道、消化道、泌尿生殖道黏膜下散在的无被膜淋巴组织称为：黏膜相关淋巴组织（MALT），又名公共黏膜系统。除执行固有免疫外，该处 B 细胞受抗原（Ag）刺激后能产生分泌型 IgA（sIgA），执行黏膜特异性免疫应答，是人体重要的防御屏障。现已证明，遍布小肠黏膜下的淋巴组织孤氏集合淋巴结就是黏膜免疫系统或黏膜相关淋巴组织的一部分。人体黏膜的表面积约 400m²，是病原微生物等抗原性异物入侵机体的主要门户，故 MALT 是人体重要的防御屏障。另外，机体近 50% 的淋巴组织存在于黏膜系统，因此，MALT 又是发生局部特异性免疫应答的主要部位，是维持机体稳态的重要机构。实际上，在皮下结缔组织中包含着无数的淋巴组织、淋巴结，它们也起到滤过病原微生物、免疫的功能，与公共黏膜系统协同、相通、关系密切，起到屏障作用。

人体的内环境是指体内细胞周围的细胞外液。因细胞外液深居于身体内部，所以命名为"内环境"，用来区别于机体赖以生存的外环境。在一定的条件下，我们也可以把消化道腔、呼吸道腔、泌尿生殖道腔看作外环境。

皮肤与黏膜具有相类似的结构，表面是复层上皮，皮下是疏松结缔组织，其中含有大量的淋巴管以及众多的淋巴结，与公共黏膜系统相类似。

小结

中医的表即西医的皮肤黏膜层，包括：皮下、黏膜下的结缔蜂窝组织以及包含其内的淋巴组织、淋巴结、吞噬细胞、炎症介质等，是机体屏障功能的重要组成部分，属于中医的正气。

第二节　虚实

一、概述

虚实是辨别人体的正气强弱和病邪盛衰的两纲。《素问·通评虚实论》说："邪气盛则实，精气夺则虚。"若从正邪双方力量对比来看，虚证虽是正气不足，而邪气也不盛；实证虽是邪气过盛，但正气尚未衰，表示正邪相争剧烈的证候。辨别虚实，是治疗采用扶正（补虚）或攻邪（泻实）的依据，所谓"虚者补之，实者泻之"。

正气虚，西医就是指机体抵抗力下降或者功能低下，包括各器官系统功能性疾病以及器质性疾病临床治愈之后的后遗症。

西医的角度：疾病分为器质性疾病与功能性疾病。功能性疾病相对应的是虚证，器质性疾病相对应的是实证。心理性疾病，是从病因上说的，多为功能性疾病，即虚证。心身疾病是包含着功能性与器质性的疾病，肝气郁结－心身疾病应该介于虚证－功能性疾病与实证－器质性疾病之间。

功能性疾病是与器质性疾病相对而言。功能性疾病，主要是指由于大脑皮层功能失调，导致自主神经功能紊乱而产生的一系列临床症状。由于人体自主神经分布广泛，当其功能紊乱时产生的临床症状往往呈现多样性，且与器质性疾病的早期症状相似。一般地说，是由支配器官的神经系统的失调引起，组织结构不发生改变，病情轻微，一般不会导致严重后果的临床综合征。如神经官能症，它虽然可以有头疼、头晕、虚弱、失眠等症状，但脑细胞无实质性损害，CT 扫描组织正常，显微镜下脑结构无异常变化。

功能性疾病（虚证）与器质性疾病（实证）两者的区别并非绝对的，病情可以相互转化。例如，高血压，初期血压升高是单纯的，心、脑、肾均未受累及，此时为功能性的；但如未经治疗或虽经治疗仍控制不好，血压持续升高，并造成心、脑、肾等器官的实质性损害，那么，此时的高血压便转化成"器质性"病变了。

神经官能症又称神经症或精神神经症。是一组精神障碍的总称，包括神经衰弱、强迫症、焦虑症、恐怖症、躯体形式障碍等等，患者深感痛苦且妨碍心理功能或社会功能，但没有任何可证实的器质性病理基础，病程大多持续迁延或呈发作性。因此，神经官能症属于功能性疾病。

一般先引起功能性改变，当有害因素的浓度（强度）和作用时间超过一定限度或功能性改变发展到一定程度时则出现器质性病变。器质性病变往往是不可恢复、不可逆转的变化。

"器质性"疾病是指多种原因引起的机体某一器官或某一组织系统发生的解剖结构的病理变化，而造成该器官或组织系统永久性损害，这就叫作"器质性"疾病。其特点为：肉眼或显微镜下看到器官、组织结构发生了病理性改变；受累器官功能减退或丧失；病情严重，病程迁延，不易治愈；病灶逐渐扩大，严重者可引起死亡。如肿瘤的发生部位在消化道，就会出现食欲减退、消瘦、乏力、呕血、便血等恶性病质征象；发生在脑部，可因肿瘤的占位而出现头疼、头晕、肢体瘫痪等病变；肿瘤压迫生命中枢，就会导致心跳、呼吸停止而死亡。同样，冠心病可因心肌缺血、缺氧、梗塞造成实质性损害，产生严重后果。

器质性疾病的急性期，出现病变部位的特异性临床表现，功能性疾病的那些症状临床表现居于次要地位，往往不引起注意；器质性疾病的慢性期或者临床治愈之后，由于代偿等机体取得新的稳态平衡，功能性疾病的那些症状还会存在并且凸现出来，有时候与单纯功能性疾病需要鉴别。这与中医脏腑疾病的早期虚证→实证→晚期虚证（虚实夹杂）的过程相类似。

虚证－功能性疾病；肝气郁结－心身疾病；实证－器质性疾病。既可以是独立的疾病，也可以是循序渐进、相互转化的疾病。

心身疾病是一组发生发展与心理社会因素密切相关，但以躯体症状表现为主的疾病，主要特点包括：①心理社会因素在疾病的发生与发展过程中起重要作用；②表现为躯体症状，有器质性病理改变或已知的病理生理过程；③不属于躯体形式障碍。心身疾病强调的是引起疾病的原因，心理社会因素引起的一大类疾病，首先引起功能性病变，主要的是神经官能症，而后发展为器质性病变。因此，可以把神经官能症作为心身疾病的前驱期，心身疾病可以看作为器质性疾病的前驱期；气虚可以看作为肝气郁结的前驱期，肝气郁结也可以看作为实证的前驱期。

器质性病变是指在显微镜下可以看到组织器官的细胞学病理改变或者大体上可以看见的病变。所以，水电解质紊乱也属于功能性变化（虚证，例如：阳虚水泛早期的肾气虚），但是，当出现水肿、腹水……的时候就是器质性病变（实证）。

在外感热病－感染性疾病中，急性炎症状态与实证相对应；虚证与慢性炎症、低毒性感染相对应。

所以，实证，在感染性疾病中与急性炎症相对应，在非感染性疾病中与器质性疾病相对应；虚证，在感染性疾病中与慢性炎症相对应，在非感染性疾病中与功能性疾病相对应。

与虚证相比，实证一般是指（脏腑－器官）疾病的典型期，具有典型的器质性病变。

实证，在脏腑辨证中论述，这里只说虚证。

二、虚证

"虚"的含义非常丰富，涉及人体各个方面，主要是气血津液与脏腑方面，即主要表现在气血津液辨证与脏腑辨证中。气血津液都会在疾病的某个阶段出现亏虚不足的状况，但是，发展到一定的阶段，出现痰饮、血瘀的时候，就是实证了。

虚证分为：阳虚、阴虚、气虚、血虚，他们与各脏腑之虚证既有联系，而又有不同，应当仔细区别。

各脏腑的阴阳气血之虚证，是脏腑辨证的主要内容，在脏腑辨证中详细讨论。

中医所讲的"证"是疾病的证据和表现，可以概括表示疾病的病因、病位、性质，以及致病因素和抗病能力互相斗争的情况。故虚证，是指人体正气虚弱不足的证候的总称。

虚证的形成，或因体质素弱（先天、后天不足），或因久病伤正，或因出血、失精、大汗，或因外邪侵袭损伤正气等原因而致"精气夺则虚"。

主证：面色苍白或萎黄（血虚、脾气虚），精神萎靡，身疲乏力（气虚），心悸气短（心气虚、肺气虚），形寒肢冷（阳虚）或五心烦热（阴虚），自汗盗汗（气虚、阴虚），大便溏泻（脾阳虚），小便频数失禁（肾虚），舌少苔或无苔，脉虚无力等。这一大群临床表现不是同时具备的，而是不同的虚证的主症综合起来的。

常见虚证的分类

	阴虚	阳虚	气虚	血虚
肝	肝阴虚 一贯煎			肝血虚 四物汤
心	心阴虚 天王补心丹	心阳虚 桂枝甘草汤	心气虚 宅中汤加减	心血虚 养心汤
脾	脾阴虚 益胃汤加味	脾阳虚 附子理中汤	脾气虚 参苓白术散、 补中益气汤	脾血虚 归脾汤
肺	肺阴虚 百合固金汤		肺气虚 补肺汤	
肾	肾阴虚 左归丸、大补阴丸 六味地黄丸	肾阳虚 右归丸 真武汤	肾气虚 金匮肾气丸	

这张表，只有现代中医理论体系中，才可能出现，只有理论上的意义。有些证，都是现代中医杜撰出来的，在临床实践中，没有实际意义，有时候只是在病机分析中，才可能出现。例如：脾气虚，它不可能孤零零地单独出现，因为它的功能是通过五行生克乘侮与其他四脏相互关联的，而且阴阳互根，相互影响，脾气虚是一大类病证，往往与脾阳虚、脾失健运、脾肾阳虚……同时存在的。诸如此类，在临床上单独出现的机会是很小的。

临床上，气虚主要是指脾气虚；阴虚、阳虚主要是指肾。脾阳虚与肾阳虚常常同时存在，肝阴虚与肾阴虚常常同时存在。

血虚往往是指气血虚。血虚与肝血虚、心血虚、脾血虚有关联，但是，基本上没有从属关系；肝血虚、心血虚、脾血虚不是血虚的次级分类，没有从属关系。余类推。

西医认为：

功能性疾病常见的临床症状，按照器官系统，可以分为：

神经系统轻者出现反复发作性头痛、头晕、眩晕，伴有恶心呕吐。主要是由于自主神经功能紊乱，交感神经兴奋，脑血管痉挛所致。严重时出现睡眠障碍、易紧张、易激动、多思、多虑、恐惧感、情绪波动较大，甚至出现忧郁症状和厌世情绪。

心血管系统轻者出现心动过速、胸闷、血压波动，舒张压增高，脉压降低。重者出现心律不齐，频发各种类型的期前收缩。

胃肠道轻者出现上腹饱胀不适、嗳气、食欲不振，重者由于胃肠道痉挛，会有阵发性腹痛、欲便感觉以及大便次数增多或腹泻便秘交替出现等症状。

其他系统症状主要有肌肉酸痛、四肢无力、行走困难、月经紊乱、性功能障碍等。

功能性疾病症状常为阵发性或周期性发作，与人的情绪变化、月经周期、外界刺激、气候变化等因素有关。

常见的临床类型：

（1）功能性头痛　常见于神经衰弱，不少人有抑郁症，疼痛无一定规律，以颠顶重压感、头周围箍紧感为常见主诉，头疼出现每伴有失眠、记忆力减退和精神不能集中，多见于青年脑力劳动者，亦称紧张性头痛、精神性头痛或神经性头痛。

（2）血管迷走性眩晕　尤以年轻女性多见，多由情绪激动、恐惧、焦虑、疼痛等诱发，一般有持续几秒至几分钟的神志丧失，发病时可能有轻度血压降低和心率丧失，多次发作多次检查无心脑血管等病变。

（3）功能性心悸　以年轻女性多见的心悸、胸闷等不适，症状多在安静状态下出现，工作或运动时反而减轻或消失，听诊和心电图检查无异常或偶有期前收缩，尚有极少数偶发性室上性心动过速和心房纤颤的病人。无器质性病变基础，亦可能为功能性心悸原因。

（4）功能性气促　一些病人主诉气短、气促、呼吸不畅，有气不够用之感，做深吸气、吸氧不能明显缓解症状，全身器官不能查出病理变化，失眠，负面情绪，生活节奏打乱等可能是病因。

（5）功能性呕吐　亦称为精神性呕吐，多有家族史，不同于功能性消化不良，多为单一呕吐症状，可能无缘无故发生，以进食时出现较多，呕吐的发生和停止均较快。

（6）功能性消化不良　有资料显示人群患病率达20%，主诉为饭后饱胀、恶心、嗳气、呕吐。内镜检查无上消化道及全身疾病。亦称非消化性消化不良。

（7）功能性腹痛和腹泻　肠易激综合征常为单一腹痛症状或腹泻症状，或两者交替出现。症状常顽固，病程亦长，药物疗效不明显，但预后良好，无器质性病变。

（8）功能性肝痛　一些患过乙肝的病人，在肝炎治愈后仍时有肝区隐痛，尤其在忧及乙肝再发时出现，这显然是由于患乙肝后"杯弓蛇影"的恐惧心理所致。

（9）功能性尿频　一些神经过敏者，或是在夜间难以入睡时，或是白天情绪紧张时，尿意频繁，尿量一般不多。尿液、尿路以及前列腺等检查无异常，转移注意力能减轻症状。

（10）功能性低血糖　少数不明病因的高胰岛素血症可能与迷走神经兴奋有关。胃肠功能紊乱，由于食物骤入肠道，在葡萄糖快速吸收的同时产生某些肠多肽激素，后者加强了葡萄糖兴奋胰岛细胞的作用。如胃肠吻合术后、劳动后、饥饿后出现低血糖，有人亦称之为功能性低血糖。

以上这些临床表现与中医的虚证是完全一致的。虚证与功能性疾病是一个证态。

虚证，正气虚，一定要认真考虑机体的巨大代偿功能，在代偿功能失效之后，正气才虚，而代偿功能旺盛之时，可能正气不虚，甚至于超常，例如心肌肥厚、心脏代偿性增大、心肌收缩力增大等等。

代偿功能、自愈力、抵抗力、抗损伤功能、屏障功能……都属于正气的范畴，这些功能的实现，都需要机体的调控系统参与才能够完成。

虚证的西医解读：①功能性疾病包括神经官能症；②器质性疾病的早期或者晚期、慢性期（机体的代偿功能使得整体获得新的平衡，功能性临床表现显现出来）；③心身疾病的早期或者潜伏期、前驱期。

虚证－功能性病变证态→肝气郁结－心身疾病证态→实证－器质性病变证态。

实证－器质性病变的晚期，机体处于新的稳衡状态时，又可以呈现出虚证－功能性病变的临床表现。

下面讨论气虚、血虚、阴虚、阳虚的证候及治则。

三、气虚

（一）中医"气"的概念

气的运动变化是生命的基本特征，中医学将气的运动称为"气机"，有：升降、出入、动静、聚散等形式。由于气的运动而产生的变化，称为"气化"，广义是指人体生命活动所产生的各种变化，狭义是指精、气、血、津液的各种变化及其相互转化。人体生命活动以脏腑功能活动为核心，以精、气、血、津液为物质基础，因此，用现代语言表述，气化过程就是脏腑功能活动过程、物质转化和能量、信息转化过程。气的运行变化不息，维系着人体的生命进程，推动和调控着人体内的新陈代谢，气的运动变化停止，则意味着生命活动的终结。

中医学用气一元论的思维来认识疾病变化，导致疾病的原因称为"邪气"；病理变化则是人体之气的失常，故《素问·举痛论》说："百病生于气也。"气生百病，变化万千。疾病的发生、发展、变化与气的生成和运动失常有关。气的生成不足，发为气虚；气的升降出入运动失常，称"气机失调"，包括气滞（气机郁滞）、气逆（气机上逆）、气陷（气机下陷）、气闭（气外出受阻而闭厥）、气脱（气不内守而外脱）等，此外，脏腑之气、经络之气的失常也是发生疾病的根本所在。

气与阴阳的关系　气一元论认为：世界本源是气，气之动静而为阴阳，气为阴阳之体，阴阳为气之用。阴阳和而化生五行，所谓"有太极则一动一静而分两仪，有阴阳则一变一合而五行具"（《御纂性理精义·卷一》）。本是一气，分而言之曰阴阳。

虚证的定义是：正气虚。所以，在气、血、阴、阳的虚证中，气虚是主要的。气虚与血虚往往同时发生，气为血之帅，血为气之母，二者关系密切；气分阴阳，气虚往往包含着阴虚与阳虚，例如：肾气虚往往包含着肾阳虚、肾阴虚；脾气虚往往包含着脾阳虚、脾阴虚等等。所以气虚的范围往往涵盖了阴阳气血。"气"在中医理论中有着特殊的地位，如前述精气神合则为一，分之为三，"气"有时候是精气神的代表。中医理论认为：人体的一切功能都是由气推动的，一切功能都是气机的表现，气机涉及五脏六腑的各种功能。

气：在气血津液学说中、在脏腑学说中，在卫气营血学说中，在精气神学说中，气的含义既有联系又是不一样的，不可一概而论，具体问题具体分析。

在脏腑学说中："气"是指功能、能量、动力，而不是指"微细物质"。气虚是指抗病能力低下，脏腑机能衰退的病理状态，由此会产生一系列的临床症状。气虚涉五脏，人体精气分别藏于五脏，故《素问·五藏别论》说："所谓五藏者，藏精气而不泻也。"通常情况下，气虚必然与该脏的功能相互联系，《素问·方盛衰论》描述了肺气虚、肾气虚、脾气虚、心气虚、肝气虚所致梦境不同的情形。因此，气虚应当包括五脏气虚，诸如肺气虚、心气虚、脾气虚、肾气虚诸证。

气虚，与五脏相配，一般是指：脏腑的功能下降、功能障碍、功能衰竭3个阶段。

（二）临床表现

气虚病证可涉及全身各个方面，如气虚则卫外无力，肌表不固，而易汗出；气虚则四肢肌肉失养，周身倦怠乏力；气虚则清阳不升、清窍失养而精神委顿，头昏耳鸣；气虚则无力以帅血行，则脉象虚弱无力或微细；气虚则水液代谢失调，水液不化，输布障碍，可凝痰成饮，甚则水邪泛滥而成水肿；气虚还可导致脏腑功能减退，从而表现一系列脏腑虚弱征象。

气虚，作为一个概念，是指一种病机。"气"可以引起全身一系列气机的强弱，流通的顺畅、郁结、逆乱等等。同时，各脏腑的气虚又可以引起脏腑功能的低下，表现出各脏腑不同功能的病理变化，引起各种不同的临床表现。全身的气虚与各脏腑的气虚既有联系，又各不相同。

（1）肺气虚　肺气虚，则其主宣降、司呼吸、调节水液代谢、抵御外邪的作用就会减弱，出现短气自汗、声音低怯、咳嗽气喘、胸闷，易于感冒，甚至水肿、小便不利等病症。主方：四君子汤合玉屏风散。

（2）肾气虚　肾气亏虚，失于荣养，见神疲乏力，眩晕健忘，腰膝酸软乏力，小便频数而清，白带清稀，舌质淡，脉弱。肾不纳气，则呼吸浅促，呼多吸少。主方：肾气丸加减或用金锁固精丸、缩泉丸。

（3）脾气虚　脾气虚弱，不能运化水谷精微，气血生化乏源，症见饮食减少，食后胃脘不舒，倦怠乏力，形体消瘦，大便溏薄，面色萎黄，舌淡苔薄，脉弱。主方：六君子汤、补中益气汤。

（4）心气虚　指由发汗、泻下太过，或劳心过度，心气耗损或年老脏气日衰、病后体虚所致。心气亏虚，不能养神，故见心悸、气短、多汗，劳则加重，神疲体倦，舌淡，脉虚无力。主方：养心汤。

一般而言，脏腑气虚中没有肝气虚。或者说肝气虚不能推动肝气运行引起肝气郁结，这是一部分学者的看法。

全身气虚是指机体的整体功能下降，各脏腑的气虚是指各个脏腑功能的下降，二者既有联系，又各不相同。全身气虚与脾气虚又有比较多的重合。

心肝脾肺肾皆有气虚，是指：五脏病象的早期阶段或者轻型。

脾气虚－消化系统神经官能症。

心气虚－心脏神经官能症及神经衰弱症。

肾气虚－生殖泌尿系统神经官能症。

肺气虚－呼吸系统神经官能症。

肝气郁结－心身疾病。心身疾病的前驱期就是神经官能症。肝主疏泄，肝气虚，疏泄不及，就是肝气郁结。

气虚，可以发展为肝气郁结；神经官能症往往是心身疾病的前驱期。气虚－神经官能症证态可以发展为肝气郁结－心身疾病证态，二者就统一了。

这只是一个大致的"相对应"，在临床实践中还要具体问题具体分析，不可机械地套用。

小结

气虚：①神经官能症；②脏腑－器官功能障碍；③器质性疾病的前驱期；④器质性疾病的恢复期、慢性期，机体获得新的平衡，临床上凸现出功能障碍以及临床治愈后的后遗症；⑤气绝，脏腑－器官功能衰竭。

气虚－功能性疾病证态（包括神经官能症）。

正气虚，西医就是指机体抵抗力下降或者功能低下（包括各器官系统功能性疾病）。

复习：西医神经官能症

又称神经症或精神神经症。是由大脑机能活动暂时性失调而引起的心理以及内脏功能的障碍或异常。是一组精神障碍的总称，包括神经衰弱、强迫症、焦虑症、恐怖症、躯体形式障碍，其他或待分类的神经症，其中神经衰弱已作为一个过渡性诊断，现在临床中很少使用。

属于功能性疾病。其特征为持久的心理冲突，主要表现为心理活动能力减弱。症状复杂多样，如注意力不集中，记忆力减退，学习和工作效率降低等；情绪失调，表现为情绪波动、烦躁、焦急、抑郁等，睡眠障碍，如失眠、噩梦、早醒等；有疑病性强迫观念，有各种明显的躯体不适应感，有慢性疼痛，急性头疼，腰痛等等。

其典型体验是患者感到不能控制的自认为应该加以控制的心理活动，如焦虑、持续的紧张心情、恐惧、缠人的烦恼、自认毫无意义的胡思乱想、强迫观念等。患者深感痛苦且妨碍心理功能或社会功能，但没有任何可证实的器质性病理基础。病程大多持续迁延或呈发作性。

患者一般能适应社会，其行为一般保持在社会规范容许的范围内，可以为他人理解和接受，但其症状妨碍了患者的心理功能或社会功能。患者对存在的症状感到痛苦和无能为力，常迫切要求治疗，自知力完整或完全完整。

由于各国学者理解神经症病因学观点不一致，多年来对本症的命名、概念、分类等争议较多。

神经症是常见病，患病率相当高。WHO 根据各国和调查资料推算：人口中的 5% ～8% 有神经症或人格障碍，是重性精神病的 5 倍。西方国家的患病率100‰～200‰，我国为 13‰～22‰。神经症也是门诊中最常见疾病之一。

1. 神经官能症病因

神经症的发病通常与不良的社会心理因素有关，不健康的素质和人格特性常构成发病的基础。

神经官能症的发病原理尚不清楚，一般认为，个体神经系统功能减弱与不健全的性格特征有关。

精神因素在发病上起重要作用，它会造成兴奋与抑制过程的失调，而神经组织的病理形态学方面没有发现肯定的改变。神经衰弱是神经官能症中最常见的一种，常由于思想矛盾和精神负担过重，过度紧张以及病后体弱等原因使神经（尤其高级部位——大脑皮层）的活动过度紧张，过度疲劳，造成兴奋和抑制的失调而发生功能紊乱，即发生了神经衰弱。

神经官能症，一是表现为大脑皮层的功能紊乱，二是表现为皮层下中枢即内脏功能的紊乱。皮层下中枢通过内分泌系统及自主神经系统调节内脏功能，因此神经官能症能够引起各个内脏系统的功能性紊乱。

2. 神经官能症临床表现

器官神经官能症的共性表现：植物神经功能紊乱的临床症状。

（1）与精神易兴奋相联系的精神易疲劳表现为联想回忆增多，脑力劳动率下降，体力衰弱，疲劳感等。

（2）情绪症状表现为烦恼、易激惹、心情紧张等。

（3）睡眠障碍主要表现为失眠。

（4）头部不适感，紧张性头痛，头部重压感、紧束感等。

（5）内脏功能紊乱，以下表现不必悉具，但见一症便是，诸如：胃胀、肠鸣、便秘或腹泻；心悸、胸闷、气短、肢体瘫软、乏力、濒死感；低热；皮肤划痕征阳性；女子月经不调，男子遗精、阳痿等。

其特点是症状的出现与变化与精神因素有关。如有的胃肠神经官能症患者，每当情绪紧张时出现腹泻。

3. 各器官神经官能症

（1）心脏植物神经功能紊乱，又称心脏神经症（心气虚），是一种心血管系统植物神经系统中介下，受精神因素影响的综合征。又称功能性心脏不适，是神经官能症的一种特殊类型，以心血管系统功能失常为主要表现，可兼有神经官能症的其他表现。其症状多种多样，常见有心悸、心前区疼痛、胸闷、气短、呼吸困难、头晕、失眠、多梦等。大多发生于青壮年，20～40岁者最多，也多见于女性，尤其是更年期妇女。

（2）胃肠神经官能症（脾气虚）是以胃肠运动功能紊乱为主的胃肠综合征。临床表现主要有梅核气、神经性呕吐、神经性嗳气、神经性厌食与肠易激综合征，常伴有共性表现：胃肠植物神经功能紊乱的临床症状。

以下分述几种胃肠道功能紊乱：

胃神经官能症：①神经性呕吐：多见于女性，可伴有癔病的色彩，如夸张、做作、易受暗示、突然发作、间歇期完全正常，因此也称为癔病呕吐。②神经性嗳气：患者有反复发作的连续性嗳气，致使不自觉地吞入大量空气而使症状更为明显，导致频频嗳气，常有癔病色彩，当众发作。③神经性厌食：多为女性，主要为厌食或拒食，严重者有体重减轻。患者因长期少食，体重减轻可达原有体重的40%～60%以致恶病质的程度。患者常有神经内分泌失调，表现为闭经、低血压、心动过缓、体温过低、饥饿感丧失等。

肠神经官能症：又称激惹综合征，以肠道症状为主，患者常有腹痛、腹胀、肠鸣、腹泻和便秘等症状。过去称此为结肠功能紊乱、结肠痉挛、结肠过敏、痉挛性结肠炎、黏液性结肠炎、情绪性腹泻等，现渐倾向于统称为肠激惹综合征。实际上，本征肠道功能紊乱，并没有炎性病变，而且功能紊乱也不限于结肠。（肾虚泄泻、脾虚泄泻）①以结肠运动障碍为主：较多见。患者有阵发性肠绞痛，主要位于左下腹，痛时可扪及痉挛的肠曲，此由于降结肠或乙状结肠痉挛所致；疼痛如位于左肋缘下腋前线附近，并放射至剑突下及左上臂，此为高位或过长的结肠脾曲痉挛所致。腹痛的发作和持续时间虽不很规则，但多数在早餐后发作，表示胃结肠反射亢进，熟睡时极少见。腹痛常因进食或冷饮而加重，在排便、排气、灌肠后减轻。腹痛常伴有腹胀、排便不畅感或排便次数增加，粪便可稀可干。结肠持续痉挛时，推进性蠕动减弱，则引起痛性便秘，这一情况可称为痉挛性结肠。②以结肠分泌功能障碍为主：少见。患者腹痛不明显，但有经常或间歇性腹泻，粪便呈糊状，含大量黏液，有时粪质很少，粪便镜检大致正常，这种类型也称黏液性腹泻。也可有上述两型的混合型，即便秘与腹泻间歇交替出现。

（3）女子月经不调，男子遗精、阳痿等。包括心因性尿频和排尿困难，性功能障碍，月经异常等等；持续性躯体形式疼痛障碍。（肾气虚）

（4）神经性哮喘等等，包括过度换气症。（肺气虚）

诊断标准：以脑和躯体功能衰弱症状为主，特征是持续和令人苦恼的脑力易疲劳（如感到没有精神，自感脑子迟钝，注意力不集中或不持久，记忆差，思考效率下降）和体力易疲劳，经过休息或娱乐不能恢复，并至少有下列两项：

（1）情感症状，如烦恼、心情紧张、易激惹等常与现实生活中的各种矛盾有关，感到困难重重，难以应付。可有焦虑或抑郁，但不占主导地位。烦躁（现代医学表述为：焦虑）。

（2）兴奋症状，如感到精神易兴奋（如回忆和联想增多，主要是对指向性思维感费力，而非指向性思维却很活跃，因难以控制而感到痛苦和不快），但无言语运动增多。有时对声光很敏感。

（3）睡眠障碍，如入睡困难、多梦、醒后感到不解之，睡眠感丧失，睡眠觉醒节律紊乱。

中医一般表述为：失眠，烦躁，无力。

（4）肌肉紧张性疼痛（如紧张性头痛、肢体肌肉酸痛）或头晕。

神经官能症诊断：至少要符合以下两个条件才能诊断神经官能症。

（1）经过仔细检查没有发现相应的，可以解释其症状的躯体疾病（器质性疾病）；

（2）精神因素在其发病及病情变化上有很大的影响。

4. 严重神经症包括六种病症

这是比较严重的神经症，与心身疾病相关联，在中医理论中属于肝气郁结，或者心身疾病，或者气虚的严重型。具体问题具体分析，不一定都属于虚证。

（1）**神经衰弱** 表现为兴奋性增高症状、疲劳过程加速症状、植物神经功能障碍等。

（2）**焦虑症** 以焦虑情绪为主，并伴有明显的植物神经功能紊乱和运动性不安。

（3）**癔症（歇斯底里）** 此病起病急，可表现出多种多样的症状，有感觉和运动机制障碍，内脏器官的植物性神经机能失调以及心理异常等，常有抽搐、头痛、胸闷、心烦、委屈、肢体震颤、眨眼、摇头、面肌抽动或运动麻痹等多种不同反应。

（4）**强迫性神经症** 它是以强迫观念和强迫动作为主要表现的一种神经症。常出现的强迫观念有：强迫疑虑、强迫回忆、强迫性苦思竭虑、强迫性对立思想；强迫意向和动作有：强迫意向、强迫洗手、强迫计算、强迫性仪式动作。

（5）**恐怖症** 是指对某些事物或特殊情境产生十分强烈的恐怖感。常有：①社交恐怖；②旷野恐怖；③动物恐怖；④疾病恐怖，此外，还有不洁恐怖、黑暗恐怖和雷雨恐怖、死亡恐怖症等等。

（6）**抑郁性神经症** 表现为情绪低沉忧郁，整日闷闷不乐，自我谴责，睡眠差，总是和别人说不相关的事，喜欢翻白眼，缺乏食欲，通常遭受精神刺激后发病，出现难以排解的抑郁心境，对生活没有乐趣，对前途失去希望，认为自己没有用处，还会有胸闷、乏力、疼痛等症状，严重时会出现自杀观念或行为。

复习：神经衰弱

参考器官神经官能症的共性表现：植物神经功能紊乱的临床症状（189页）。

把神经衰弱单独提出来，作为中枢神经系统功能紊乱，以区别于具有器官系统症状的神经官能症。是心身疾病、功能性疾病、神经官能症的早期、轻型或者共同具有的基本临床表现。

这是心理性疾病的基本形态，也是最轻型的表现，其他器官神经官能症都具有不同程度的神经衰弱表现。其病理机制在大脑，中枢神经系统的功能性改变。神经衰弱，指一种以脑和躯体功能衰弱为主的神经症，以精神易兴奋却又易疲劳为特征，表现为紧张、烦恼、易激惹等情感症状，及肌肉紧张性疼痛和睡眠障碍等生理功能紊乱症状。这些症状不是继发于躯体或脑的疾病，也不是其他任何精神障碍的一部分，多缓慢起病，就诊时往往已有数月的病程，并可追溯导致长期精神紧张、疲劳的应激因素。偶有突然失眠或头痛起病，却无明显原因者，病程持续或时轻时重。近年来，神经衰弱的概念经历了一系列变迁，随着医生对神经衰弱认识的变化和各种特殊综合征和亚型的划分，在美国和西欧已不做此诊断，在我国神经衰弱的诊断也明显减少。

心理疾病的病理机制不清楚，与之相关的学说有：

（1）边缘系统。

（2）冯国平的研究成果，首度揭示了强迫、焦虑和压抑的生理机制，指出"皮质—纹状体—丘脑—皮质回路"生物电信号出现信息传导不畅是焦虑的病理原因。利用自我意识产生的生物电流，去一遍遍地疏导"皮质—纹状体—丘脑—皮质"的神经回路，恢复正常的心灵呼吸，从而消除抑郁症、焦虑症、强迫症的极度窒息感觉，逐渐恢复心灵的健康，并验证了"皮质—纹状体—丘脑—皮质"的神经回路传导不畅是心理疾病的神经生理基础，适合神经症患者的自助调节和家庭护理参考。

（3）心理疾病与呼吸　心理疾病是一种因为身体局部缺氧所造成的应激反应。人的潜意识可能控制着呼吸和人体部位的氧供应量。当人的意识层面压抑呼吸进而减少某部位的氧供应量时，人就出现了心理疾病所产生的反应。肝气郁结－身心疾病证态的最早表现、主要表现就是气机不畅，深呼吸时可以缓解。

纹状体：基底神经节的主要组成部分，包括豆状核和尾状核，纹状体与随意运动的稳定、肌张力的维持以及肢体姿势的调节活动有关。此外，还与对本体感受器传入的信息处理，即与无意识的运动反射控制有关。根据临床和病理学观察，纹状体不同部位的损害，可以产生肌张力的变化和一系列不自主运动。肌张力的变化可以是肌张力的增强、减弱或是易变性的增强、减弱。不自主运动可以是舞蹈样动作、手足徐动、肌紧张异常或震颤。此类不自主运动的特点是在睡眠中消失，情绪激动时明显。上述表现在临床上分为两大类：一类主要表现为运动减少而肌张力增高，如帕金森病；另一类主要表现为肌张力低下而运动过多，如舞蹈病或手足徐动症。

可以看出：神经官能症与心身疾病的病理机理具有同一性，关系极为密切。即气虚与肝气郁结的关系极为密切。

（三）神经官能症与心身疾病的关系（气虚与肝气郁结的关系）

心身疾病是一组发生发展与心理社会因素密切相关，但以躯体症状表现为主的疾病，主要特点包括：①心理社会因素在疾病的发生与发展过程中起重要作用；②表现为躯体症状，有器质性病理改变或已知的病理生理过程；③不属于躯体形式障碍。

功能性疾病是与器质性疾病相对而言，主要是指由于大脑皮层功能失调，导致自主神经功能紊乱而产生的一系列临床症状。

心身疾病与功能性疾病的共同特点是：①病因以社会心理因素密切相关；②临床表现基本相似；③都能够发展为器质性病变；④发病机理与边缘系统相关；区别是：心身疾病具有器质性病变，而功能性疾病没有器质性病变。可以这么说：心身疾病是功能性疾病与器质性疾病的中间型。

常见的几种心身疾病与神经官能症的关系（各脏腑气虚之间的关系）："脏腑－器官"的"气虚－功能性疾病"的进一步发展，就是"肝气郁结－心身疾病"（出现了器质性疾病的早期表现）。例如：

（1）进食障碍　与胃神经官能症是完全一致，是脾气虚进一步发展。

①神经性厌食，其核心症状是对"肥胖"的恐惧和对形体的过分关注，拒绝保持与年龄、身高相

称的最低正常体重。②神经性贪食症，患者反复出现发作性大量进食，吃到难以忍受的腹胀为止，有不能控制的饮食感觉。患者往往过分关注自己的体重和体型，存在担心发胖的恐惧心理，在发作期间，为避免体重增加常反复采用不适当的代偿性行为，包括自我诱发呕吐、药物滥用、间歇进食等。③神经性呕吐，进食后出现自发的或故意诱发的反复呕吐，不影响下次进食的食欲，常与心理社会因素相关，如心情不愉快等。

（2）睡眠障碍是心气虚的发展。

失眠症　入睡困难、睡眠不深、易惊醒、自觉多梦、早醒、醒后不易入睡、醒后感到疲乏或缺乏清醒感、白天思睡。患者常对失眠感到焦虑和恐惧，严重的还可影响其精神效率或社会功能。

醒觉不合综合征　由于生活节律的改变，引起白天醒觉不完全，可表现为记忆差、疏懒、不能很好地进行学习，在老年中因影响认知功能而被误认为是痴呆等。

嗜睡症　过度的白天或夜间的睡眠，并非由于睡眠不足或存在发作性睡病的其他神经精神疾病所致，而是常常与心理因素相关。患者每天出现睡眠时间过多或睡眠发作持续一个月以上。

睡眠－觉醒节律障碍　睡眠－觉醒节律紊乱、反常，有的睡眠时相延迟，比如患者常在凌晨入睡，下午醒来；有的睡眠时间变化不定，总睡眠时间也随入睡时间的变化而长短不一；有时可连续 2~3 天不入睡，有时整个睡眠提前；过于早睡和过于早醒，病人多伴有忧虑或恐惧心理，并引起精神活动效率下降，妨碍社会功能。

（3）性功能障碍即肾气虚的进一步发展。

性欲减退　成人持续存在的性兴趣和性活动能力降低，甚至丧失，表现为性欲望、性爱好，及有关的性思考或性幻想缺乏。

阳痿　成年男性在性活动的场合下有性欲，但难以产生或维持满意的性交所需要的阴茎勃起或勃起不充分或历时短暂，以致不能插入到阴道完成性交过程，但在手淫、睡梦中、早晨醒来等其他情况下可以勃起。

阴道痉挛　性交时阴道肌肉强烈收缩，致使阴茎插入困难或引起疼痛，主要是源于对性生活的无知或恐惧而产生的紧张、担心、害怕。

还有早泄、阴冷、性高潮障碍等。

（4）支气管哮喘（肾不纳气）。

支气管哮喘是种常见的心身疾病，当患者遇到首次诱发其哮喘发作的场景时，即使没有相应的变应源，患者也可能出现哮喘发作，一般此类患者具有依赖性强、较被动、懦弱而敏感，容易受情绪的影响。可以看作肾气虚的进一步发展，表现为肾不纳气证。

（5）消化性溃疡（肝胃不和）。

胃肠道是最能表现情绪的器官之一，当患者出现睡眠不足、精神疲乏、进食不定时，心理应激及抽烟等都可能引起消化性溃疡。心身疾病中的消化性溃疡即肝气郁结中的肝胃不和，所以肝气郁结－心身疾病证态的早期表现与气虚－功能性疾病证态，有较多重叠，有时难以鉴别。

气虚－功能性疾病证态与肝气郁结－心身疾病之间，既有交叉重叠，又有转化关系，中西医是相通的。

四、阴虚

是指由于阴液不足，不能滋润，不能制阳引起的一系列病理变化及证候。临床可见低热、手足心热、午后潮热、盗汗、口燥咽干、心烦失眠、头晕耳鸣、舌红少苔、脉细数等症，治以滋阴为主。若阴虚火旺者，宜养阴清热。阴虚，常见者有肺阴虚证、心阴虚证、胃阴虚证、脾阴虚证、肝阴虚证、肾阴虚证等，以并见各脏腑的病状为诊断依据。

阴虚的原型是《金匮要略》中的六味地黄丸的适应证为佝偻病、消渴－糖尿病。另外一个原型就是肺结核（肺痨）。

阴虚可与气虚、血虚、阳虚、阳亢、精亏、津液亏虚以及燥邪等证候同时长期存在，或互为因果，表现为气阴亏虚证、阴血亏虚证、阴阳两虚证、阴虚阳亢证、阴精亏虚证、阴津（液）亏虚证、阴虚内燥证等阴虚证候，进而可发展成亡阴、动风等变化。

阴虚成因多由热病之后，或杂病日久伤耗阴液，或因五志过极、房事不节、过服温燥之品等。阴虚生内热，还可以引起内燥，引起亡阴证等等。所以，其临床表现：五心烦热、午后潮热等虚热（阴虚生内热）；口咽干燥（阴虚内燥）；心烦失眠，头昏耳鸣（虚火扰心、心神不宁）。阴虚的三大表现为：一派虚热、干燥不润、虚火扰心、心神不宁的证候。

阴虚证可见于各个脏腑，其病因病机稍有差异，薛生白也曾曰："心阴虚则易汗，肺阴虚则多咳，肝阴虚则火升，肾阴虚则发热，脾阴虚则便秘。"明确指出了各脏阴虚的辨证要点。

（一）各脏腑阴虚

1. 肺阴虚证

肺阴亏虚，上不能滋润咽喉则咽干口燥，外不能濡养肌肉则形体消瘦。虚热内炽则午后潮热，五心烦热；热扰营阴为盗汗；虚热上炎则颧红；肺络受灼，络伤血溢则痰中带血；喉失阴津濡润，并为虚火所蒸，以致声音嘶哑。舌红少津，脉象细数，皆为阴虚内热之象。实际上主要是肺结核，还包括慢性气管炎（干咳无痰，痰带血丝等病变），肺纤维化（肺萎）等与肺结核相类似的病理状态。

治则：滋阴润肺。

主方：百合固金汤。熟地、生地、归身各9g，白芍、甘草各3g，桔梗、玄参各3g，贝母、麦冬、百合各12g。

方药：生地、熟地、麦冬、贝母、百合、当归、芍药、甘草、玄参、桔梗等。

附方：补肺阿胶汤。

组成：阿胶（麸炒）9g，牛蒡子（炒香）3g，甘草（炙）1.5g，马兜铃（焙）6g，杏仁（去皮尖，7个）6g，糯米（炒）6g。

用法：上为细末，每服6g，水煎，食后温服。

主治：小儿肺阴虚兼有热证。咳嗽气喘，咽喉干燥，喉中有声，或痰中带血，舌红少苔，脉细数。

出处：《小儿药证直诀》。

化裁方之间的鉴别：百合固金汤与补肺阿胶汤治证均为肺虚有热。但前者主治肺肾阴亏，虚火上炎之咳嗽痰血证，偏于滋肾养阴润肺，并能清热化痰；后者主治小儿肺阴虚兼有热之咳嗽证，偏于补益肺阴，兼以清肺化痰宁嗽。

2. 心阴虚证

心阴虚是指心阴亏虚，不能濡养本脏，以致心主血脉、神明等功能减退所表现的证候。其形成原因主要有：久病耗损阴血，或失血过多，或阴血生成不足，或情志不遂、气火内郁、暗耗阴血，导致全身阴血不足，心阴虚损。

治则：滋补心阴，清心安神。

主方：天王补心丹化裁。

方药：当归、阿胶、玉竹、元参、麦冬、枣仁、柏子仁、龙骨、牡蛎、琥珀、珍珠母、石决明、黄连、竹叶、连翘、石莲子、灯芯草等。

附方《伤寒论》炙甘草汤。

3. 胃阴虚证

是指胃阴不足所表现的证候。多由胃病久延不愈，或热病后期阴液未复，或平素嗜食辛辣，或情志不遂，气郁化火使胃阴耗伤而致。

治则：滋养胃阴，兼清胃热。

主方：加减玉女煎。玉女煎：石膏 9~15g，熟地 9~30g，麦冬 6g，知母 5g，牛膝 5g。加减化裁：火盛者，可加山栀子、地骨皮以清热泻火；血分热盛，齿衄出血量多者，去熟地，加生地、玄参以增强清热凉血之功。

4. 脾阴虚证（即脾约证）

是脾脏阴液不足，濡养失职，运化无力所表现的证候。多因外感温热病后，阴液耗伤，或素体阴虚，或情志不遂，肝郁化火，灼伤阴津，或过食辛辣之品，或误服辛温之剂所致。

治则：健脾养阴。

主方：脾约麻仁丸加减。

方药：火麻仁、淮山药、玉竹、生地、沙参、麦冬、甘草、红枣。

5. 肝阴虚证

指阴液亏损，肝失濡润，阴不制阳，虚热内扰，以头晕、目涩、胁痛、烦热等为主要表现的虚热证候。又名肝虚热证。头晕眼花，两目干涩，视力减退，或胁肋隐隐灼痛，面部烘热或两颧潮红，或手足蠕动，口咽干燥，五心烦热，潮热盗汗，舌红少苔乏津，脉弦细数。

治则：补滋养肝阴。

主方：一贯煎。北沙参、麦冬、当归身各9g，生地黄 18~30g，枸杞子 9~18g，川楝子 4.5g。主治肝肾阴虚，肝气郁滞证。胸脘胁痛，吞酸吐苦，咽干口燥，舌红少津，脉细弱或虚弦。亦治疝气瘕聚。临床主要用于治疗慢性肝炎、慢性胃炎、胃及十二指肠溃疡、肋间神经痛、神经官能症等属阴虚肝郁者。

6. 肾阴虚证

肾脏阴液不足，滋养和濡润功能减弱所表现的证候。多因素体阴虚，或久病伤肾，或房事过度，或热病伤阴，或过服温燥劫阴之品所致。

治则：滋补肾阴。

主方：六味地黄丸、知柏地黄丸、左归丸等。

方药：生地、丹皮、泽泻、茯苓、山萸肉、淮山等。

（二）阴虚证西医解释（现代研究综述）

近20年来，学者们从不同方面、不同层次、不同角度对于阴虚证的本质进行过大量的研究，发现阴虚证时机体内分泌免疫、能量代谢、血液循环、细胞因子及体内微量元素含量及其他客观指标均有一定的异常，分析如下：

1. 阴虚证与内分泌系统

下丘脑－垂体－肾上腺皮质轴功能紊乱　虚热证患者不仅血浆皮质醇浓度有显著升高（$P < 0.05$），且白细胞外周白细胞糖皮质激素受体（GCR）稍高于正常对照组。如果将血浆皮质醇浓度的测定值与白细胞 GCR 含量的测定值乘积作为一个综合指数，虚热组该指数显著高于正常对照组（$P < 0.05$）。

下丘脑－垂体－甲状腺轴　甲状腺激素水平高低是阴虚、阳虚病变的物质基础之一，而脱碘酶的活性是阴虚、阳虚的关键，阴虚患者血清 rT3 较正常组高。肾阴虚－甲亢；肾阳虚－甲低。

下丘脑－垂体－性腺轴　肾阴虚病人血清 E2，含量比同年龄段正常女性显著降低。肾阴虚患者血浆雌二醇（E2）和 E2/T 均显著增高。肾阴虚的血浆雌二醇（E2）值显著高于肾阳虚者。在实践中发现了肾阴虚妇女中血 FSH（尿促卵泡）常偏高或很高。

2. 阴虚证与炎症介质

目前的研究表明，IL1、TNF 等细胞因子在结核病、自身免疫性疾病等疾病中起着关键性作用，这些疾病的临床表现（低热、盗汗、口干、舌红、脉细数等）和病理变化产生的分子原理就是由于 IL1、IL6、IL8、TNF 等细胞因子基因表达调控异常，生物活性相对升高，引起细胞因子网络紊乱产生的，临床实践表明使用抑制 IL1、TNF 基因表达的药物，可以起到治疗临床症状的效果。据此，可以推导出这些细胞因子可能是阴虚证的本质。阴虚五心烦热 TNF 明显升高。

3. 阴虚证与维生素

对脾、肾阴虚证患者血清维生素 A、维生素 C、维生素 E 测定分析，结果提示：脾阴虚证、肾阴虚证两者在形成的客观病理学基础上是不同的，血清维生素 A、维生素 E 值的测定有可能作为脾阴虚证和肾阴虚证诊断及鉴别诊断的客观指标之一加以利用。维生素 A 脾阴虚组高于健康人与肾阴虚组；维生素 E 肾阴虚组低于健康人、脾阴虚组。

4. 阴虚与自主神经

肾阴虚证患者不仅存在交感神经兴奋，同时也存在肾上腺皮质功能亢进。副交感神经机能偏于低下，交感神经相对处于亢奋状态。

阴虚患者血清中 Cu 的含量明显高于正常人组，Zn/Cu 比值明显低于正常人组，Fe 含量明显高于正常人组。阴虚证患者血浆 Mg 含量显著低于正常。阴虚证男女患者血清 Cu、Fe 含量明显升高，与正常人组相比均有显著差异，提示血清 Cu、Fe 升高为虚证的共同表现。

病理解剖形态学观察发现：阴虚严重者，肝肾心肺等重要脏器均有不同程度的病变，内分泌腺体普遍萎缩，尤其是肾上腺皮质较为突出。消化道黏膜变薄，与舌黏膜由厚变薄直至光剥的变化过程具有一致的趋势。

阴虚，往往与肾阴虚重叠，肾阴虚往往是阴虚的代表。二者应该区分开来，阴虚的主要来源是：肺阴虚与肾阴虚，第三个来源是水电解质紊乱以及消耗性疾病晚期蛋白质、微量元素缺乏等。

从临床的角度看阴虚有以下几种情况：

①低毒、慢性感染，机体呈现出慢性消耗性病理变化，低毒感染、不明原因长期低热，消耗性阴虚；②非感染性炎症，糖尿病、高血压、代谢综合征的病理学本质是炎症（痰、瘀，内湿）；③急性感染的晚期，或者异常消耗状态即急性感染后期引起的异常消耗，营养不良；④坏死组织吸收，出血，凝血块的吸收，即吸收热；⑤甲亢等内分泌紊乱代谢综合征（甲亢、高血糖、高血脂、高血压等）；⑥自主神经系统功能紊乱；⑦下丘脑－垂体－各轴功能异常病理性升高；⑧失盐失水引起阴虚，例如：口干舌燥；⑨肺纤维化等。

甲亢、高血压、糖尿病……功能异常升高的某一阶段为阴虚，非感染性炎症出现低烧或者五心烦热即阴虚生内热。肥胖、高血脂、脂肪肝的某一阶段往往属于（内）湿热。具体问题具体分析，不可按照形式逻辑推理。

气虚、血虚根源在脾；阳虚、阴虚根源在肾。

五、阳虚（参考肾阳虚、命门火衰、阳虚则寒）

1. 概述

指阳气不足或功能衰退的证候。《素问·调经论篇》"阳虚则外寒"，通常多指气虚或命门火衰，因气与命门均属阳，故名。肺主气，气虚多属肺气虚或中气不足，因而卫表不固，故外寒；阳虚则阴盛，故命门火衰亦多见功能衰惫，浊阴积潴的病证。此外，阳虚亦可见于心阳虚或脾阳虚，症见面色白、手足不温、怕冷、易出汗、大便稀、小便清长、口唇色淡、口淡无味、食欲不振、舌质淡、苔白而润、脉虚弱等治宜温补阳气。阳虚是一种病机，不是一个具体的证。

2. 症状

（1）畏寒怕冷，四肢不温，这是阳虚最主要的症状。阳气犹如自然界的太阳，阳气不足，则内环境就会处于一种"寒冷"状态。阳虚既可引起外寒，也可引起内寒。

（2）腹泻、完谷不化，指的是大便中夹杂未消化食物。阳气不足时，则进入胃中的食物也就无法很好地"腐熟"（消化），而直接从肠道排出。

（3）精神不振：阳气不足，机体的生命活动衰退，所以表现为萎靡懒动。

（4）舌淡而胖，或有齿痕：体内水分的消耗与代谢，取决于阳气的蒸腾作用。如果阳气衰微，对水液蒸腾消耗不足，则多余水分蓄积体内，导致舌体胖大。舌体胖大，受牙齿挤压而出现齿痕。胖大舌，是阳虚的典型舌像。

（5）脉象沉细：阳气不足，不能鼓动脉管，所以脉象沉细无力。

3. 五脏阳虚

是指整体阳气虚的情况下（畏寒），兼见各脏腑功能的减弱（气虚－神经官能症证态），就是各脏腑的阳虚证。

心阳虚　畏寒兼见心悸心慌，心胸憋闷疼痛，失眠多梦，心神不宁。

肝阳虚　畏寒兼见头晕目眩，两胁不舒，乳房胀痛，情绪抑郁。（少见。）

脾阳虚　畏寒兼见食欲不振，恶心呃逆，大便稀溏，嗳腐吞酸。

肾阳虚　畏寒兼见腰膝酸软，小便频数或癃闭不通，阳痿早泄，性功能衰退。

肺阳虚　畏寒咳嗽气短，呼吸无力，声低懒言，痰清稀阳虚，可以引起外寒，也可以引起内寒。

外寒可以由阳气虚引起，往往是指阳虚体质之人；也可以由外受寒邪引起。

阳虚，西医有几种情况：①水电解质紊乱，失盐失水性休克早期畏寒（交感神经兴奋）；②下丘脑－垂体－各轴功能低下即肾阳虚畏寒；③低血压，低血糖；④交感神经兴奋，皮肤毛细血管收缩，胃肠道毛细血管收缩，保证大脑、心脏的血液供给，即表证畏寒（交感神经兴奋）。阳虚生内寒，参考八纲辨证中的"寒热"。局部水肿全身血容量下降，血液流通减缓，产生局部或者全身的畏寒感觉。

急性失盐失水，引起休克，属于阳虚，真武汤证也是阳虚；慢性失盐失水，高渗性失水引起的口干舌燥，属于阴虚。同样是失盐失水，有阴虚与阳虚之分，所以不可一概而论，一定要具体问题具体分析。西医的营养不良，既可以包含有阴虚、阳虚，也可以包含有气虚、血虚。

甲状腺功能减退　阳虚（各种功能减退为阳虚）实际上是阳气虚。

六、血虚

（一）中医对血的认识

1. 血的生成

一是《灵枢·决气》说："中焦受气取汁，变化而赤，是谓血。"《灵枢·邪客》在论述营气化生血液的功能时说："营气者，泌其津液，注之于脉，化以为血。"《灵枢·营卫生会》说："中焦亦并胃中，出上焦之后，此所受气者，泌糟粕，蒸津液，化其精微，上注于肺脉，乃化而为血，以奉生身，莫贵于此，故独得行于经隧。"故说脾胃为气血化生之源。若饮食营养长期摄入不足，或脾胃运化功能长期失调，则均可导致血液的生成不足，从而形成血虚的病理变化。

二是精血互生：精和血之间存在着相互滋生和相互转化的关系。血能生精，如《诸病源候论》说："肾藏精，精者，血之所成也。"而精又是化生血液的物质之一。如《张氏医通》说："（肾）精不泄，归精于肝而化清血。"而《侣山堂类辩》则更明确地指出："肾为水脏，主藏精而化血。"即说明肾所藏之精是化生血液的重要物质。精藏于肾，血藏于肝。肾中精气充盛，则肝有所养，血有所充；

肝的藏血量充盈，则肾有所藏，精有所资，故又有"精血同源"、"肝肾同源"之说。

2. 气血关系

《素问·调经论》说："人之所有者，血与气耳。"《景岳全书·血证》又说："人有阴阳，即为血气。阳主气，故气全则神旺；阴主血，故血盛则形强。人生所赖，唯斯而已。"气与血都由人身之精所化，而相对言之，则气属阳，血属阴，具有互根互用的关系。气有推动、激发、固摄等作用，血有营养、滋润等作用。故《难经·二十二难》说："气主呴之，血主濡之。"气是血液生成和运行的动力，血是气的化生基础和载体，因而有"气为血之帅，血为气之母"的说法。

气为血之帅，包含气能生血、气能行血、气能摄血三个方面。

血为气之母，包含血能养气和血能载气两个方面。

3. 气血与经脉

经络是身体气血运行的通道，或者说气血沿着经脉运行。

4. 血的病证

大致分为三类：血虚、血瘀、血热。血瘀或者瘀血，在《中西医融合观续》中，已经做了详细的论述；血热是指"迫血妄行"，在《中西医融合观》中已经做了详细论证。血虚是一大类病证，是一种病机，血虚证是血虚病机中的一部分，或者说是狭义的血虚。

（二）中医对于血虚的认识

1. 血虚、四物汤的历史演变

四物汤是从《金匮要略》胶艾汤化裁而来，为补血调经的基础方剂。张秉成曰："一切补血诸方，又当从此四物而化也。"

《金匮要略》师曰："妇人有漏下者，有半产后因续下血都不绝者，有妊娠下血者，假令妊娠腹中痛，为胞阻，胶艾汤主之。"

胶艾汤

阿胶二两　艾叶三两　甘草二两　川芎二两　干地黄六两　当归三两　芍药四两。上七味，以水五升，清酒三升，合煮取三升，去滓，内胶，令消尽，温服一升，日三服。

词解：

非经期而下血，如器漏水滴，谓之漏下。

有半产（流产、小产）后因续下血都不绝者，即流产后下血不止；"有半产后因续下血都不绝者"即西医"先兆流产"，为"胞阻"。这是胶艾汤的适应证。

妊娠腹痛，是指妊娠28周前，出现少量阴道流血或下腹疼痛，宫口未开，胎膜未破，妊娠物尚未排出，子宫大小与停经周数相符者。根据本病临床表现及特点，与西医病名先兆流产基本相同。

四物汤，其最早见于晚唐蔺道人著的《仙授理伤续断秘方》，曰："凡伤重，肠内有瘀血者用此，白芍药、当归、熟地黄、川芎各等分，每服三钱，水一盏半。"被用于外伤瘀血作痛。张山雷曰："本方实从《金匮要略》胶艾汤而来，即以原方去阿胶、艾叶、甘草三味。"（《沈氏妇科辑要笺正·卷下》张山雷先生遗著）仲景胶艾汤本为治疗妇人冲任虚损，阴血不能内守而致的多种出血证而设，蔺氏减去其中暖宫调经、养血止血之阿胶、艾叶和甘草，将生地易为熟地、芍药定为白芍，保留原方之当归、川芎，并名之以"四物汤"，从而使养血止血，调经安胎之方变为治疗伤科血虚血滞证候之剂。后来被载于中国第一部国家药典——宋代《太平惠民和剂局方》（本书首先记载将四物汤用于妇产科疾病）。

四物汤是一首养血活血之方，其药物组成为：熟地12g，当归10g，白芍12g，川芎8g。用法：水煎服。被誉为《妇科第一方》是补血方剂之首；以后在宋代《卫生家宝产科备要·产后方》、明代《医方考·调经用四物汤》、清初《济阴纲目·调经门》等医学书籍中均有记载和评说。四物汤被后世医家称为"妇科第一方","血证立法";"调理一切血证是其所长"及"妇女之圣药"等。这是血虚的原型。

妇女因为月经、怀孕、流产、临产等等，容易发生血虚、血瘀、月经不调，这三个病证常常互为因果，血虚会引起血瘀，血瘀也会导致血虚，血虚血瘀会导致月经不调，同样月经不调也是血虚、血瘀的常见病因。而四物汤是针对以上所说的妇女的生理特点，具有非常好的补血活血调经的作用。

四物汤一个很大的特点是，随着4味药物的比例不同，四物汤可以发挥广泛的功能。如重用熟地、当归，轻用川芎，则是一个补血良方；当归、川芎轻用或不用时，可以帮助孕妇保胎；重用当归、川芎，轻用白芍则能治疗月经量少、血淤型闭经等等。此外，四物汤衍生出的无数"子方"：较著名的有桃红四物汤，该方剂是由四物汤加桃仁、红花而成，专治血虚血淤导致的月经过少，还能治疗先兆流产、习惯性流产；四物汤加艾叶、阿胶、甘草后取名为阿艾四物汤，用来治疗月经过多，是安胎养血止漏的要方；四物汤加四君子汤后，名"八珍汤"，能气血双补；在八珍汤的基础上再加上黄芪、肉桂，则成为老百姓非常熟悉的十全大补汤。

从补血方的演变过程，可以推测血虚是由妇女的经带胎产引起的，后来，演化出四物汤，治疗外伤失血，再演变为全身的、各脏腑的血虚，血虚成为涉及全身各个脏腑的一大类病证。从这个演变过程来看，血虚首先是失血性贫血。

四物汤　药理作用

（1）纠正贫血：本方的正丁醇提取物能降低贫血模型小鼠的死亡率，血液学观察也表明有抗贫血作用，但对模型大鼠则未见效果。对放血所致小鼠急性失血性贫血，口服本药后，经粒细胞与红细胞比例、有核细胞百分率的骨髓象检查及骨髓染色形态和数量等观察发现，可使骨髓的造血机能改善，促进贫血的恢复，单纯补气方剂四君子汤作用较本方弱。对溶血性贫血的大鼠亦有一定的治疗作用，但作用较四君子汤弱。本方对实验性急性失血性贫血动物的红细胞、血红蛋白、网织红细胞等血液有形成分均有不同程度的增加，以血红蛋白增加显著。

（2）抗放射线的损伤：在给正常小鼠致死量放射线照射前，腹腔注射四物汤甲醇提取物，可获得较好的防护效果。而在放射线照射后给予该方则无此作用，这种防护效果和川芎有依存关系，当归和芍药有辅助效果。

（3）抗血小板聚集、抗血栓形成。

（4）动物实验证明了四物汤有较好的抗缺氧作用。

（5）抗自由基损伤。

（6）抑制肉芽增殖：四物汤对肉芽肿增殖的抑制效果，构成生药的川芎、当归起主要作用，其作用机制是通过抑制血管平滑肌细胞的增殖而起作用。

（7）抑制子宫肌活动：对大鼠子宫自发运动有抑制作用，频率明显减少，肌张力略有下降。

（8）调节免疫功能：通过淋巴细胞转化试验及活性斑试验，表明本方对细胞免疫反应有较明显的促进作用。

（9）补充微量元素：采用火焰原子吸收法测出本方有 Cu（铜）、Zn（锌）、Mn（镁）、Fe（铁），用石墨炉原子吸收法测出本方有 Ni（镍）、Cd（镉）、Po（钋）、Cr（铬），这几种微量元素多数与生血有关。

（10）补充磷脂和维生素 C 与叶酸。

2. 血虚证的病因，临床表现

病因

失血过多：因外伤失血过多、月经过多，或其他慢性失血皆可造成血虚证。由于出血过多，日久则导致瘀血内阻，脉络不通，一方面造成再出血，另一方面也影响新血的生成，继而加重血虚。

饮食不节：暴饮暴食、饥饱不调、嗜食偏食、营养不良等原因，均可导致脾胃损伤，不能化生水谷精微，气血来源不足，而导致血虚。

慢性消耗：劳作过度、大病、久病消耗精气，或大汗、呕吐下利等耗伤阳气阴液；劳力过度易耗伤气血，久之则气虚血亏；劳心太过，易使阴血暗耗，心血亏虚等，均可导致血虚。

临床表现

主要可归纳为脏腑失于濡养、血不载气两方面引起的病症。

脏腑失于濡养：一般表现为面色苍白、唇色爪甲淡白无华、头晕目眩、肢体麻木、筋脉拘挛、心悸怔忡、失眠多梦、皮肤干燥、头发枯焦，以及大便燥结、小便不利等。相当于西医的营养不良。

血不载气：中医认为，血为气之母，气赖血以附，血载气以行。血虚，气无以附，遂因之而虚，故血虚常伴随气虚，病人不仅有血虚的症状，而且还有少气懒言、语言低微、疲倦乏力、气短自汗等气虚症状。相当于西医慢性缺氧的临床表现。

证候分析

本证以面色、口唇、爪甲失其血色及全身虚弱为辨证要点。人体脏腑组织，赖血液之濡养，血盛则肌肤红润，体壮身强，血虚则肌肤失养，面唇爪甲舌体皆呈淡白色。血虚脑髓失养，睛目失滋，所以头晕眼花。心主血脉而藏神，血虚心失所养则心悸，神失滋养而失眠。经络失滋致手足发麻，脉道失充则脉细无力。女子以血为用，血液充盈，月经按期而至，血液不足，经血乏源，故经量减少，经色变淡，经期迁延，甚则闭经。

血虚是病机，一种病理机制；血虚证，是一个证名，是一组症状和体征，是一种病理状态，多见于月经过少疾病中。

贫血西医的认识：

贫血症只是伴随各种疾病的一个症状群

贫血是临床最常见的表现之一，它不是一个独立疾病，可能是一种基础的或有时是较复杂疾病的重要临床表现，一旦发现贫血必须查明其发生原因。

贫血症是由于身体无法制造足够的血红蛋白，血红蛋白的功能是携带氧气，血红蛋白不足表示全身的蛋白质不足，携带氧气的能力下降，口唇、皮肤颜色淡白或者萎黄。

因红细胞容量测定复杂，临床常以血红蛋白浓度（Hb）、红细胞计数（RBC）、血细胞压积（Hct）等指标替代，这就可能造成：

假性贫血：当血容量增加导致血液稀释，使 Hb、RBC、Hct 等浓度指标下降。见于妊娠、充血性心力衰竭、脾大、低白蛋白血症、巨球蛋白血症等。

漏诊贫血：贫血伴血液浓缩时，Hb、RBC、Hct 等浓度指标下降不及红细胞容量，可能导致漏诊。见于急性失血性贫血早期等以及失盐失水时血液浓缩时。

贫血的症状

贫血的表现：最初感觉疲乏、困倦、软弱无力、皮肤黏膜及指甲苍白、活动后心慌、气促、严重和长期贫血者可引起心脏扩大、心率及脉搏增快、低热、头晕、头痛、耳鸣、眼花、注意力不集中、嗜睡、食欲减退、腹胀、恶心、便秘；贫血严重可有肝、脾肿大，生殖系统在女性可表现月经不调，在男女两性患者可有性欲减退。

把贫血的临床表现与血虚证的临床表现相比较，可以看出二者是一致的。

贫血的病因，血液携氧能力下降的程度，血容量下降的程度，发生贫血的速度和血液、循环、呼吸等系统的代偿和耐受能力均会影响贫血的临床表现。

1. 神经系统（虚证－神经官能症证态）

头昏、耳鸣、头痛、失眠、多梦、记忆减退、注意力不集中等，乃是贫血缺氧导致神经组织损害所致常见的症状。小儿贫血时可哭闹不安、躁动甚至影响智力发育。

2. 皮肤黏膜

苍白是贫血时皮肤、黏膜的主要表现。贫血时机体通过神经体液调节进行有效血容量重新分配，相对次要脏器如皮肤、黏膜则供血减少；另外，由于单位容积血液内红细胞和血红蛋白含量减少，也会引起皮肤、黏膜颜色变淡。粗糙、缺少光泽甚至形成溃疡是贫血时皮肤、黏膜的另一类表现，可能还与贫血的原发病有关。溶血性贫血，特别是血管外溶血性贫血，可引起皮肤、黏膜黄染。

3. 呼吸循环系统（肺气虚、心气虚）

气短或呼吸困难，大都是由于呼吸中枢低氧或高碳酸血症所致。故轻度贫血无明显表现，仅活动后引起呼吸加快加深并有心悸、心率加快。贫血愈重，活动量愈大，症状愈明显。重度贫血时，即使平静状态也可能有气短甚至端坐呼吸。长期贫血，心脏超负荷工作且供氧不足，会导致贫血性心脏病，此时不仅有心率变化，还可有心律失常和心功能不全。

4. 消化系统（脾气虚）

贫血时消化腺分泌减少甚至腺体萎缩，进而导致消化功能减低、消化不良，出现腹部胀满、食欲减低、大便规律和性状的改变等。缺铁性贫血可有吞咽异物感或异嗜症。

5. 泌尿生殖内分泌系统（肾气虚）

长期贫血影响睾酮的分泌，减弱男性特征；对女性，因影响女性激素的分泌而导致月经异常，如闭经或月经过多。在男女两性中性欲减退均多见。长期贫血会影响各内分泌腺体的功能和红细胞生成素的分泌。

贫血的分类

1. 缺铁性贫血症

贫血的原因其中最常见的，是缺铁性贫血（血虚证）或称营养不良性贫血（脾血虚）。

主要症状表现为：①由于供氧不足，体内的血液更多地流向重要脏器，而那些暂时影响不大的脏器，例如皮肤、黏膜等的血管则开始收缩。于是常会出现皮肤、眼睑内黏膜等变白。这种现象在口唇、指甲和耳垂等部分尤为明显。②由于无法供给细胞足够的氧，从而导致身体出现各种不适：呼吸急促、心跳加速、乏力、易疲劳、食欲减退以及嗜睡等。③缺铁性贫血还容易造成脑内缺氧，影响正常思维，使思考能力变差、健忘以及经常出现头晕、眼花、耳鸣等。对于 2 岁以内的婴幼儿，还会直接影响到脑和身体的正常发育。此外，缺铁还会影响到蛋白质的合成和能量的利用，损害人体的免疫机制，导致无机盐和维生素代谢的紊乱，使铅滞留，镁、钴、锌的吸收量增加，血液内维生素 C 的含量减少，血小板的数目增多。

2. 再生障碍性贫血（简称再障）

是一组由多种病因所致的骨髓造血功能衰竭性综合征，以骨髓造血细胞增生减低和外周血全血细胞减少为特征，临床以贫血、出血和感染为主要表现。此外会伴随着白细胞和血小板的数量激减。

3. 溶血性贫血

慢性溶血多为血管外溶血，发病缓慢，表现贫血、黄疸和脾大三大特征。因病程较长，患者呼吸和循环系统往往对贫血有良好的代偿，症状较轻。由于长期的高胆红素血症，患者可并发胆石症和肝功能损害。在慢性溶血过程中，某些诱因如病毒性感染，患者可发生暂时性红系造血停滞，持续一周左右，称为再生障碍性危象。

急性溶血发病急骤，短期大量溶血引起寒战、发热、头痛、呕吐、四肢腰背疼痛及腹痛，继之出现血红蛋白尿。严重者可发生明显衰竭或休克。其后出现黄疸和其他严重贫血的症状和体征。

4. 恶性贫血

由于造血因子维生素 B_{12} 缺乏或者叶酸缺乏而引起的贫血。主要症状有手脚麻痹，舌头发红，神经萎缩，还可能出现轻微的黄疸症状。

5. 继发性贫血

由于风湿病、寄生虫或者心脏、肝脏、肾脏疾病引发的贫血被称为继发性贫血。也包括怀孕时发生的贫血。

缺铁性贫血与再障，溶血性贫血的鉴别要点是：

再障：临床以贫血、出血和感染为主要表现。确切病因尚未明确（血虚发热）。

慢性溶血多为血管外溶血，发病缓慢，表现贫血、黄疸和脾大三大特征（伤寒论中的蓄血发黄证）。

急性溶血发病急骤，短期大量溶血引起寒战、发热、头痛、呕吐、四肢腰背疼痛及腹痛，继之出现血红蛋白尿。

血虚证，没有出现黄疸，脾大以及寒战、发热、头痛、呕吐、四肢腰背疼痛及腹痛，血红蛋白尿；出血和感染的情况。因此，血虚证与缺铁性贫血是一个证态。

把不同类型的贫血与血虚证相比较时，可以看出：缺铁性贫血与血虚证是一个证态；其他种类的贫血属于血虚而不是血虚证。

3. 辨证施治

常用代表方剂

四物汤：当归、熟地、白芍、川芎。

当归补血汤：黄芪、当归。

归脾汤：人参、龙眼肉、黄芪、白术、当归、茯神、远志、酸枣仁、木香、炙甘草。

复方阿胶浆：药理研究，阿胶具有强壮、抗缺氧、抗疲劳、耐寒冷、抗休克、抗辐射促进红细胞和血红蛋白再生、促进钙吸收和在体内的存留、升高白细胞和血小板等作用（癌症化疗后的常用药）。

服用补血药时，应辨证用药，要分清是一般血虚、肝血虚、心血虚，还是心脾两虚。

血虚

血虚包括西医的血浆、血细胞的全血性疾病，即血液病。

中医治疗血虚的原则及方法主要有健脾和胃、益气生血、补肾生血、祛瘀生血、解毒生血。实际上是血虚可以引起以下的继发证，也是血虚的各种临床表现。

（1）健脾和胃：脾胃是血液生化之源，饮食有节，脾胃运化功能正常，则血液生成自然源源不断。所以，补血必须先健脾胃，脾胃强健则生化之源不绝。常用的方药有四君子汤、四物汤、当归补血汤等。（脾血虚）

（2）益气生血：血液的物质基础是精，而促进精化为血，则以气为动力。清代李中梓《医宗必读》说："血气俱要，而补气在补血之先；阴阳并需，而养阳在滋阴之上。"《温病条辨》说："善治血者，不求之有形之血，而求之无形之气。"《景岳全书》则说："有形之血难以速生，无形之气所当急固。"在临床用药时，依据"气能生血"，常在补血药中，配以益气之品。常用的方剂有归脾汤、当归补血汤等。

（3）补肾生血：肾为先天之本，主藏精。精既包括先天之精，又包括五脏六腑后天之精。精能生髓，髓能化血。同时，肾中之命门为原气之所系，十二经之根，生化之源，也是温煦、促进血液生化的原动力之所在。所以，中医有"生血根本在于肾"。临床上，治血虚，必当补肾以填精，精髓足，血自旺。常用方剂有菟丝子饮、二仙丹等。"血即精之属也"（《景岳全书·血证》）。"肾为水脏，主藏精而化血"（《侣山堂类辨·辨血》）。"肾藏精，精者，血之所成也"（《诸病源候论·虚劳病诸候下》）。由上观之，精髓也是化生血液的基本物质。

（4）祛瘀生血：用具有活血化瘀兼益气生血作用的方药以促进新血化生，治疗血瘀兼血虚证的方法：如气血瘀阻，脉道不通，就会造成骨髓乏养而枯竭，致使血液生化无由。常用方剂有桃红四物汤、补阳还五汤、血府逐瘀汤等。

（5）解毒生血：中医认为，不管内伤七情或外感六淫，郁久均可化火，火热之气最易耗血伤阴。再者，像化学性、物理性、生物性邪毒内陷，下及肝肾，可直接造成精髓亏乏，以致生血无源。内陷邪毒或七情郁火，又可阻络成瘀，而致新血不生，因此需要清热解毒。常用方剂有犀角地黄汤、三黄石膏汤、茵陈蒿汤、五味消毒饮、清营汤、清瘟败毒饮等。临床多用于急性再生障碍性贫血、急性白血病、溶血性贫血等。（血虚发热）

西医血液病

血液病是原发于造血系统的疾病，或影响造血系统伴发血液异常改变，以贫血、出血、发热为特征的疾病（血虚发热）。造血系统包括血液、骨髓单核—巨噬细胞系统和淋巴组织，凡涉及造血系统病理、生理，并以其为主要表现的疾病，都属于血液病范畴。

血液病临床分为三大类型：红细胞疾病、白细胞疾病、出血和血栓性疾病。临床上常见的疾病有白血病、再生障碍性贫血、骨髓增生异常综合征、血小板减少症、多发性骨髓瘤、淋巴瘤、骨骼纤维化、血友病、地中海贫血等，以往由于缺乏特效疗法，许多疾病被人们称为"不治之症"，近年来，随着医学研究的深入发展，特别是在中国采用中西医结合的方法，血液病的治疗效果有了明显提高，许多疾病得以治愈，达到世界领先水平，显示出中医治疗本病的巨大优势。

所以，血虚与血液病是一个证态。"血虚发热"是血虚－血液病证态的一个类型，即能够引起发热的血液病。血液病涵盖了中医的血虚证（贫血）、瘀血证（出血），血虚发热证。

血虚小结

再生障碍性贫血、溶血性贫血、恶性贫血、白血病，包括缺铁性贫血等等属于血虚（广义的血虚证）；而缺铁性贫血或者慢性失血性贫血属于血虚证（狭义的血虚）。

"血虚"与血虚证，不是一个概念，"血虚"是一个病机概念，他可以出现在许许多多中医的疾病中，或者其他证的病机中，例如：中风、风湿痹症、胸痹心痛中……而血虚证，则是具有相对固定的一组症状体征，有相对应的方剂。所以，血虚与贫血，不能完全等同。

血虚与各脏腑的血虚证既有联系，又有不同。血虚的病证大致与血液病的范围相一致。各脏腑的血虚证诸如：心血虚、肝血虚、脾血虚各自表现不同，与血虚、血虚证不是一回事，需要具体分析。

第三节　寒热

寒热既是病性，又是病因、病机，还是临床表现的概括。

寒热是辨别疾病性质的两纲，是用以概括机体阴阳盛衰的两类证候，一般地说，寒证是机体阳气不足或感受寒邪所表现的证候，热证是机体阳气偏盛或感受热邪所表现的证候。寒证，在外感热病中是感受寒邪，在脏腑辨证中是指阳气不足，特别是肾阳不足，命门火衰；热证，在外感热病中是指感受热邪，在脏腑辨证中是指阳气偏盛。所谓"阳盛则热，阴盛则寒""阳虚则寒，阴虚则热"。辨别寒热是治疗时使用温热药或寒凉药的依据，所谓"寒者热之，热者寒之"。这是指一般情况下，概括而言，在一些特殊情况下，还要具体问题具体分析，不可一概而论。

寒、热是病性、病机、病因的综合；寒证、热证是一组症状、体征，寒证、热证都包含着许许多多的证候，其西医学的解释不可简单而论，不是一两个概念所能够概括的、说清楚的，只能够在辨证中，具体问题具体分析、具体解释。寒、热，寒证、热证，是相对而言，既是可以区分的，又不能够决然分开，能够相互转化。

寒热是从许许多多病症中抽象、概括、推理演绎出来的，寒与热，首先是病人的感觉，其次是医生的观察，病人说感觉寒冷，医生看到病人发抖、皮肤苍白、四肢冰凉、结合脉象舌像……规定为寒证；反之，则为热证。

辨别寒证与热证，不能孤立地根据某一症状或体征判断，应对疾病的全部表现综合观察，尤其是寒或热、口渴或不渴、面色白或赤、四肢温凉、二便、舌象、脉象等几方面，全面的认识。即畏寒喜热为寒，发热、怕热喜冷为热；口淡不渴为寒，口渴喜饮为热；面色红为热；手足厥冷多为寒，四肢烦热多为热；小便清长、大便稀溏为寒，小便短赤、大便燥结为有热；舌淡苔白为寒，舌红苔黄为热；脉迟者为寒证，脉数者为热证等等。从寒证与热证的比较可以看出：寒证属阴盛，多与阳虚并见；热证属阳盛，常有阴液亏耗的表现。

畏寒的病人喜热饮，取火向暖，加衣覆被，握拳屈背，甚至于寒战高热等等，这是寒证。病人呈现出寒冷的感觉，这是寒证的本质含义。西医的可能性：①感染初期，体温上升期，交感神经兴奋，皮肤血管收缩，引起畏寒的感觉；②皮下水肿，皮下血液循环减慢，产生畏寒感；③内脏温度低，产生内寒。

畏寒的感觉与血液循环相关，与代谢的强弱相关。交感神经系统兴奋，皮肤血管收缩，产生畏寒；皮下水肿，血液循环减缓，产生畏寒。甲亢发热；甲低畏寒。胃肠道瘀血、水肿，血液循环减缓，产生畏寒……运动、跑步，血液循环加快，畏寒改善；喝热茶、热水，增加热量，促进血液循环，畏寒改善；附子、肉桂促进血液循环，血管扩张，改善畏寒，等等。

畏寒与恶寒不同，虽然都具有怕冷的感觉，但是畏寒、怕冷加衣被不能够缓解者，称为恶寒，多为外感。恶寒者体温往往升高，而且恶寒越重，体温越高，甚至于寒战高烧。交感 - 肾上腺功能兴奋，皮肤血管收缩，血流量减少，所以畏寒，同时代谢加快，产热增加，体温升高，这是机体抵御寒邪的一种方式。

一般而言，恶风、恶寒、寒战发生在外感热病中，仅是程度不同；而畏寒则多见于内伤杂病中。

表寒与表热有时候非常难鉴别，太阳表证与卫分证有时候非常难以鉴别。即西医的普通感冒与传染病的前驱期很难鉴别。在传染病流行时期要特别注意。

寒证还有表寒和里寒之分，某些器官功能减退，可能会导致寒证，如肝肾功能减退则容易出现寒证。而饮食不足也会导致寒证出现。里寒，用附子；外寒用桂枝、麻黄、细辛等。

表寒常常由外感风寒所致，表寒可以导致很多病症出现，如尿频、尿急等。

里热，则是体温升高以及体温升高相应的一系列病理变化。

上热下寒证，上部为热证，下部为寒证。出《灵枢·刺节真邪》。多为阳盛于上，阴盛于下。症见胸中烦热，频欲呕吐，腹痛喜暖，大便稀薄等。亦指下元虚寒，阳气上越之症，症见足胫寒冷，而反微红似酣，兼见形寒，脉沉细，或伴大便泄泻，又称戴阳，为虚脱证候之一。治宜急用白通汤回阳。（参考伤寒论现代解读。）

一、寒证

寒证是感阴寒之邪（如寒邪、湿邪）或阳虚阴盛、脏腑阳气虚弱所表现的证候，可分为表寒证和里寒证，表寒证已以表证讨论，这里主要讨论里寒证。

外寒指寒邪外袭，其临床表现均有明显寒象；内寒是机体阳气不足，寒从内生，主要是指心脾肾的阳气衰微，其临床表现以面色㿠白、四肢不温、小便清长、大便溏薄、舌淡苔白等为特征。因肾阳为人身诸阳之本，故内寒与肾之关系尤为密切，内寒必见虚象，而且虚象比寒象更为显著。外寒与内寒虽有区别，但又互相影响，阳虚内寒之体，容易感受外寒；而外来寒邪侵入人体，积久不散，又能损伤人体阳气，导致内寒。

（一）外寒

（1）伤寒：外感寒邪，客于肌表，营卫运行不畅，腠理闭阻，恶寒，发热，无汗，头项强痛、身痛、苔白、脉浮紧。治宜辛温解表。

（2）寒痹：寒邪伤络或筋骨、关节疼痛较剧，痛有定处，四肢拘急，屈伸不利，得热痛减，遇寒加剧，治宜温经散寒。

（3）中寒：寒邪直接伤里，腹痛腹泻、肠鸣、呕吐清水，或战栗身凉，四肢冷，脉伏，治宜温中散寒。

（二）内寒

内寒多因阳气亏虚，温煦气化功能减退，虚寒内生；或阴邪弥漫，阴寒内盛，机体失于温煦而成。内寒多责之于心、脾、肾，且与脾肾关系密切。脾为后天之本，气血生化之源，脾阳能达于肌肉四肢；肾阳为人身阳气之根，能温煦全身脏腑组织。故脾肾阳气虚衰，则温煦失职，最易表现虚寒之象，而尤以肾阳虚衰为关键。

内寒，以冷（畏寒、肢冷）、白（面、舌色白）、稀（分泌物和排泄物清稀，如痰液稀白，大便稀薄）、润（舌润，口不渴）、静（精神状态安静、喜卧）为其临床特点，其中以"冷"为最基本的特征。

此外，不同脏腑的阳虚内寒病变，其临床表现也各不相同。如心阳虚则心胸憋闷或绞痛、面青唇紫等；脾阳虚则便溏泄泻；肾阳虚则腰膝冷痛、下利清谷、小便清长、男子阳痿、女子宫寒不孕、带下清稀等。

1. 阳虚内寒

内寒为机体阳虚阴盛所引起的证候，阳气虚弱后各脏腑功能低下、衰退，出现阳虚里证，共有的表现是：畏寒肢冷，肢冷蜷卧，恶寒喜暖；气短、面色苍白；口淡不渴，腹胀便溏，纳差，脘腹等部位冷痛，痰、涎、涕清稀；小便清长、频数，腰脊冷痛，男子阳痿，女子带下清稀。舌淡苔白而润滑，脉迟或紧，或沉细。

治宜温里散寒，方如附子理中汤、真武汤、暖肝煎等。

根据病变脏腑不同，其证候类型及临床表现多种多样。

常见证型

（1）心阳虚。兼见心悸心慌，心胸憋闷疼痛，失眠多梦，心神不宁。

治法：补心气，温心阳。

方剂：桂枝甘草汤合人参汤。

（2）肝阳虚。兼见头晕目眩，两胁不舒，乳房胀痛，情绪抑郁。

治法：温补肝阳。

方剂：温阳补肝汤加减。

（3）脾阳虚。兼见食欲不振，恶心呃逆，大便稀溏，嗳腐吞酸。

治法：温中健脾。

方剂：小建中汤加减。

（4）肾阳虚。兼见腰膝酸软，小便频数或癃闭不通，阳痿早泄，性功能衰退。

治法：温肾壮阳。

方剂：肾气丸。

（5）肺阳虚。咳嗽气短，呼吸无力，声低懒言，痰如白沫。阴盛则内寒是指病因病理学术语，指阴气内盛，寒邪积于胸中，脏腑气机不畅，阳气受伤，血脉凝涩，出现里寒证候。肺阳虚证，尚有争论。

2. 阴盛则内寒

指阴气内盛，寒邪积于胸中，脏腑气机不畅，阳气受伤，血脉凝涩，出现里寒证候。《素问·调经论》："帝曰：阴盛生内寒奈何？岐伯曰：厥气上逆，寒气积于胸中而不泻，不泻则温气去，寒独留，则血凝泣，凝则脉不通，其脉盛以涩，故中寒。"（见于胸痹 - 真心痛。）

二、热证

热证（纲），按照八纲分为：表热、里热；里热分为实热与虚热。无论内伤实热还是外感实热，其晚期均可出现虚热，形成虚实夹杂证。

热证是感受阳热之邪（如风邪、热邪、燥邪、火邪等）或阳盛阴虚即脏腑阳气亢盛和阴液亏损、机能活动亢进所表现的证候，可分为表热证和里热证，表热证已在表证讨论，这里主要讨论里热证。《黄帝内经素问·阴阳应象大论》："阳胜则热。"即由于热邪侵袭，或阳气亢盛，导致出现以身热烦躁、面目红赤，唇红而干，咽燥口渴，喜冷饮，大便秘结，小便短赤，舌红苔黄，脉数等为常见症的热性证候。

体温高出正常标准，或自有身热不适的感觉。体温高出正常标准，肯定是热证；体温正常，表现出身热烦躁，面目红赤，唇红而干，咽燥口渴，喜冷饮，大便秘结，小便短赤，舌红苔黄，脉数等为常见症的热性证候，也是热证。

（一）外感发热

热证按照病因，分为外感、内伤 2 类。

	表热	里热
外感	卫分证	气分营血证　实热（少阳证、阳明证）
内伤		脏腑实热　实热（心火、肝火等）
		内伤虚热、阴虚内热、气虚发热、血虚发热、阳虚外热

外感发热，因感受六淫之邪及疫疠之气所致；内伤发热，多由饮食劳倦或七情变化，导致阴阳失调、气血虚衰所致。外感发热多实，见于感冒、伤寒、温病、瘟疫等病证；内伤多虚，有阴虚发热、阳虚发热、血虚发热、气虚发热、虚劳发热、阳浮发热、失血发热等。

外感发热是指感受六淫之邪或温热疫毒之气，导致营卫失和，脏腑阴阳失调，出现病理性体温升高，伴有恶寒、面赤、烦躁、脉数等为主要临床表现的一类外感病证。外感发热，古代常名之为"发热""寒热""壮热"等。使用六经辨证、卫气营血辨证、三焦辨证。

汉《伤寒论》为我国第一部研究外感热病的专著，系统地论述了外感热病的病因病机和诊治规律，以阴阳为纲，创造性地提出了六经辨证理论，成为后世对外感热病辨证论治的纲领。《叶香岩外感温热篇》对外感热病的感邪、发病、传变规律、察舌验齿等诊治方法都有详细的阐述，阐明了温邪为病的发生规律，创立了卫、气、营、血辨证体系。吴鞠通《温病条辨》对风温、湿温等各种外感热病作了条分缕析的论述，不仅制定了一批治疗外感热病行之有效的方药，同时创立了外感热病的三焦辨证理论。卫气营血辨证和三焦辨证的创立，标志着温病学说的成熟。外感发热包括温病与伤寒，相当于西医的感染病。

（二）内伤发热

内因伤及脏腑而引起的热证。分为虚热与实热。

凡由情志不舒、饮食失调、劳倦过度、久病伤正等导致脏腑功能失调，气血、阴阳失衡为基本病机，所引起的发热称为内伤发热。内伤发热一般起病较缓，病程较长，或有反复发热的病史，热势轻重不一，但以低热为多，或自觉发热而体温并不升高。

气滞、血瘀、痰湿郁结，壅遏化热，以及气、血、阴、阳亏虚发热，是内伤发热的两类病机。前者属实，后者属虚。在治疗上，实热宜泄，虚热宜补。属实者，宜以解郁、活血、除湿为主，适当配伍清热。属虚者，则应益气、养血、滋阴、温阳，除阴虚发热可适当配伍清退虚热的药物外，其余均应以补为主。对虚实夹杂者，则宜兼顾之。

内伤发热，主要表现在脏腑功能失调，使用脏腑辨证、八纲辨证。

历史沿革：

（1）早在《内经》即有关于内伤发热的记载，其中对阴虚发热的论述较详。

（2）汉代张仲景《金匮要略·血痹虚劳病脉证并治》以小建中汤治疗手足烦热，可谓是后世甘温除热治法的先声。

（3）宋代王怀隐《太平圣惠方·第二十九卷》治疗虚劳烦热的柴胡散、生地黄散、地骨皮散等方剂，在处方的配伍组成方面，为后世治疗阴虚发热提供了借鉴。

（4）宋代钱乙《小儿药证直诀》在《内经》五脏热病学说的基础上，提出了五脏热证的用方，钱氏并将肾气丸化裁为六味地黄丸，为阴虚内热的治疗提供了一个重要的方剂。

（5）金元代李东垣对气虚发热的辨证及治疗作出了重要的贡献，以其所拟定的补中益气汤作为治疗的主要方剂，使甘温除热的治法具体化。李氏在《内外伤辨惑论》里，对内伤发热与外感发热的鉴别作了详细的论述。

（6）朱丹溪对阴虚发热有较多的论述，强调保养阴精的重要性。

（7）《景岳全书·寒热》对内伤发热的病因作了比较详细的论述，张景岳对阳虚发热的论述，足以补前人之所未及，其以右归饮、理中汤、大补元煎、六味回阳饮等作为治疗阳虚发热的主要方剂，值得参考。

（8）明代秦景明《症因脉治·内伤发热》最先明确提出"内伤发热"这一病证名称，新拟定的气虚柴胡汤及血虚柴胡汤，可供治疗气虚发热及血虚发热参考。

（9）清代李用粹《证治汇补·发热》将外感发热以外的发热分为郁火发热、阳郁发热、骨蒸发热、内伤发热（主要指气虚发热）、阳虚发热、阴虚发热、血虚发热、痰证发热、伤食发热、瘀血发热、疮毒发热共11种，对发热的类型进行了详细的归纳。

（10）《医林改错》及《血证论》二书对瘀血发热的辨证及治疗作出了重要贡献。

西医学所称的功能性低热、肿瘤、血液病、结缔组织疾病、内分泌疾病以及部分慢性感染性疾病所引起的发热，和某些原因不明的发热，在有内伤发热的临床表现时，均可参照内伤发热辨证论治。

外感发热与内伤发热的鉴别。

内伤发热　外感发热与内伤发热均以发热为主症，故须加以鉴别。可从病因、病程、热势及伴发症等方面进行鉴别。外感发热，由感受外邪所致，体温较高，多为中度发热或高热，发病急，病程短，热势重，常见其他外感热病之兼症，如恶寒、口渴、面赤、舌红苔黄、脉数，多为实热证。内伤发热，多为虚热，由脏腑之阴阳气血失调所致，热势高低不一，常见低热而有间歇，其发病缓，病程长，数周、数月以至数年，多伴有内伤久病虚性证候，如形体消瘦、面色少华、短气乏力、倦怠纳差、舌质淡、脉数无力，多为虚证或虚实夹杂之证。

外感发热性疾病，有其一定的传变规律，如果治疗不及时或者误治，疾病按照六经传变或者卫气营血、三焦传变，具有明显的阶段性，一般规律是由表入里，由卫入气，进而入营入血，伤阴耗气，甚者或动血生风、惊厥闭脱等。内伤发热一般没有这种规律性的传变，一般表现为长期的、慢性的过程，没有明显的阶段性。

原因不同，内火有实火虚火之分。此处火与热同义。

1. 脏腑实火皆从郁化（主要是心火亢盛证与肝火上炎）

脏腑实火的原因产生多端，机理颇为复杂，但细析之，大约不出饮食失节、七情过激、情志失调以及感受外邪，引发脏腑实火。饮食不慎，恣食辛辣香燥，或嗜食肥甘厚味，或嗜酒无度，一则损伤脾胃，升降失司，气机郁滞而化火；一则积热内生，蕴结化火，熏蒸脏腑。情志失调，郁怒伤肝，肝气郁结，气郁化火，或思虑过度，思则气结，气结日久，亦能生热化火；或暴怒所触，五志过极，皆从火化。《质疑录》说："人身捍卫冲和不息之谓气，扰乱变动妄行之谓火。火与气，二而一一而二者也"。情志失调所生之内火，其机要在气机紊乱，情志过极，五志皆可化火，但以心火、肝火最为常见。心火亢盛证，肝火上炎证引起出血，均用泻心汤。

2. 内生虚火

阴虚火旺。阴阳互根互制，若热病后期，阴分耗伤；或劳欲无度，阴精耗伤；或久病不复，阴液亏虚；或先天禀赋虚弱，肾阴素亏；或肝郁化火，久耗阴液。阴液既亏，阴不制阳，内热既生，而水亏火旺，这是阴虚之火产生的机理。《素问·阴阳应象大论》说："阴虚则热。"

阴火内起。阴火之名，始于东垣。从东垣对"阴火"的表述看，其意大致有三：一是阴虚内热，是说思虑过度，心阴耗伤，心阳独亢，而心火内盛的病理。二是气虚发热，发热本当用苦寒清泻，但气虚时的发热，则由于元气不足，以致心火独盛，出现一系列的热象，这时的心火，就称为阴火，用寒凉而发热反甚，以甘温之法则热除病退，因而把这种不同于阳热火邪的火热之征，称为"阴火"。三是气虚感受外邪，邪正相搏而发热。从内生五邪的角度看，气虚时的发热，便是阴火。

（三）实热与虚热

1. 概述

虚热与实热，是相对而言。实热证是由于感受热邪所形成的；虚热证是由于机体阴液亏损或机能亢进所致。其临床表现及治则都不尽相同。

实热证，邪热亢盛，内外俱实的病证。见《此事难知·热有虚实外何以别》。因热邪入侵，里热炽盛，或痰瘀，宿食阻滞所致。证见壮热烦躁，面红目赤，渴喜冷饮，胸痛痰黄、腹痛拒按，大便秘结，小便短赤，舌红苔黄，脉洪数、滑实等。治宜清热泻火，选用白虎汤、调胃承气汤、小陷胸汤、防风通圣散等方。

实热，发病急，病程短；高热，怕热，大汗出，具有特异性的脏腑症状体征，属于器质性病变，诸如：神昏谵语，甚则发狂；烦渴引饮；咳吐黄稠痰、脓痰，或咳血；大便秘结，小便短赤；面红目赤；舌红，苔黄厚；脉洪数。热邪炽盛。多由热邪引起。治以清热泻火。

虚热证，一般不具备特异性的脏腑症状体征，属于功能性病变：发病缓慢，病程长；低热，骨蒸潮热，盗汗五心烦热，失眠多梦。口干，但饮不多；痰少，痰黏，或痰带血丝；大便量少，小便黄、量少。两颧绯红。舌红，少苔或无苔。脉细数。阴液亏耗，虚损内呈。多由机能亢进所致，治以滋阴清热。

实热，大多由外感引起，内伤也可以引起实热，比较少，而虚热则是由内伤引起，外感热病的晚期，也可以引起虚热。

虚热有阴虚、阳虚、气虚、血虚之分。分别治宜养阴清热，或甘温除热，用四物汤、青蒿鳖甲汤、大补阴丸、当归补血汤或补中益气汤等方。

六淫外邪相对应的是内生五邪：内风、内寒、内湿、内燥、内火。内风，与肝阴虚关系密切；内湿与脾虚关系密切；内寒与肾阳虚关系密切；内燥与肺阴虚关系密切；内火与气郁、阳气有余，五情过激关系密切，与阴虚、气虚、血虚生内热相关。内生五邪大多与虚证相关，也会产生一些实证。具体问题具体分析。

与西医的关系

实热证相当于西医的急性感染性发热，或者说比较多的重合。往往是具体器官具有特异性实质性病变的临床表现。内伤实热相对而言比较少，虚热多见。

虚热与下列西医病理状态相关：①慢性炎症或者长期慢性感染；②非感染性炎症；③自主神经功能紊乱；④吸收热；⑤夏季热；⑥功能性低热；⑦内分泌紊乱，或者代谢功能过高，例如：甲亢、高血脂、肥胖等等；⑧不明原因发热。往往表现为没有特异性的、慢性的全身性表现。有些人经常发热，一般都在38℃以下，到医院检查，又没有其他异常现象，找不出明确的病因。对于这种长期低热，中医称为"虚热"，西医称为"功能性低热"。

中医的热证，因为没有体温计测量，依靠病人的自觉症状。按照性质分为实热与虚热；按照病因分为外感发热与内伤发热。中医判断虚热，一是体温高出正常标准，二是自觉有身热不适的感觉。中医的阴虚内热，气虚发热，体温可能升高，但不会是高热；还包括体温不高而是具有"热象"，例如：烦躁、全身不适、头痛头昏、食欲不振、乏力、呼吸慢而弱等等发热的全身不典型症状。这些临床表现在西医看来没有诊断价值，中医往往提示虚热。这种虚热也可能是炎症介质慢性升高的表现。

中医所论之虚热，还包括体温并未高于正常而患者主观感觉有轻度发热的现象。若患者自觉发热，则称为"恶热"；若患者发热而兼心烦或烦躁，则谓之"烦热"；若患者自觉发热自骨髓透发而出，但扣之肌肤不热，则叫作"骨蒸"；若发热如潮水一样定时而至，每天到一定时间（一般多在下午以后）体温就逐渐升高，维持一段时间，便又逐渐下降至接近或恢复到正常范围，每日如此，反复不已的，称为"潮热"。

无论中医还是西医，对于虚热、长期低热的诊断、治疗都是一个难点。

2. 虚热

见《诸病源候论·病热候》，多因内伤劳损所致，如久病精气耗损、劳伤过度，可导致脏腑失调、气血阴液不足，或邪盛伤正所致的虚弱而生内热、内热进而化虚火，即正气不足所致的热证。一般将虚热进一步分为阴虚火旺和气虚火旺两种病状。

阴虚火旺多表现为全身潮热、夜晚盗汗、形体消瘦、口燥咽干、五心烦热、躁动不安、舌红无苔、脉搏细数。治疗时应以生津养血、滋阴降火为原则。气虚火旺者表现全身燥热、午前为甚、畏寒怕风、喜热怕冷、身倦无力、气短懒言、自汗不已、尿清便溏、脉大无力、舌淡苔薄。

虚热证，一般不具备特异性的脏腑症状体征，属于功能性病变：发病缓慢，病程长；低热，骨蒸潮热，盗汗五心烦热，失眠多梦。

根据病机不同，一般将虚热分为阴虚内热、气虚发热、血虚虚热、阳虚发热（真寒假热）。

（1）阴虚生内热

多表现为午后潮热、夜晚盗汗、形体消瘦、口燥咽干、五心烦热、躁动不安、舌红无苔、脉搏细数。治疗时应以生津养血、滋阴降火为原则。

（2）气虚发热

表现全身燥热、午前为甚、畏寒怕风、喜热怕冷、身倦无力、气短懒言、自汗不已、尿清便溏、脉大无力、舌淡苔薄。气虚虚热为脏腑正气虚弱，致气衰火旺，四肢困热，无气以动，懒于言语，动则喘乏，自汗心烦。

（3）血虚虚热证

因血虚所致的发热，又名血虚热。由吐衄便血、产后崩漏或饮食劳倦内伤脾胃所致。血虚与血液病是一个证态，血虚发热即血液病引起的发热，诸如：白血病、再障、溶血性贫血、恶性贫血等等引起的发热。

（4）阳虚虚热证

实际上是真寒假热，有争论，在《伤寒论》中属于暖休克。（参考《伤寒论现代解读》）

虚热的西医解释：非感染性（炎症）发热，慢性炎症发热，功能性发热。炎症除了体温计测量的发热之外，还会有其他的临床表现，例如：烦躁不安，失眠，全身不适，头痛，头昏，肌肉酸痛，小便刺激症状，食欲降低等等全身不典型的炎症临床表现以及症状体征。

下面着重讨论阴虚发热与气虚发热：

（1）阴虚发热

阴虚生内热，因精血津液等耗损所致的虚热。见《丹溪心法·发热》。

《证治汇补·阴虚发热》："有劳心好色，内伤真阴，阴血既伤，阳气独盛，发热不止，向晚更甚，或饮食如常，头胀时作，脉洪数无力，视其舌大而色赤者，阴虚也。"证见口干体瘦，食少懒倦，头痛时作时止，遗精盗汗，骨蒸肉烁，唇红颧赤，咳嗽痰血。

阴虚生内热的原型是肺结核。肺结核的全身表现为倦怠乏力，夜间盗汗，颧红（面颊潮红、毛细血管扩张），午后潮热（是阴虚的典型表现），是轻度毒性和自主神经功能紊乱症状。（《实用内科学》第13版，P599）

阴虚内热的症状

①五心烦热、手心热、足心热、不欲近衣被、两颧红赤，心中烦热、思冷饮、冷食；发热（高热、低热或体温不高皮肤有热感），潮热盗汗，夜热早凉；大便干、小便黄或黄赤有热感。②口干、口苦、咽干、恶心。③头晕、心悸、周身无力、面色苍白、睡眠不宁、遗精、月经紊乱。④脉细数、大数、弦数；舌苔黄或黄腻、干燥少津或焦黄兼少津。

治宜滋阴降火，青蒿鳖甲汤，大补阴丸，一阴煎，百合固金汤等。

阴虚发热是儿科比较常见的一个病证，多发生于小儿各种感染性疾病的后期，尤其多见于小儿高热以后。西医对小儿热病后期的持续低热等症状缺乏有效的治疗方法，而中医中药的治疗常可获得很好的疗效。中医治疗小儿阴虚发热主要采用滋阴清热的方法，即补充人体阴的不足，以调整阴阳的动态平衡。常用的滋阴类中药有沙参、麦冬、生地、地骨皮、天花粉、玉竹、青蒿、白薇等。对体质虚弱的小儿可以用西洋参煎水服，西洋参既能滋阴，又能补益气血，增强体质，从而有利于疾病的康复。需要提醒医生的是，诊断小儿阴虚发热时应该进行认真的体格检查和生化检查，以明确是否有器质性疾病所致的发热。对器质性疾病导致的发热，应根据不同的疾病进行治疗。如结核病所致的低热要进行抗结核治疗，风湿病所致的低热要进行抗风湿治疗。

阴虚生内热，是虚热，西医有几种情况：①低毒、慢性感染，长期低热机体呈现出慢性消耗性病理变化；②非感染性炎症，糖尿病、高血压、代谢综合征的病理学本质是炎症（痰、瘀，内湿）；③急性感染后期引起的异常消耗，营养不良；④坏死组织吸收，出血，凝血块的吸收，即吸收热；⑤甲亢等内分泌紊乱；⑥自主神经系统功能紊乱。

甲亢、高血压、糖尿病……功能异常升高为阴虚；非感染性炎症，出现低烧或者五心烦热即阴虚生内热。肥胖、高血脂、脂肪肝往往属于（内）湿热。具体问题具体分析，不可按照形式逻辑推理。

（2）气虚发热

"气虚生热"理论最早渊源于《内经》，在《素问·调经论》中就提出因劳倦太过，损伤脾气，气虚而生内热，金元时期李东垣更有发挥，著《脾胃论》，强调脾胃之气耗伤，元气不足，可以产生大热。《内经》和《脾胃论》的论述为"气虚生热"理论的产生奠定了基础。

气虚发热，以文献为据，就是脾气虚引起的发热。由于脾气虚，心血、肾精生化乏源，阴分不足，导致心火独亢及肾火内生，心火乘于脾胃淫于肌肤则"热中"，肾火上冲，诸脏热象环生，此气虚生热之一因。脾胃虚弱，升降失常，清阳不升，浊阴不降，郁伏中焦，"伏火"产生，此之二因。脾胃之气虚弱，卫气生化不足，不能御邪，正虚邪恋，常易感邪而发热，缠绵不除，此之三因。气虚发热理论的确立对于指导临床的辨证施治具有重要意义，李东垣立辛甘温之剂，补其中而升其阳，佐甘寒益阴泻火之剂，每收药到病除之效，代表方剂有补中益气汤、调中益气汤、补脾胃泻阴火升阳汤等。此"火邪"应指由脾胃气虚引起的心火和肾火。

气虚发热的症状

发热以上午为常见，劳倦即复发或加重，伴有声低气短，倦怠乏力，饮食少味，或兼恶风自汗，舌质淡，边尖有齿痕，舌苔薄，脉大无力。

证候分析

气虚发热多由脾胃气虚所引起。李东桓《脾胃论》中指出：它是由于"脾胃气虚，则下流于肾，阴火得以乘其土位"（阴火：离位的相火）而发热。上午阳气初生而未盛，故以上午常见，且劳则气耗，故劳倦则复发或加重；脾胃虚弱，运化失职，则饮食乏味，声低气短。脾主四肢，气虚则肢体乏力；气虚卫外不固则恶风、自汗。舌质淡舌苔薄，边尖齿痕，脉大无力，皆属气虚之象。

治法　甘温除热。

方药：补中益气汤（黄芪、人参、白术、炙甘草、当归、陈皮、升麻、柴胡）。若进而发展为阳气虚衰，虚阳外越，则热而形寒，面色㿠白，汗出肢冷，腰酸便溏，舌质淡，脉沉细而微，或浮大无根，用参附汤（人参、熟附子）。

气虚发热相关的西医病理状态

1. 功能性低热

证候：四肢困热，无气以动，懒于言语，动作喘乏，自汗心烦。治则：温补中气，甘温除热。主方：补中益气汤。正如《杂病源流犀烛·虚损痨瘵源流》云："有气虚热，必兼少气自汗，体倦心烦。"治宜甘温除热，用补中益气汤等方。

虽有低热，但又觉冷，出汗怕风，并有气短、乏力、不想说话、大便不成形、饮食减少等症状。宜用甘温退热法，或用黄芪、党参、白术、生姜、大枣、当归各10g煎水服。

2. 夏季低热

每遇夏季就出现低热，伴有头昏、乏力、口渴及食欲减退等症状；夏季过后则低热自退，全身症状也随着消失。宜用清暑退热的治法，一般用太子参15g、麦冬、五味子、竹叶、粳米各10g，生石膏15g，煎水服。兼有全身困重、大便稀、舌苔厚等症状者，则宜用藿香、佩兰、青蒿、制半夏、茯苓各10g，砂仁3g，六一散15g，煎水服。

清暑益气汤

暑湿伤气而致的发热。《素问·刺志论》："气虚身热，得之伤暑。"伴见四肢困倦，精神疲乏，心烦气促，口渴，自汗，小便黄，脉虚等证。治用东垣清暑益气汤。若暑热之邪耗气伤津，证见身热脉虚，汗多，烦渴较甚，治以清暑热，益气生津，用王氏清暑益气汤等方。即暑湿卫分证。

王氏清暑益气汤，组成：西洋参5g、石斛15g、麦冬9g、黄连3g、竹叶6g、荷梗6g、知母、6g、甘草3g、粳米15g、西瓜翠衣30g。将上药浸入清水中，水位高出药品约2cm，浸泡0.5h。微火煎煮约0.5h，去滓，空腹温服。量之多少，临病斟酌，也可少量频服。

3. 营养不良性发热

营养不良，特别是蛋白质缺乏，往往引起免疫功能低下，常常引起呼吸道、消化道感染，而这种感染并非急性的、特异性的感染，属于低毒慢性感染，或者是菌群失调引起，往往没有明显的临床表现，或者与营养不良的原发病重叠，表现出来的发热。当气虚－营养不良证态运用补中益气汤治疗之后，随着营养不良的改善，免疫功能低下得到纠正，机体抵抗能力提高，发热自然而愈。

4. 不明原因的低热，非感染性发热与气虚发热，也有一定的关系

从西医的角度看，气虚发热的相关情况：①脾气虚－营养不良证态发热，与脾脏、胃肠道淋巴组织的免疫功能下降相关，免疫球蛋白供应不足；②不明原因的发热；③非感染性炎症；④夏季热（清暑益气汤）；⑤功能性发热；⑥低毒感染，例如：肠道非致病菌免疫力低下时引起的炎症；⑦慢性炎症状态。

气虚发热

上午潮热，下午热退；身热、心烦、脉数等内热表现。往往热度不高，由于气虚与血虚共同引起（西医的吸收热、无菌性坏死、内分泌紊乱、甲亢等等）。与阴虚发热不同。

气虚发热与阴虚生内热的关系

《内经》所说的"阴虚则内热"，实质上是指"甘温除热法"的适应症。

气虚发热，也就是李东桓所说的脾虚"阴火"。而精血、津液的损伤——阴虚不能制阳、阳则相对偏盛而浮越的发热，才是名正言顺的阴虚内热。前者重在益气升阳、甘温除热；后者则应壮水之主、以制阳光。《金匮要略》小建中汤是甘温除大热的源头。

午后潮热、颧红舌红、脉细数是阴虚内热的三大共证。

《素问·调经论》中说："阳虚则外寒，阴虚则内热，阳盛则外热，阴盛则内寒……阴虚生内热奈何？岐伯曰；有所劳倦，形气衰少，谷气不盛，上焦不行，下脘不通，胃气热，热气熏胸中，故内热。"

《黄帝内经》认为，阴虚是内热产生的原因，关键在于劳倦之后而形气衰少，也就指劳倦伤脾，脾气不能运化水谷，饱食水谷郁于胃中，郁而化热。这与我们当今认识的"阴虚则内热"有本质的不同，所以说，我们拿现代的滋阴降火方药，并不能改善"阴虚则内热"证候群。李东垣倡导用补中益气汤来治疗这种发热，他认为这种发热，其根本原因是"阴气上冲"所致，这种发热可导致两组证候群，一组是脾虚气陷证，如饮食减少、体倦肢软、少气懒言、面色萎黄、大便稀溏、舌淡脉虚等症；一组是气虚发热证，如身热自汗、渴喜热饮、气短乏力、舌淡、脉虚大无力等症。这也就是后世发挥的甘温除大热，这与《黄帝内经》中"阴虚则内热"认识不同，与后世的"阴虚则内热"差别更大。这说明，自金元之后，历代医家对"阴虚则内热"的认识多有疑问，近代发挥的"阴虚则内热"及其理法方药思想体系，虽然解说圆满，可临床疗效却往往事与愿违。这是因为阴虚生内热中含有感染的因素，例如：结核杆菌等引起的感染，单纯滋阴当然解决不了感染的问题。

所以，阴虚生内热与气虚发热，有时候很难决然分开，二者是虚热的主要组成部分，既要鉴别开来，有时候的确鉴别困难，气阴两虚的情况也的确存在。

气虚发热与阴虚生内热的区别

阴虚生内热，是虚热，有几种情况：①低毒慢性感染，机体呈现出慢性消耗性病理变化；②非感染性炎症，糖尿病、高血压、代谢综合征的病理学本质是炎症（痰、瘀，内湿）；③急性感染的晚期，或者异常消耗状态；④坏死组织吸收，即吸收热；⑤甲亢等内分泌紊乱；⑥自主神经系统功能紊乱；⑦下丘脑－垂体－各轴功能异常升高。

从西医的角度看，气虚发热的相关情况：①脾气虚－营养不良证态发热，与脾脏、胃肠道淋巴组织的免疫功能下降相关，免疫球蛋白供应不足；②不明原因的发热；③非感染性炎症；④夏季热（清暑益气汤）；⑤功能性发热；⑥低毒感染，例如：肠道非致病菌免疫力低下时引起的炎症；⑦慢性炎症状态。这些内容与阴虚生内热具有许多重叠。

二者的临床表现不同，主要是伴随症状的不同：五心烦热、午后潮热，是阴虚；气短乏力为主、失眠、上午发热是气虚。气虚发热与功能性发热比较接近；阴虚内热与慢性低毒感染有比较多的重合。

虚热的相关西医知识

发热，由于致热原的作用使体温调定点上移而引起的调节性体温升高（超过正常值0.5℃），又称为发烧。

按照病因临床上可分为感染性发热与非感染性发热；按照病情分为急性发热与慢性发热；按照性质分为功能性发热与器质性发热；按照体温计测量，分为体温升高（37℃以上）以及体温不高（37℃以下）而病人自觉有热性症状者；按照临床表现分为全身表现与局部、器官特征表现。

根据虚热证，热度不高，一般不具备特异性的脏腑症状及体征，病程进展缓慢，病程长的特征，与西医的功能性低热、慢性感染低热、长期低热、原因不明发热、非感染性低热等相关疾病关系密切。其代表是长期低热。对于西医而言长期低热也是临床诊断与治疗的难点，而中医的气虚发热、阴虚发热、血虚发热的治疗方剂，对于西医的长期低热具有良好的治疗作用，对于提高疗效大有裨益。

1. 长期低热

长期低热的疾病很多，概括起来有器质性疾病所致或功能失调所致两大类。在器质性疾病所导致的低热中，以慢性感染最为常见，如结核病、慢性肾盂肾炎、慢性鼻窦炎、某些寄生虫病等；同时，一些非感染因素也可导致长期低热，如贫血、恶性肿瘤、甲状腺功能亢进、系统性红斑狼疮等；还有一些原因不明确的发热（FUO）。所以，长期低热可以概括为功能性低热、慢性感染低热、原因不明发热、非感染性低热等。

（1）感染性发热：由各种病原体如病毒、细菌、支原体、立克次体、螺旋体、真菌、寄生虫等引起的感染，不论是急性、亚急性或慢性，局部性或全身性，均可出现发热。（实热－急性感染证态，虚热－慢性感染证态）

（2）非感染性发热具有下列特点：①热程长，超过2个月，热程越长，可能性越大。②长期发热一般情况好，无明显中毒症状。③贫血、无痛性多部位淋巴结肿大、肝脾肿大（免疫功能异常）。

非感染性发热按照病理机制分类

①无菌性坏死物质的吸收。由于组织细胞坏死、组织蛋白分解及组织坏死产物的吸收，所致的无菌性炎症，常可引起发热，亦称为吸收热。常见于：a. 机械性、物理或化学性损害，如大手术后组织损伤、内出血、大血肿、大面积烧伤等；b. 因血管栓塞或血栓形成而引起的心肌、肺、脾等内脏梗死或肢体坏死；c. 组织坏死与细胞破坏，如癌、白血病、淋巴瘤、溶血反应等。

②抗原—抗体反应如风湿热、血清病、药物热、结缔组织病等。

③内分泌与代谢疾病如甲状腺功能亢进、重度脱水等。

④皮肤散热减少如广泛性皮炎、鱼鳞癣及慢性心力衰竭等而引起发热，一般为低热。

⑤体温调节中枢功能失常：有些致热因素不通过内源性致热源而直接损害体温调节中枢，使体温调定点上移后发出调节冲动，造成产热大于散热，体温升高，称为中枢性发热。常见于：a. 物理性：如中暑；b. 化学性：如重度安眠药中毒；c. 机械性：如脑出血、脑震荡、颅骨骨折等。上述各种原因可直接损害体温调节中枢，致使其功能失常而引起发热，高热无汗是这类发热的特点。

⑥自主神经功能紊乱由于自主神经功能紊乱，影响正常的体温调节过程，使产热大于散热，体温升高，多为低热，常伴有自主神经功能紊乱的其他表现，属功能性发热范畴。自主神经功能紊乱影响正常体温调节，可产生功能性发热，包括：a. 感染后热；b. 神经功能性低热，某些植物神经功能紊乱所致的低热，以及婴儿体温中枢调节功能失常等。

⑦致热类固醇性发热：如周期热、肾上腺癌、慢性肝炎、肝硬化等。

长期低热按照病因分类

腋窝温度在37.5～38℃且持续4周以上为长期低热，常见病因为：

（1）结核病：为低热的常见病因，以肺结核多见，早期无症状和体征，需进行胸部X线检查。其次为肺外结核，如肝、肾、肠、肠系膜淋巴结、盆腔、骨关节结核等。除局部症状外，常有结核病的中毒症状，血沉增快、结核菌素试验强阳性，抗结核治疗有确切疗效，有助于诊断。

（2）慢性肾盂肾炎：女性患者常见低热原因，可无明显症状、体征甚至尿检查无异常，以低热为唯一表现。及时检测尿 Addi 细胞计数，清晨第一次中段尿培养及菌落计数，如尿白细胞 >5/HP，细菌培养阳性，菌落计数 $>10^5$/mL 可以确定诊断。

（3）慢性病灶感染：如副鼻窦炎、牙龈脓肿、前列腺炎、胆道感染、慢性盆腔炎等。以不规则低热多见，常伴有局部症状及体征，当病灶清除后症状消失。

（4）艾滋病（AIDS）。

（5）巨细胞病毒感染可持续低热，类似传染性单核细胞增多症、病毒性肝炎，依据抗 CMVIgM 检测诊断。

（6）甲状腺功能亢进：早期低热伴心悸、脉搏快、多汗食欲亢进、消瘦、手颤、甲状腺肿大、局部杂音等。检测 T3、T4、rT3 等。对无突眼的甲状腺功能亢进需进行 I^{131} 摄取试验以除外甲状腺炎时激素外溢引起血中 T3、T4 水平升高。

（7）恶性肿瘤：中年以上者有不明原因低热，血沉增快，应注意肿瘤检查如原发性肝癌、肺癌、肾癌及结肠癌等。

（8）神经功能性低热：多见于青年女性，夏季明显。清晨体温升高，下午低，常伴有神经官能症的症状，一般情况良好，体重无变化，虽经各种药物治疗无效，可自愈。其诊断主要依据动态观察，排除各种器质性疾病。

（9）感染后低热：急性细菌性或病毒性感染控制后，仍有低热、乏力、食欲缺乏等，与患者植物神经功能紊乱有关。

除以上病因外还可有伪热。

2. 不明原因发热（FUO）

发热时间比较长，病因较隐匿。目前国内临床上最常用的定义是：持续发热 2～3 周以上，体温数次超过 38.5℃，经完整的病史询问、体格检查以及常规的实验室检查仍不能明确诊断者。

它的病因复杂多样，而且临床表现多数都不典型。引起 FUO 的病因大致可分为两大类，即感染性疾病与非感染性疾病。感染性疾病是指由各类致病微生物（细菌、病毒、真菌、支原体、衣原体、螺旋体等）侵犯人体所导致的感染，如结核病、中枢神经系统感染、肝脓肿、胆囊炎、感染性心内膜炎、艾滋病等；非感染性疾病又可分为很多类型，较常见的有：风湿性疾病（如风湿热、类风湿性关节炎、成人 Still 病、系统性红斑狼疮等）、各类淋巴造血系统恶性肿瘤（如恶性淋巴瘤、恶性组织细胞病、白血病等）和实质器官肿瘤（如肺癌、肾癌、肝癌等）、药物过敏（药物热）以及其他许多疾病（如组织细胞坏死性淋巴结炎、甲状腺炎、炎症性肠病等）。在所有的病因中，以感染性疾病最为常见，可占 45%～60%，其次为各种风湿性疾病和恶性肿瘤。值得一提的是，由于病人对药物产生过敏反应所造成的药物热在临床上相当普遍，病人因为发热而就诊，在用药治疗过程中，体温仍持续不退甚至呈升高趋势。据统计，此类病人可以占到所有 FUO 病人的 2%～9%，应该引起足够的重视。

不明原因发热中的非感染性疾病与长期低热的非感染性发热重叠。感染性发热中许多疾病的原因是明确的，只是没有被检查出来。

3. 功能性低热

功能性低热的原因可能与体温调节中枢功能紊乱，或植物神经功能紊乱有关。此类低热包括原发性低热（体质性低热）、夏季热以及感染后低热。

功能性低热是由非器质性疾病所致的低热。用手扪患者的皮肤，仅有轻微发热的感觉（体温升高常在 38℃ 以下），中医学称之为"虚热"，其特点为早晨及午前的体温高于午后及晚上，有时伴有多汗、乏力、食欲不振等症状。这些症状是发热的全身表现、非特异性症状。对于西医没有临床意义，而对于中医而言，具有虚热的特征。

发热一般都在 38℃ 以下，到医院检查，又没有其他异常现象，找不出明确的病因。对于这种长期低热，中医称为"虚热"，西医称为"功能性低热"。对于这种低热，不能盲目地使用退热药，也不能长期使用抗生素，否则不仅不能退热，反而会带来不良反应。对于此症状，使用中医治疗可获得较好效果。

常见的功能性低热

（1）原发性低热：由于自主神经功能紊乱所致的体温调节障碍或体质异常，低热可持续数月甚至数年之久，热型较规则，体温波动范围较小，多在 0.5℃ 以内。（气虚发热）

（2）感染后低热：由于病毒、细菌、原虫等感染致发热后，低热不退，而原有感染已愈。此系体温调节功能仍未恢复正常所致，但必须与因机体抵抗力降低导致潜在的病灶（如结核）活动或其他新感染所致的发热相区别。（阴虚生内热）

（3）夏季低热：低热仅发生于夏季，秋凉后自行退热，每年如此反复出现，连续数年后多可自愈。多见于幼儿，因体温调节中枢功能不完善，夏季身体虚弱，且多于营养不良或脑发育不全者发生。

（气虚发热）

（4）生理性低热：如精神紧张、剧烈运动后均可出现低热。月经前及妊娠初期也可有低热现象。（气虚发热）

气虚发热与阴虚发热，有时候是同时存在的，有时候难于区分，都是虚热。虚热，往往是低热或者不发热，仅仅感觉五心烦热、烦躁、失眠、小便烧灼感等虚热的表现。

功能性低热中医辨证论治

（1）阳虚低热：自觉发热而体温多不高，热而欲近衣，形寒怯冷，四肢不温，也可兼见面色㿠白，头晕嗜卧，腰膝酸痛。舌质多淡胖或有齿痕，苔白润，脉多沉细无力或浮大无力。宜用温阳补肾，引火归元之法。

（2）阴虚低热：大多在下午和晚上发热，伴有盗汗、失眠、心烦、两颧潮红等症状。宜用养阴退热的治法，可用青蒿、鳖甲、地骨皮、银柴胡、生地黄、天冬、知母各12g煎水服。

（3）血虚低热：大多在下午发热，或稍有烦劳就觉头面手足烘热，伴有心悸、面色苍白、气短乏力等症状。宜用养血退热的治法，可用生地黄、白芍、当归、制首乌、黄芪、茯苓、淮山药、青蒿、地骨皮各10g煎水服。

（4）气虚低热：虽有低热，但又觉冷，出汗怕风，并有气短、乏力、不想说话、大便不成形、饮食减少等症状。宜用甘温退热法，或用黄芪、党参、白术、生姜、大枣、当归各10g煎水服。

（5）夏季低热：每遇夏季就出现低热，伴有头昏、乏力、口渴及食欲减退等症状；夏季过后则低热自退，全身症状也随着消失。宜用清暑退热的治法，一般用太子参15g，麦冬、五味子、竹叶、粳米各10g，生石膏15g，煎水服。兼有全身困重、大便稀、舌苔厚等症状者，则宜用藿香、佩兰、青蒿、制半夏、茯苓各10g，砂仁3g，六一散15g，煎水服。

值得注意的是有些低热并非功能性低热，而是由体内一些潜在的疾病引起，如慢性肝炎、结核病、风湿病、慢性尿道感染等。所以对于长期低热，应先到医院仔细检查，排除上述各种疾病后，才能当作功能性低热治疗。

4. 慢性炎症

致炎因子持续存在并且损伤组织是发生慢性炎症的根本原因。各种器官的慢性炎症除从急性炎症转化而来外，还可以其他方式发生。急性炎症反复发作，而发作间期无明显症状也可认为慢性炎症，如慢性胆囊炎、慢性肾盂肾炎等。慢性炎症还可潜隐缓慢地逐渐发生，临床上开始并无急性炎症表现，常见于细胞内感染（如结核杆菌、病毒感染），这些病原体的毒力不强，但可引起免疫反应；或长期受不能降解却有潜在毒性物质的刺激（如尘肺）；或持续存在的、对抗自身组织的免疫反应即自身免疫性疾病（如类风湿性关节炎）。

在临床上慢性感染与功能性低热有时候很难鉴别，特别是隐蔽性的慢性感染，往往查不到原发病灶，在治疗上造成困难，有时候诊断为原因不明确的发热。而中医把这些疾病归类于"虚热"。虚热应该包括：功能性发热、慢性感染发热、原因不明确的发热夏季热，至少是这四种情况。气虚发热与功能性发热重叠比较多；阴虚发热与慢性感染发热重叠比较多。血虚发热与血液病性发热重叠比较多。

小结

（1）虚热与以长期低热为代表的功能性低热、慢性感染低热、原因不明发热、非感染性低热等临床表现一致，共同临床表现是：长期低热，没有特异性的器质性病变。

（2）它们的原因归纳起来是慢性感染与非感染性发热。

慢性感染性疾病发热的病因：①结核病；②慢性肾盂肾炎；③慢性病灶感染；④巨细胞病毒感染可持续低热。非感染性发热如前述。

功能性低热的原因可能与体温调节中枢功能紊乱，或植物神经功能紊乱有关，属于非感染疾病。

（3）血虚发热：血液病引起的发热。发热是血液系统疾病的重要症状之一，许多血液病都可以引起发热，如白血病、淋巴瘤、再生障碍性贫血、恶性组织细胞病等。血液系统疾病引起的发热多伴有进行性贫血、出血、肝脾肿大、骨关节疼痛、黄疸、皮疹等症状，某些血液病本身可致发热，应予重视。参考血虚 – 血液病证态。

虚热 – 功能性低热证态，是中、西医临床上的共同难点。痹证 – 风湿性疾病发热等不在此讨论。

第四节　阴阳

阴阳是其他六纲的总纲，即将表里、寒热、虚实再加以总的概括，归纳为阴阳两纲。一般表、实、热证属于阳"纲"，里、虚、寒证属于阴"纲"。阴证和阳证的临床表现、病因病机、治疗等已述于表里、寒热、虚实六纲之中。

1. 阴纲（习惯上称为阴证）

阴证是体内阳气虚衰、阴气偏盛的证候。一般而言阴证必见寒象，以身畏寒，不发热，肢冷，精神萎靡，脉沉无力或迟等为主证。由脏腑器官功能低下，机体反应衰减而形成，多见于年老体弱，或久病，呈现一派虚寒的表现。

2. 阳纲（习惯上称为阳证）

阳证是体内阳气亢盛、正气未衰的证候。一般而言阳证必见热象，以身发热，恶热，肢暖，烦躁口渴，脉数有力等为主证。由脏腑器官机能亢进而形成，多见于体壮者，新病、初病呈现一派实热的表现。

3. 八纲的关系

表里、寒热、虚实、阴阳八纲的区分并不是单纯的、彼此孤立的、静止不变的，而是错综复杂、互相联系、互相转化的。归纳起来，八纲之间存在着"相兼""夹杂""转化"的关系。

（1）相兼关系。"相兼"即指两个纲以上的症状同时出现，如外感热病初期，见有表证，还须进一步辨其兼寒或兼热，故可分为表寒证和表热证；久病多虚证，当进一步辨其属虚寒证或虚热证。相兼证的出现，不能平均看待，而是有主次和从属关系，如表寒、表热证都是以表证为主，寒或热从属于表证，治疗当以解表为主，分别用辛温解表或辛凉解表；虚寒、虚热证都是以虚证为主，寒或热也从属于虚证，治疗时当以补虚为主，分别用补阳或滋阴的方法。至于表里相兼时，以何证为主，须看具体病情而定。

（2）夹杂关系。"夹杂"即指患者同时出现性质互相对立的两纲症状，如寒热夹杂、虚实夹杂、表里夹杂（习惯上叫表里同病）病。另外，在疾病发展过程中，还会出现一些假象，如真热、假寒、真寒、假热等。所以，在辨证过程中，要细心观察、全面分析、去伪存真、抓住本质，以免造成误诊、误治，延误病情。

（3）转化关系。"转化"即指某一纲的症状向其对立的一方转化。表里之间、寒热之间、虚实之间、阴阳之间既是相互对立的，又可在一定条件下相互转化。如外感风寒见恶寒发热、头痛等表寒证，若因病情发展或治疗不当，则病邪可由表入里，病变性质可由寒转热，最后由表寒证转化为里热证；实证可因误治、失治等原因，致病程迁延，虽邪气渐去，而正气亦伤，逐渐转化为虚证，虚证可由于正气不足，不能布化，以致产生痰饮或水湿、气滞或血瘀等实邪，而出现种种实证。转化是在一定条件下才能发生，辨证时必须随时审察病机的转变，及时诊断治疗，避免疾病向恶化方向发展，促进疾病向痊愈方向转化。（符合矛盾论中的矛盾转化）

不同的排列组合关系：阴虚生内热、阳虚则外寒等等。

八纲辨证运用时，首先辨别表里，确定病变的部位；然后辨别寒热、虚实，分清病变性质，了解正邪双方力量对比状况；最后可以用阴阳加以总的概括。

　　阴阳两纲，不是对于具体的证进行分类，而是对于其他六纲的一般分类。在临床实践中不存在具体的阴证与阳证，也不存在具体的热证、寒证……因为八纲中的每一纲涉及的病症太多了，范围太大了，太抽象了。中医方证对应，每一纲不可能有一个方剂与之对应。阴证、阳证应该理解为阴纲、阳纲，余类推。

　　例如：表里，他只是在《伤寒论》中使用，在温病学中没有表里，而是卫气营血，一般认为卫分证与表证属于同一层次。一般而言表证属阳，里证属阴。半表半里就不能分阴阳，阳明腑实证是里热实证，显然是阳证。

　　所以，我们在学习中医的时候一定要具体问题具体分析，不能按照形式逻辑进行推理，一定要符合临床实际。

　　西医也一样，在临床诊断的时候，不是按照形式逻辑推理进行的，例子不胜枚举。

　　八纲辨证是对疾病的整体状况做一个大致的评估，不至于犯原则性的错误。主要是虚实寒热。只有与其他辨证论治中的任何一种相结合，才有意义。

第四章　脏腑辨证

脏腑辨证是辨别脏腑病位及脏腑阴阳、气血、虚实、寒热等变化，为治疗提供依据的辨证方法。

根据现在中医学藏象学说，藏象分为：心、肝、脾、肺、肾五脏。藏象是以功能为主的分类方法，即把人体的功能分为五大类，以相对应的藏命名。西医把人体以解剖学结构为主要依据分为八大系统：神经系统、循环系统、消化系统、呼吸系统、生殖泌尿系统、运动系统、内分泌系统、免疫系统。把泌尿生殖系统分开来，就是九大系统。如果把运动系统分为骨骼系统、肌肉系统，那就是十大系统。说明西方科学对于人体的分类，也是不统一，有争论、有矛盾的理论。

中西医融合：

心－调控系统、神经系统、循环系统、内分泌系统；

肝－自主神经系统、肝脏、情绪调控等。

脾－消化系统、代谢功能。

肺－呼吸系统、呼吸功能。

肾－泌尿生殖系统。

脏腑辨证，也就是西医相应系统的疾病或者病理状态的诊断与治疗。大致如此，取其近似值，能够解决临床问题就行了。

第一节　心病证

一、虚证－神经、心血管系统的功能性病变

中医的"心"包括神经系统、心血管系统等，中医的虚证是指西医的功能性病变。所以中医"心"的虚证包括：神经衰弱，神经官能症特别是心脏神经官能症。因为神经衰弱与神经官能症，在临床上不容易区分，从病理学上也没有明确的区别，这都是由于心理精神因素引起的功能性病变。

虚证－功能性疾病，在实证－器质性疾病的晚期、慢性期、临床治愈后的后遗症也可以出现，是因为实证－器质性病变在恢复期、晚期、慢性期，在器质性病变的基础上获得了新的功能平衡状态后，这时候器质性病变的急性期临床表现不明显，于是功能性临床表现又显现出来，显示出虚实夹杂的表现，例如阳虚水泛－心力衰竭的晚期，经过治疗，水肿明显减轻，这时候心阳虚、心气虚的临床表现再次凸显出来，治疗就不是单一功能性的治疗，而是综合性的治疗。中西医都是一样的原则。

心气虚、心血虚、心阳虚、心阴虚都是神经系统、心血管系统的功能性病变的不同的临床类型，临床表现的侧重点不同，或者原发疾病的不同，伴随的症状不同。（参考八纲辨证中的虚证）

（一）心气虚－心脏神经官能症证态，以神经衰弱为主要表现

《内经·素问》："心气虚，则梦救火阳物，得其时则梦燔灼。"

《灵枢·本神》："心气虚则悲，实则笑不休。"

《金匮要略·五脏风寒积聚病脉证并治第十一》："心气虚者其人则畏，合目欲眠，梦远行而精神离散，魂魄妄行。"心气虚是许多疾病中的一组功能性表现，出现在不同的病种，表现各异：出现在惊

悸中，表现为自觉心中空虚，惶惶不安，多畏善恐等；心气虚致不寐者，昼日神疲困倦，昏昏欲睡，失眠、多梦易惊等等；心气虚还可以见于胸痹（心梗）、中风后患者、癫痫等疾病的缓解期。

心气虚主要症状有心悸、短气（活动时加剧）、胸闷不舒、自汗、脉细弱或结、代。西医多见于某些虚弱病患者，以及贫血、心律不齐、神经衰弱等。

病因　多因禀赋不足、心气素虚、年迈体衰、脏气渐弱；劳倦思虑过度，耗伤心气，或由久病气血双亏，心气乏源；或因误汗、过汗、汗出过多，心气随之而泄，导致心气不足。其证属虚，病位主要在心。日久可影响肺、脾、肾三脏功能失调，极易造成瘀血、痰浊等病理产物的发生。

病机　心主血脉，藏神，"……有神明之心，神者，气血所化生之本也……主宰万事万物，虚灵不昧是也"（《医学入门》）。若心气虚，心气不足，神失潜藏，故神不守舍。因而《症因脉治》说："……心气虚则心主无威，心神失守。"若心气虚进一步发展，气虚及阳，可出现心阳虚，亦可累及于肺，肺失宣发肃降，肺气亦虚，形成心肺气虚证。

临床表现

心气虚证的临床表现，以心悸，汗多，动则加重，气短，神疲乏力，失眠，多梦，心恐不安，舌淡苔白，脉虚或结、代为主症，可兼见面色淡白无华，胸闷等症。临床以心悸、自汗、气短、胸闷、动则加重为主要表现的证候。多见于惊悸、不寐、胸痹、虚劳，以及西医的心律失常、心脏病、贫血、神经衰弱等疾病。心气虚证与心脏神经官能症是一个证态，心气虚作为病机，存在于诸多疾病之中。

治疗　多用四君子汤加黄芪以益气，加酸枣仁、远志、柏子仁、五味子等以养心安神。

（1）宅中汤加减：炙黄芪 15g、炙党参 12g、朱茯神 10g、远志 10g、当归 10g、白芍 10g、丹参 6g、柏子仁 10g、酸枣仁 10g、炙甘草 6g。本方适用于心气虚，无寒、热象症状者。

（2）养心汤加减：炙党参 12g、炙黄芪 10g、柏子仁 10g、酸枣仁 10g、朱茯神 10g、当归 10g、白芍 10g、百合 12g、桂枝 6g、炙甘草 6g。本方适用于心气虚偏阳虚症状者。

以上方药，浓煎，取汁 200～300mL，每日 1 剂，温服，每日 3 次。

心脏神经官能症

临床表现：心脏神经官能症，又称功能性心脏不适、神经血循环衰弱症或奋力综合征、心血管神经官能症，国外称为神经性循环系统功能障碍或神经性循环无力症（心主神明、心主血脉）或高敏症等。是神经官能症的一种特殊类型，也是一种极为常见的心血管疾病。以心血管系统功能失常为主要表现，可兼有神经官能症的其他表现。其症状多种多样，常见有心悸、心前区疼痛、胸闷、气短、呼吸困难、头晕、失眠、多梦等。多发生于青壮年，20～40 岁者多见，也可见于高中级白领、空巢老人、心梗、中风后患者（心气虚还可以见于胸痹、癫痫等等的缓解期）；临床上甚至是某些青少年，多见于女性，尤其是更年期妇女多发。本病体检无明显器质性病变特征，症状尽管表现很重，但预后良好。以心悸、气短、多汗为主，与心气虚一致。

病因　由于焦虑、紧张、情绪激动、精神创伤等因素的作用，中枢的兴奋和抑制过程发生障碍，受植物神经调节的心血管系统也随着发生紊乱，引起了一系列交感神经张力过高的症状。此外，过度劳累，体力活动过少，循环系统缺乏适当锻炼，以致稍有活动或少许劳累即不能适应，因而产生过度的心血管反应而致本病。

诊断　出现心血管系统的症状多种多样，时轻时重但多不严重，一般无器质性心脏病证据，但可与器质性心脏病同时存在或在后者的基础上发生。病史应详细询问有无焦虑、情绪激动、精神创伤或过度劳累等诱因，是否曾被诊断为"心脏病"，心慌、气短或心前区不适等感觉与活动、劳累和心情的相关关系，睡眠状况如何等。

检查　符合虚证－功能性疾病证态，心电图、超声波、脑电图等，查不到器质性病变。

心脏神经官能症鉴别诊断

（1）心绞痛（胸痹心痛）　冠心病心绞痛患者以中、老年男性居多，多数有冠心病发生的危险因素，例如高血压、高胆固醇血症、糖尿病、吸烟史。心绞痛常发生在体力活动、运动或情绪激动过程中，疼痛部位较固定，多为胸骨后，持续时间一般不超过3～5分钟，含服硝酸甘油可缓解疼痛。如果仅从症状表现难以鉴别时，可作运动心电图、核素心肌显像检查，必要时做冠状动脉造影。

（2）甲状腺功能亢进症（阴虚）　典型表现有甲状腺肿大、颈部血管杂音、双手细颤动、突眼、怕热与消瘦等，鉴别不困难。不典型表现时与心脏神经官能症较难区别，测定血清T3、T4可做出诊断。

（3）心肌炎（心阴虚）　通常在起病前1～2周有明确感染（病毒或细菌）病史，典型表现有心脏扩大、心音减弱、奔马律、心电图P－R间期延长，各种类型心律失常等。不典型或轻症者较难鉴别。病原学检查，例如血清病毒中和抗体滴定度，有辅助诊断价值。

心脏神经官能症治疗

采用"双心"医学模式来诊治心脏神经症患者，从心脏、心理（精神）双重角度给予关注、治疗与疏导，将极大提高治疗效果。与心气虚的治疗大致类同。

小结　根据临床表现、鉴别诊断等的比对，可以看出心气虚与心脏神经官能症是一个证态。

（二）心阳虚－心脏神经官能症证态，兼见形寒肢冷

心阳虚与心阳虚证是不同的概念。心阳虚是病机概念，他存在于许多证以及许多病机之中，诸如：胸痹、四逆证、痰饮、血瘀等病机之中。心阳虚证是一个证型或者证名，是一组症状与脉象、舌象的有机组合。虽然心阳虚证有许多证型，但是每一个证型都有一组相对固定的症状与体征（舌象、脉象）及方剂，在西医学里，能够找到相应的病理状态；而心阳虚作为病机，心阳虚是指心之阳气不足，虚寒内生所引起，临床以胸闷胸痛、心悸冷汗、恶寒肢冷为主要表现的证候，在西医学里很难找到相应的一个具体的病理学证据。

心阳虚：面色㿠白，心胸憋闷，心悸，心中空虚，惕惕而动，形寒肢冷，气短息促，自汗，倦怠无力，舌淡苔白，或舌体胖嫩，脉细弱或结代或迟。见于：心悸，怔忡，厥心痛，真心痛，虚劳。西医见于心脏神经官能症，水电解质紊乱，心脏病，心肌病，心肌炎等的早期或者轻型。除了心阳虚的症状外，如果还有四肢厥冷，大汗出，心悸加重，甚至昏迷不醒，脉微欲绝，多见于心力衰竭或休克等病症。

心阳虚证是心阳不足，气血失于温运而出现的一系列症状的概称。是心气虚的重症，可以由心气虚演变而来。

病因　本证多由久病体虚，年老脏气虚衰；或汗出太过，耗伤阳气；或素体禀赋不足引起心阳不振，不能温运气血；或思虑过度，劳伤心神以致心阳不足，阴损及阳，耗伤阳气而形成。

病机与症状　心阳虚衰，温运失司

（1）心阳不足多因久病体弱，年高脏气虚衰；

（2）汗出太过，耗伤心阳；

（3）禀赋不足，而致心阳不振，不能温运气血；

（4）思虑过度，劳伤心神而致；

（5）心阴亏耗日久，阴损及阳，导致心阳不足。

心阳虚证的病位在心，多数虚证常可影响肺、脾、肾三脏功能，当导致病理产物痰饮、淤血的时候则为虚实夹杂的证候。

治法　温通心阳，回阳救逆。

方药：桂枝甘草汤加减或四逆汤加减。附子、肉桂、干姜、五味子、桂枝等。

《伤寒论》中的心阳虚证（参考《伤寒论现代解读》）

①桂枝甘草汤证。②桂枝甘草龙骨牡蛎汤证。③桂枝去芍药加蜀漆牡蛎龙骨救逆汤证。④桂枝加

桂汤（欲做奔豚）。

《金匮要略》中的心阳虚证、心肾阳虚证

①奔豚气：奔豚汤、苓桂甘枣汤；桂枝加桂汤。②胸痹，阳微阴弦，（见胸痹－心绞痛证态）另外还有真武汤证（心肾阳虚）、苓桂术甘汤证（心脾阳虚）等等。

这是典型的、具有代表性的证，实际上还有许多。

1.《伤寒论》中的心阳虚证

桂枝甘草汤证

伤寒论64条 发汗过多，其人叉手自冒心，心下悸，欲得按者，桂枝甘草汤主之。

本证的病机为心阳虚，临床所见证候特征为心下悸动，或空虚或空悬感，脉微缓或结，苔白，常伴有体瘦乏力、短气或心前区憋闷不适等。从原文分析"发汗过多"是叙病因，"叉手自冒心"是叙病情，"心下悸欲得按"是叙病症，"桂枝甘草汤"是叙治法。

桂枝甘草龙骨牡蛎汤证

伤寒论118条 火逆下之，因烧针烦躁者，桂枝甘草龙骨牡蛎汤主之。

桂枝1两，去皮 甘草2两，炙 牡蛎2两，熬 龙骨2两，

上4味，以水5升，煮取2升半，去滓，温服8合，日3服。

烧针劫汗，一则可迫汗液外泄而损伤心阳，二则又可使人发生惊恐而心神不安。今因烧针又行攻下，一误再误，损伤心阳，致心阳虚不能敛养神气，使心神浮越，产生神情不安等症状，治以桂枝甘草龙骨牡蛎汤。

本汤以桂枝、甘草补益心阳，甘草之量大于桂枝，意在误下中气损伤，用甘草补土益气；龙骨、牡蛎重镇收涩，潜敛心神以治烦躁。四药共奏温复心阳、潜镇安神之效。

本证与上条心阳虚的"心下悸"证有轻重之别。前者为发汗过多，损其心阳所致，以心悸欲得手按为主要表现，尚属较轻。本证则由误用火疗而复下之，致心阳虚损，心神浮越而成，临床以烦躁为主要表现，病势较重。使用本方不限于因烧针之误，只要具备心阳虚烦躁证的病理，就可选用。

桂枝去芍药加蜀漆牡蛎龙骨救逆汤证

伤寒论112条 伤寒脉浮，医以火迫劫之，亡阳必惊狂，卧起不安者，桂枝去芍药加蜀漆牡蛎龙骨救逆汤主之。

桂枝3两，去皮 甘草2两，炙 生姜3两，切 大枣12枚，擘 牡蛎5两，熬 蜀漆3两，洗去腥 龙骨4两。上7味，以水1斗2升，先煮蜀漆，减2升，内诸药，煮取3升，去滓，温服1升。本云，桂枝汤今去芍药加蜀漆、牡蛎、龙骨。

"伤寒脉浮"，谓其病在表，"医以火迫劫之"，指用火疗迫劫取汗；"亡阳必惊狂、卧起不安"，因汗为心之液，阳为心之神，汗出过多，心阳随汗外泄，阳虚不能养神，则心神浮越不敛，故发生惊狂，卧起不安。治用桂枝去芍药加蜀漆牡蛎龙骨救逆汤。

本汤用桂枝汤加减而成。桂枝汤去芍药之酸苦阴柔，而取桂枝甘草相配，以复心阳。亡心阳之证，常伴有浊痰凝聚，影响神明，故加蜀漆（常山之苗）以消痰。因心神浮越较重，故用重剂之牡蛎、龙骨潜镇心神，止惊狂。因此属火劫之逆为病，故方名"救逆汤"。

此亡阳，是亡心阳。在病机与治疗上，它与亡肾阳、亡卫阳有所不同，临证时应区别。亡心阳者，乃因火劫迫汗，心神飞越，见惊狂、卧起不安，治当补益心阳，镇静安神，方用桂枝去芍药加蜀漆牡蛎龙骨场；亡肾阳者，乃因发汗过多，肾阳耗损，见心惊、头眩、厥逆下利、脉微细、筋惕肉𣊀，治当温肾回阳，宜真武汤或四逆汤；亡卫阳者，乃因汗出过多，表阳虚衰，见漏汗不止、恶风寒、小便难、四肢微急，治当固表回阳，宜桂枝加附子汤。

仲景治心阳虚弱，桂枝、甘草为必备之药。如心阳虚为主时，皆用桂枝、甘草，辛甘化合，补益心阳。心阳虚三方证：桂枝甘草汤证，心悸欲得按，为心阳虚之轻证；桂枝甘草龙骨牡蛎汤证，烦躁、

心神浮越，为心阳虚损较重证；桂枝去芍药加蜀漆龙牡汤证，惊狂、卧起不安，为心阳虚最重证。

欲作奔豚，茯苓桂枝甘草大枣汤主之

伤寒论 65 条　发汗后，其人脐下悸者，欲作奔豚，茯苓桂枝甘草大枣汤主之。

茯苓 0.5 斤、桂枝去皮 4 两、甘草炙 2 两、大枣劈 15 枚、右 4 味，以甘澜水 1 斗，先煮茯苓，减 2 升，内诸药，煮取 3 升，去滓，温服 1 升，日 3 服。

作甘澜水法：取水 2 斗，置大盆内，以勺扬之，水上有珠子五六千颗相逐，取用之。

解说：本条为汗后心阳虚损，下焦水气欲上逆所致。病情比 64 条更进一步，由于水电解质紊乱失钾、失钠而引起胃肠平滑肌功能紊乱以及腹直肌痉挛的表现。

117　烧针令其汗，针处被寒，核起而赤者，必发奔豚。气从少腹上冲心者，灸其核上各 1 壮，与桂枝加桂汤，更加桂 2 两也。

桂枝去皮 5 两、芍药 3 两、甘草炙 2 两、生姜切 3 两、大枣擘 12 枚，右 5 味，以水 7 升，微火煮取 3 升，去滓，温服 1 升。本云桂枝汤，今加桂满 5 两。所以加桂者，以能泄奔豚气也。

桂枝汤对胃肠道功能具有双向调节作用，"奔豚气，气从少腹上冲心者"，如果理解为胃肠道异常的逆行蠕动，那么，桂枝加桂汤能泄奔豚气，就能与西医的理论一致。奔豚气是病人自觉有气从少腹上冲胸咽的一种病症，多见于现代医学的胃肠神经官能症、返流性食管炎。当胃肠功能紊乱，发生逆行蠕动时结肠内的气体就会逆向传递，这样引起的奔豚气，是桂枝汤的适应证。在外感病中与水电解质紊乱相关。（参考：伤寒论现代解读）

2.《金匮要略》中的心阳虚证、心肾阳虚证等

①奔豚气。苓桂甘枣汤；桂枝加桂汤。②胸痹，阳微阴弦，（见胸痹－心绞痛证态）。另外还有真武汤证（心肾阳虚）、苓桂术甘汤证（心脾阳虚）等等。均属心阳虚，应当鉴别。

附：奔豚气－反流性食管炎证态
《金匮要略》奔豚气病脉证治第八（全文）

论二首方三首

师曰：病有奔豚，有吐脓，有惊怖，有火邪，此四部病，皆从惊发得之。师曰：奔豚病，从少腹起，上冲咽喉，发作欲死，复还止，皆从惊恐得之。（注：皆从惊恐得之，是指具有明显的恐怖感，欲死感，死亡恐怖症）

奔豚气上冲胸，腹痛，往来寒热，奔豚汤主之。

奔豚汤方

甘草、川芎、当归各 2 两、半夏 4 两、黄芩 2 两、生葛 5 两、芍药 2 两、生姜 4 两、甘李根白皮 1 升，右 9 味，以水 2 斗，煮取 5 升，温服 1 升，日 3 夜 1 服。

发汗后，烧针令其汗，针处被寒，核起而赤者，必发奔豚，气从少腹上至心，灸其核上各一壮，与桂枝加桂汤主之。（与《伤寒论》117 条同）

桂枝加桂汤方

桂枝 5 两、芍药 3 两、甘草 2 两（炙）、生姜 3 两、大枣 12 枚

右 5 味，以水 7 升，微火煮取 3 升，去滓，温服 1 升。

发汗后，脐下悸者，欲作贲豚，茯苓桂枝甘草大枣汤主之。（与《伤寒论》65 条同）

茯苓桂枝甘草大枣汤方

茯苓 0.5 斤、甘草 2 两、（炙）大枣 15 枚、桂枝 4 两

右 4 味，以甘澜水 1 斗，先煮茯苓，减 2 升，内诸药，煮取 3 升，去滓，温服 1 升，日 3 服。（甘澜水法：取水 2 斗，置大盆内，以勺扬之，水上有珠子五六千颗相逐，取用之）

可以看出奔豚气病有两种含义：①外感热病中的奔豚气，使用桂枝加桂汤方、茯苓桂枝甘草大枣汤方，是指感染病中的水电解质紊乱；②《金匮要略》中的奔豚气，使用奔豚汤方，是指胃食管反

流。这两种病理状态都是胃肠道逆蠕动引起的。

奔豚气，有因惊恐忧思损伤肝肾，结甚之气冲逆而上；亦可下焦素有寒水，复因汗出过多，外寒侵袭，汗后心阳不足，肾脏阴寒之水气乘虚上逆，以致气从少腹上冲，直达心下。本证发病，多与心、肝、肾三脏有关，并与冲脉的关系尤为密切。

本证主要是由于七情内伤、寒水上逆所致。其上冲之理与冲脉有联系，因冲脉起于下焦，循腹部至胸中。其病理是由下逆上，而有气、寒、水之别。气逆多由情志所引起，证候表现亦常有情志不能之状，寒水则由于阴盛或阳衰而引起。但气、寒、水三者又有密切的联系，水因寒凝，而寒水之逆又莫不因于气。故理气降逆为治疗本证的主要法则，可根据证候，结合使用。

可见于现代医学的神经官能症、冠心病、胃食逆反流等有类似症状者。

临床表现

临床以自觉气从少腹上冲胸咽为主要症状特征。发作时，常伴见腹痛、胸闷气急、心悸、惊恐、烦躁不安，甚则抽搐、厥逆，或少腹有水气上冲至心下，或兼有乍寒乍热等。

辨证施治

（1）肝肾气逆型　奔肠气方

证候：自觉有气上冲咽喉，发作欲死，惊悸不宁，恶闻人声，或腹痛，喘逆，呕吐，烦渴，乍寒乍热，气还则止，常反复发作。舌苔白或黄，脉弦数。治则：肝理气降逆。主方：奔豚汤（张仲景《金匮要略》）加减。方药：李根白皮、黄芩、葛根、白芍、当归、川芎、法半夏、生姜、代赭石、甘草。水煎服。适用于胃食逆反流症。

（2）寒水上逆型　苓桂甘枣汤方

证候：先有脐下悸动，旋即逆气上冲，心慌不安，形寒肢冷，苔白腻，脉弦紧。治则：温阳行水，理气降逆。主方：茯苓桂枝甘草大枣汤（张仲景《金匮要略》）加减。方药：茯苓、桂枝、炙甘草、大枣5枚，吴茱萸、法半夏、生姜。水煎服。适用于水电解质紊乱。

西医　胃食管反流（GER）

反流性食管炎（RE）是由胃、十二指肠内容物反流入食管引起的食管炎症性病变。

反流性食管炎通常是反流的胆汁和胃酸共同作用于食管黏膜的结果，而在胆汁引起食管损伤前，必先存在幽门和食管下括约肌功能失调；反流性食管炎者多伴有胃炎。十二指肠溃疡多伴以高胃酸分泌而易致胃窦痉挛与幽门功能障碍，故并发本病也较多。肥胖、大量腹腔积液、妊娠后期、胃内压增高以及烟酒药物等因素均可诱发该病。与心身疾病相关。

临床表现

（1）食管炎的严重程度与反流症状无相关性。反流性食管炎患者表现有胃食管反流的典型症状，但也可无任何反流症状，仅表现为上腹疼痛、不适等消化不良的表现。严重的食管炎患者临床表现并不一定很严重。临床可以表现为神经官能症、死亡恐怖症等。

（2）典型症状表现为胸骨后烧灼感（胃灼热）、反流和胸痛。胃灼热是指胸骨后向颈部放射的烧灼感，反流指胃内容物反流到咽部或口腔，这是具有诊断意义的特异性症状。反流症状多发生于饱餐后，夜间反流严重时影响睡眠。严重者每次发作都痛不欲生，饮食稍不注意，肚子就开始绞痛，有死亡恐怖感。

（3）疾病后期食管瘢痕形成狭窄，烧灼感和烧灼痛逐渐减轻，但出现永久性咽下困难，进食固体食物时可引起堵塞感或疼痛。

（4）严重食管炎者可出现食管黏膜糜烂而致出血，多为慢性少量出血。

鉴别诊断

反流性食管炎常与下述疾病相混淆：

（1）食管癌　食管镜检及X线吞钡检查可作鉴别。

（2）消化性溃疡　常呈慢性、节律性、季节性与周期性发作，X线钡餐及胃镜检查在胃或十二指肠球部可见溃疡病变。

（3）心绞痛　最常见的就是反流性食管炎引发胸闷、胸痛，所以把食管炎误认为是心脏病。食管炎的胸骨后疼痛与心绞痛可单独存在，有时同时存在，均可用硝酸甘油等缓解，鉴别很困难。假冠心病表现：没有明显诱因的胸闷、胸痛，服用速效救心丸等治疗冠心病药物后，效果不佳，甚至症状越来越严重，特别是在晚饭后就更难受了。平时多有胃灼热反酸。

（4）癔症球　是指病人主诉喉部有异物感，不能起始吞咽，有堵塞感，临床检查未见器质性病变。认为是胃部高位反流造成食管上部刺激所致，有时为少数病人的仅有的症状而导致误诊。

并发症

本病除可致食管狭窄、出血、溃疡等并发症外，反流的胃液尚可侵袭咽部、声带和气管而引起慢性咽炎、慢性声带炎和气管炎，临床上称之 Delahunty 综合征。胃液反流和吸入呼吸道可致吸入性肺炎。

近年来的研究已表明 GER 与部分反复发作的哮喘、咳嗽、夜间呼吸暂停、心绞痛样胸痛有关。反流物刺激咽部黏膜可引起咽喉炎，出现声嘶，咽部不适或异物感。吸入呼吸道可发生咳嗽、哮喘，这种哮喘无季节性，常在夜间发生阵发性咳嗽和气喘。个别患者反复发生吸入性肺炎，甚至出现肺间质纤维化。

胃食管反流临床表现复杂且缺乏特异性，仅凭临床表现难以区分生理性胃食管反流或病理性胃食管反流。目前必须采用综合诊断技术。凡临床发现不明原因反复呕吐、咽下困难、反复发作的慢性呼吸道感染、难治性哮喘、生长发育迟缓、反复出现窒息、呼吸暂停等症状时都应考虑到胃食管反流存在的可能性，必须针对不同情况，选择必要的辅助检查，以明确诊断。

有些病人出现死亡恐怖症，发作时，除精神极度紧张之外，还伴有明显的植物性神经系统症状，如心悸，气急，尿意频频，四肢颤抖，汗流不止等；恐惧往往与焦虑等症状混合在一起，比如死亡恐怖症更多地表现为对这一自身将来遭遇的焦虑，导致自主神经功能障碍。

从病因、临床表现、鉴别诊断等，可以说明奔豚气与反流性食管炎是一个证态。

小结　心阳虚证在心脏神经官能症的基础上，兼有畏寒肢冷，有以下几种情况：①失盐失水，有效循环量下降，心律失常；②电解质紊乱低血 K^+ 等，胃肠逆蠕动；③反流性食管炎；④胃肠道黏膜下水肿或者胃肠道积液，引起胃肠道逆蠕动。

（三）心血虚-贫血相关性心脏神经官能症证态

心血虚证指血虚，心与心神失于濡养，以心悸、失眠、多梦及血虚症状为主要表现的虚弱证候。临床表现：心悸，头晕眼花，失眠，多梦，健忘，面色淡白或萎黄，唇、舌色淡，脉细无力。

1. 病因

多因劳神过度，或失血过多，或久病伤及营血引起；也可因脾失健运或肾精亏损，生化之源不足所致。症见心悸，心烦，易惊，失眠，健忘，眩晕，面色苍白，唇舌色淡，脉细弱等，治宜补血安神。血为阴，故亦作心阴虚，若兼见心烦口干、手足心热、潮热、盗汗、舌红少津、脉细数，乃心阴虚。

2. 临床表现

多见于久病体虚、脾运不健或亡血失血之人。心血不足，心失所养故心悸不宁，甚至怔忡。正如朱丹溪说："怔忡者血虚，怔忡无时，血少者多。"

病机　心血不足，心失所养故心悸不宁，甚至怔忡；其华在面，面色淡白无华，唇舌色淡；血虚不能充实血脉，荣养四肢肌肉，故四肢无力，指甲苍白，脉细无力。是辨证的主症，是必具症，而心烦，易惊，失眠，健忘，眩晕等是兼症，或见证，不必悉具！

心血虚证辨证要点　心悸，失眠，多梦，健忘，头晕眼花，为主；面色淡白或萎黄，唇舌色淡，脉细无力，为次要症。即心脏神经官能症与贫血症同时具备。

3. 鉴别诊断

心血虚与心阴虚的关系　心阴虚证指阴液亏损，心与心神失养，虚热内扰，以心烦、心悸、失眠及阴虚症状为主要表现的虚热证候。临床表现：心烦，心悸，失眠，多梦，口燥咽干，形体消瘦，或见手足心热，潮热盗汗，两颧潮红，舌红少苔乏津，脉细数。二者都具有心脏神经官能症的表现，伴随症状不同，心血虚伴随贫血以"色白"为特征而无热象，心阴虚伴随颧红、盗汗、潮热，阴虚以"色赤"为特征，有明显热象。

心血虚与心阴虚虽均可见心悸、失眠、多梦等症。但血虚，心血虚－贫血性心脏神经官能症，以血虚－贫血证态为伴随；心阴虚以阴虚生内热为伴随症（颧红、盗汗、潮热）。

4. 方剂

归脾汤化裁。（心脏神经官能症以贫血为主要表现）

归脾汤，具有益气补血、健脾养心之功效。主治心脾气血两虚证。心悸怔忡，健忘失眠，盗汗，体倦食少，面色萎黄，舌淡，苔薄白，脉细弱；脾不统血证见便血，皮下紫癜，妇女崩漏，月经超前，量多色淡，或淋漓不止，舌淡，脉细弱。

白术、当归、白茯苓、黄耆（炒）、龙眼肉、远志、酸枣仁（炒）、人参各3g，木香1.5g，甘草（炙）1g。

加减化裁

崩漏下血偏寒者，可加艾叶炭、炮姜炭，以温经止血；偏热者，加生地炭、阿胶珠、棕榈炭，以清热止血。

小结　心血虚－心脏神经官能症以叠加贫血为特点，与心气虚、心阴虚相鉴别。

（四）心阴虚－心肌炎（心肌损伤）证态

心阴虚证是指阴液不足，心失所养，虚热内扰，以心烦、心悸、失眠及阴虚症状为主要表现的虚热证候。可见于心悸、怔忡、虚劳、不寐、盗汗以及现代医学的心律失常、神经官能症、贫血、甲状腺功能亢进、结核病等疾病。

1. 病因

心主司血脉的正常运行和人的精神意识思维活动，它离不开阴液的济养。若久病体虚，思虑劳神太过，暗耗心阴；或因温热火邪，灼伤心阴；或情志不畅，或经常动气动火，或肾阴不足不能上济心阴，则会耗伤心的阴液，内生虚热，影响心主血脉和藏神的功能，出现心阴虚证。

阴液亏损，不能制阳，阴虚阳盛，虚热内生。可现阴虚内热甚则阴虚火旺之候，以五心烦热、潮热、盗汗、口渴咽干、面红升火、舌红、脉细数等为特征。心阴虚则阴不制阳，心阳偏亢，阴虚阳盛，则虚火内扰，影响心神，而见心中烦热、神志不宁，或虚烦不得眠。阴虚内热，热迫血行，脉流薄疾，影响心主血脉之功能，故脉细数。

2. 临床表现

本证以心烦、心悸、失眠与阴虚症状共见为辨证的主要依据。阴液亏少，心失濡养，心动失常，故见心悸；心神失养，虚火扰神，神不守舍，则见心烦不宁、失眠、多梦；阴虚失润，故口燥咽干，形体消瘦；手足心热，午后潮热，盗汗，颧红，舌红少津，脉细数等，均为阴虚内热之象。

3. 辨证施治

证候：心悸、失眠，虚烦神疲，梦遗、健忘，手足心热，口舌生疮，舌红少苔，脉细而数。治则：滋阴养血，补心安神。主方：天王补心丹。

由于心阴靠肾水的上济滋养，即水火相济，故治疗心阴虚证时，当佐以滋养肾阴的药物。若心阴不足以抑制心火，容易导致心火亢盛证，而心火亢盛亦容易耗伤心阴，两者互为因果。但心阴虚证属于虚证，心火亢盛证属于实证，阴虚火旺为本虚标实，治疗时必须分清标、本而给予相应的方药。

4. 内服方药

（1）天王补心丹（以神经衰弱为主要表现）为安神剂，具有滋阴清热、养血安神之功效。主治阴虚血少、神志不安证。心悸怔忡，虚烦失眠，神疲健忘，或梦遗，手足心热，口舌生疮，大便干结，舌红少苔，脉细数。临床常用于治疗神经衰弱、冠心病、精神分裂症、甲状腺功能亢进等所致的失眠、心悸，以及复发性口疮等属于心肾阴虚血少者。

人参（去芦）、茯苓、玄参、丹参、桔梗、远志各15g，当归（酒浸）、五味子、麦门冬（去心）、天门冬、柏子仁、酸枣仁（炒）各30g，生地黄120g。

用法：上为末，炼蜜为丸，如梧桐子大，用朱砂为衣，每服二三十丸（6～9g），临卧，竹叶煎汤送下。现代用法：上药共为细末，炼蜜为小丸，用朱砂水飞9～15g为衣，每服6～9g，温开水送下，或用桂圆肉煎汤送服；亦可改为汤剂。

（2）炙甘草汤：出自汉代张仲景之《伤寒论》。

177 伤寒脉结代，心动悸，炙甘草汤主之。

甘草炙，4两、生姜切，3两、人参2两、生地黄1斤、桂枝去皮，3两、阿胶2两、麦冬去心，半升、麻仁半升、大枣擘，30枚、右9味，以清酒7升，水8升，先煮8味，取3升，去滓，内胶烊消尽，温服1升，日3服。一名复脉汤。

178 脉按之来缓，时一止复来者，名曰结。又脉来动而中止，更来小数，中有还者反动，名曰结，阴也；脉来动而中止，不能自还，因而复动者，名曰代，阴也，得此脉者必难治。

解说："脉结代，心动悸"就是患者自我感觉到心慌，医生摸到脉搏不整齐，与西医的心率不齐是同一概念。脉结代与"伤寒"相联系，又与风湿相搏证、白虎汤证前后呼应，可知炙甘草汤证与急性风湿性心脏病、心肌炎是一个证态。风湿热与链球菌、病毒感染有关，所以，炙甘草汤可以治疗病毒性心肌炎。

炙甘草汤，又名复脉汤。为临床常用经典名方。炙甘草汤方现代参考剂量为炙甘草12g、生姜9g、人参6g、生地黄48g、阿胶6g、麦冬10g、麻仁10g、大枣10枚。水煎服，阿胶烊化，冲服。

炙甘草汤之功效在滋阴养血，通阳复脉，最适合病毒性心肌炎后遗症脉结代、心动悸者。临床上常用此方治疗冠心病、风心病、病毒性心肌炎、甲状腺功能亢进所引起的窦性心律不齐和传导阻滞，或房性期前收缩、室性期前收缩以及自主神经功能紊乱所引起的心悸气短和心动过速、脉结代等症均可加减使用。

清代温病学家吴鞠通在炙甘草汤（复脉汤）的基础上创造了加减复脉汤，由加减复脉汤又创造了一甲复脉汤、二甲复脉汤、三甲复脉汤、大定风珠、救逆汤。此汤用于治疗温病，对后世有深远的影响。加减复脉汤是在复脉汤中去参、桂、姜、枣、酒之辛甘温热药物，加入酸甘敛阴养液之白芍，而成加减复脉汤。一甲复脉汤在加减复脉汤基础上加生牡蛎去麻仁。二甲复脉汤即一甲复脉汤加火麻仁、鳖甲。三甲复脉汤即二甲复脉汤加龟板。大定风珠即三甲复脉汤加五味子、鸡子黄。救逆汤即一甲复脉汤加龙骨。

鉴别诊断：心阴虚与心血虚 从病机上看，心血虚与心阴虚虽同属阴血不足范畴，但心血虚为单纯血液不足，血不养心，主要表现为心神失常和血脉不充，失于濡养，不能濡养脑髓，而见眩晕健忘；不能上荣则见面白无华，唇舌色淡，不能充盈脉道则脉象细弱。心阴虚除包括心血虚外，主要表现为阴虚不能制阳，心阳虚亢，虚热内生之候。所以心血虚以血虚不荣之"色淡"为特点，而心阴虚则以阴虚内热之"虚热"为特点。

西医：心脏神经官能症的基础上，以阴虚内热为特征。

小结 心阴虚与中毒性心肌炎、病毒性心肌炎、心肌疾病的代偿期是一个证态。对应方剂炙甘草汤，其适应症：①心脏神经官能症具有阴虚内热表现者；②病毒性心肌炎；③风湿热（外毒素）引起的心肌炎；④甲亢等内分泌紊乱、自主神经功能紊乱引起的心律不齐。

二、实证

（一）心火亢盛证（心火旺）

心火亢盛证，乃心之阳热亢盛，实火内炽为患，但并非单一局限的一组证候，而是多种临床证候的综合概括。导致心火亢盛证的原因，多为五志过激，郁而化火，或邪热内陷，火毒炽盛，或嗜食肥甘厚味，久而化热生火等。由于脏腑经脉相互联系、相互影响，心火亢盛证可表现为多种证候。因此，对于该证的认识，不能仅仅满足于心火亢盛的笼统概念，临证时，尚需进一步辨证。只有明晰其具体病机，确定具体证候类型，治疗才有针对性。依据中医病因病机基本理论，结合临床诊疗实际，将心火亢盛证进一步划分为心火扰神证、心火上炎证、心火迫血妄行证、火毒疮疡证及心火下移证五种类型，并就各型的辨治略做讨论。

辨证要点

以神志症状及舌脉出现火热炽盛之象为主要特征。

（1）火邪扰心：轻则心烦失眠，重则狂躁谵语。

（2）心火上延（炎）：口舌生疮、赤烂疼痛、面赤。

（3）心火下移小肠：小便赤、涩、疼痛。

（4）火盛迫血：吐血、衄血。

（5）火毒疮疡证。

临床表现

心胸烦热、夜不成眠，或见狂躁谵语、面赤口渴、溲黄便干、舌尖红绛，或生舌疮、腐烂疼痛、脉数有力。或见吐血、衄血，或见肌肤疮疡、红肿热痛。

病因

多因情志抑郁化火；或火热之邪内侵；或过食辛辣刺激食物、温补之品，久蕴化火，扰神迫血而成。

病机

心火炽盛，热扰心神（心主神明），神不守舍，故见心烦失眠；火热闭窍扰神，故狂躁谵语，神识不清；火热迫血妄行，故见吐血衄血；心火上延舌窍（心开窍于舌），故见口舌生疮，溃烂疼痛；心火下移小肠（心与小肠相表里），故见小便赤涩，灼热疼痛。热盛伤津，故发热口渴，便秘尿黄；火热内盛，故面红舌赤，苔黄脉数。

这是一大类病证：心火扰神证、心火迫血妄行证、火毒疮疡证、心火上延证及心火下移证五种类型。这与心的五行归类相关，开窍于舌，与小肠相表里，主神，主血等。

心火亢盛证的临床症状可分为三类：一类是上焦热盛的表现，即心、神、面、舌的改变：心烦不寐，面赤口干，心胸烦热，舌尖红绛，口舌生疮（次要症）；一类是热盛伤津的表现：溲赤便干；一类是里热炽盛，热扰神明，热迫血行，热壅肌肤脉络的表现，如狂躁神昏谵语，吐血衄血，脉洪数，肌肤红肿热痛，痈疮脓疡。

1. 心火扰神－亢奋型神经官能症及精神病证态

心经火热炽盛，心神被扰，面赤口渴，身热，便秘溲赤，苔黄，脉数。可分3型：①轻则失眠、多梦、心烦见于轻型，焦虑型神经官能症或者神经衰弱中的亢奋型、狂躁型精神病早期。②重则狂言昏乱、喜笑不休，见于重型则属于精神分裂症。③或狂躁，神昏谵语，往往出现在外感热病中即感染性脑病。

治疗：泻心汤，安宫牛黄丸。

泻心汤，著名方剂。由大黄 10g、黄连、黄芩各 5g，上 3 味，以水 800mL，煮取 250mL 而成。主治邪火内炽，迫血妄行，吐血，衄血，便秘溲赤；或湿热内蕴而成黄疸，胸痞烦热；三焦积热，眼目赤肿，口舌生疮，外证疮疡，心胸烦闷，大便秘结；湿热黄疸，胸中烦热痞满，舌苔黄腻，脉数实者。

安宫牛黄丸，发热，口渴，心烦，失眠，便秘，尿黄，面红，狂躁谵语、神识不清为主症者，舌尖红绛，苔黄，脉数有力。

鉴别：

心火扰神证与热极生风的区别：心火扰神证没有肌肉抽搐、痉挛及"热极"的表现仅有狂躁神昏谵语。热极生风又称热盛动风，多因邪热炽盛所致，其病理特点为：发病急骤，多在里热、实火情况下出现，常见于温热病邪入营血阶段，或某些发热性疾病的极期，以高热、神昏、抽搐、痉厥为其临床特征。

痰火扰心与心火扰神的区别：痰火扰心往往是原发性的，具有性格缺陷的狂躁型精神分裂症；心火扰神的极重型也可能出现精神分裂症，往往是继发于神经系统器质性疾病。二者的极重型很难鉴别，有时候有重叠与交叉。总的来看，心火扰神以精神症状为主，痰火扰心以神经系统症状为主。

2. 心火亢盛迫血妄行－微小血管破裂出血证态

由于精神因素，引起身心疾病中的某些部位出血。由于心烦失眠引起交感神经兴奋性升高，导致鼻出血、胃溃疡出血、便血等出血症状。也可以泻心火，用泻心汤。黄连善于清心经实火而治。如为心火内炽而引起的衄血吐血者，宜用泻心汤；木生火，肝、心为母子关系，母病及子，因此肝、心火旺迫血妄行，皆用泻心汤。

《金匮要略卷中惊悸吐血下血胸满瘀血病脉证治第十六》

心气不足，邪火内炽，迫血妄行，吐血，衄血，泻心汤主之。

大黄二两　黄连一两　黄芩一两

上三味，以水三升，煮取一升，顿服之。

辨证注意 3 点：①有心的定位症状，主要指神志方面，舌赤或红绛、痛；②热证；③实证。有此三象，辨证不难成立。

泻心汤证，著名重要方剂。由大黄 10g，黄连、黄芩各 5g，上药三味，以水 800mL，煮取 250mL 而成。主治邪火内炽，迫血妄行，吐血，衄血，便秘溲赤；或湿热内蕴而成黄疸，胸痞烦热；三焦积热，眼目赤肿，口舌生疮，外证疮疡，心胸烦闷，大便秘绪；湿热黄疸，胸中烦热痞满，舌苔黄腻，脉数实者。

泻心汤最早出自西汉时期的《汤液经法》，其方名的制定与《汤液经法》重五行学说，如五脏补泻、药性五味生克制化的特点有关。此外，《金匮要略》泻心汤与《伤寒论》大黄黄连泻心汤、《金匮要略》妇人杂病篇泻心汤均非同一处方，前者为泻心汤的变方，后者为甘草泻心汤。

泻心汤证，是指单个器官的小血管破裂出血，如：呕血，咳血；弥漫性血管内凝血是指多器官功能障碍的基础上的出血用犀角地黄汤。

3. 火毒疮疡－皮肤、皮下组织感染证态

中医疮疡是外科临床常见的多发病。疮疡包括所有的肿疡和溃疡，如痈疽，疔疮，疖肿，流痰，流注，瘰疬等。四季皆可发病，好发于夏秋季。此类病是中医外科临床的常见病、多发病，具有发病迅速，部分病情较重等特点，在面部可引起疔疮走黄（西医称为败血症或脓毒败血症），在手、足易引起伤筋损骨的严重后果。

西医的外伤感染，皮肤、皮下组织感染诸如：毛囊炎、疖痈、淋巴结感染蜂窝织炎等等。由于古代没有抗生素，没有外科消毒清创理论与技术，感染沿着淋巴、血管以及皮下疏松结缔组织扩散，可引起蜂窝组织炎、淋巴管炎、淋巴结炎、败血症、脓毒血症等等。疔疮走黄，西医称为败血症或脓毒

败血症，败血症可以引起黄疸；淋巴结核破溃可以引起冷脓疡，沿着蜂窝组织流注或称流痰，甚至于在远离病灶的地方穿破皮肤形成瘘管。

为什么把疮疡归类于心火？可能是因为疮疡走黄，引起发热、黄疸、昏迷、惊厥诸症的原因，即西医的败血症、脓毒血症。

4. 心火上炎（延）－疱疹性口炎，口腔溃疡证态

心火上炎证　是心火炽盛，循经上炎而出现的证候，常见于口疮。

病因　调护失宜、喂养不当，恣食肥甘厚味，蕴而生热，或细食煎炒炙烤，内火偏盛，邪热积于心脾，循经上炎。

临床表现　舌上、舌边溃疡，色赤疼痛，饮食困难，心烦不安，口干欲饮，小便短黄，舌尖红，苔薄黄，脉数，指纹紫。

治法　清心凉血，泻火解毒。

方剂　泻心导赤散加减。可选黄连上清丸，竹叶石膏汤，牛黄清心丸等等。

导赤散：生地黄 6g，木通 6g，生甘草梢 6g，竹叶 6g。

用法：上药为末，每服 9g，水 1 盏，入竹叶同煎至 5 分，食后温服。现代用法：水煎服，用量按原方比例酌情增减。

功效：清心利水养阴。主治心经火热证。

5. 心火下移小肠－泌尿道感染证态

可见小便黄赤，排尿灼热刺痛，甚或尿血等小肠实热之证。心火移于小肠者，一般选用导赤散；若兼有出血现象，可以加入凉血止血之品。

小肠实热又称心火下移小肠，主要与膀胱湿热（淋证）相区别。两证往往均有小便热、赤，但小肠实热必有心火之亢盛的症状和病因；而膀胱湿热往往伴随腰痛，小腹胀闷等症。辨证注意点：①心火亢盛之症及诱因；②小便短赤刺痛；③无腰酸之症。

导赤散为清热剂，具有清脏腑热，清心养阴，利水通淋之功效。主治心经火热证。症见心胸烦热，口渴面赤，意欲冷饮，以及口舌生疮；或心热移于小肠，小便赤涩刺痛，舌红，脉数。临床常用于治疗口腔炎、鹅口疮、小儿夜啼等心经有热者。

鉴别

小肠实热证临床症状可分为 2 类：一类是下焦小便赤涩灼痛，尿血症状；一类是上焦心经热盛的心烦咽痛，口渴，口舌生疮，舌红苔黄，脉数等症状。导赤散治疗。脾胃积热，下殉小肠也可引起小肠实热。

心火亢盛证与小肠实热证，就其病机病势而言，前者病位以心为主，火热内盛，心神不宁，气血壅滞，热盛伤津，热迫血行，动血耗血，热扰神明，燔灼肌肤，甚则形成心阳暴张，神明逆乱，火热鸱张，引动肝风，热极生风，表现为痉厥抽搐。后者病位主要在小肠和心，因小肠实热证毕竟是由心火亢盛发展而来，故其病机具有心火上炎、热伤津液、心神被扰和小肠泌别清浊的功能失常的特点。心热下移小肠，邪热炽盛，闭阻下焦，则形成癃闭的病理转归。

心火亢盛证与小肠实热证，就其病因病史而言，心火亢盛证与小肠实热证，均有思虑劳伤、过食辛辣、恼怒气郁的病因，心火亢盛证也可有感受热邪的病史，小肠实热证，须有心经热盛的病史或者脾胃积热病史。

心火下移与淋证鉴别，小肠实热证即心火下移，可以加重演变为癃闭，淋证。

淋证鉴别：

（1）小便频数，淋沥涩痛，小腹拘急引痛，为各种淋证的症状，是诊断淋证的主要依据。但还需根据各种淋证的不同临床特征，以确定不同的淋证类型。小便内混杂有形物如：血液、小结石、絮状物、细小颗粒状物、黏液等等。

（2）病久或反复发作后，常伴有低热、腰痛、小腹坠胀、疲劳等。

（3）多见于已婚女性，每因疲劳、情志变化、不洁房事而诱发。

淋证　泌尿道感染等症状加上可见的异物。诸如：脓血、结石……根据本病的临床表现，类似于西医学所指的急、慢性尿路感染，泌尿道结核，尿路结石，急、慢性前列腺炎，化学性膀胱炎，乳糜尿以及尿道综合征等病。心火下移，仅仅是指泌尿道感染。

癃闭，又称小便不通，尿闭。以小便量少，点滴而出，甚则闭塞不通为主症的一种疾患。病情轻者涓滴不利为癃，重者点滴皆无称为闭，现代医学称为尿潴留。

小结　心火亢盛这是脏腑辨证中的一个证，是由于精神因素引发的出血。不要和温病中的证相混淆，血热迫血妄行在温病学里是指DIC，心火扰神属于焦虑神经衰弱或者神经官能症，重症是指狂躁型精神病与痰火扰心证重叠。痰火扰心证偏重于具有器质性病变的狂躁型精神病，而心火扰神证偏重于功能性的狂躁型精神病。

心火内炽：轻型 – 神经衰弱；重型 – 狂躁型精神病。

心火上炎：口腔溃疡。

心移热于小肠（小肠实热）：轻型泌尿道感染。可以发展为癃闭 – 尿潴留证态。

以上诸征可以单独出现，也可以同时出现。同时出现者为心火亢盛证；单纯口舌生疮为心火上炎；单纯尿急尿频泌尿道感染为心火下移小肠。

附：心肾相交

在人体脏腑间的生克关系的协调上，以及阴阳升降消长的动态变化中，形成了一些功能性的"轴心"、"枢纽"，如脾气的升与胃气的降紧密配合，构成人体气机上下升降的枢纽；肝气的出与胆气的入，构成人体气机内外出入的枢纽；肝气的上升与肺气的肃降配合，形成一个气机运行的小周天；心火的下降与肾水的上升，形成一个心肾相交的动态平衡。

心肾相交，是人体内水火既济的具体表现形式，在维持人体阴阳协调方面发挥着重要作用。心肾相交的理论渊源于《黄帝内经》，后由唐代大医家孙思邈在他的著作《备急千金要方》中明确提出来，"夫心者火也，肾者水也，心肾相交，水火相济"。

心肾相交的内涵是：心在上，属于火，应于夏季，《内经》称之为"阳中之太阳"。太者，大也，就是五脏中心为阳最盛的脏。肾在下，属于水，应于冬季，《内经》称之为"阴中之太阴"，即五脏中肾为阴最盛的脏。水与火，是阴阳的象征，《内经》说："水火者，阴阳之征兆也。"阴与阳，尽管是相对的，但它们却不是各自孤立，而是相互依存的，相互交流的，既对立又统一，阴阳之间若不进行交流，各自为政，画地为牢，中医就叫作"阴阳格拒"，或"阴阳离决"，到这个状态，就会出现严重的疾病，甚至危及生命。

所以，心火、肾水虽一上一下，但水火、上下之间必须相互交通，即心火必须下降于肾，以助肾阳，共同温煦肾水，使肾水不要太寒凉；而肾阴（水）必须上济于心，以滋心阴，共同涵养心阳，防止心火太亢，这就是心肾相交，《周易》称这种状态为"既济"卦象，所以心肾相交又称作水火既济。

心火与肾水的既济，是人体阴阳升降的主要表现形式，对人体生命活动至关重要，现代医学的许多研究也证实了心肾相关，认为心脏参与血液循环的功能，心脏的搏出量、心率，都受到肾脏分泌的物质的调节，如肾脏分泌的肾素、血管紧张素可使血管强烈收缩而使血压升高，进而影响到心脏，我们经常见到的肾性高血压，最后会导致心脏病，即属于此，临床称为慢性肾病并发心脏病变。（可以比喻，但与中医的心肾不交风马牛不相及）

需要指出的是，心肾阴阳水火在相互交通中，需要脾胃这个气机升降的枢纽协助，脾气升有助于肾水升，胃气降有助于心火降。所以当脾胃升降失常时，心肾相交也会受到影响，在治疗上就要兼顾到调理脾胃。

综上所述，如若肾中的水亏虚，不足以制约心火，以至于形成心火亢炎于上的心烦失眠证，《伤寒论》用黄连阿胶汤治疗，第303条说："少阴病，得之二三日以上，心中烦不得卧者，黄连阿胶汤主之。"黄连阿胶汤组成：黄连、黄芩、芍药、阿胶、鸡子黄。此类型多见于久病或房劳过度导致肾阴亏虚，肾水不足不能上济心火，继而使心火亢盛于上，导致心肾不交。（西医的疲劳综合征）

心肾不交的症状表现可见腰膝酸软，骨蒸潮热，耳鸣耳聋，心悸，烦躁，失眠多梦，健忘等，此外舌象上有一个特殊的表现，就是舌质是深红色，叫红绛舌，而舌苔很少，或者干脆没有。由于下有肾水不足，上有心火亢盛，所以治疗的重点就是下补肾阴，上制心火。

临床表现为心烦失寐、心悸不安、眩晕、耳鸣、健忘、五心烦热、咽干口燥、腰膝酸软、遗精带下、舌红、脉细数等症。

心肾不交鉴别诊断

心肾不交当与心火亢盛证相辨别，心火亢盛证仅表现为心烦失寐等心火偏亢的症状，而无肾阴虚见症。本证既有心火偏亢的症状，又有肾阴虚的症状。

心肾不交辨证施治

治则：滋阴降火，交通心肾。

（1）心肾不交心阴不足。

证候：心悸失眠，虚烦神疲，梦遗健忘，手足心热，口舌生疮，舌红少苔，脉细而数。治则：滋阴养血，补心安神。主方：天王补心丹合朱砂安神丸加减。方药：生地、玄参、茯苓、五味子、当归、朱麦冬、柏子仁、酸枣仁、黄连。浓煎取汁200～300mL，每日1剂，温服，每日3次。

若兼见有湿热，舌苔黄腻者加栀子、马尾连、车前草、薏苡仁清热利湿。

（2）心肾不交偏肾阴亏。

证候：面红、骨蒸潮热、手足心热、牙齿动摇、小便淋沥、舌红少苔、脉象弦滑或尺脉旺。治则：滋阴泻火。主方：知柏八味丸加味。方药：知母、黄檗、生地、山萸肉、丹皮、泽泻、茯苓、夜交藤、合欢皮、石菖蒲、莲心。浓煎取汁200～300mL，每日1剂，温服，每日3次。

若兼见火旺伤阴，舌红绛无苔者，酌加石斛、沙参以甘寒滋阴；若阴虚盗汗剧者加煅龙牡、浮小麦、瘪桃干敛阴止汗；若兼见肝火上炎，头晕目眩较重者，可加菊花、桑叶、黄芩、钩藤清散肝火；若热扰精室，遗精频作者加金樱子、莲须、沙苑蒺藜、刺猬皮滋肾固精。

主方：知柏地黄丸合交泰丸加减。方药：知母、黄檗、生地、山药、山萸肉、丹皮、泽泻、茯苓、黄连、肉桂。

若见小便色赤而痛者，去黄连、肉桂，加小蓟、白茅根、炒蒲黄、藕节清心泻火，凉血止血；若见小便淋沥涩痛，小腹拘急加竹叶、车前草、萹蓄、滑石泻心降火，清热通淋。

（二）痰火扰心证－狂躁型精神病证态

是指痰火扰乱心神所出现的证候，常见于癫狂。五志化火，炼液成痰，痰火内盛；或外感热邪，热邪灼液成痰，热痰内扰。起病先有性情急躁，头痛失眠，两目怒视，面红目赤，突发狂乱无知，骂詈号叫，不避亲疏，逾垣上屋。或毁物伤人，气力愈常，不食不眠，舌质红绛，苔多黄腻或黄燥而垢，脉弦大滑数。中医见于癫狂、不寐、失眠、中风、郁证，西医见于精神分裂症、中风、神经官能症、急性脑血管病。中枢神经系统的非感染性器质性病变，常见的是：①狂躁型精神病；②急性中风；③轻型表现为神经官能症。

主要临床表现：面红目赤，发热，心烦，狂躁谵语，舌謇难言，吐痰黄稠，舌红苔黄腻，脉滑数等。方取：胆南星、竹茹、清水半夏、栀子、黄连、灯芯草、石菖蒲、栝楼、川贝、浙贝等化裁。

精神分裂症是一组病因未明的重性精神病，多在青壮年缓慢或亚急性起病，临床上往往表现为症状各异的综合征，涉及感知觉、思维、情感和行为等多方面的障碍以及精神活动的不协调。患者一般意识清楚，智能基本正常，但部分患者在疾病过程中会出现认知功能的损害。病程一般迁延，呈反复发作、加重或恶化，部分患者最终出现衰退和精神残疾，但有的患者经过治疗后可保持痊愈或基本痊愈状态。其轻型、不典型者属于心气虚、心火扰神，而典型或者重型，以精神症状为主者属于痰火扰心证。

（三）痰迷心窍（痫）–癫痫证态

又称痰阻心窍、痰蒙心包。指痰溢阻遏心神，引起意识障碍。症见神识模糊、精神抑郁举止失常、喃喃自语，或昏倒于地、不省人事，喉中痰鸣，舌苔白腻，脉滑等。

主要临床表现

脘闷呕恶，喉间痰鸣，神识时昧，举止失常，猝然昏倒，不省人事，喉中痰鸣，口吐痰涎，手足抽搐，两目上视，口中如猪羊叫声，舌苔白腻，脉滑。

本证常见于癫痫疾病或其他慢性病的危重阶段，也可见于外感湿浊之邪，闭阻中焦，酝酿成痰，上蒙心窍者。

由于具有一组特异性的共同临床表现（参照物）：猝然昏倒，不省人事，喉中痰鸣，口吐痰涎，手足抽搐，两目上视，口中如猪羊叫声，所以痰迷心窍与西医的癫痫是一个证态。

治疗方剂：治宜豁痰开窍，方如导痰汤合苏合香丸。

相似证候的辨别

本证同痰火扰心证出现神志异常有近似之处。但心火亢盛是一派实热证候，此证则痰的证候突出，如喉间痰鸣、舌苔白腻、胸阳泛恶、口吐涎沫等。如果在此证上再见火热之症，则辨为痰火扰心，症见：①神志昏迷；②打人毁物。

癫痫与痰迷心窍是一个证态，狂躁型精神分裂症与痰火扰心证是一个证态。

痰迷心窍与湿热蒙蔽心包：湿热蒙蔽心包一般发生在感染性疾病；痰迷心窍属于内伤杂病。

痰迷心窍–癫痫证态与中风–脑血管意外证态、肝风内动–肌肉痉挛、强直证态、阴虚风动–离子紊乱、肌肉蠕动证态，与西医联系起来就比较好区分了。

附：湿热酿痰蒙蔽心包–非典型脑炎、脑膜炎证态

因湿热久蕴，酿湿生痰，痰浊蒙蔽心包，以身热不退，朝轻暮重，神志昏蒙，似清似昧，时或清语，舌红，苔黄腻，脉濡滑数等为常见症的湿温证候，属于温病中湿温比较严重的临床表现。

临床表现

身热不退，朝轻夜重，神识昏蒙，清醒之时，表情淡漠，耳聋目瞑，反应迟钝，问答间有清楚之词，昏则谵语乱言，苔浊腻，脉滑数。

方剂

菖蒲郁金汤送服苏合香丸或至宝丹。

湿热酿痰蒙蔽心包证与西医的夏秋季节传染病中涉及中枢神经病变的临床类型，例如：病毒感染引起的脑炎、脑膜炎以及脑脓肿、脑囊虫病、脑弓形虫病等类同，是指非典型的脑炎、脑膜炎；典型的脑膜炎是指春温–流行性脑脊髓膜炎，典型的脑炎是指流行性乙型脑炎。

西医癫痫

癫痫即俗称的"羊角风"或"羊癫风"，是大脑神经元突发性异常放电，导致短暂的大脑功能障碍的一种慢性疾病。由于异常放电的起始部位和传递方式的不同，癫痫发作的临床表现复杂多样，可表现为发作性运动、感觉、自主神经、意识及精神障碍。

发病原因 癫痫病因复杂多样，包括遗传因素、脑部疾病、全身或系统性疾病等。

1. 遗传因素

遗传因素是导致癫痫尤其是特发性癫痫的重要原因。分子遗传学研究发现，一部分遗传性癫痫的分子机制为离子通道或相关分子的结构或功能改变。

2. 脑部疾病

先天性脑发育异常：大脑灰质异位症、脑穿通畸形、结节性硬化、斯将奇-韦伯综合征等。

颅脑肿瘤：原发性或转移性肿瘤。

颅内感染：各种脑炎、脑膜炎、脑脓肿、脑囊虫病、脑弓形虫病等。

颅脑外伤：产伤、颅内血肿、脑挫裂伤及各种颅脑复合伤等。

脑血管病：脑出血、蛛网膜下腔出血、脑梗死和脑动脉瘤、脑动静脉畸形等。

变性疾病：阿尔茨海默病、多发性硬化、皮克病等。

3. 全身或系统性疾病

缺氧：窒息、一氧化碳中毒、心肺复苏后等。

代谢性疾病：低血糖、低血钙、苯丙酮尿症、尿毒症等。

内分泌疾病：甲状旁腺功能减退、胰岛素瘤等。

心血管疾病：阿-斯综合征、高血压脑病等。

中毒性疾病：有机磷中毒、某些重金属中毒等。

其他：如血液系统疾病、风湿性疾病、子痫等。

癫痫与炎症

癫痫是由于神经元突然、间歇性痫样放电导致反复发作的短暂大脑功能失调的一组慢性疾病。神经系统与免疫系统之间存在着广泛的联系，自从Besedovsky提出了免疫-神经-内分泌调节网络学说以来，很多研究提示癫痫的发病与该网络的调节失衡有关，特别是免疫与癫痫的关系近年有了新的认识。实验性癫痫大鼠大脑海马硬化过程中，存在着补体系统参与的免疫反应发生，并引起炎症反应，说明了癫痫发病存在免疫炎症机制。意大利维罗纳大学的加百利纳·克里斯汀娜和同学在对老鼠进行研究时发现，大脑中的免疫细胞紧贴血管导致了炎症，炎症引起癫痫发作。意大利科学家们经过长期观察发现：这几个最重要的神经递质，是分泌炎症物质的元凶，它们分别是乙酰胆碱（Ach）、去甲肾上腺素（NE）、多巴胺（DA）、5-羟色胺（5-HT）、γ-氨基丁酸（GABA）等。正是这些神经递质，经常在脑部分泌炎症物质，促使癫痫病反复发作。只有控制这些神经递质的释放，阻断大脑神经元之间的通讯联络，才能最终防止癫痫病复发，直到彻底治愈。

细胞因子不仅是固有免疫反应和适应性免疫反应的主要参与者，也是免疫系统与神经系统共用的信息分子。一些动物实验研究表明，细胞因子IL-1、IL-2、TNF-α等与癫痫发作有关。小胶质细胞和星形胶质细胞是脑内细胞因子的主要来源。星形胶质细胞本身可分泌多种细胞因子如IL-1、TNF-α参与癫痫疾病的发生、发展及转归。而小胶质细胞是关键的前炎症细胞因子（IL-1、TNF-α）和免疫调节性细胞因子（IL-12、IL-18）的主要来源，与癫痫的发生发展也有密切关系。白细胞介素具有诱导海马区神经干细胞异常生长的作用，异常生长的神经细胞建立了异常的神经联络，为癫痫的异常放电建立了不同于正常的通道，引起癫痫发作。IL-1β或IL-6致痫能使大鼠脑电产生痫样波，糖皮质激素（GC）具有抑制脑电痫样波发放的效应。近来发现癫痫患者脑脊液及血清中的IL-6含量较正常人明显增高。已初步证实部分癫痫患者有免疫异常。

癫痫作为一种复杂的临床综合征，尽管其发病机制尚未完全明了，炎症与癫痫具有密切的联系已经取得非常明显的进展。

癫痫、非典型脑炎脑膜炎的发病机制均与无菌性炎症相关，中医谓之痰饮，可以推论：炎症为痰饮的病机，炎症产物特别是浆液性渗出物是痰饮。

凡是脑缺血、脑缺氧引起的脑组织坏死，以及坏死引起的无菌性炎症均为痰，是引起头痛、痉、癫痫的病理机制。所以，从痰论治具有一定效果，但是，形成的疤痕组织与其他部位的瘢痕组织一样，也属于死血、干血，是瘀血的一个类型（瘀血—纤维化），在慢性期或者缓解期、间歇期治疗应当使用昆虫类药物，诸如抵当丸、大黄䗪虫丸之类。

西医神经系统疾病

包括功能病变与器质性病变，前者多为精神病，后者多为神经病。在精神病与神经病之间的是心身疾病，是各种心理因素通过中枢神经系统以及自主神经－内分泌系统引起的全身各系统、各器官的器质性病变。

神经病　发生于中枢神经系统、周围神经系统、植物神经系统的以感觉、运动、意识、植物神经功能障碍为主要表现的疾病。发生于骨骼肌及神经肌肉接头处的疾病，其临床表现与神经系统本身受损所致的疾病往往不易区别，故肌肉疾病也往往与神经病一并讨论。在动物进化过程中，骨骼肌与大脑是同时发生的，而且与大脑皮层的关系更为密切。

在医学上，精神疾病是一个大概念，所指的范围较广，从一般的情绪波动到器质性精神障碍都可称为精神疾病，包括人类所有精神方面的异常。精神病是指人的感觉认识、思维、情感、行为以及性格、能力等脑功能发生障碍所发生的疾病。它们一般是由各种外因诱发，引起精神状态、心理功能等发生异常和紊乱，故此类病又叫精神障碍病。可以分为重型与轻型。

重型精神疾病，其所指的范围较窄，仅指几类严重的精神疾病，如精神分裂症、躁狂抑郁症、偏执狂等。

轻型精神病，其特点是患者自己感到有问题，有自知力，有明显的心理矛盾，生活受到一定的影响但能够自理，能主动向医生或其他人求助。根据其主要症状的不同，分为焦虑症、恐怖症、疑病症、强迫症、抑郁症和神经衰弱六种，主要症状有焦虑不安、过分恐惧不必害怕的东西、强迫观念或行为、情绪低落、情绪不稳、易激动、心情压抑等，还伴有失眠、食欲差、注意力不易集中、记忆力下降、易疲劳、头晕、多汗等症状。

轻型精神病与神经衰弱、神经官能症不容易鉴别，甚或就是同一类疾病。包括神经衰弱不会因为不治疗或治疗不彻底而发展成严重精神病。轻型精神病往往引起心身疾病。

在精神病与神经病之间的是心身疾病，心身疾病的前驱期是神经官能症，又称神经症、精神症，是一组非精神病功能性障碍。其共同特征是：是一组心因性精神障碍，人格因素、心理社会因素是致病主要因素，但非应激障碍，是一组机能障碍，障碍性质属功能性非器质性；具有精神和躯体两方面症状；具有一定的人格特质基础但非人格障碍；各亚型有其特征性的临床相；神经症是可逆的……

精神病和神经病的区别

精神和神经是两个不同的概念，精神病和神经病也是两种不同性质的疾病。简单地说：精神疾病是大脑皮层的功能障碍，其病因与情绪、社会因素关系密切；神经病是指大脑各部的器质性病变，其病因与感染、血管病变关系密切。

神经病则是指中枢神经系统和周围神经系统发生的器质性病变和功能性改变。此病大多是由于神经元、神经组织和神经纤维受到细菌、病毒、药物及外力等损害而出现的病变。由于人的神经系统是人体内最重要的系统，神经细胞娇嫩且易受伤害，故此病患者大都具有发病快、病程长、病残率和死亡率高等特点。临床中如小儿麻痹症、中风、偏瘫、截瘫、癫痫病、神经痛、神经炎及昏迷、失语等都属神经病。

神经衰弱→神经官能症→心身疾病（涵盖全身各器官系统疾病）

神经衰弱→神经官能症→轻型精神病－重型精神病（功能性病变）

以上为神经系统功能性病变，以下为神经系统器质性病变。

感染、血管病变等等→神经病（神经系统的器质性病变）。

（四）水气凌心－心力衰竭心律失常证态（参考阳虚水泛 309 页）

凌，侵犯的意思。由于脾肾阳虚，气化障碍，水液停留体内，不能正常排泄，产生痰饮、水肿、水气病。肾阳不能制水，水气才能上逆，在五行传变中，水气凌心属于相乘传变。阳虚水泛，倍克于心（火），才能够引起心阳不振。病机是阳虚，表现于心，可致心阳不振，心神不宁，出现心悸、气促等症状。水气凌心证的关键在"凌"这个字。"凌"是过克，按照五行学说就是相乘传变。这是按照五行学说对于水气凌心证的解释。是阳虚水泛证中的一种。

临床表现：心悸气短，眩晕，呕吐痰涎，形寒肢冷，胸脘痞满，渴不欲饮，小便不利，或胸闷而痛，神倦无力，下肢轻度水肿，舌质淡青胖嫩，苔白润或白腻，脉沉弦或细滑，或细结代，或迟细。这是真武汤证（阳虚水泛）；苓桂术甘汤的适应证是没有水肿或者很轻微。

病因病机：肾阳虚，水饮内停，上凌于心，扰乱心神。阳虚气化失职，以致津液不能正常输布，水气可上逆凌心，使心阳阻遏，功能减退。心受水气侵凌，故心悸怔忡；胸阳不振则胸闷喘满、气急气短。

水气病即水肿、浮肿、皮下及黏膜下组织水肿。

水气凌心中的"水气"在中医理论中的含义？《金匮要略》水气病脉证并治第十四，专门讨论水气病。痰、饮、水气是什么关系，可以帮助理解"水气"的含义。（参考《中西医融合观续》）

对于水气凌心，主要采用的是：赵金铎主编的《中医证候鉴别诊断学》与王琦主编的《中医藏象学》中的表述。

水气凌心证，在不同的疾病中，不同的临床表现，会有不同的治疗方剂，病理机制都是：肾阳不足，肾水过剩，过克（相乘传变）心火，造成水气凌心证。

辨证要点

心悸、短气、浮肿。

治法

振奋心阳，化气行水，宁心安神。

常用方剂

苓桂术甘汤。

苓桂术甘汤的论述如下：

（1）《金匮要略·痰饮咳嗽病脉证并治》："心下有痰饮，胸胁支满，目眩，苓桂术甘汤主之。""夫短气有微饮，当从小便去之，苓桂术甘汤主之；肾气丸亦主之。"

（2）方论选录吴谦，等《医宗金鉴·删补名医方论》卷5录赵良："《灵枢》谓心胞络之脉动则病胸胁支满者，谓痰饮积于心胞，其病则必若是也。目眩者，痰饮阻其胸中之阳，不能布津于上也。茯苓淡渗，遂饮出下窍，因利而去，故用以为君。桂枝通阳输水走皮毛，从汗而解，故以为臣。白术燥湿，佐茯苓消痰以除支满。甘草补中，佐桂枝建土以制水邪也。"

（3）《伤寒论》67条："伤寒，若吐、若下后，心下逆满、气上冲胸、起则头眩、脉沉紧，发汗则动经，身为振振摇者，茯苓桂枝白术甘草汤主之。"

水气凌心指轻度心力衰竭伴有心律紊乱。

鉴别：参考肾阳虚水泛。

（1）水气凌心证与水寒射肺证：两证病理相似，症状迥异，常合并出现。在病理上，两证均为脾肾阳虚，气化障碍，水液潴留所致，水气上逆于肺，则为水寒射肺证，上逆于心则为水气凌心证。在病史上，两证均有饮证、水肿等水气病史。在症状上，水气凌心证的症状特点为心悸；水寒射肺证的临床特点为咳、唾、喘、促，即水寒射肺为心衰肺水肿。以此可资鉴别。

（2）心阳虚，甘草桂枝汤是苓桂术甘汤证的轻型，心阳虚是水气凌心的病机过程中的一个条件，或者说一个因素，二者息息相关。

心阳虚（桂枝甘草牡蛎龙骨汤、桂枝甘草汤）、水气凌心（苓桂术甘汤）、阳虚水泛（真武汤）三个证之间具有演变关系，同时需要鉴别。《伤寒论》中已经出现了这种情况。在《金匮要略》中，水气病与水肿是一个证态，各种原因引起的水肿（心源性、肝源性、肾源性、营养不良性水肿）引起的心律失常（心悸）；各种水电解质紊乱引起的心律失常与眩晕（心主神明），包括失盐失水性水电解质紊乱，这是苓桂术甘汤的适应证。苓桂术甘汤证可以发展为真武汤证，所以严重的水气凌心就是真武汤证。先有水气病而后出现心悸、眩晕、气短等，其病理机制在于醛固酮（参考肾阳虚证）。

在水气凌心的病机中，沈子伊的肾阳虚是下丘脑三轴功能下降之说未必能够解释得通。

（五）胸痹心痛－冠状动脉硬化性心脏病证态（参考《中西医融合观续》）

西医冠心病属祖国医学之胸痹、胸痛、真心痛、厥心痛、心痹、心悸之范围。

《素问·举痛论》说："心痹者，脉不通，烦则心下鼓，暴上气而喘。"

《难经·六十难》指出："其五脏气相关，名厥心痛……其痛甚。但在心、手足青者，名真心痛。真心痛者，旦发夕死，夕发旦死。""心痛"之病名，出自《内经》，是脘部和心前区疼痛的总称。首先是指心绞痛。如《灵枢·厥论》的真心痛，《辩证录》的去来心痛，《医学心悟》的注心痛。心悸，见《千金要方·心脏》指患者不因惊吓、盲目心跳、心慌、悸动不安，多由气虚、血虚、停饮，或气滞血瘀所致。"心动悸"是指患者心悸，可察见心前区搏动"其动应衣"。《灵枢·厥论》指出："真心痛，手足青至节，心痛甚，旦发夕互，夕发旦死。"

汉代张仲景的《金匮要略》中指出："胸痹缓急。"并制订了栝楼薤白白酒汤等方剂。至隋代巢元方《诸病源候论》中有"胸痹候"提出其病机为"因邪迫于阳气，不得宣畅，壅瘀生热"。唐代孙思邈在胸痹的针灸治疗上总结了许多有效经验，如"胸痹引背时寒，间使主之；胸痹心痛，天井主之"等。

至宋、金、元时代，对本病的认识更趋完备，治疗方法也更为丰富。如《圣济总录·心痛总论》专列有"胸痹门"，并记载："胸膺两乳间刺痛，甚则引背胛。"《太平圣惠方》在治疗方中列有"治卒心痛诸方""治胸痹诸方""治胸痹心背痛诸方""治心背彻痛方"等篇。观其方具有温通理气、活血通窍的显著特点。并在"治心痹诸方"中指出："夫思虑烦多则损心，心虚故邪乘之，邪积不去，则时害饮食，心中如满，蕴蕴而痛，是谓之心痛。"指出了本证的病因病机为脏腑虚弱，风邪冷热之气所客，正气不足，邪气偏胜所致。

至明清时期对胸痹论述更多更细，对胸痹与胃脘痛、厥心痛与真心痛做了明确的鉴别。《医宗必读·心腹诸痛》中说："胃脘在心之下，胸痛在心之上也……"《临证指南医案·心痛》徐灵胎也指出："心痛、胃脘痛确是二病，然心痛绝少，而胃痛极多……"

明代李梴对其分别更为详尽："真心痛，因内外邪犯心君，一曰即死；厥心痛，因内外邪犯心之包络，或它脏邪犯心包支络。"近年来对胸痹之症研究更为广泛深入。认为胸痹一证病位在心胸，其发病与心、肺、肝、肾、脾诸脏有关，可在心气、心阳、心血、心阴不足，或肝、肾、脾失调的基础上兼有痰浊、血瘀、气滞、寒凝等病变，总属本虚标实之证。故在治疗上不外"补""通"二字，补脏腑气血阴阳之不足，通血脉，导瘀血，疏利祛痰。

《金匮要略》胸痹心痛短气病脉证治第九。参考《中西医融合观续第141页》。

（论一首 证一首 方十首）

（1）师曰：夫脉当取太过不及，阳微阴弦，即胸痹而痛，所以然者，责其极虚也。今阳虚知在上焦，所以胸痹、心痛者，以其阴弦故也。

（2）平人无寒热，短气不足以息者，实也。

（3）胸痹之病，喘息咳唾，胸背痛，短气，寸口脉沉而迟，关上小紧数，栝楼薤白白酒汤主之。

栝楼薤白白酒汤方

栝楼实一枚（捣） 薤白半斤 白酒七升

上三味，同煮，取二升，分温再服。

（4）胸痹不得卧，心痛彻背者，栝楼薤白半夏汤主之。

栝楼薤白半夏汤方

栝楼实一枚　薤白三两　半夏半斤　白酒一斗

上四味，同煮，取四升，温服一升，日三服。

（5）胸痹心中痞，留气结在胸，胸满，胁下逆抢心，枳实薤白桂枝汤主之；人参汤亦主之。

枳实薤白桂枝汤方

枳实四枚，厚朴四两，薤白半斤，桂枝一两，栝楼实一枚（捣）

右五味，以水五升，先煮枳实、厚朴，取二升，去滓，内诸药，煮数沸，分温三服。

人参汤方

人参　甘草　干姜　白术　各三两

上四味，以水八升，煮取三升，温服一升，日三服。

（6）胸痹，胸中气塞，短气，茯苓杏仁甘草汤主之，橘枳姜汤亦主之。

茯苓杏仁甘草汤方

茯苓三两　杏仁五十个　甘草一两

上三味，以水一斗，煮取五升，温服一升，日三服（不差，更服）。

橘枳姜汤方

橘皮一斤　枳实三两　生姜半斤

右三味，以水五升，煮取二升，分温再服。（《肘后》《千金》云治胸痹，胸中愊愊如满，噎塞习习如痒，喉中涩，唾燥沫）

（7）胸痹缓急者，薏苡附子散主之。

薏苡附子散方

薏苡仁十五两　大附子十枚（炮）

右二味，杵为散，服方寸匕，日三服。

（8）心中痞，诸逆心悬痛，桂枝生姜枳实汤主之。

桂枝生姜枳实汤方

桂枝三两　生姜三两　枳实五枚

上三味，以水六升，煮取三升，分温三服。

（9）心痛彻背，背痛彻心，乌头赤石脂丸主之。

乌头赤石脂丸方

蜀椒一两（一法二分）乌头一分（炮）附子半两（炮）（一法一分）干姜一两（一法一分）赤石脂一两（一法二分）

上五味，末之，蜜丸如梧子大，先食服一丸，日三服（不知，稍加服）。

九痛丸　治九种心痛

附子三两（炮）生狼牙一两（炙香）巴豆一两（去皮心，熬，研如脂）人参　干姜　吴茱萸各一两

上六味，末之，炼蜜丸如桐子大，酒下，强人初服三丸，日三服，弱者二丸。兼治卒中恶，腹胀痛，口不能言。又连年积冷，流主心胸痛，并冷肿上气，落马坠车血疾等，皆主之，忌口如常法。

中医认为：

"胸痹"是以病位和病机命名，"痹"是闭塞不通的意思，不通则痛，故胸痹是以胸膺部痞闷甚则疼痛为主症的一种疾病，这一组临床表现与西医的冠心病及其他非冠状动脉供血不足引起的胸部疼痛、闷胀等疾病是等同的。中医的"心痛"是以病位和症状命名，是心前区疼痛和胃脘部疼痛的统称，本篇所述的胸痹心痛主要指正当心窝部位的疼痛证。到了现代，中医的胸痹心痛已基本与西医的冠心病病名相对应，"胸痹心痛"相当于西医的冠心病心绞痛，其重者相当于心肌梗死，当属于"真心痛"

范畴。如果胸痹心痛在一起，一般是指心绞痛，如果单讲胸痹是指胸痛的意思。如果单讲"心痛"或者"心下痛"，则心痛具有西医的两个概念：①心前区疼痛；②上腹部正中疼痛，心脏、肺、纵隔以及胃十二指肠、胆囊、胰腺的病变引起的疼痛均包括在内。短气是指呼吸迫促，在本篇中仅作为胸痹的一种症状来叙述。

我们从：①心绞痛发展的心肌梗死的典型类别；②非典型类别；③鉴别诊断3个方面说明胸痹与冠心病是一致的。

心绞痛：是冠心病最常见的临床表现，不同人的心绞痛发作表现不一。心绞痛一般历时 1~5min，很少超过 15min，多数人形容其为"胸部压迫感""闷胀感""憋闷感"，部分病人感觉向双侧肩部、背部、颈部、咽喉部放散。心绞痛一般分为 2 大类：劳力型与不稳定型。冠心病分为以下 3 类。

（1）劳力型心绞痛：指患者在安静休息时不会感到身体不适，然而在走路、爬楼、上坡或做其他运动时，心脏负担加重，所以出现胸闷、憋气等不适，属于慢性的稳定型的心绞痛。如果出现症状，有经验的患者含服硝酸甘油一两分钟就可缓解。稳定型心绞痛是在冠状动脉狭窄的基础上，由于心肌负荷增加引起心肌急剧的、暂时的缺血与缺氧的临床综合征。《胸痹心痛短气病脉证治第九》第 3 条胸痹之病，喘息咳唾，胸背痛，短气，寸口脉沉而迟，关上小紧数，栝楼薤白白酒汤主之。第 4 条胸痹不得卧，心痛彻背者，栝楼薤白半夏汤主之。符合稳定性心绞痛的临床表现。

（2）不稳定型的心绞痛（UA）：是介于稳定型心绞痛与心肌梗死（AMI）之间的短暂危险阶段，之所以称为"不稳定"，就是它既可以好转为稳定性心绞痛，也可以发展为心肌梗死或猝死。不稳定性心绞痛的特点是：心绞痛反复发作，与《胸痹心痛短气病脉证治第九》第 7 条"胸痹缓急者，薏苡附子散主之"完全一致。

（3）心肌梗死：由于冠状动脉急性闭塞，血流中断，引起严重而持久的缺血性心肌坏死。临床表现呈突发性，剧烈而持久的胸骨后疼痛，特征性心电图动态衍变及血清酶的增高，可发生心律失常、心力衰竭、休克等并发症，常可危及生命。《胸痹心痛短气病脉证治第九》第 9 条"心痛彻背，背痛彻心，乌头赤石脂丸主之"。本条系典型的心肌梗死。

西医认为：冠心病从轻到重可以分为三种类型：慢性稳定型心绞痛、不稳定型心绞痛、心肌梗死。从临床表现来看，第 3 条、第 4 条痰证与慢性稳定性心绞痛是一个证态；第 7 条与不稳定性心绞痛是一个证态；第 9 条瘀血与心肌梗死是一个证态。

以上诸条（3、4、7、9）是胸痹心痛由轻到重的过程，也是由痰饮到血瘀的过程，是典型的、模式的、具有代表性的证态。胸痹心痛－冠心病心绞痛证态还有许多不同的类型，第 5 条举出两个例子，也是比较常见的类型。

第 5 条胸痹心中痞，留气结在胸，胸满，胁下逆抢心，枳实薤白桂枝汤主之。人参汤亦主之。

本条所述两种情况多见于老年人。心肌梗死多见于男性，多数病人在 40 岁以上。劳累、情绪激动、饱食、受寒及便秘等都是常见诱因。这些原因都能直接或间接地使冠状动脉发生痉挛，使本来已经硬化、狭窄的冠状动脉完全闭塞，或者粥样硬化斑块形成的血栓堵塞了冠状动脉，造成心肌长时间缺血缺氧，引起心肌局部坏死而发生心梗。根据不同的诱因以及不同的病理机制、不同的严重程度、伴随的不同症状使用不同的方剂，中西医的理论是一致的。

以下诸条（6、8）为非冠心病胸痛与心痛。是心绞痛的鉴别诊断。

第 6 条胸痹，胸中气塞，短气，茯苓杏仁甘草汤主之；橘枳姜汤亦主之。

第 8 条心中痞，诸逆心悬痛，桂枝生姜枳实汤主之。

此处列出三方具有鉴别诊断之意，西医在诊断冠心病心绞痛的时候也需要与循环系统、呼吸系统、胸廓疾病等进行鉴别。茯苓杏仁甘草汤证应当属于呼吸系统疾病阻塞性肺病引起的胸痛；橘枳姜汤和胃化饮其适应证应当是胃十二指肠的慢性炎症引起的胃痛之类；桂枝生姜枳实汤与橘枳姜汤仅一味之差，大致属于一类，治疗消化系统或者呼吸系统疾病。此三方经过加减，其治疗范围非常广泛，不在此处讨论。

中医认为：第 3 条、第 4 条为痰证，第 9 条为瘀血，第 7 条虽然也属于瘀血，但是具有痰证向瘀血转变的中间状态。西医认为：冠心病从轻到重可以分为三种类型：慢性稳定型心绞痛、不稳定型心绞痛、心肌梗死。从临床表现来看，第 3 条、第 4 条痰证与慢性稳定性心绞痛是一个证态；第 7 条与不稳定性心绞痛是一个证态；第 9 条瘀血与心肌梗死是一个证态。西医认为：慢性稳定型心绞痛的病理学机制是单纯的动脉粥样硬化；不稳定型心绞痛的病理学机制是血栓形成，但是具有可逆性；心肌梗死则是血栓形成并且完全长时间的、完全阻塞冠状动脉，引起广泛的心肌坏死。所以可以证明：痰证与动脉粥样硬化是一个证态；瘀血与血栓形成是一个证态。

现代中医的活血化瘀治疗，是在冠心病的缓解期的治疗方法。包括：丹参滴丸、脑心通、通心络等等。这些活血化瘀的方剂，适用于全身的动脉硬化的预防性治疗或者说稳定期的治疗。

现在有人称为：心脉痹阻证，普通人大多认同这个名称，因为与冠状动脉硬化心脏病相同，好理解。但是这个名称不符合中医理论，因为，中医理论中的"心"，没有冠状动脉，也没有心脉。中医理论中，"痹"有闭阻不通之义，因风、寒、湿、热等外邪侵袭人体，闭阻经络，气血不能畅行，引起肌肉、筋骨、关节等酸痛、麻木、重着、伸屈不利，甚或关节肿大灼热等为主要临床表现。心脉痹阻证，在中医理论中是不存在的，还不如直接说：冠心病，一目了然。

心病症小结

心气虚 – 心脏神经官能症证态，以神经衰弱为主要表现

心阳虚 – 心脏神经官能症证态，以形寒肢冷为特点

附：奔豚气 – 反流性食管炎证态

心血虚 – 贫血相关性心脏神经官能症证态

心阴虚 – 心肌炎（心肌损伤）证态

心火亢盛证

  心火扰神 – 亢奋型神经官能症及精神病证态

  迫血妄行 – 微小血管破裂出血证态

  火毒疮疡 – 皮肤、皮下组织感染证态

  心火上炎 – 疱疹性口炎、口腔溃疡证态

  心火下移小肠 – 泌尿道感染证态

  痰火扰心 – 狂躁型精神病证态

痰迷心窍 – 癫痫证态

附：湿热酿痰蒙蔽心包 – 非典型脑炎、脑膜炎证态

水气凌心 – 心力衰竭心律紊乱证态

胸痹心痛 – 冠状动脉硬化性心脏病证态

第二节　肝病证

肝主疏泄，其病证以泄肝气郁结为要，主要有以下证型。

1. 肝阴不足

肝阴不足又称肝阴虚。肝为刚脏，赖肾水以滋养。肾阴亏损，水不涵木，或肝郁化火，暗耗肝阴等，均可导致肝阴不足。肝阴不足，以头目眩晕、目睛干涩、两胁隐痛、面部烘热、口燥咽干、五心烦热等为主要临床表现。因乙癸同源，故肝阴不足往往易与肾阴不足合并出现。

2. 肝血亏虚

肝血亏虚，多因失血过多，或久病损耗，或脾胃虚弱，化生气血的功能减退所致。其病理变化除血虚征象外，主要表现在肝血不能荣筋养目等方面，临床上以肢麻不仁、关节屈伸不利、爪甲不荣等筋脉失养和眩晕眼花、两目干涩、视物模糊等血虚不能上荣头目之征为特点。此外，肝血不足常可导致冲任不足和血虚生风。冲任不足，血海空虚，可引起月经量少乃至闭经。血虚生风每致虚风内动，可见皮肤瘙痒、痉挛、肉困等病理表现。

3. 肝阳上亢

肝阳上亢，多由肝阴不足，阴不制阳，肝之阳气升浮亢逆所致，或因情志失调，郁怒伤肝，气郁化火，肝火炽盛，耗伤肝阴，发展为阴虚阳亢而成。因肝肾同源，故肾阴不足，水不涵木而致肝肾阴虚，最易引起肝阳上亢。肝阳上亢的病理特点为阴虚阳亢，本虚标实，上盛下虚。上盛则为阳气亢逆，属标病，表现为眩晕耳鸣、头重脚轻、面红目赤、烦躁易怒等；下虚为肝阴虚，属本病，表现为腰膝酸软、足痿无力等。

肝阳上亢之阳亢与肝火上炎之气火上逆相似，但属虚候，与阴虚并见，而肝火上炎是但实无虚。故中医学认为，郁而不舒为肝气，浮而亢逆为肝阳（肝阳上亢），气郁化火为肝火（肝火上炎）。

4. 肝风内动

肝风内动属于内风范畴，多是肝阴阳气血失调，发展至极期的病理变化。临床上以眩晕、震颤、抽搐等动摇不定的症状为主要特征。有热极生风、肝阳化风、血虚生风、阴虚风动之分。多由肝肾阴液精血亏虚，血不养筋，肝阴不能制约肝阳而肝阳亢奋无制所致。

热极生风：又称热盛动风，多因邪热炽盛所致。其病理特点为：发病急骤，多在里热、实火情况下出现，常见于温热病邪入营血阶段，或某些发热性疾病的极期，以高热、神昏、抽搐、痉厥为其临床特征。

肝阳化风：系肝阴不足，肝阳失去制约，阳亢无制，妄自升动而致。其病理变化多有肝阴不足，肝阳上亢之候，继之出现眩晕欲仆、肢麻震颤、筋惕肉困等，甚则昏仆、偏瘫，发为中风。

血虚生风：系阴血不足，筋脉失养所致。一般是在血虚基础上发生的，阴血不足症状比较明显，风胜则动之表现轻微，或仅见于肌表，如皮肤瘙痒、手足发麻等，少有抽搐现象。

阴虚风动：多是在温热病末期，病人下焦肝肾阴血不足所致，以手足蠕动、心中憺憺大动为特征。

总之，肝风内动，以肝肾阴虚，不能制约阳气，肝的阳气升动太过者为多见。

5. 肝气郁结

简称肝郁、肝气郁。指肝失疏泄，气机郁滞，情志抑郁，气血不畅的病变。其轻者称为肝气不舒或肝气郁滞，重者可以引起肝阳上亢，肝火上炎，甚至于痰饮血瘀，其滞或在身躯，或在脏腑，引起广泛的、多种多样的疾病。临床上以情绪抑郁、怏怏不乐，多见胁痛，胸闷，脘胀，嗳气，妇女月经不调等症以及胁肋胀痛等气机郁滞之候为特征，且每当太息、嗳气之后略觉舒缓。由于不同部位、不同病机、不同病因等，还会出现不同的临床表现，形成不同的疾病，治宜疏肝解郁，必要时配以理气化痰、活血软坚等法。

综上所述，可知"气、火、风"为肝病症发展过程中的一大特点。肝气郁结是肝失疏泄、气机郁滞的表现。肝郁不舒，郁而化火，可致肝火上炎；久之肝火内耗肝阴，肝阴不能制约肝阳而致肝阳上亢；肝阳升动无制，风气内动，则为肝风（肝阳化风）。三者之间，常以肝气郁结为先导，亦即肝病的原发因素。再则，气病及血，气滞必血瘀，气郁不达，津液停聚，亦可酿痰。气、火、痰、瘀、风的病理变化过程，可产生各种复杂的病变，其病理根源，则均与肝气郁结有关。

肝气郁结、肝火上炎、肝阳上亢三者，在病理上是相互影响的，三者既有联系，又有不同：肝气郁结系肝失疏泄，气机郁滞，以情志异常和气机失调为主要临床特征；肝火上炎系气郁化火，气火上逆，以头面部热象显著或气火上冲为特征；肝阳上亢则是阴不制阳，肝阳升动太过，阴虚阳亢。

肝气郁结→肝阳上亢→肝火上炎→肝阳化风（中风等）

↑

肝阴虚→阴虚风动（多是在温热病晚期）

↑ ↓

肝血虚→血虚生风（皮肤瘙痒、湿疹等等）

肝病证关系图

一、肝气郁结－心身疾病证态

肝气郁结与心身疾病是一致的，其临床表现、病因，基本相同，可以融合。其病因为心理因素、社会因素、环境因素，归根结底是现实与欲望的冲突。欲望的满足产生正性情绪；欲望得不到满足产生负性情绪。负性情绪引起肝气郁结－心身疾病。情绪的形成在边缘系统；情绪感知在大脑皮层；情绪的表现主要是在面部表情，情绪的效应器在内脏。

肝气郁结的原型是《金匮要略》中的"肝着"。

《中西医融合观续》中，肝着－肝充血证态

《五脏风寒聚积病脉证并治第十一》第7条：肝着，其人常欲蹈其胸上，先未苦时，但欲饮热，旋覆花汤主之。臣仪等校诸本旋覆花汤方，皆同。

旋覆花汤方：

旋覆花三两　葱十四茎　新绛少许

上三味，以水三升，煮取一升，顿服之。

解读：肝着是指肝气不疏，气滞血瘀，尤在泾《金匮要略心典》谓"肝脏气血郁滞，着而不行，故名肝着"。

蹈其胸上：蹈，有几种解释。一是用足践踏之意，即从足，舀声。二是认为蹈系搯之误，《说文》"搯，叩也"，如此，搯胸即叩击胸部之意。亦有将"蹈"解为"动"。此外可理解为用手推揉按压，甚则捶打胸部。

综上所述，肝着是肝经受邪而疏泄失常，其经脉气血郁滞，着而不行的病证。因肝主藏血，性喜条达疏泄，若肝气不足，风寒湿等邪气便易痹阻于肝经，导致肝气郁滞，血行不畅。肝脉又布胁络胸，肝气不畅，则胸中气机不利，故其症可见胸胁痞闷不舒，甚至胀痛、刺痛，若以手按揉或捶打其胸部，可使气机舒展，气血运行暂时通畅，则稍舒，故其人常欲蹈其胸上。本病在初起时，因为病在气分，热饮可助阳散寒，能使气机通利，故但欲饮热；肝着既成，则经脉瘀滞，若热饮亦不能暂减其瘀结，除蹈胸一时为快外，需投以旋复花汤。旋复花微咸性温，能理气舒郁，宽胸开结，尤善通肝络而行气；助以葱管之辛温，既能芳香宣浊以开痹，又能温通阳气而散结；新绛活血化瘀，为治肝经血滞之要药，3味共煮顿服，气行血行，阳通瘀化则肝着可愈。

寒冷刺激、精神打击、情绪激动等均可以引起交感神经兴奋，周围皮肤血管收缩，内脏血液聚集，肝脏是一个血液储存、调节器官，此时，肝脏淤血、膨胀，刺激肝包膜，引起中医所谓的"肝气郁结"。"肝着"是指肝脏相关的疾病引起植物神经功能紊乱引起的肝淤血，由于肝脏充血、肿大，刺激肝包膜，引起肝区及其周围相邻区域的胀痛、不适。由于肝脏的神经支配属于第7～10胸神经节段以及脊神经（C3、4）节段，所以，这种胀痛、不适感觉波及的范围比较广泛，达到胸部与上腹部（中医谓肝脉布胁络胸）。使用温热的方法，叩击、按揉胸腹部，旋复花汤均有促进肝区血液循环，减轻肝脏淤血的作用。

肝气郁结的表现并不局限于胸部与上腹部的不适感，而是具有十分广泛复杂的表现，这些临床表现与肝脏的诸多生理功能以及自主神经对于这些功能调节的失调有关，以及肝脏对诸多酶系统的调控相关。肝木克脾土、自主神经功能紊乱亦可引起胃肠功能异常变化。

肝气郁结，每当太息、嗳气之后略觉舒缓，肝着，其人常欲蹈其胸上，先未苦时，但欲饮热，旋覆花汤主之。这些治疗方法的机制就是通过深呼吸，嗳气甚至于虚恭，叩击胸部，热饮……加速肝脏血液循环，减轻肝脏淤血状态，缓解肝脏包膜的紧张度。参考：肝主疏泄。

（一）肝气郁结证与心身疾病

1. 中医肝气郁结

简称肝郁、肝气郁。长期精神刺激，情志抑郁不畅，或病久不愈而因病致郁，或他脏之病理影响于肝等，均可使肝失疏泄，气机不畅，形成肝气郁结之候。其轻者称为肝气不舒或肝气郁滞，重者可以引起肝阳上亢，肝火上炎，甚至于痰饮血瘀，其滞或在身躯，或在脏腑，引起广泛的，多种多样的疾病。临床上以情绪抑郁、悒悒不乐，以及胁肋胀痛等气机郁滞之候为特征，且每当太息、嗳气之后略觉舒缓。由于不同部位、不同病机、不同原因等等，还会出现不同的临床表现，形成不同的疾病，诸如：

（1）肝经所过部位发生胀闷疼痛，足厥阴肝经起于足大趾，循腿内后侧上行，绕阴器，至少腹，布胁肋，上连目系，会于巅顶。肝气郁结，经气阻痹，则肌肉关节、腰脊、胸胁、乳房、少腹胀闷疼痛或攻窜作痛。

（2）妇女肝气郁结证更为多见，可见乳房作胀疼痛，痛经，月经不调，甚则闭经，舌质暗红，脉弦。
①压抑、忧虑引起的肝气郁结，往往导致女性头痛、烦躁、情绪波动、易怒、胸胁胀痛、腹部胀满。②女子月经正常与否与肝的疏泄功能正常与否密切相关，肝气不疏可导致经期过短、月经量少、经间期出血、经行眩晕、经行不寐。③肝经循行在两胁，肝经脉运行不畅还可能导致乳腺增生、乳腺结节甚至乳腺癌的发生，肝经巡行所经过的肌肉、关节疼痛。④肝郁导致失眠，表现为难以入睡，即使入睡也多梦易惊。无法保证睡眠质量，使女子气血失荣、皮肤粗糙、脸色暗沉。其中肝郁化火型失眠多因恼怒伤肝而致。⑤肝气郁结则气机不利，还会让人不思饮食、四肢乏力、懒惰少动，从而造成肥胖、便秘等问题。

（3）或咽部梅核气。

（4）或颈部瘿瘤等。

（5）肝气郁结，肝失疏泄，影响胃的和降，可兼见胃脘胀满，攻撑作痛，胸闷嗳气等症（见肝气犯胃证）。肝气郁而不达，或气滞转化为横逆，均可影响脾胃之纳运，形成兼有呕吐、嗳气、脘胁胀痛等肝气犯胃和兼有腹胀肠鸣、腹痛泄泻、大便不爽等肝气犯脾之候。

（6）肝病及脾，影响脾的运化功能，引起纳呆腹胀，便溏不爽，或腹痛欲泻，泻后痛减等症。

（7）气有余便是火，肝气郁结，久而化火，形成气火逆于上的肝火上炎之候。

（8）引起肝阳上亢。

（9）木火刑金：肝属木，肺属金。由于肝火过旺，耗灼伤阴，出现干咳，胸胁疼痛，心烦、口苦、目赤，甚或咯血等，均属肝木化火而加剧肺金病证的变化，属于相侮关系传变。临床所见的肺胀、哮喘等病证，病位在肺，每因肝气郁结，气急上逆，化火灼肺，而见咳血，则为木火刑金（即木旺侮金）。哮喘，可以由肝气郁结引起之。

2. 西医心身疾病

是一组发生发展与心理社会因素密切相关，但以躯体症状表现为主的疾病，主要特点包括：①心理社会因素在疾病的发生与发展过程中起重要作用；②表现为躯体症状，以及内脏器质性病理改变或已知的病理生理过程；③不属于躯体形式障碍。

根据美国心理生理障碍学会制定的心身疾病的分类如下：

（1）皮肤系统的心身疾病有：神经性皮炎、瘙痒症、斑秃、牛皮癣、慢性荨麻疹、慢性湿疹等。（诸风掉眩皆属于肝，肝气郁结，郁久化热，热耗肝阴，血虚、阴虚生风）

（2）骨骼肌肉系统的心身疾病有：类风湿性关节炎、腰背疼、肌肉疼痛、痉挛性斜颈、书写痉挛。（肝主筋，筋即肝骨骼肌）

（3）呼吸系统的心身疾病有：支气管哮喘、过度换气综合征、神经性咳嗽。（肝木侮金）

（4）心血管系统的心身疾病有：冠状动脉硬化性心脏病、阵发性心动过速、心律不齐、原发性高血压或低血压、偏头痛、雷诺病。

（5）消化系统的心身疾病有：胃、十二指肠溃疡、神经性呕吐、神经性压食、溃疡性结肠炎、幽门痉挛、过敏性结肠炎。（肝木克脾土）

（6）泌尿生殖系统的疾病有：月经紊乱、经前期紧张症、功能性子宫出血、性功能障碍、原发性痛经、功能性不孕症。（妇女肝气郁结）

（7）内分泌系统：甲状腺功能亢进症、糖尿病、低血糖、艾迪生病。

（8）神经系统的心身疾病有：血管痉挛性疾病、紧张性头痛、睡眠障碍、自主神经功能失调症。

（9）耳鼻喉科的心身疾病有：梅尼埃综合征，喉部异物感，突发性耳聋，耳鸣，眩晕等等。（诸风掉眩皆属于肝）

（10）眼科的心身疾病有：原发性青光眼、眼睑痉挛、弱视等。（肝开窍于目，肝火上炎）

（11）口腔科的心身疾病有：特发性舌痛症、口腔溃疡、咀嚼肌痉挛等。

（12）其他与心理因素有关的疾病有：癌症和肥胖症等。

以上各类疾病，均可在心理应激后起病、情绪影响下恶化，心理治疗有助于病情的康复。

把肝气郁结与身心疾病的病因、涉及的脏腑－器官、临床表现，放到一起比较，可以看出二者是完全一致的，基本上可以逐一对应。

3. 肝气郁结－心身疾病证态

病因：一致，心理社会因素，情志抑郁，精神刺激。欲望与现实的冲突，产生负性情绪。

肝气郁结累及各个脏腑经络，既有虚证，也有实证（痰饮血瘀）；心身疾病也累及全身各个器官系统，既有功能性病变，也有器质性病变。疾病的性质与特征具有同一性。虚证－功能性疾病证态，实证－器质性疾病证态，中西医相互对应。

临床表现一致。肝气郁结的每一个证候，都可以在心身疾病中找到相应的病理状态，反之亦然。简要讨论如下：

心身疾病与肝气郁结，具有相同的临床表现，见表。

肝气郁结与心身疾病临床表现对应表

中医肝气郁结	西医心身疾病
分类如下：	根据美国心理生理障碍学会制定的心身疾病的分类如下：
1. 足厥阴肝经起于足大趾，循腿内后侧上行，绕阴器，至少腹，布胁肋，上连目系，会于巅顶。肝郁结，经气阻痹，则肌肉关节、腰脊、胸胁、乳房、少腹胀闷疼痛或攻窜作痛	1. 骨骼肌肉系统的心身疾病有：类风湿性关节炎、腰背疼、肌肉疼痛、痉挛性斜颈、书写痉挛。（肝主筋，筋即骨骼肌） 2. 口腔科的心身疾病有：特发性舌痛症、口腔溃疡、咀嚼肌痉挛等
2. 妇女肝气郁结证更为多见，可见乳房作胀疼痛，痛经，月经不调，甚则闭经，舌质暗红，脉弦。 （1）肝气郁结，往往导致女性头痛、烦躁、情绪波动、易怒、胸胁胀痛、腹部胀满； （2）肝气不疏可导致经期过短、月经量少、经间期出血、经行眩晕、经行不寐； （3）可能导致乳腺增生、乳腺结节甚至乳腺癌的发生，沿肝经巡行的肌肉、关节疼痛； （4）肝郁导致失眠，表现为难以入睡，多梦易惊。皮肤粗糙，脸色暗沉 （5）不思饮食，四肢乏力，懒惰少动，从而造成肥胖、便秘等问题	3. 泌尿生殖系统的疾病有：月经紊乱、经前期紧张症、功能性子宫出血、性功能障碍、原发性痛经、功能性不孕症 4. 神经系统的心身疾病有：血管痉挛性疾病、紧张性头痛、睡眠障碍、自主神经功能失调症 5. 其他与心理因素有关的疾病有：癌症和肥胖症等

续表

3. 或咽部梅核气	6. 耳鼻喉科的心身疾病有：梅尼埃综合征、喉部异物感。突发性耳聋，耳鸣，眩晕等等
4. 或颈部瘿瘤乳腺结节等	甲状腺结节、淋巴结炎、甲状腺囊肿、乳腺结节
5. 肝气犯胃证，可影响脾胃之纳运，形成兼有呕吐、嗳气、脘胁胀痛等肝气犯胃和兼有腹胀肠鸣、腹痛泄泻、大便不爽等肝气犯脾之候 6. 肝病及脾，影响脾的运化功能，引起纳呆腹胀、便溏不爽，或腹痛欲泻，泻后痛减等症（见肝脾不和证） 7. 气有余便是火，肝气郁结，久而化火，形成气火逆于上的肝火上炎之候 8. 引起肝阳上亢	7. 消化系统的心身疾病有：胃、十二指肠溃疡、神经性呕吐、神经性厌食、溃疡性结肠炎、幽门痉挛、过敏性结肠炎 8. 心血管系统的心身疾病有：冠状动脉硬化性心脏病、阵发性心动过速、心律不齐、原发性高血压或低血压、偏头痛、雷诺病 9. 内分泌系统：甲状腺功能亢进症、糖尿病、低血糖、艾迪生病
肝开窍于目	10. 眼科的心身疾病有：原发性青光眼、眼睑痉挛、弱视等。
9. 木火刑金 属于相侮关系传变。临床所见的肺胀、哮喘等病证，气急上逆，哮喘；化火灼肺，而见咳血，则为木火刑金（即木旺侮金）	11. 呼吸系统的心身疾病有：支气管哮喘、过度换气综合征、神经性咳嗽。
10. 诸风掉眩皆属于肝，肝气郁结，郁久化热，热耗肝阴，阴虚生风	12. 皮肤系统的心身疾病有：神经性皮炎、瘙痒症、斑秃、牛皮癣、慢性荨麻疹、慢性湿疹等

还可以更加细致地把肝气郁结与心身疾病中的症状体征进行比对，找到共同点进行融合。前已述及虚证→肝气郁结→实证与西医的功能性疾病→心身疾病→器质性疾病，一一对应也证明可以融合。

所以，肝气郁结与身心疾病是一个证态。

治疗

药物的合理利用可以为心理治疗创造条件，对提高患者的生活质量起到重要作用。

（1）西医治疗 除了对各种具体患病器官的对症治疗外，大部分心身疾病患者用抗焦虑及抗抑郁药物治疗，以控制患者的不良情绪为主要目的。目前临床上被广泛应用的抗焦虑药物有：丁螺环酮、苯二氮卓类，抗抑郁药物如帕罗西汀、舍曲林、氟西汀、文拉法辛、米氮平等。自主神经功能失调的患者，可服用谷维素以调节脑功能。对于难治的病例也可以在抗抑郁药的基础上，合用小剂量抗精神病药，无利培酮、奥氮平或喹硫平。

（2）中医治疗 由于中医强调整体观念，对心身疾病特别适用。临床资料表明，小柴胡汤、龙骨牡蛎汤、半夏厚朴汤、承气汤、甘麦大枣汤、逍遥散、建宁汤等常用方剂，对精神因素引起的躯体病理反应者有良好效果。为了能使用得当，必须根据中医辨证施治的原则，有针对性地使用。针灸对消除症状可取得立竿见影的疗效，但应循证取穴，配合电刺激以增强效果。

肝气郁结－心身疾病的融合，得出方－证－病理状态－诊断标准、治疗方案，这样一个逻辑链条，西医在治疗心身疾病时能够准确使用中医治疗肝气郁结的方剂及其他方法；中医可以借助心身疾病的诊断标准准确地诊断肝气郁结证，使用西医的治疗方法，中西医在理论上实现融合，实现无障碍的沟通与交流。

（二）肝气郁结－心身疾病证态的病因：现实与欲望的冲突

心理因素、社会因素、环境因素，归根结底是现实与欲望的冲突。（参考《中西医融合观》）

欲望是超出本能需求的追求。放纵欲望，欲望与现实发生冲突，导致生态环境恶化，人际关系紧张，个人的不满足感，心理不平衡……是导致心身疾病－肝气郁结的主要原因，因此节制欲望，改造人类自己，将成为治疗、预防心身疾病 – 肝气郁结的极其重要的手段。

欲望是指一种缺乏的感觉与求得满足的愿望。可归结为"不足之感"和"求足之愿"。欲望是不足的感觉和追求满足的愿望之间的统一。希望得到超出本能需求的占有就是欲望。欲望满足之后会产生快感或幸福感，表现出快乐的情绪，是一种享受或享乐。所以人们永远追求欲望，欲望满足之后还会产生新的欲望，因此，人们永远因得不到满足而苦恼。"知足者常乐"就是节制欲望而得到快乐。

欲望是由动物本能进化而来，本能只具有生物学性质，是动物所共有的；欲望不仅具有生物学性质，而且具有心理性质与社会性质，是人类独有的。欲望对于个体是一种心理现象，对于人类不同群体，欲望具有社会性质。为了满足个体与不同群体的欲望，人类不断地提高、发展生产力，制造各种消费品及消费行为，推动了社会的进步；为了争夺消费（消费品及消费行为），个人与个人之间，群体与群体之间，阶级与阶级之间，国家与国家之间不间断地进行着各种斗争；欲望的无限膨胀，消费品的无限占有不仅产生了政治腐败，而且引发了疾病和生态破坏。

自从欧洲工业革命之后，人类的欲望得到疯狂的膨胀，我们整个人类所创造的物质财富的确在飞速增长，三百多年时间创造的财富比过去几千年创造的财富的总和还要多，我们人类在为自己创造财富的同时，也为自己埋下了自我毁灭的祸根，并且这个祸根已经发展到威胁整个人类生存的程度。

叔本华说过，欲望过于剧烈和强烈，就不再仅仅是对自己存在的肯定，相反会进而否定或取消别人的生存。所以，节制欲望，改造人类自己，上可治国，中可治人，下可治病。

欲望既是推动社会进步的动力，同时也给人类带来毁灭性的灾难，如果无限制地放纵欲望，其结果是导致人类灭绝，社会发展也就自然结束。我们必须在社会进步与人类灭绝之间进行协调，因为我们不能在社会进步与人类灭绝之间只选择一个，我们必须同时选择社会进步与人类生存、发展，因此只有节制欲望，规范人类的行为，改造人类自己，使我们的欲望在自然规律之内涌动。

放纵欲望引发不良行成为疾病的重要原因，其关系见表：

放纵欲望	不良行为	疾　病
食　欲	美食、暴食、过食、偏食	代谢综合征、牙颌系统退化、肿瘤
安　逸	不运动、不劳动	代谢综合征等
性　欲	不洁性交、放纵性欲	性病、性功能障碍等
权　欲	心理失衡、压力过大、吸烟、酗酒、网瘾、吸毒	精神障碍、性功能障碍、肿瘤、溃疡病等
钱　欲		
名　欲		

"色食性也"属于本能的欲望，动物也会有；金钱、名利、地位，则属于社会性的欲望，动物是没有的。西方热衷于研究动物的社会行为，实际上是为了抹杀人与动物的区别，维护等级制度。

（三）放纵欲望，产生负性情绪的致病机理

1. 中医的认识

《黄帝内经》关于情绪与疾病

中医认为，人的情绪有 7 种：怒、喜、思、忧、悲、恐、惊，即所谓"七情"。《黄帝内经》认为：某种情绪过于强烈、持久或失调，会引起脏腑阴阳气血紊乱，波及脏腑经脉，从而产生疾病。

《素问·阴阳应象大论》云：怒伤肝，喜伤心，思伤脾，忧伤肺，恐伤肾。喜怒伤气，暴怒伤阴，暴喜伤阳。

《黄帝内经》认为：按照五行生克关系，某种情绪可以通过另一种情绪来调节。《素问·阴阳应象大论》云：怒胜思，喜胜忧，思胜恐，悲胜怒，恐胜喜。这些关于情绪失常导致疾病以及调节情绪治疗疾病的观点对后世运用情绪疗法治疗疾病产生了深远影响。

《素问·阴阳应象大论》说："天有四时五行，以生长收藏，以生寒暑燥湿风，人有五脏化五气，以生喜怒忧思恐。故喜怒伤气，寒暑伤形。"这里明确指出了喜怒忧思之情大多伤及内脏之气机。

宋代陈无择在《三因极一病证方论》中将喜、怒、忧、思、悲、恐、惊7种情志明确定为"七情"，指出内所因惟属七情交错，爱恶相甚为病，能推而明之。

七情也是人体脏腑功能活动的表现，中医学在"形神合一"整体观指导下，以五脏为中心，把七情归纳为喜、怒、忧（悲）、思、恐（惊）五志，并分属于五脏。五脏藏有五神，即肝"在志为怒"藏魂，心"在志为喜"藏神，脾"在志为思"藏意，肺"在志为忧"藏魄，肾"在志为恐"藏志。以七情、五志、五神与五脏相配应，用来说明人的情志活动是以脏腑作为生理基础的，特别是以"心神"来概括和总结人的精神情志活动。可见，人的七情活动是对客观外界事物刺激的反应，而腑功能活动的表现又要依赖五脏精气化为物质基础。故而陈无择论述七情病机，夫五脏六腑，阴阳升降，非气不生。神静则宁，情动则乱，故有喜怒忧思悲恐惊，七者不同，各随其本脏所生所伤而为病。故喜伤心，其气散；怒伤肝，其气击；忧伤肺，其气聚；思伤脾，其气结；悲伤心胞，其气急；恐伤肾，其气怯；惊伤胆，其气乱。虽七诊自殊，无逾于气。黄帝曰：余知百病生于气也。但古论有寒热忧恚，而无思悲恐惊，似不伦类，于理未然。然六腑无说，惟胆有者，盖是奇恒净腑，非转输例，故能蓄惊而为病。尤其是中老年人，因"肾气虚衰"，身体逐渐衰老，五脏精气俱损，五脏缺乏藏神物质基础所养，易形成"五志薄弱"，容易患有七情所致的各种疾病。

金初刘完素研究情志致病可以化热而提出的"五志过极皆为热甚"的观点，他认为"五脏之志者，怒、喜、悲、思、恐也。若五志过度则劳，劳则伤本脏，凡五志所伤皆热也"。情志活动过度，躁扰阳气，化生火热，而致中风偏枯、惊惑、悲笑、谵妄、癫狂等。反之，火热亢极，又可扰乱神明，出现神志异常。但刘氏又认为五志化火生热的关键是心，若心火暴可致中风偏枯、谵语、狂、癫、悲痛苦恼，其因是由肾水虚衰，不能制火，致心火易亢，治宜清心火，益肾水。

到金元时期，中医情志致病理论得到了丰富和发展，张元素（1131—1234年）在其著作《珍珠囊·去脏腑之火》中首次提到"肝火"两字，其曰"白芍药泻肝火"。

元代朱震亨，字彦修（1281—1358年）在《格致余论·阳有余阴不足论》中，首次正面概括了肝的生理功能，提出"肝司疏泄"。可见，肝主疏泄是在肝气郁结、肝火之后提出来的。这个时候，还没有肝阴、肝阳之说。

现在中医学认为：

人有七情，属于精神活动范畴，包括喜、怒、思、忧、悲、恐、惊等情志情绪的变化。①通常情绪的波动一般不会危害人的健康；②但强烈的情绪波动，引起相应脏腑的功能病变；③或长期消极情绪能引起过度的或长期的精神紧张，使人的健康受到影响，并可引发一些疾病。

情志太过之时，则损伤五脏，怒伤肝，喜伤心，思伤脾，悲忧伤肺，恐惊伤肾。

喜为心志，心主神明，"喜"在正常情况下能使人气和志达，营卫通利，有益于身心健康。

喜伤心。过喜的异常情志可损伤心，中老年人若暴喜过度，极易诱发心肌梗死，发生卒中等。严重者还可危及人的生命，如大喜时造成中风或突然死亡，中医称之为"喜中"。

怒伤肝，为肝之志，与喜相反。肝为刚脏，喜条达而恶抑郁。发怒是人们欲望和需求受到遏抑，郁所表现的、以紧张情绪为主的一种情志活动，怒之火向外发泄的一种表现。在一定情况下，小怒可有某种快感，有利于肝胆之气疏泄条达，使肝藏血以养其体，疏泄以遂其用。长期发怒易伤肝，表现为肝失疏泄，肝气郁积，肝血瘀阻，肝阳上亢等病证。暴怒动气可引起吐衄，甚则晕厥扑倒。若疏泄不及，则气机郁闭阻滞，升降失常，发为郁证、癫狂、痴呆等病。

西医认为：人体发怒时可引起唾液减少，食欲下降，胃肠痉挛，心跳加快，呼吸急促，血压上升，血中红细胞数量增加，血液黏滞度增高，交感神经兴奋。长此以往，会使人患上高血压等心脑血管疾病。对患有心脑血管病者，可导致病情加重，诱发中风、心肌梗死等，危及性命。

忧（悲）为肺志，肺是表达人的忧愁、悲伤的情志活动的主脏。当人因忧愁而哭泣时，会痛哭流涕，这主要是因为肺开窍于鼻，肺主气，为声音之总司。忧愁悲伤哭泣过多会导致声音嘶哑，呼吸急促等。肺主皮毛，故忧愁会使人的面部皱纹增多；悲忧伤肺，还可表现在某些精神因素所致的皮肤病上，可以导致荨麻疹、斑秃、牛皮癣等。

悲（忧）：悲忧可以抒发人的感情，大哭一场能解除一定的精神痛苦。忧郁致病，病患忧郁，相互影响。过度悲忧哀愁能加速人体衰老，易使意志薄弱的人，尤其是老年人发生精神障碍而轻生。

恐（惊）为肾志，肾是人们表达惊恐之志的主脏。惊恐是人对外界突发刺激的应急反应，惊恐过度会耗伤肾气，使得肾气下陷，二便失禁，遗精滑泄。肾藏精，生髓充脑，人受到惊吓后，会突然昏厥，不省人事，与肾藏精、生髓充脑有关。惊恐在正常情况下对机体是有一定的益处的，可以引起警觉，避免机体遭到危害。

思为脾志，思是精神高度集中的思考、谋虑的一种情志。伤脾可以表现为嗳气、恶心、呕吐、腹胀、腹泻等消化道疾病所表现出的一系列症状。可以导致气血不足致乏力，出现头昏、心慌、贫血等症状。有的妇女可能因为工作紧张，思想高度集中导致月经量少、经期紊乱等，这与脾主统血的功能相一致。

思是一个认知过程，能约束各种感情的思维活动。正常的思能增强人的记忆，使办事周到而卓有成效。"脾藏意"而主思虑，若百思不得一解，越思越忧，越忧越虑，以致脾气郁结，"茶不思饭不想"，清阳之气不能上升，生化之源乏竭，则心神失养而见心脾两伤。研究证实，思虑忧伤，可出现厌食、呃逆，甚至绝谷而亡。

所以，喜伤心，忧伤肺，恐伤肾，思伤脾，怒伤肝，但是，也不是绝对的。在配属五行的时候，一定是经过反复排列组合，取象比类而确定的，是一个相当长的时间，反复实践检验的过程。

中医归纳为：心（主神）与肝（主疏泄）是肝气郁结的主要原因。心肝脾肺肾气虚，是肝气郁结的早期、轻型表现；情志失常，长期慢性刺激，属于肝气郁结，引起气机失调，影响各脏腑的功能，出现不同的证型；肝气郁结久而生火引起痰饮血瘀……肝气郁结是情志病的中间环节，也是一大类疾病。心身疾病类同，神经官能症－心身疾病－各器官躯体性疾病，包括抑郁症（只在大脑皮层中的表现）。另外一方面，五志过极，是指突然、强大的精神刺激，诸如大喜伤心，大怒伤肝……；肝气郁结是由于长期慢性的精神刺激，肝气郁结引起痰饮血瘀，导致一系列脏腑的慢性、有形疾病。

中西医都认可不同的情绪有其相对应的器官，大喜伤心，忧思影响消化功能，大怒伤肝（肝硬化、门脉高压症、呕血），恐伤肾引起大小便失禁等等。喜与心、怒与肝、思与脾、忧悲与肺、恐惊与肾逐一相对应。大喜伤心，大怒伤肝，大思伤脾，大恐伤肾，大悲伤肺，是指剧烈的、突然出现的情绪过激，引起相应脏器出现的急性损伤，无论中西医都有同样的临床证据。长期的、慢性的不良情绪刺激则属于肝气郁结，肝为相傅之官，是宰相，七情长期不适，造成肝气郁结，不同的情志也有其相对应的脏器。

西医认为：不同的情绪，有其相应的器官，某一种情绪能够引起相应器官的病变，具体的对应关系没有深入研究，而中医则研究的比较清楚，在这一方面，中医大大优于西医。

2. 现代医学的认识

情绪的形成在边缘系统；情绪感知在大脑皮层；情绪的表现主要是面部表情，情绪的效应器在内脏。

情绪不是自发的，而是由刺激所引发的。引起情绪的激动，可以是外在环境因素，也可以是内在因素；可以是具体可见的，也可以是隐而不显的。外部环境中的人、事、物及其运动变化都能引发个体的情绪反应，如扑鼻的花香、和煦的阳光会使人觉得心旷神怡；而喧哗、拥挤的场所则令人烦躁不安。不过，相同的外部刺激，未必引发不同个体相同的情绪状态，如股票指数的涨跌牵动着每个股民的神经，而未涉足股市者则表现出漠然的态度，分数则令学生牵挂，激动不已。一般说来，刺激符合人的需要、满足人的欲望就会引起积极的情绪，反之则引起消极情绪，与己无关则不引发情绪，呈中性状态。在日常生活中，我们随时随地都会对自身、他人及周围环境是否能够满足自己的欲望作出评价，产生内心态度体验，出现肯定或者否定的情绪反应。

外部刺激引起情绪的机理：

外界刺激通过感觉器官，形成信息，首先传入边缘系统，在边缘系统内形成情绪。情绪的信息上传大脑皮层，与欲望相比对，欲望满足，产生快感属于正性情绪；欲望没有满足，产生负性情绪。

情绪的信息由边缘系统整合，下传丘脑、下丘脑，再下传自主神经－内分泌系统，引起不同内脏功能的变化；同时，情绪信息下传疑核、面神经核、三叉神经运动核等等特殊内脏运动核，引起面部表情以及肢体运动的变化。

在情绪的背景下，产生认识（见实践论）。

情绪的形成，既有动物性（本能，非条件反射）的一面又有社会性的一面（教育，第二信号系统）。边缘系统是分界线，上传大脑皮层，形成感觉、意识，与大脑皮层上的第二信号系统相连续，这是社会性，非动物性；从边缘系统下传丘脑……内脏功能变化，属于非条件反射，这是动物性，非社会性，不形成意识，不被感知！

就像《实践论》中说的，考察团到了延安，看到老百姓的脸色、面部表情，感受到老百姓高高兴兴，平平安安，平等自由，热情奔放，欲望满足……正性情绪感染了考察团，考察团也得出正性情绪的感受，得出了中国未来的希望在延安。一个正确的认识与情绪背景密切相关。

文化熏陶、教育（第二信号系统）的作用是建立参考系，正确与错误，善与恶……的标准，例如：现代人在动物园里看老虎，灌输老虎是漂亮的动物，看到老虎，产生正性情绪；古代人在山里，看到老虎产生恐惧，负性情绪。

知道了这个过程的路线图，治疗与预防的方法就明确了：①节制欲望，降低欲望值；②提升现实规格，或者二者同时进行，使得欲望与现实取得平衡；③看到一张愉快的脸，或者自己保持愉快的笑容；④听音乐，旅游……，打乱恶性刺激的恶性循环；⑤按照中医五行生克，用一种情绪克服另外一种负性情绪……

药物作用于大脑的各个不同部位，以及不同的内脏，起到治疗作用。

3. 情绪的现代研究

以下解释是各家学说的综合：

一、边缘系统

边缘系统又称内脏脑，情绪脑，生命脑。其包括的解剖学结构各家意见并不完全一致，一般认为，在大脑半球内侧面有一由扣带回、海马旁回及海马回钩等在大脑与间脑交接处的边缘连接成一体，故称边缘叶。边缘叶与邻近皮质（额叶眶部、岛叶、颞极、海马及齿状回等）以及与它联系密切的皮质下结构（包括与扣带回前端相连的隔区、杏仁复合体、下丘脑、上丘脑、丘脑前核、部分丘脑背侧核以及中脑内侧被盖区等）在结构与功能上相互间都有密切的联系，从而构成一个功能系统，称为边缘系统。

最初研究者称边缘系统为嗅脑，18世纪三四十年代人们从另一个角度了解它的功能，即运行情绪，并称之与情绪有关，并命名为边缘系统。边缘系统是指高等脊椎动物中枢神经系统中由古皮层、旧皮层演化成的大脑组织以及和这些组织有密切联系的神经结构和核团的总称。古皮层和旧皮层是被新皮层分隔开的基础结构，它代表了爬行动物以前的中枢神经系统的所有功能与结构。边缘系统的重要组成包括海马结构、海马旁回及内嗅区、齿状回、扣带回、乳头体以及杏仁核。上述结构通过帕帕兹环（Papez环路）相互联系，并与其他脑结构（新皮层、丘脑、脑干）有广泛联系，所以边缘系统的作用是使中脑、间脑和新皮层结构之间发生信息交换。

端脑表面所覆盖的灰质称为大脑皮质，也即新皮质，新皮质从爬行动物开始出现。依据进化，大脑皮质分为古皮质、旧皮质和新皮质。古皮质与旧皮质与嗅觉有关，总称为嗅脑。在哺乳动物中，等级愈高，新皮质愈发达。古、旧皮质是3层的皮质，而新皮质则发展成为6层。由于人类新皮质的高度发达，它约占据全部皮质的96%。

神经生理学家帕帕兹（J. W. Papez）于1937年系统地阐述了一个包括情绪行为与情绪体验的复合神经机构，即帕帕兹环路。该环路的主要结构就是边缘系统。帕帕兹认为，情绪过程建立在海马，当海马被刺激时，冲动通过胼胝体下的白色纤维传递到下丘脑的乳头体。兴奋从下丘脑传递到丘脑前核，并上行到大脑内边界的扣带回，再回到海马和杏仁核，完成了这一环路。兴奋在这一环路上经扣带回扩散到大脑皮层，冲动在这里附加于意识上，产生情绪体验。

心理学家麦克林（P. D. Maclean）研究和扩展了帕帕兹的情绪学说，于20世纪40年代末提出了"内脏脑"的概念。内脏脑所占据的中皮层部位调节着所有的感觉器官和内部器官，通过下丘脑调节内脏反应和骨骼肌反应。从进化过程看，中皮层是介于新、老皮层之间的脑结构，兴奋从这里转换到大脑皮层，从而提供意识的感情成分。麦克林认为，情绪过程是由皮下机构调节的，而对情绪性质的评价、认识过程则由大脑皮层完成。因此，只有当皮层下部位输入的神经冲动经过边缘系统的整合，并同皮层活动联系起来时，才是情绪产生的完整机制——大脑皮层促成情绪体验，下丘脑促成情绪表现。

通过与下丘脑及植物神经系统的联系，边缘系统参与调节本能和情感行为，其作用是自身生存和物种延续。此外，海马结构还对学习过程和记忆发挥着突出的作用。因此如果海马结构或与之功能联系的结构受损，则导致遗忘综合征。其病变部位不同，产生的记忆障碍形式也不同。

植物人，是一个"内脏人"的典型例子，所有基本生命活动：呼吸、消化、循环、内分泌、泌尿等等功能完好无缺，生命的本能反射都存在。缺失的是逻辑思维与躯体（骨骼肌）运动，各种心理感受以及各种感觉消失了，表现为大脑皮层与皮层下中枢的分离。

医学的临床观察和实验证明，帕帕兹环路中的扣带回、杏仁核等部位与情绪的产生有密切关系。切除了扣带回前部的病人表现为失去恐惧情绪，并在社交活动中变得冷漠无情。某些有凶暴行为的病人，其脑病变常发生在杏仁核，对某些病人施行杏仁核毁坏性损伤手术后，追踪观察表明他们的凶暴行为未再发作。

二、社会脑

1990年，L. Brother根据灵长类社会活动的多样性提出了"社会脑假说"。社会脑概意为，包括人类在内的灵长类大脑内肯定存在着一个旨在认识和理解他人表情的神经机制，在社会交往中人会通过该中枢迅速处理与他人相互作用的各种信息。

社会脑在社会交往过程中，承担着了解和观察他人的目的、意图、信念、推测等信息的处理，从而达到与他人进行有效沟通和交往，简而言之就是社会认知能力。当前研究表明与社会脑相关的3个特殊脑区是杏仁核、后上颞沟和与之毗邻的颞顶连接、内侧前额叶皮质及与之毗连的前扣带回皮质。

杏仁核通过在认识诸如恐惧表情中的反应而在社会交往中发挥作用的。但不是通过情绪本身而是通过观察脸部的情绪表达所引发。

英国最新的研究发现，人脑负责社会行为的部分要到三四十岁以后才会成熟。

广义上说，人的社会行为是指人类在和他人及团体之间打交道时所表现出的各种行为和反应，包括情绪、表情、姿态、言语等各种表达方式。这些社会行为都受大脑中的某些特定区域调控，统称为"社会脑"，包括前额叶、杏仁核、海马、脑岛以及视觉联合皮层、下丘脑、脑干等，其中发挥关键作用的就是杏仁核和前额叶中的扣带回。这些部位通过彼此之间的复杂联系共同负责调控人的社会行为。

可以看出，社会脑与边缘系统基本上是重合的。社会脑着重于社会行为的认知，主要表现为情绪的表达，即语言表达与非语言表达。而心理学家着重于研究非语言表达，即面部表情以及语音、语调等等。

非语言表达，主要通过面部表情肌，即脑神经核中的特殊内脏运动核支配的横纹肌。（多重迷走神经系统）

特殊内脏运动核包括：三叉神经运动核，疑核，面神经核，副神经核。

一般内脏运动核包括：

动眼神经副核：瞳孔括约肌睫状肌。

上泌涎核：纤维加入面神经支配泪腺、舌下腺、下颌下腺及口腔鼻腔的其他腺体。

下泌涎核：纤维加入舌咽神经，经耳神经节支配腮腺的分泌。

迷走神经背核：纤维经迷走神经，在器官内和旁节交换神经元——节后纤维管理胸腹腔内脏平滑肌、心肌、腺体的运动和分泌。

疑核（NA），刚开始发现这个脑神经核的时候，搞不清楚它的作用，比较疑惑，所以就叫疑核。位于三叉神经脊束核和下橄榄核之间的网状结构中，纵贯延髓的全长，发出的纤维先向背内侧走行，然后折向腹外方出脑，此核接受双侧皮质束纤维的传入。

疑核是个细长的细胞柱，发出的纤维加入 3 对脑神经：上部发出的纤维进入舌咽神经，仅支配茎突咽肌；中部发出的纤维加入迷走神经，支配软腭与咽的骨骼肌、喉的环甲肌和食管上部的骨骼肌；下部发出的纤维构成副神经脑根，进入副神经，出颅后又离开副神经而加入迷走神经，最后经迷走神经的喉返神经，支配除环甲肌以外的喉肌。此外疑核还包含投射到心脏的副交感节前神经节。

三、社会融入系统（自主神经的多重迷走神经理论）

1995 年，美国伊利诺斯大学精神病学及生理心理学家 Porges 通过对迷走神经调节心率变化这一现象的深入研究，结合神经系统发生学、神经系统解剖学研究，从物种进化与环境适应行为的角度，提出了一个关于自主神经系统的新理论，即自主神经的多重迷走神经理论。

该理论认为：通过神经解剖学和系统发生学的比较，可以得出以下结论：①绝大多数爬行类动物没有分化出 NA 迷走神经，只有 DMNX（迷走神经运动背核）迷走神经。所以，支配心脏活动的迷走神经只来自 DMNX（迷走神经运动背核）。②哺乳类动物已经分化出 NA 迷走神经和 DMNX 迷走神经，而且，支配心脏活动的迷走神经主要来自 NA。③杏仁核的中央神经核与 NA 迷走神经之间有直接的联系。④NA 迷走神经丛，能够调节与声音、面部表情相关的随意肌活动，还能协调呼吸与吸吮、吞咽活动。

只有哺乳类动物才具有的 NA，迷走神经纤维是由起源于迷走神经、舌咽神经、副神经 3 对颅神经的部分传出神经元纤维组成，其中起源于疑核背侧的 NA 运动神经元纤维支配着喉、咽、软腭，食道复杂的协调动作，以保证吸吮、吞咽、呼吸动作的顺利完成。而且 NA 部分纤维还控制着心率快慢和音调高低，而且，与三叉神经、面神经、听神经、舌咽神经、副神经相互联系，共同参与面部肌肉活动、声音表达，而这些都是情绪活动、社交活动及同伴沟通不可缺少的行为功能。而疑核腹侧的 NA 运动神经元投射出非自主运动神经元纤维支配心脏和支气管，在休息睡眠与应激状态下这类神经活动表现出增强或降低，起到刹车作用，与交感神经共同支配着哺乳类动物战斗 - 逃跑反应。因此，可以说，哺乳类动物的 NA 迷走神经即参与非自主的反射性内脏活动，又参与灵活自主的社会交往活动。这一复杂的神经功能可以解释人类很多心理行为现象和临床神经症症状。

NA 迷走神经与新皮层都是在爬行动物之后出现的，这不是偶然的。

按照传统的自主神经的概念来讲，自主神经系统是控制内脏系统功能的神经系统，支配腺体、内脏平滑肌及心肌，控制心血管活动、消化代谢活动及体温调节。自主神经的活动都是非随意运动，是下意识的。按照自主神经的功能及在脑干、脊髓的神经解剖起源分为交感和副交感神经系统两部分。但是这一概念主要把自主神经界定为运动神经系统，而排除了内脏感觉神经系统。这样的界定，限制了人们探索内脏与脑之间关系的研究。但是，内脏感觉神经系统正是把内脏信息反馈到延髓和下丘脑的通路，而大脑皮层通过皮质延髓束对自主神经进行调节控制，因此，自主神经系统应该包括内脏传入神经这一部分。这部分神经属于迷走神经，占有80%迷走神经纤维，是联系内脏和大脑的桥梁，可以把内脏的信息传递给大脑，刺激这部分传入神经，可以影响大脑的功能，可以引起癫痫发作、抑郁状态、自伤行为。

Pogers认为，动物在进化过程中不但发展出与生存环境相适应的外在行为（功能），还塑造了有机体支持这些行为的生理结构，因此，哺乳类动物，特别是灵长类动物进化出能够支持社会行为的内脏调节系统，而自主神经系统就是情绪体验和情感反应的神经生理基础。而且，不同等级物种的神经生理的功能限制了不同物种所具有的情绪体验、情感表达及社会行为。灵长类动物特别是人类，出生以后就开始和抚养者及家庭成员交流声音、面部表情，而且利用哭笑、面部表情表达饥渴、冷热等内脏、皮肤感受，开始识别母亲声音，与母亲建立依恋关系，开始评价环境是否安全舒适。

从胚胎发育的过程来看，三叉神经、面神经、舌咽神经、迷走神经、副神经等颅神经都从胚胎的第一鳃弓分化出来，因此，彼此之间有部分神经纤维紧密联系。多重迷走神经理论认为，这些神经共同构成了情绪表达与社会融入行为的神经基础，支配着表情肌肉的活动和声音的音调。Pogers将这些颅神经与前额叶皮层、延髓一起称为社会融入系统。这个系统的皮层部分是高级运动中枢，控制着延髓的神经核团，这些低级运动中枢、控制着眼轮匝肌的活动（目光接触，关注视觉信息）、面部表情肌肉动作（情绪表达）、中耳肌肉（从噪音背景中寻找有意义的语言信息）、咀嚼肌运动（有助于消化）、咽喉运动（语言与语调）以及颈部肌肉的活动（社交姿态、对新奇刺激的寻找与定向）。总之，这些肌肉运动帮助人们完成社会性行为。这些肌肉属于横纹肌，但是不同于骨骼肌，骨骼肌是随意肌，只接受大脑皮层的支配；而这些表情肌既受到自主神经系统的支配（不随意肌），又可以接受大脑皮层的支配（随意肌）。不仅仅是表情肌具有这样的特点，括约肌、膈肌、盆腔底部肌肉也具备这样的特点。这些肌肉还有一个特点就是：一端附丽于骨骼，另外一端附丽于皮肤或者彼此联结，起到悬吊的作用。括约肌在性交、大小便的排泄、胃肠道运动等等功能中具有十分重要的意义。同时也可以看出这部分横纹肌与平滑肌也是不同的，不赘述。

比较解剖学、组织胚胎学和生物进化方面的研究对人类面部表情肌肉及心理行为的出现提供了线索。关于这方面的研究表明，控制面部及头颈部肌肉的5对颅神经具有共同的特征，它们的神经核都有一些传出神经纤维与特殊迷走神经相联系，而特殊迷走神经能够抑制心率、血压，减少交感神经的唤醒，促进平静状态以促进合成代谢过程，促使个体成长和贮存能量。另外，社会融入系统还与HPA轴、催产激素、加压素以及免疫系统有神经联系。迷走神经的传入纤维是社会融入系统的重要反馈通路，可以把社会融入系统效应器官的状态信息传递到外周神经、脑干网络组织以及下丘脑、杏仁核和丘脑。除此之外，迷走神经传入纤维表现出能够抑制HPA轴而减少皮质醇激素的分泌。因此，面部表情、目光接触、倾听等社会行为可能会改变内脏活动状态，调节心率、血压及内分泌激素水平。这一理论强调生理状态限制个体的社会融入行为和情绪调节能力，并提示使人安静的锻炼以及对面部和头颈部肌肉的锻炼可以刺激社会融入系统从而增进积极的社会行为。为气功意念调节内脏活动提供了科学证据。

多重迷走神经理论突破了传统自主神经理论中把自主神经系统当作调节个体内脏系统功能的神经系统，而是把自主神经系统建构为一个连接大脑与内脏活动、情绪表达、社会行为的桥梁，把自主神经系统定位为连接人类内脏生理活动与个体社会行为的渠道，因此具有重要的理论价值和现实指导意义，是一个需要进一步验证和充实的大理论框架。这一理论为众多身心疾病及多种精神障碍提供了可能的神经生物学解释，同时也为通过改变社会行为来调节内脏器官功能及情绪状态的心理治疗或临床治疗方法提供了一个神经生理模型，为通过刺激迷走神经来调节身心状态的治疗方法提供了理论依据。

这就是"节制欲望，改造人类自己"的解剖学、生理学、心理学的依据。

这个学说，与心主神明、肝主疏泄，肾为命门之火，经络，有着密切的关系，是解开中医之谜的关键之一。参看：内脏调控的层级假设。

二、肝阳上亢－单纯高血压证态

在《中西医融合观续》中详细地论述了肝阳上亢与高血压的关系，高血压并发症属于失代偿期，不属于肝阳上亢－高血压证态，属于胸痹、中风等。肝阳上亢与高血压病的前驱期、机能紊乱期、失代偿期的早期相吻合。

1. 中医理论

病因　本证多因恼怒所伤，气郁化火，火热耗伤肝肾之阴，或因房劳所伤、年老肾阴亏虚，水不涵木，肝木失荣，致使肝阳偏亢所致。

临床表现　眩晕耳鸣，头目胀痛，面红目赤，急躁易怒，失眠多梦，腰膝酸软，头重脚轻，舌红少津，脉弦或弦细数。

辨证施治　肝阳上亢证的治疗，以平肝潜阳滋阴清火为法，常用天麻钩藤饮之类。若肝阳化风，可用镇肝熄风汤之类治之。

2. 内服方药

（1）天麻钩藤饮：天麻、钩藤、石决明、杜仲、牛膝、桑寄生、益母草、黄芩、夜交藤、茯苓、栀子。本方适用于肝阳上亢之证。水煎，取汁 250～300mL，每日 1～2 剂，分 2～3 次服。

若见头痛者，宜加菊花、夏枯草、苦丁茶、珍珠母；若眩晕喜静，泛泛欲吐，脉兼细者，加龟板，并加服杞菊地黄丸。每日 3 次；若见耳聋，耳鸣，腰酸不寐，健忘，加磁石、朱茯神，并加服知柏地黄丸；若见目赤，口苦，大便秘结者，加龙胆草、大黄、泽泻、栀子；若心烦失眠者，加夜交藤、远志；若面部烘热者，加地骨皮、白薇。

（2）羚羊角汤加减：羚羊角、钩藤、石决明、龟板、夏枯草、生地、黄芩、怀牛膝、生白芍、丹皮。本方适用于肝阳上亢，肝风内动证。水煎，取汁 250～300mL，每日 1～2 剂，分 2～3 次服。

若眩晕欲吐，四肢麻木，甚则手足震颤。宜加龟板、牡蛎、磁石；若半身不遂，口眼歪斜，甚则神昏，抽搐者，加生赭石、生龙骨、玄参、天冬。

（3）枸菊地黄丸加味：枸杞、菊花、熟地、山药、山茱萸、茯苓、泽泻、丹皮、钩藤、怀牛膝。本方适用于肝阳上亢，肝肾阴虚证。水煎，取汁 250～300mL，每日 1～2 剂，分 2～3 次服。

西医认为：

微动脉平滑肌主要受交感缩血管神经和体内缩血管活性物质（如儿茶酚胺、血管紧张素、加压素）等的影响。当交感神经兴奋以及缩血管活性物质在血中浓度增加时，微动脉收缩，毛细血管前阻力增大，一方面可以提高动脉血压，另一方面微循环的血流量减少。

微小动脉痉挛，狭窄，梗塞，可以发生在全身的各部位，例如：发生在耳蜗，下肢，胃肠道，鼻中隔，呼吸道，心脏，大脑，眼底，肾脏等等，引起相应的变化，例如：出血，梗塞等等。

情绪波动、生气激动、心理障碍、紧张压力是发生小血管痉挛最常见的原因，病人多数是学生，特别是高考学生。紧张的学习生活，睡眠时间不足，完全没有放松的机会，最容易发生脑血管痉挛，失眠。青年女性、脑力劳动者发病率相对较高。

以脑小动脉痉挛为例

（1）脑血管痉挛性头晕的特点：头晕呈持续性，也可以呈发作性，主要表现为旋转性眩晕，头晕发作时不敢活动，卧床不起，特别不能活动头部，严重时伴恶心，剧烈呕吐，或者伴随耳鸣、头鸣，呈持续性低音调的耳鸣或头鸣，心情烦躁焦虑，或胸闷，心慌，气短，呼吸紧迫感，头脑不清晰，思维与记忆受影响。这与中医的头昏、眩晕、耳鸣相同，与内耳眩晕类似。

（2）脑血管痉挛性头痛的特点：持续性的头痛、头部闷痛、压迫感、沉重感，有的病人自诉为头部有"紧箍"感。大部分病人为两侧头痛,多为两颞侧、后枕部及头顶部或全头部。头痛性质为钝痛、胀痛、压迫感、麻木感和束带样紧箍感。头痛的强度为轻度至中度。有的病人可有长年累月的持续性头痛,病人可以整天头痛,头痛的时间要多于不痛的时间。因为激动、生气、失眠、焦虑或忧郁等因素常使头痛加剧。还有一部分病人主诉颞侧搏动性头痛。病人多伴有烦躁易怒、焦虑不安、心慌、气短、恐惧、耳鸣、失眠多梦、腰酸背痛、颈部僵硬、全身无力、疲劳等症状。这些表现与肝阳上亢相同。

高血压并发症

(1)心脏并发症:如左心室肥厚、心绞痛和心肌梗死、心力衰竭。中医称为胸痹、支饮。

(2)脑卒中:如出血性脑卒中、缺血性脑卒中、高血压脑病。中医称为中风。

(3)大小动脉:如动脉硬化、主动脉夹层动脉瘤。

(4)高血压性肾损害:如进展缓慢的小动脉性肾硬化症、恶性小动脉性肾硬化症、慢性肾功能衰竭。

(5)眼底:如视网膜动脉硬化、眼底改变。

《中西医融合观续》192 页

有学者把高血压的病理机制归结为:郁、火、虚、损四个阶段。郁主要是指气(肝)郁与食郁,郁久化热,热耗真阴,阴虚生内热,痰浊形成,瘀滞经脉,形成瘀血。痰瘀交错,损及心、脑、肾诸器官。把这 4 个阶段与西医的三期学说融合,得出如表所示。

临床表现	分期	西医病理	中医病机
无症状阶段	潜伏期	全身细小动脉间断痉挛	食郁、气郁
有症状阶段,无器官损伤	机能紊乱期	全身细小动脉痉挛	气郁、郁热
器官损伤	代偿期	心、脑、肾动脉硬化	痰、痰瘀、血瘀
器官损伤	失代偿期	心衰、心梗、脑卒中、肾功衰竭	瘀血、痰瘀交错

炎症状态就是痰证;硬化、纤维化就是痰瘀交错。所以,在潜伏期、机能紊乱期,高血压的病理机制以炎症为主,治疗以抗炎与消除病因为主。中医学认为这个阶段的病机是气郁、食郁、郁热,治疗以散郁、清热为主。代谢综合征中的西医一级干预,改变生活方式:①限制热量摄入,减体重;②增加体力活动;③改变饮食结构,适合于高血压的整个疾病过程。在器官损伤期则要根据痰饮、血瘀的程度与所在部位进行辨证论治。

肝阳上亢-高血压证态是指:高血压肝阳上亢型,这是高血压最常见的临床类型,是指高血压的潜伏期与机能紊乱期,或者代偿早期,没有出现并发症的单纯高血压,仅仅表现为:眩晕耳鸣,头目胀痛,面红目赤,急躁易怒,失眠多梦,腰膝酸软,头重脚轻,舌红少津,脉弦或弦细数等。

肝阳上亢与星状神经节交感神经过度兴奋有相当高的重叠,可以作为参考。

三、肝火上炎-高血压失代偿期证态

肝火上炎又名肝火、肝经实火,是肝脏阳热亢盛、气火上冲的一种病理变化。多因肝气郁结日久,郁而化火,而致肝火上冲,或因暴怒伤肝,肝气暴张,引发肝火上升,或因情志所伤,五志过极化火,心火亢盛,引动肝火所致,或过食辛温之品,或热内蕴化火上逆引起。

本证以肝气郁久化火上炎为特征。肝火上炎,为肝之阳气升发太过,具有气火上冲、头面部热象显著的特点。肝火上炎上扰清窍则头晕胀痛;肝开窍于目,火性上炎则面红目赤肿痛;胆附于肝入耳,肝热移胆则耳鸣,肝火内扰,肝失条达,心神不宁则急躁易怒,心烦不眠或多梦;肝火郁于肝络则胁肋灼热疼痛;热盛伤津则口苦咽干,便秘,尿短黄;肝火灼伤脉络,血热妄行则衄血吐血,经行量多,超前。本证为肝之实热证,故舌红苔黄,脉弦数。

肝火上炎是肝气郁结、肝阳上亢的发展,若肝火得不到遏制则肝阳上亢无制,耗劫肝阴引动肝阳而成肝阳上亢化风证。肝气郁结、肝阳上亢、肝火上炎、肝阳化风，可以看作一个病理发展过程。这个病理过程与西医的心身疾病、单纯高血压、高血压失代偿期、高血压并发症是一致的。这里的高血压可以认为代表着代谢综合征，包括：糖尿病、高血脂、肥胖等疾病，皆可以作为参考、借鉴。

病因：

（1）多因肝郁气滞，郁而化火，而致肝火上冲。

（2）或因暴怒伤肝，肝气暴张，引发肝火上升。

（3）或因情志所伤，五志过极化火。

（4）心火亢盛，引动肝火所致。

临床表现：

1. 肝火上炎

表现为上部有热象或具有上冲性特点者，如头晕、目赤、口苦、急躁易怒、舌边尖红，甚或昏厥、发狂、呕血等。中医认为火有"火性炎上"的特点，因此多表现为人体上半身的病症。治宜疏肝降火为主，可用天麻钩藤饮等。肝火上炎－交感神经系统兴奋证态，是高血压的进一步发展，加重。

2. 肝火耳聋耳鸣

见于《医学元要·耳》。耳聋之因于肝火上攻，致耳鸣善怒、面赤、口苦胁痛、耳窍胀塞、脉弦者。因肝肾同源，肾开窍于耳，故肝火可致耳聋。治宜清肝降火，可用龙胆泻肝汤等方。

突发性耳聋是一种血管病变，发病原因与生活紧张、无规律、情绪波动等有一定关系。发现听力异常后在最短的时间内就诊是治疗的关键。耳内的动脉属于末梢枝，没有侧支循环。所以一旦血管堵塞，就会出现局部缺血、缺氧，听力受损。所以在饮食上一定要注意不要偏食，不要暴饮暴食，防止高血压、高血脂，避免血管堵塞的发生。及时治疗各种慢性病，糖尿病和高血压病是对听力威胁最大的两种疾病，患有这两种疾病或其他代谢性疾病的人要及时治疗，以免殃及听力。

夏季生活不规律、空调开得太冷、情绪过于激动等不良生活习惯，都容易导致内耳血管痉挛，诱发突发性耳聋。夏季人们出汗较多，如果不及时补充水分，也会让体液浓缩，进而对血液循环产生影响，导致突发性耳聋。相比较而言，高血压、高血脂、高血糖人群，更容易因这些不良生活习惯引发突发性耳聋。

在儿童，引起突发性耳聋与病毒感染有关，即与外感有关，属于外感病。

肝火耳聋耳鸣－突发性耳聋证态。

3. 肝火眩晕

眩晕的一种，见于《证治汇补·眩晕》章。由于肾水亏少，肝胆相火上炎所致。症见头晕头痛，面红升火，口苦目赤，舌质红，脉弦数。可见于现代高血压病、脑动脉粥样硬化症等。因肝开窍于目，肝经上行于巅顶。偏火旺者，宜清肝泻火为主，用龙胆泻肝汤；偏阴虚者，宜滋阴降火，用知柏地黄丸。肝血虚与肝阴虚的鉴别，在于伴随的症状不同。

目前普遍认为内淋巴回流受阻或吸收障碍是主要的致病原因，如内淋巴管狭窄或堵塞；植物神经功能紊乱可致内耳小血管痉挛，导致迷路微循环障碍，组织缺氧，内淋巴生化特性改变，渗透压增加而引起膜迷路积水引起眩晕。

鉴别：以眩晕为例：①肝火上炎眩晕、耳聋、耳鸣－自主神经功能紊乱内耳血管痉挛；②痰饮眩晕，耳鸣、耳聋－内耳淋巴液回流障碍；③外感风寒耳鸣、耳聋、眩晕－病毒感染，炎症渗出性病变；④肾虚眩晕、耳鸣、耳聋－老年退行性变化，等等情况，一定要具体问题具体分析。

4. 肝火不得卧

见于《病因脉治》卷三，指肝火侵扰所致的失眠。多由思虑过度、恼怒伤肝、气火拂逆，或肝血耗伤、神失所守而成。因"肝藏魂"，肝火旺则神不守舍。症见夜卧不宁，善惊，口渴多饮，胁肋时胀，或小腹季胁隐痛，痛连阴器，脉弦数。治宜疏肝清火为主，可用疏肝散或龙胆泻肝汤等方。

5. 肝火月经先期

经行先期证型之一。出自《妇人良方》，病因郁怒伤肝，肝郁化热，热扰冲任，迫血妄行所致。症见经行先期，经量时多时少，色红或紫，或有瘀块，乳房及小腹胀痛，烦躁易怒等。治宜疏肝解郁清热，方用丹栀逍遥散加减。

6. 肝热自汗

自汗之一，见于《证治汇补·汗病》章。因肝热所致，常兼见口苦多眠。治宜清肝敛汗，可用逍遥散加减。

7. 肝火头痛

头痛病证之一。因肝火上扰所致，见于《类证治裁·头痛》，"内风扰巅者筋惕，肝阳上冒，震动髓海"。症见头角及巅顶掣痛，眩晕烦躁，易怒，睡眠不宁，脉弦等。治宜平肝潜阳为主，用天麻钩藤饮、珍珠母丸等。若兼肝胆火盛者可予龙胆泻肝汤或当归龙荟丸等。

8. 肝热恶阻

恶阻证型之一。因孕后血聚养胎，冲脉气盛，冲气挟肝胃之气上逆所致。多见于平时性情急躁的妇女，症见呕吐苦水或食入即吐、眩晕口苦等。宜清肝和胃，降逆止呕。可用加味温胆汤（陈皮、制半夏、茯苓、炙甘草、枳实、竹茹、黄芩、黄连、芦根、麦冬）。

9. 肝火目赤，肝胆实火，上扰头面，肝开窍于目，目赤头痛。龙胆泻肝汤治疗肝经风热型和肝经实热型急性虹膜睫状体炎疗效显著。目赤肿痛，是指眼结膜充血，俗称火眼，多由于风火、肝火或阴虚火旺所致。目赤常见于现代医学的急性结膜炎、假性结膜炎、流行性角膜炎以及结膜下出血等，由细菌、病毒感染、过敏或外伤而导致。肝火上炎者龙胆泻肝汤加减，临床上多有报道。

小结：肝火上炎，为肝之阳气升发太过，具有气火上冲、头面部热象显著的特点。故可见头胀头痛、面红目赤、急躁易怒、耳暴鸣或暴聋等病理表现。肝的阳气升动太过，郁火内灼，极易耗伤阴血而致阴虚火旺。若肝火气旺，木火刑金，肝火灼伤肺络，则易出现咳血、衄血。气血上逆之极，则血菀于上，发为昏厥。若肝郁化火，火性升浮，气机亢盛，气逆于上，血随气升而上溢，则吐血、衄血；若肝火横逆脾土，脾失所统，则血溢于上为呕血，血注于下，则为便血。

心脏火旺是由肝失疏泄、气郁化火或肝热素盛所致，与情志激动过度也有一定关系。临床多见目赤、易怒、头痛、胁痛、口苦、吐血、咯血、脉弦数等证。与心火亢盛证迫血妄行证相互参考心肝火旺证均用泻心汤治疗。

肝火上炎证与肝阳上亢证鉴别

肝火上炎证与肝阳上亢证，均有肝经阳热上逆所表现的病证，故具备头目胀痛，眩晕耳鸣，面红目赤，急躁易怒，失眠多梦，口苦等共同症状。但肝火上炎证，除以上部症状为主外，尚兼有火邪肆虐的症状表现；肝阳上亢证，既有阳热亢于上的症状，也有阴液亏于下的表现，故肝火上炎证与肝阳上亢证，有火盛与阴亏的不同病理特征。

肝气郁结是肝火上炎，肝阳上亢的原因之一，而不是唯一原因，临床上一定要具体问题具体分析。

肝阳上亢，可以发展为肝火上炎，是肝火上炎的来源之一。

肝气郁结（高血压前驱期）→肝阳上亢（单纯高血压典型期）→肝火上炎（失代偿早期）→胸痹、中风（失代偿并发症期），可以看作一个病理过程。

心火亢盛与肝火上炎鉴别

此处"上火"，一般是指比较强烈的心理精神因素，引起应激反应，血管痉挛，是引起出血的一个因素。如果叠加胃溃疡，局部炎症，血管处于扩张证态，加上心理应激，容易引起出血，诸如此类。心火亢盛，肝火上炎，都可以引起出血，二者的区别在于伴随的症状不同，使用的方剂是一样的：泻心汤。中医认为"子病及母"，"实则泻其子"，肝木（母）生心火（子），肝火上炎可以泻其子（心火），所以用泻心汤治疗。

心火亢盛，肝火上炎，临床表现的病位不同，伴随的症状不同，病性相同。

中医认为人有九窍，包括头部七窍（眼孔2、鼻孔2、耳孔2、口1）加前后二阴共九个孔窍。头部七窍又被称为"上窍"或"清窍"，而前后二阴则称为"下窍"或"浊窍"。

肝火上扰清窍证，是指肝气郁结，气郁化火，上扰清窍所表现出来的头痛，头晕目眩，烦躁易怒，舌红，脉弦细数的一类病证。根据病变脏腑相同，其证候类型及临床表现比较简单。

清窍一词来源于《临证指南医案》，说："耳为清空之窍，清阳游行交会之所。"清空之窍，即现在所说的清窍、空窍。所谓空窍，空者，孔也，即孔窍。《简明中医词典》说："空窍，泛指体表的孔窍，包括九窍，汗窍，津窍，精窍。"《医部全录·脏腑身形·鼻门·口问篇》说："夫口鼻 耳目皆为空窍。"《脾胃论》指出："夫三焦之窍开于喉，出于鼻。"故耳鼻咽喉皆为空窍。诸空窍位于人体上部或体表者，乃清阳游行交会之所，故属清空之窍，亦称清窍。

肝火上扰清窍证与高血压失代偿期早期，交感神经系统过度兴奋，表现于头面部是一个证态。可能与交感链星状节功能异常相关。

四、肝血虚－多种维生素 A、维生素 B_2 等缺乏证态

肝血虚，不是一个简单的证，而是病机，散在于不同的证型与疾病之中。

肝血虚，是以肝血的濡养功能减退或失常为主。

肝血不足则不能上荣头目，则头晕耳鸣；肝开窍于目，肝血不足，目失濡养，所以目涩眼花，甚或夜盲；血虚不能上荣于面，故面白无华；肝主筋，筋失所养，肢体麻木，关节拘急不利，手足震颤；爪为筋之余，肝血不足，不能荣筋，故爪甲干枯脆薄；肝藏魂，肝血不足，魂无所舍，故夜寐多梦，则虚烦不眠，骨蒸梦遗；女子以血为本，肝血不足，血海空虚，冲任失充，可兼见月经量少、色淡，甚则闭经。舌淡苔白，脉弦细，为肝血虚之证。

肝主藏血，肝肾同源，肾精不足，导致精不化血，从而导致肝血不足；脾肾亏虚，生化乏源从而导致气血亏虚；或慢性病耗伤肝血，或失血过多，或生血不足等均可导致肝血虚。

临床多见于眩晕头痛、痹证、痿证、痉证、脱发、月经量少色淡或闭经、皮肤瘙痒症等病症。治疗以滋阴养血、补益肝肾为主。

肝血虚与血虚关系不大。肝血虚的病因主要是脾虚与肾虚肾精不足引起的。与血虚的病因差距较大，临床表现差距也比较大。血虚指的是血液病，包括各种贫血、白血病、低蛋白血症等等。

脾血虚与营养不良、缺铁性贫血关系密切，脾血虚与肝血虚有关联。

肝血虚证审证要点：

（1）可有失血过多，或久病耗伤阴血，或生血不足等导致血虚的病因病理基础。一般属慢性病，久病。

（2）有面、舌等颜色淡白、脉细等血虚的主要特征。

（3）有视物模糊、眼花，或肢体麻木等临床表现，是肝血虚失滋养的表现。

肝血虚证鉴别诊断

1. 与心血虚相辨别

两者均有血虚的临床表现，从各自的脏腑定位症状加以鉴别。心血虚可见心悸怔忡、失眠多梦等心失所养表现。

2. 与肝阴虚相辨别

本证以血虚为特征，肝阴虚以阴虚为特征，可表现为虚热之象。具体鉴别如下：

（1）均为慢性久病，有导致肝阴、肝血不足的病理基础。肝血虚可有失血过多病史。

（2）肝阴虚证全身可有两颧潮红等阴虚内热的证候，有两目干涩、视物模糊，或眼花、手足蠕动等症。

（3）肝血虚证重在头目、肢体失养表现，有面、舌等颜色淡白、脉细等血虚的特征表现。

肝血虚与多种维生素缺乏相关

一、缺乏维生素A

1. 会影响到视紫红质的合成速度或停止合成。引起夜盲症，暗适应能力减弱，在黄昏或从明亮进入暗处时，不能很快看清楚物体，只要供给足量的维生素A，这一症状即可消失。

2. 上皮组织萎缩，角化，皮肤干燥，呼吸道、泌尿道、腺体上皮病变，使机体抵抗力下降，易感染疾病，如上呼吸道感染、感冒等。维生素A缺乏，还可使泪腺上皮细胞受损分泌停止，使眼结膜、角膜干燥而引起眼干燥症，其表现为角膜、结膜干燥，发炎。严重时角膜软化，穿孔，失明。

3. 引起生殖功能衰退，维生素A有提高幼小动物对氮利用。因而能促进体内蛋白质的合成，加速细胞分裂的速度和刺激新细胞的成长。

维生素A缺乏，是肝血虚的主要内容、原型。

二、核黄素缺乏症

核黄素缺乏可引起口腔、眼、皮肤及生殖方面的损害、角膜新血管形成及上皮性角膜炎，引起流泪和畏光。营养性弱视用核黄素治疗有效。

（1）阴囊炎为最早期和最常见的表现，可分红斑型、丘疹型和湿疹型。

除阴囊皮损外，面部中央、鼻唇沟、鼻翼、眼睑内外眦、耳垂等处亦可发生类似脂溢性皮炎的油腻性鳞屑性皮损。

（2）舌炎早期蕈状乳头呈针尖大小，轮廓乳头呈黄豆大小的肥厚丘疹。舌中部边缘呈鲜明的红斑，前端宽而后端窄呈葫芦状。重者全舌青紫，肿胀明显。以后乳头变小或消失，舌面平滑萎缩，伴大小、深浅不一的裂隙，自觉有痛感。

（3）唇炎主要见于下唇，口唇干燥脱屑和色素沉着，偶可潮红、糜烂、纵裂。

（4）口角炎见口角浸渍发白、糜烂、皲裂和结痂，倾向感染，愈后可结疤。

其他黏膜症状有鼻前庭结痂、皲裂等。眼部：睑缘炎、怕光、易流泪、易有倦怠感、视物模糊、结膜充血、角膜毛细血管增生、引起结膜炎、表浅性角膜炎、角膜混浊乃至溃疡等。

核黄素具有增进视力、减轻眼睛疲劳的功能；与维生素B_6、维生素C及叶酸一起作用，效果最佳。由于核黄素溶解度相对较低，肠道吸收有限，故一般来说，核黄素不会引起过量中毒。当人体缺乏维生素B_2时，人体腔道内的黏膜层就会出现问题，引起黏膜病变，造成黏膜细胞代谢失调。具体表现是黏膜变薄、黏膜层损伤、微血管破裂。对于女性生殖器官所造成的伤害则更为严重，最典型的症状如阴道壁干燥、阴道黏膜充血、溃破，直接影响性欲，造成性欲减退、性不适。由于内环境的病理性改变可导致疼痛，畏惧同房，即使勉强过夫妻生活，也无愉快感产生，反会造成女方精神极度紧张恐慌，加剧痛感。

足厥阴肝经，从大趾背毫毛部开始（大敦），向上沿着足背内侧……沿着大腿内侧（阴包、足五里、阴廉），进入阴毛中，环绕阴部，……向上通过膈肌，分布胁肋部，沿气管之后，向上进入颃颡（喉头部），……，上行出于额部，与督脉交会于头顶。它的支脉：从"目系"下向颊里，环绕唇内。与核黄素缺乏引起的阴囊炎，面部中央、鼻唇沟、鼻翼、眼睑内外眦、耳垂等处亦可发生类似脂溢性皮炎的油腻性鳞屑性皮损、唇炎、口角炎、结角膜炎、女性性功能障碍等等相关联。

三、维生素B_1缺乏

如果维生素B_1缺乏或不足，影响整个机体的代谢过程，使肌肉无力，身体疲倦；引起痉挛和神经炎，引起三叉神经痛、坐骨神经痛和腰痛等。如果长期食用碾磨过于精白的米和富强粉面，而又缺乏粗粮和多种副食补充，就会造成维生素B_1的缺乏而引起对称性周围神经炎，其症状是全身倦怠，肢端知觉异常，心悸，胃部有膨满感，便秘以至浮肿。

维生素B_1（硫胺素）缺乏病又称脚气病，是常见的营养素缺乏病之一。若以神经系统表现为主称干性脚气病，以心力衰竭表现为主则称湿性脚气病。前者表现为上升性对称性周围神经炎，感觉和运动障碍，肌力下降，部分病例发生足垂症及趾垂症，行走时呈跨阈步态等，后者表现为软弱、疲劳、心悸、气急等。

东晋葛洪着《肘后备急方》的记载。书内《治风毒脚弱痹满上气方·第二十一》中说："脚气之病，先起岭南，稍来江东，得之无渐，或微觉疼痹，或两胫小满，或行起恕弱，或小腹不仁，或时冷时热，皆其候也。不即治，转上入腹，便发气，则杀人。"此距今已约1600年，是世界记载最早的脚气病状，世界最早记载脚气病证候分类的是隋代巢元方等编撰的《诸病源候论》中记载的脚气病证候分类："凡脚气病，皆由感风毒所致""初得此病，多从下上，所以脚先屈弱，然后毒气循经络，渐入腑脏；腑脏受邪，气便喘满，以其病从脚起，故名脚气。"唐代孙思邈十分赞同此说："然此病初得，先从脚起，因即胫肿，时人号为脚气。"（《千金方》）。书内将其病证候分为八种：脚气缓弱候，脚气上气候，脚气脾弱候，脚气疼不仁候，脚气痹挛候，脚气心腹胀急候，脚气肿满候，脚气风经五脏惊悸候，此距今已约1300年。

《金匮要略·中风历节病脉证治第五》

病历节不可屈伸，疼痛，乌头汤主之。

乌头汤方　治脚气疼痛，不可屈伸。

麻黄　芍药　黄芪各三两　甘草（炙）川乌五枚（口父咀，以蜜二升，煎取一升，即出乌豆）

右五味，口父咀四味，以水三升，煮取一升，去滓，内蜜煎中，更煎之，服七合。不知，尽服之。

矾石汤　治脚气冲心。

矾石二两

上一味，以浆水一斗五升，煎三五沸，浸脚良。

首先提出"脚气"这个疾病的名称。"脚气疼痛，不可屈伸；脚气冲心"显然不是脚癣。

缺乏维生素 B_1 引起的干性脚气病称性周围神经炎，感觉和运动障碍，肌力下降，与肝血虚相关联。肝主筋，筋失所养，肢体麻木、关节拘急不利，手足震颤。

四、维生素 B_6 缺乏

维生素 B_6 缺乏者可出现虚弱、无表情、精神萎靡、嗜睡、忧郁、失去责任感、神经质、易激惹，少数有感觉型周围神经病变，继之发生运动功能欠佳、步履困难、体重下降，婴儿可出现抽搐。

眼、鼻两侧脂溢性皮炎样改变，并可扩展至口周、面部、前额、耳后、阴囊和会阴，在乳房下和潮湿部位可有皮肤擦烂。颈项、前臂和膝部色素沉着，前额痤疮样损害，并有唇炎、舌炎、口腔炎和舌乳头肥大。皆与肝经的循行径路相关联。

患者免疫力降低，易发生感染，尤为泌尿生殖系统感染。

缺乏 B_6 人体可发生小细胞低血素性贫血和巨成红细胞性贫血。脑功能紊乱、皮炎、婴儿生长缓慢等现象。与肝血虚相关联。

五、维生素 C 缺乏

维生素 C 缺乏的典型症状是多处出血，依次出现疲倦、虚弱、关节疼痛、牙龈出血、龈炎和牙齿松动等症状，随后因毛细血管脆弱而引起皮下出血。

六、维生素 PP 缺乏

当人体缺乏维生素 PP 时，将患癞皮病，其典型症状是皮炎、腹泻、痴呆。早期症状以食欲减退，消化不良，全身无力，严重可致两手、两颊及其他裸露部分出现对称性皮炎，双颊有色素沉着，这时并伴有胃肠功能失常，口舌发炎，甚至出现严重腹泻，有的患者还有明显的精神失常症状。

七、叶酸缺乏

人体缺乏叶酸时可引起巨红细胞性贫血、舌炎和腹泻，造成新生儿生长不良。

在古代，维生素缺乏大多是多种维生素同时缺乏，单纯某一种维生素缺乏少见。综合多种维生素缺乏的临床表现，可以解释肝血虚的临床表现：①眼部病症；②各种皮肤病症；③肌肉萎软或者僵硬；④贫血的表现；⑤精神病症；⑥性功能障碍等，而且这些病症按照肝经的循行路径分布。

辨证施治

以养肝补血为法，常用四物汤、归芍地黄汤、当归补血汤。若见肝阴虚证，可选一贯煎等；若见肝风内动，可选补肝散、补肝汤、养血胜风汤之类。

1. 阴血亏虚痉证

证候：项背强急，四肢麻木，蠕动无力，时作时止；唇舌干燥，皮肤干枯，头晕目眩，面色不华，小便短少，大便干结；舌干红，苔薄而少津，脉细数。治则：滋阴养血，熄风止痉。主方：四物汤加味。方药：生地、熟地、当归、白芍、川芎、麦门冬、阿胶、五味子、麻子仁、龟板、生鳖甲、生牡蛎、鸡子黄等。

若阴虚内热，手足心烦者，加白薇、青蒿、黄连、淡竹叶；抽动不安，心烦失眠者，加山栀子、夜交藤、炒枣仁、生龙骨、生牡蛎。

2. 痿证之肝肾亏虚证（维生素 B_1、维生素 B_6 缺乏）

证候：起病缓慢，渐见肢体痿软无力，尤以下肢明显，腰膝酸软，不能久立甚至步履全废，腿胫大肉渐脱；眩晕耳鸣，舌咽干燥，遗精或遗尿，或妇女月经不调；舌红少苔脉细数。治则：补益肝肾，滋阴清热。主方：虎潜丸加减。方药：龟板、黄檗、知母、熟地黄、白芍、锁阳、陈皮、虎骨、干姜。

若证见面色无华或萎黄，头昏心悸，加黄芪、党参、首乌、龙眼肉、当归以补气养血。

3. 肝血虚之头痛眩晕

证候：头痛隐隐，缠绵不休；头晕目眩，动则加剧；心悸怔忡，失眠少寐，面色萎黄，气短乏力；舌淡，苔白，脉细弱。治则：益气养血，补脾生血。主方：八珍汤或归脾汤加味。方药：生地、熟地、当归、川芎、白芍、党参、茯苓、白术、甘草、黄芪、远志、酸枣仁、龙眼肉、大枣。

4. 肝血虚之妇科病症

证候：经来量少，不日即净，色淡红，质稀；头晕眼花，心悸失眠，皮肤不润，面色萎黄；舌淡，苔薄白，脉细无力。治则：养血益气调经。主方：滋血汤加减。方药：人参、山药、黄芪、茯苓、川芎、当归、白芍、熟地。若心悸失眠者，加炒枣仁、夜交藤、合欢皮；纳少便溏者，加白术、山药、鸡内金、陈皮。

预防保健

（1）日常保健 饮食方面应该多食用补血补肝的食物，如动物的肝脏、羊肉、花生等，平时也要多食用桑葚、红枣、桂圆等水果。

（2）食疗保健 当归生姜羊肉汤《金匮要略》。

【原文】

（1）寒疝，腹中痛及胁痛里急者，当归生姜羊肉汤主之。《金匮要略·腹满寒疝宿食病脉证治第十》

（2）产后腹中痛，当归生姜羊肉汤主之。并治腹中寒疝，虚劳不足。《金匮要略·妇人产后病脉证并治二十一》

【组成与用法】

当归三两 生姜五两 羊肉一斤

上三味，以水八升，煮取三升，温服七合，日三服。若寒多者，加生姜成一斤；痛多而呕者，加橘皮二两、白术一两；加生姜者，亦加水五升，煮取三升二合，服之。

【功效】温肝养血，散寒止痛。

韭菜木耳炒猪肝：原料猪肝200g，水发木耳30g，韭菜30g，蒜、姜、料酒适量。

牛肝炖胡萝卜：原料牛肝200g，胡萝卜200g，葱、姜适量。

从预防保健来看，肝脏、胡萝卜、羊肉都是维生素含量高的食品。肝血虚与维生素 A、维生素 B_2

等多种维生素缺乏关系密切。

五、肝阴虚-微量元素缺乏，钙镁钾离子紊乱，肌蛋白异常消耗证态

肝阴不足又称肝阴虚。肝为刚脏，赖肾水以滋养。肾阴亏损，水不涵木，或肝郁化火，暗耗肝阴等，均可导致肝阴不足。肝阴不足，以头目眩晕、目睛干涩、两胁隐痛、面部烘热、口燥咽干、五心烦热等为主要临床表现。因肝肾同源，故肝阴不足往往易与肾阴不足合并出现。

（一）临床表现及证候分析

常见的临床表现主要是头晕耳鸣，两目干涩，视力减退，面部烘热或颧红，口燥咽干，五心烦热，潮热盗汗，或胁肋隐隐灼痛，或手足蠕动等症。

肝阴不足，不能上滋头目，则导致头晕耳鸣，两目干涩，视力减退；络脉失养，虚火内灼则胁肋隐隐灼痛；筋脉失养，虚风内动，故手足蠕动；阴亏津液不能上乘，则咽燥口干，舌干少津；阴虚不能制阳，虚火上炎，故面部烘热或颧红；虚热内蒸，则五心烦热、潮红；阴虚内灼营阴，则为盗汗。舌红少津，脉弦细数为肝阴不足，虚热内扰之征。

（二）病因病机

肝阴虚主要由情志不遂，气郁化火；或温热病后期，耗伤肝阴；或肾阴不足，水不涵木所致。

1. 情志不遂，气郁化火

肝属木，主疏泄，主调畅气机和情志，促进着气升降出入的有序运动和气血运行。若肝失疏泄可以致肝气亢奋或肝气郁结；反之，若情志不遂，抑郁或恼怒亦可导致肝疏泄失常，气血不调，恼怒抑郁日久化火，灼伤阴液即可导致肝阴不足。

2. 温热病后期，耗伤肝阴

温热病，如风热、暑热、燥热等病症，温热者，均为阳邪，易灼伤阴液。热邪炽盛，高热不退时，阴液损伤尤甚。如吴鞠通在《温病条辨》所言"温热阳邪也，阳盛伤人之阴也"，而肝脏"体阴而用阳"，易致肝阴耗伤。

3. 肾阴不足，水不涵木

中医讲"肝肾同源"，又称"乙癸同源""精血同源"，即肝藏血，肾藏精，精能生血，血能化精。肾精与肝血，荣则同荣，衰则同衰。肝属木，肾属水，肾水可以滋养肝木，加之肾阴为一身阴液之根本，故肾阴不足，水不涵木，则肝阴不足从而导致肝阴亏虚。

（三）辨证施治

1. 情志不遂，气郁化火

肝火上炎与肝气郁结相关，均属于官能症之类。

（1）证候病起生气或与人争吵后，证见胁痛，嗳气，吞酸吐苦，口燥咽干，五心烦热，潮热盗汗，头晕耳鸣，两目干涩或舌红少津，脉弦细数。肝气郁结没有阴虚内热之象。

（2）治则滋阴清热，疏肝理气。

（3）主方一贯煎加减。

2. 温热病后期

耗伤肝阴（参考《中西医融合观》390页，热耗真阴-异常消耗证态，感染病后期，肌蛋白异常分解引起的钙镁离子紊乱），肝阴虚证与温病后期引起的急性营养异常消耗状态（加减复脉汤证）类似。非感染疾病的营养异常消耗，慢性消耗性疾病的晚期，特殊物质的营养不良属于肝阴虚。

（1）证候病起温热病后，证见头晕耳鸣，两目干涩，视力减退，面部烘热或颧红，口燥咽干，骨蒸潮热，盗汗遗精，手足蠕动或痿软，舌红少津，脉细数。

（2）治则滋阴降火，育阴潜阳。

（3）主方大补阴丸加减，加减复脉汤等。

3. 肝肾不足，水不涵木

与肾阴虚、肾气虚相关，兼有肾虚表现。

（1）证候头目眩晕，两目干涩，视力减退，腰膝酸软，自汗盗汗，口燥咽干，舌光少苔，脉细。

（2）治则滋补肝肾。

（3）主方左归丸加减。

肝阴虚是一个证候，可表现诸多症状，同时常由一定的诱因所致。在治疗上首先需要辨明原因，从病因入手；肝阴虚也常常伴随着化火、阴不制阳所导致的肝阳上亢，阴虚引起的气滞血淤等，往往虚实夹杂，在治疗上不能一概而论，需要准确的辨证施治。

相关证及其鉴别

肝阴虚多由气郁化火，肝病及温热病后期耗伤肝阴，或肾阴不足所致。症见眩晕耳鸣，胁痛目涩，五心烦热，潮热盗汗，口燥咽干，或手足蠕动，经闭经少等。肝阴虚不能潜阳，多致肝阳上亢或虚风内动。应与肝火上炎鉴别。

肝火上炎，是指肝经气火上逆所表现的证候。多因情志不遂，肝郁化火，或热邪内犯等引起。临床有面红目赤，口苦口干，急躁易怒，便秘尿黄等等症状。肝阴虚，多有情志不遂，肝郁化火，或肝病、温热病后期耗伤肝阴引起的。临床常有头晕耳鸣、两目干涩、面部烘热、五心烦热，或见手足蠕动等。肝阳上亢，是指肝阳偏亢所表现的证候。多因肝肾阴虚，肝阳失潜，或恼怒焦虑，气火内郁，耗伤阴津，阴不制阳所致。临床有面红目赤、急躁易怒、心悸健忘、失眠多梦、头重足飘等症状。临床上，单独的肝阴虚比较少见，多见肝肾阴虚。

肝阴虚、肝血虚、肝风内动、阴虚风动证等等，是相互关联的，同时需要鉴别。

六、肝风内动－骨骼肌痉挛、张力升高证态

肝风内动属于内风范畴，多是肝阴阳气血失调，发展至极期的病理变化。临床上以眩晕、震颤、抽搐等动摇不定的症状为主要特征。有热极生风、肝阳化风、血虚生风、阴虚风动之分。多由肝肾阴液精血亏虚，血不养筋，肝阴不能制约肝阳而肝阳亢奋无制所致。

（1）肝阳化风，系肝阴不足，阴不潜阳，肝阳失去制约，阳亢无制，妄自升动而致。其病理变化多有肝阴不足、肝阳上亢之候，继之出现眩晕欲仆、肢麻震颤、筋惕肉困等，甚则昏仆、偏瘫，发为中风。（参考《中西医融合观续》脑卒中）

风阳上逆，则头痛不止；风动痉挛，则肢颤；足厥阴肝脉络舌本，风阳窜扰络脉，则语言謇涩；肝阴亏损，筋脉失养，则手足麻木；风动于上，阴亏于下，上盛下虚，故步履不正，行走飘浮，摇摆不稳。若病情进一步发展，风阳暴升，气血逆乱，肝风挟痰上蒙清窍，心神昏愦，则突然昏倒，不省人事，风痰窜扰脉络，患侧气血运行不利，弛缓不用，则致半身不遂，口眼㖞斜，痰阻舌根，则舌体僵硬，不能语言。多见于眩晕、头痛、中风及西医的高血压、脑血栓、脑出血等疾病。

治疗以镇肝熄风为法。常用天麻钩藤饮、镇肝熄风汤之类。

（2）热极生风又称热盛动风，多因邪热炽盛所致。其病理特点为：发病急骤，多在里热、实火情况下出现，常见于温热病邪入营血阶段，或某些发热性疾病的极期，以高热、神昏、抽搐、痉厥为其临床特征。（参考：《中西医融合观》营血分证）

热邪亢盛，充斥肌肤，故高热灼手；清代叶天士认为：温邪上受，首先犯肺，逆传心包。热传心包，心神愦乱，则神智昏糊、躁扰不安而如同发狂；热灼肝经，津液受烁，筋脉拘急，故手足抽搐，

颈项强直，角弓反张，两目上视，牙关紧闭。热邪内犯营血，则舌色红绛；脉弦数，为肝经火热之症。多见于温热病极期及西医的脑炎、脑膜炎、中毒性痢疾、败血症等疾患。

治疗以凉肝熄风为法。方剂，常用羚角钩藤汤之类。

（3）阴虚动风，多是在温热病晚期，温热之邪久稽，耗伤阴液，或内伤久病，阴液亏损所致。病人下焦肝肾阴血不足、肝肾阴虚，以手足瞤动、心中儋儋大动为特征。（参考《中西医融合观》390页，热耗真阴－异常消耗证态）

肝阴不足，虚风内旋，故头晕耳鸣；肝阴亏虚，筋脉失养，故见手足蠕动。肝开窍于目，肝阴不足，目失所养，故两目干涩；阴虚则内热，虚热内蒸，则五心烦热；虚热内扰营阴，则潮热盗汗。舌红少津，脉细数或脉细无力，为阴虚内热之象。多见于温热病后期、眩晕、虚劳及西医的高血压等病。

治疗以滋阴熄风为法。方剂，常用大定风珠之类。

（4）血虚生风系阴血不足、筋脉失养所致。一般是在血虚基础上发生的，阴血不足症状比较明显，风胜则动之表现轻微，或仅见于肌表，如皮肤瘙痒、手足发麻等，少有抽搐现象。肝血不足，血虚生风，而"风性易动"，故肌肉震颤；血虚四肢失养，故四肢麻痹，见于西医的中风前驱期，风湿性关节炎，电解质紊乱、皮肤病等。

肝主筋，血虚则筋脉失养，故肢体麻木，手足震颤；肝血不足，不能上荣头面，则眩晕耳鸣，面白无华；血虚则魂无所安，故夜寐多梦；妇女肝血不足，不能充盈冲任之脉，故月经量少，甚则闭经。多见于眩晕、失眠、月经不调及西医的神经官能症、高血压等病。

治疗以养血熄风为法。方剂常用四物汤之类。

总之，肝风内动，以肝肾阴虚，不能制约阳气，肝的阳气升动太过者为多见。

综上所述，可知"气、火、风"为肝脏病理发展过程中的一大特点。肝气郁结是肝失疏泄、气机郁滞的表现。肝郁不舒，郁而化火，可形成肝火；久之肝火内耗肝阴，肝阴不能制约肝阳而致肝阳上亢；肝阳升动无制，风气内动，则为肝风（肝阳化风）。三者之间，常以肝气郁结为先导，亦即肝病的原发因素。再则，气病及血，气滞必血瘀，气郁不达，津液停聚，亦可酿痰。气、火、痰、瘀、风的病理变化过程，可产生各种复杂的病变，其病理根源，则均与肝气郁结有关。中西医对照如下图：

神经官能症→心身疾病→小动脉痉挛→高血压等→中风（卒中）→中风后遗症。

各脏腑气虚→肝气郁结→肝火上炎→肝阳上亢→肝风内动（中风）→痿证偏瘫。

痿证与痉证

痿证是指肢体筋脉迟缓，手足痿软无力，日久因不能随意运动而致肌肉萎缩的一种病证，以下肢不能随意运动及行走者较为多见。中医对"痿证"早在2000年前即有较深刻的认识。《黄帝内经》设《痿证》专篇。

痿证的病因病机西医学认为由运动神经元病、全身营养障碍、废用、内分泌异常而引起的肌肉变性、肌肉结构异常。遗传、中毒、代谢异常、感染、变态反应等多种原因均可引起肌无力、肌肉萎缩等。

中医认为痿证发生的原因颇多，如阴血虚则濡养不足；阳气虚则温煦不充；湿痰着滞、瘀血停留阻遏气机，妨碍血运，皆能导致筋骨、肌肉、皮肤失养，发为痿证。临床以肺胃津伤，肝肾亏损，湿热浸淫3个类型最为常见。肝血虚仅仅是一个因素，而且往往与肝肾阴虚并见。

肝肾亏损主方：虎潜丸加减。方药：龟板、黄檗、知母、熟地黄、白芍、锁阳、陈皮、虎骨、干姜。

中医所论述的痿症，在临床上相当于现代西医所论述的肌肉萎缩性疾病，包括重症肌无力、肌营养不良症、运动神经元疾病、多发性肌炎及皮肌炎、周期性瘫痪、多发性神经炎、脊髓空洞症、代谢性疾病、甲亢性疾病、强直性疾病等等。

痿证－骨骼肌肌无力、肌肉萎缩证态。

痉证

痉证，是以项背强急，四肢抽搐，甚则角弓反张为主要特征的急性病。古亦称为"痓"。《张氏医通·瘛疭》说："瘛者，筋脉拘急也；疭者，筋脉弛纵也，俗谓之抽。"《温病条辨·痉病瘛病总论》又说："痉者，强直之谓，后人所谓角弓反张，古人所谓痉也。瘛者，蠕动引缩之谓，后人所谓抽掣、搐搦，古人所谓瘛也。"

痉证－肌张力升高、肌肉痉挛，热极生风，肝阳化风多见；肝血虚少见。

痉证与西医学病名的关系

西医学中各种原因引起的热性惊厥以及某些中枢神经系统病变，如流行性脑脊髓膜炎、流行性乙型脑炎、中毒性脑病、脑脓肿、脑寄生虫病、脑血管疾病等出现痉证表现，属于中枢神经系统病变，往往与高热同时并见。

痉挛即肌肉抽筋。腿常抽筋大多是缺钙、受凉、局部神经血管受压引起。

肌肉张力升高、强直。例如：癫痫、脑膜刺激症状等等。

肌肉蠕动：见于温病晚期－多器官功能障碍晚期以及慢性消耗性疾病出现的钙、镁离子紊乱。

痉证－骨骼肌痉挛、蠕动、强直证态。

肝主筋，实际上是指西医的肌肉（横纹肌）。肝血虚、肝阴虚引起的痿证、痉证，都是西医肌肉萎缩与肌肉痉挛，所以，肝主筋是指西医的肌肉（横纹肌）；脾主肉实际上主要是指西医的脂肪丰满的程度。

肝病证小结

肝气郁结－心身疾病证态。

肝阳上亢－单纯高血压证态。

肝火上炎－高血压失代偿期证态。

肝血虚－多种维生素 A、维生素 B_2 等缺乏证态。

肝阴虚－微量元素缺乏、钙镁钾离子紊乱、肌蛋白异常消耗证态。

肝风内动－骨骼肌痉挛、张力升高证态。

第三节　脾病证

脾在五行中属土，在五脏阴阳中属阴中之至阴。脾主运化，统血，升清，输布水谷精微，为"气血生化之源"，为"后天之本"。

脾虚是病机，包括脾气虚、脾阳虚、中气下陷、脾不统血。后三者都可以由脾气虚发展而来，所以，脾气虚是一个关键，是根本。脾气虚的临床表现是气虚的基本表现：肢体倦怠，神疲乏力，少气懒言，形体消瘦，或肥胖浮肿，舌苔淡白是气虚与脾气虚的共同特征。畏寒怕冷是肾阳虚与阳虚的共同临床表现，也是各种阳虚的共同临床表现。

1. 脾气虚

多因饮食不节，或劳倦过度，或忧思日久，损伤脾土，或抵抗力不足，素体虚弱而致。其病情比较繁杂，主要有呕吐、泄泻、水肿、出血、经闭、带下、四肢逆冷、小儿多涎、腹胀纳少、食后胀甚、肢体倦怠、神疲乏力、少气懒言、形体消瘦，或肥胖浮肿、舌苔淡白临床表现。

脾失健运是一个包含内容很多的病机，不是一个具体的证。

2. 脾阳虚

多因脾气虚衰进一步发展而成，也可因饮食失调，过食生冷，或因寒凉药物太过，损伤脾阳，或肾阳不足，命门火衰，火不生土而致。证见大便溏稀，纳少腹胀，腹痛绵绵，喜温喜节按，形寒气怯，四肢不温，面目无华或浮肿，小便短少或白带多而清稀色白，舌苔白滑。

3. 中气下陷

中气亦指脾气。在脾气虚见症基础上，有气陷临床表现，如久泻、脱肛、子宫脱垂等。

4. 脾不统血

脾气虚弱，不能摄血，则血不循经。在脾气虚见症基础上，有慢性出血临床表现，如月经过多、崩漏、便血、衄血、皮下出血等。除出血外，必兼见脾气虚弱的一些症状。

5. 脾血虚

缺铁性贫血。可以由脾气虚、脾不统血加重演化而来。兼证：肝血虚或者心血虚。方剂，归脾汤，本方为补脾与养心并进，益气与养血相融之剂，为治脾血虚及心血虚的常用方剂。

6. 脾阴虚

7. 湿热蕴脾证

8. 寒湿滞脾

9. 气虚发热

每一个证都包含一大类次级证。

脾病证之间的关系

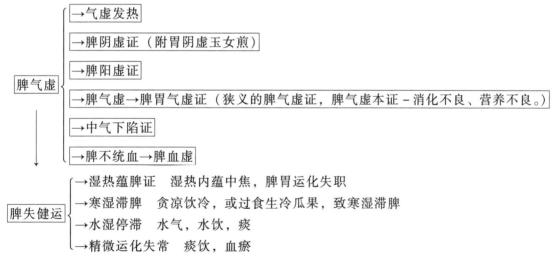

脾病症关系图

一、脾失健运－代谢综合征证态

脾失健运是中医的一个病机，不是一个证，包含了许多病症及证。参考《中西医融合观续》。

脾主运化与物质代谢是一个象态。脾主运化－物质代谢象态包括两类物质、三个阶段。两类物质是：水液－水、电解质象态；食－营养物质（脂肪、蛋白质、糖等）象态。营养物质经过消化之后分解成比较简单的水溶性物质诸如：葡萄糖、脂肪酸、氨基酸等等，被吸收到血液循环系统中，这些物质中医称之为：精微，所以精微与血液中的葡萄糖、脂肪酸、氨基酸等是一个象态。物质代谢的三个阶段是：消化吸收、中间代谢与排泄。脾主运化包括西医的这三个阶段，而不单单是消化吸收。脾失健运主要发生在中间代谢阶段。

脾失健运表现为脾气虚，脾阳虚：①运化水湿，引起水气、水饮、水湿等病症；②运化谷物，引起痰饮血瘀等等。脾失健运是病机，是物质代谢功能异常的概括，包括一大类病证。

代谢综合征的中医病机：气郁、食郁→郁热→肥胖→痰湿→痰→痰瘀→血瘀→瘀血→痰瘀交错→

经损、络损。

西医代谢综合征的病理过程分为：炎症期、代偿期、并发症期。按照西医对于代谢综合征的病理过程分类，中医也可以把代谢综合征的病理过程分为：郁热期、痰湿期、瘀血期，使之与西医的炎症期、代偿期、并发症期相对应。

西医：炎症期是代谢综合征的早期或者潜伏期；中医：气郁→郁热→肥胖，此期炎症介质过度释放、脂肪堆积、胰岛素抵抗是其病理学基础，临床表现为：血压、血糖、血脂不稳定，患者没有明确的证据诊断为代谢综合征，但是具有高血压、糖尿病、肥胖的早期表现，诸如：头昏、烦躁、失眠、夜尿增多等非特异性症状，属于功能性病变；严重者，表现血糖、血压异常升高，出现肥胖等，但是没有出现心、脑、肾的功能障碍的特异性症状。这是高血压的小动脉痉挛期或者机能紊乱期，糖尿病的前驱期或者前兆期、潜证期。再严重者为失代偿期。

西医：功能代偿期，出现心、脑、肾的功能障碍；中医：痰湿→痰→痰瘀。血瘀阶段为失代偿期。

西医：并发症期即血栓形成期，心、脑、肾并发症出现。中医：瘀血以及痰瘀交错期。在这一时域内中西医具有脑卒中－脑血管意外证态、胸痹－心绞痛证态、风水－肾性水肿证态等共同参照物。

儿童时期的脾失健运证是指：小儿厌食症。

中医认为：脾失健运，精微物质过多或者不能够被机体脏腑正常利用，导致肥胖，并且能够郁积化热，生痰，血液流动减缓，最终导致血瘀以及瘀血形成，引起胸痹、卒中、水肿等病变。西医认为：糖、脂肪、蛋白质摄入过多，导致肥胖以及慢性炎症、胰岛素抵抗，肥胖，胰岛素抵抗也是一种慢性炎症病变；慢性炎症、胰岛素抵抗、肥胖高血脂相互作用引起代谢综合征，导致微小动脉硬化及大中动脉粥样硬化，最终导致血栓形成，引起心、脑、肾、视网膜、四肢，特别是下肢血管狭窄与梗塞。

西医认为：胰岛素抵抗、炎症介质、脂肪堆积共同作用的结果引起：①炎症状态；②交感神经兴奋状态；③高血糖、高血脂、高血压；④小动脉痉挛与硬化；⑤动脉粥样硬化。即中医认为：脾失健运，精微变为痰。痰就是高血糖、高血脂、动脉硬化，即痰与高血糖、高血脂、动脉硬化是一个证态，其病学基础是炎症。

中西医融合观认为：精微变为痰的过程中，必然有热的煎熬作用，也就是"火"的作用。"痰"字由两个火叠加成"炎"，加上"疒"旁而组成。这是我们的祖先在创造汉字时的聪明睿智，到了今天，才能够真正认识"痰"这个字的含义，即：食物经过胃肠消化道的消化作用，变为精微－糖、脂肪酸、蛋白质，由于摄入过多，消耗太少，精微－糖、脂肪、蛋白质郁积化为火（炎）－炎症证态；火（炎）－炎症证态是脾失健运－胰岛素抵抗、炎症介质异常释放证态的结果或者相互作用，使精微－糖、脂肪、蛋白质演变为痰－高血糖、高血脂、动脉硬化证态。近年来的一些研究发现，高能量饮食摄入也可以引起氧化应激和炎症反应；糖尿病、高血压、高血脂、肥胖、动脉硬化、胰岛素抵抗等病理状态与炎症关系密切。这就是摄入过多，消耗太少，精微－糖、脂肪、蛋白质郁积化为火、炎－炎症证态的根据。所以，脾失健运形成痰与营养物质代谢失衡形成的代谢综合征是一个证态。代谢综合征后期形成的血管并发症属于瘀血或者痰瘀交错与炎症具有密切的关系。

脾失健运－代谢综合征证态主要是指中间代谢阶段，即精微－葡萄糖、脂肪酸、氨基酸象态；运化－水电解质、营养物质代谢象态；脾失健运－胰岛素抵抗、炎症介质异常释放证态；肥胖－脂肪堆积证态。病理变化（痰证－动脉硬化证态与血瘀－血栓形成证态）主要发生在血管内，并发症也是由于血管病理变化引起的。脾失健运与早期代谢综合征是一个证态，动脉硬化与痰证是一个证态，瘀血与血栓形成是一个证态，脑卒中与脑血管意外是一个证态，胸痹与冠状动脉硬化是一个证态。

这是一个从生理到病理的一个完整过程，形成一个中西医的共同参考系，即中西医融合的新的理论体系。

《景岳全书》中说："痰即人之津液，无非水谷之所化，此痰亦既化之物，而非不化之属也。但化得其正，则形体强，荣卫充，而痰涎本皆血气。若化失其正，则脏腑病，津液败，而血气即成痰涎。

此亦犹乱世之盗贼，何孰非治世之良民。"

气血这里是指水谷所化的精微，精微－水电解质、营养物质象态，营养物质是指氨基酸、脂肪、葡萄糖、维生素……津液－细胞外液象态。气血津液化得其正，身体强壮有力，精神饱满；化失其正而血气即成痰涎。

代谢综合征包括：肥胖、高血压、高血脂、高血糖……其病理机制与炎症关系密切。中医的痰，是病字旁，下有炎，所以，痰证就是炎症。西医的脾脏与胃肠道是人体最大的免疫器官，免疫与炎症关系密切，所以脾脏在痰（炎症）的形成过程中起着重大的作用，即西医的脾脏在"化失其正"中起着重大作用，脾主运化与脾脏是免疫器官关系密切，是正确的。

小结如下：

水谷－水及食物象态。

精微－葡萄糖、脂肪酸、氨基酸……（营养物质）象态。

运化－水电解质、营养物质代谢象态。

水气－细胞间隙积液证态。

水饮－第三间隙积液证态。

肥胖－脂肪堆积证态。

痰－炎症证态（高血糖、高血脂、动脉硬化证态）。

血瘀－血液凝固证态。

瘀血－血栓形成证态。

脾失健运－代谢综合征证态。

这是一个从生理到病理的完整过程，形成一个中西医的共同参考系，即中西医融合的新的理论体系。

二、脾气虚－消化不良、营养不良证态

这是一大类病证，它能够引起另外一系列的疾病。脾主运化与物质代谢是一个象态，物质代谢分为三个阶段，脾失健运相应的也是三个阶段。脾气虚属于第一阶段，消化吸收阶段。脾气虚是气虚的代表，是整个机体气虚的根源。脾虚证的变化较多，不同病人表现差异很大，有轻中重之分，有早中晚之分，不可一概而论。脾气虚证相当于西医各种原因引起的胃肠道功能紊乱、消化不良以及营养不良，是指中早期的典型表现，而不是指晚期的极重型病人。

脾气虚证是指脾气不足、失其健运第一阶段所表现的证候。"脾气虚"一词出于《内经》，如《灵枢·天年》篇中有"七十岁，脾气虚，皮肤枯"的论述。其后历代医家对脾气虚证进行深入研究及发挥，指出脾主运化，是气血生化之源，为后天之本。若先天禀赋不足，或素体脾胃虚弱；或后天失于调养；或饮食不节，饥饱失常；或劳倦过度，忧思日久，损伤脾胃；或年老体衰，或大病、久病之后，元气未复，失于调养，均可使脾气亏虚，运化功能失常，导致气血生化乏源，形成脾气虚证。

1. 临床表现

脘腹胀满，食后为甚，口不知味，甚至不思饮食，大便溏薄，精神不振，形体消瘦，肢体倦怠，少气懒言，面色萎黄或白，或肢体浮肿，舌淡苔白，脉缓软无力。这些表现体现了两个方面的病理变化：一为脾运化功能的减弱，脾失健运，精微不布，水湿内生，故纳少腹胀，便溏；脾虚失运，水湿泛滥，故肢体浮肿。二为气血生化不足，脾主四肢肌肉，脾气不足，肢体失养，故肢体倦怠；气血亏虚，中气不足，故精神不振，少气懒言，形体消瘦，面色萎黄。不同年龄，脾气虚证的临床表现有所不同：婴幼儿脾气虚证，多表现为消化不良，呕吐，肚腹胀大，身体消瘦，面色萎黄；年老体弱或大病久病者见脾气虚证，多表现为身体沉重，四肢无力，倦怠嗜卧，或消瘦乏力，语声低微，面色萎黄。

从西医学来看，这两组临床表现，一是消化不良引起营养不良，营养不良性水肿；二是营养不良

引起的全血性贫血。营养不良的两大原因：一是胃肠道各种疾病引起的消化不良，诸如：各种慢性胃肠炎以及非感染性的消化功能障碍等等；二是各种慢性长期消耗性疾病的后期引起的营养不良。

2. 病机

脾与胃表里相合，病则相联，脾主运化，胃主受纳，脾气主升，胃气宜降，故脾气虚证以食欲不振、腹胀便溏为特点，而胃气虚以食少嗳气、恶心呕吐为特点。（胃肠功能下降：胃虚－胃功能下降，即消化功能下降；脾虚－肠道吸收功能下降，所以脾气虚是指消化吸收功能下降。严重者，发展为营养不良，营养不良性水肿等等）

脾气虚证进一步发展，可致脾阳不足，阴寒内生，成为脾阳虚证。临床表现在脾气虚证基础上，兼见脘腹疼痛而喜按喜温，肠鸣泄泻而完谷不化，口吐清涎，小便不利，畏寒肢冷等症。（营养不良引起的内分泌紊乱，甲状腺、肾上腺功能下降）

脾气亏虚，清阳不升，甚至陷而不举，可转化为脾气下陷证，临床表现在脾气虚证基础上，兼见久泻久痢、脱肛、崩漏、子宫脱垂、脐腹重坠等症。（久泻久痢、脱肛，长期用力，肛门括约肌过度伸张而被迫松弛；营养不良引起的平滑肌肌肉张力以及收缩力下降，免疫功能下降，贫血……）

3. 相似证候的辨别

脾虚证的变化较多，不同病人表现差异很大。但作为气虚证，不难与心气虚和肾气虚相鉴别，后者各有独特的定位症状。比较相关的是胃、肠两腑。由于气虚多归于脾，胃肠气虚故多从脾治。因此，一旦确定气虚，排除心气虚、肾气虚，则大多为脾气虚。

辨证注意点：首先是气虚，其次脾所主的功能减弱。如运化水谷功能减退可见纳少、脘腹胀满，食后尤甚，或见腹泻（腹痛不甚，无秽臭），再发展下去可见消瘦，面色不华，或虚浮等气虚。再次，排除湿、痰之证，如苔腻舌胖，形丰等。

脾气虚早期、轻型－消化神经官能症证态。

心气虚早期、轻型－心脏神经官能症证态。

肾气虚早期、轻型－生殖神经官能证态。

气虚证的早期、轻型都是神经官能症，即器官系统早期、轻型的功能障碍；到了晚期这些临床表现仍然存在，只是加重了。

例如：胃肠消化吸收功能障碍→营养不良→营养不良性水肿。

西医呼吸系统，慢性呼吸道感染或者其他原因引起的慢性炎症，也属于脾虚；子宫、附件慢性炎症，也可能属于脾虚。炎症性浆液性渗出液，属于局部的水湿停滞，是脾气虚的一种表现。（见《中西医融合观续》）

脾虚，脾失健运，引起痰证，这是中医理论。所以，六君子汤（方1），参苓白术散（方2）的加减法中有：或咳嗽、痰涎较多且有呕恶、头晕者，于（方1）中加竹茹、枳壳各10g；若久咳痰多而清稀，气短乏力者，于（方1）中加炙紫菀、冬花、白前各10g；若兼见带下色白质稀量多者，可于（方2）中加苍术10g、车前子12g、泽泻10g、柴胡10g；若白带日久不止，尚可再加金樱子10g、芡实12g、煅龙牡各15g。

西医对照：慢性肠炎、慢性肝炎、肝硬化、胃肠功能紊乱、肠结核、食物缺乏、偏食等等，这些疾病是引起脾气虚的原因；脾气虚引起的结果：小儿营养不良、内脏下垂、脱肛、乳糜尿、血小板减少性紫癜、功能性子宫出血等。

西医相关病症

一、胃肠道功能紊乱

又称胃肠神经官能症，是一组胃肠综合征的总称，精神因素为本病发生的主要诱因，如情绪紧张、焦虑、生活与工作上的困难、烦恼、意外不幸等，均可影响胃肠功能正常活动，进而引起胃肠道的功能障碍。物质代谢的第一阶段。（与肝气郁结相关联，或者说是肝气郁结的早期表现）

1. 病因主要有以下几个方面

①饮食不规律，导致胃的蠕动功能紊乱，促进胃液的分泌，久而久之导致胃炎或胃溃疡。②病理性原因，如消化不良、胃炎、溃疡病、急性胃肠炎等。③精神因素，不良情绪可以通过大脑皮层导致下丘脑功能紊乱，从而影响胃肠道功能，导致胃肠功能紊乱。

2. 分类

（1）胃神经官能症 ①神经性呕吐。②神经性嗳气。③神经性厌食。

（2）肠神经官能症 肠神经官能症又称肠易激综合征，为胃肠道最常见的功能性疾病。①以结肠运动障碍为主，较多见。②以结肠分泌功能障碍为主。③以小肠功能障碍为主。

3. 临床表现

胃肠功能紊乱起病多缓慢，临床表现以胃肠道症状为主，胃神经官能症的患者多表现为：反酸、嗳气、厌食、恶心、呕吐、剑突下灼热感、食后饱胀、上腹不适或疼痛，每遇情绪变化则症状加重。肠神经官能症又称肠易激综合征，为胃肠道最常见的功能性疾病。以肠道症状为主，患者常有腹痛、腹胀、肠鸣、腹泻和便秘，左下腹痛时可扪及条索状肿物，腹痛常因进食冷饮而加重，在排便、排气、灌肠后减轻。腹痛常伴有腹胀、排便不畅感或排便次数增加，粪便可稀可干等症状。过去称此为结肠功能紊乱、结肠痉挛、结肠过敏、痉挛性结肠炎、黏液性结肠炎、情绪性腹泻等。

起病大多缓慢，病程常经年累月，呈持续性或反复发作。临床表现以胃肠道症状为主，可局限于咽、食管或胃，但以肠道症状最常见，也可同时伴有神经官能症的其他常见症状。

4. 诊断

胃肠道功能紊乱的临床特点，特别是病情常随情绪变化而波动，症状可因精神治疗如暗示疗法而暂时消退，提示有本症的可能性。

初步诊断为此症后，还须密切随访，经过一段时间，才能确保诊断无误。

胃肠功能紊乱鉴别诊断，必须首先排除器质性疾病，尤其是胃肠道的恶性病变。除外结肠癌、炎症性肠病、憩室炎、痢疾等。

5. 并发症

严重营养不良、神经性厌食。

二、功能性消化不良（FD）

又称消化不良，是指具有上腹痛、上腹胀、早饱、嗳气、食欲不振、恶心、呕吐等不适症状，经检查排除引起上述症状的器质性疾病的一组临床综合征。症状可持续或反复发作，病程超过一个月或在过去的十二个月中累计超过十二周。FD是临床上最常见的一种功能性胃肠病。

1. 病因

引起消化不良的原因很多，包括胃和十二指肠部位的慢性炎症，使食管、胃、十二指肠的正常蠕动功能失调。患者的精神不愉快、长期闷闷不乐或突然受到猛烈的刺激等均可引起。胃轻瘫则是由糖尿病、原发性神经性厌食和胃切除术所致。老年人的消化功能减退，易受情绪影响，有时食物稍粗糙或生冷及食用过多过油腻时也可诱发。轻型消化不良，大都由于情绪不好、工作过于紧张、天寒受凉或多食不易消化食物所引起，仅有轻微的上腹不适、饱胀、胃灼热等症状。

①进食后胃底容受舒张发生障碍，胃窦十二指肠运动协调紊乱及内脏高敏等因素与FD发病有关。②心理、环境及社会因素可影响或加重FD患者的临床表现。

2. 临床表现

FD无特征性的临床表现，主要有上腹痛、上腹胀、早饱、嗳气、食欲不振、恶心、呕吐等。可单独或以一组症状出现。

（1）早饱是指进食后不久即有饱感，以致摄入食物明显减少。

（2）上腹胀多发生于餐后，或呈持续性进餐后加重。

（3）早饱和上腹胀常伴有嗳气。恶心、呕吐并不常见，往往发生在胃排空明显延迟的患者，呕吐物多为当餐胃内容物。

（4）不少患者同时伴有失眠、焦虑、抑郁、头痛、注意力不集中等精神症状。这些症状在部分患者中与"恐癌"心理有关。

（5）在病程中症状也可发生变化，起病多缓慢，经年累月，持续性或反复发作，不少患者有饮食、精神等诱发因素。

检查的目的是排除消化道及肝、胆、胰、脾、肾等器质性病变。在这些器质性疾病的早期，或者轻型也属于脾气虚。（与脾气虚－胃肠功能紊乱证态基本一致）

功能性消化不良：经检查并没有发现明显的消化器官疾病或系统性疾病，此类消化不良发生率最高，大部分人都有经历。发病原因主要和精神心理因素有关，如情绪波动、睡眠状态、休息不好、烟酒刺激等。

三、器质性消化不良

经过检查可明确认定是由某器官病变引起消化不良症状，如肝病、胆道疾病、胰腺疾病、糖尿病等。对于这些病人来说，治疗的时候主要针对病因治疗，辅助补充消化酶或者改善胃动力来缓解消化不良症状。所以消化不良症状发生后应及时检查，首先要确认是否伴随其他疾病。器质性消化不良有明确病因，如消化性溃疡、糜烂性胃炎、食管炎及恶性肿瘤等。也包括全身性系统疾病引起的消化功能异常，如糖尿病性消化不良、进行性系统性硬皮病等。器质性疾病的晚期，在新的病理状态下，机体得到新的机能平衡，这时候脾气虚的表现又突显出来了。

消化不良常见临床表现

（1）腹泻：腹泻为主要症状，多数患者有经常腹泻或间歇发作，极少数无腹泻或有便秘。粪便的特征可随引起吸收不良的疾病而不同；典型脂肪泻的粪便色淡，量多、呈油脂状或泡沫状，常漂浮于水面，且多具恶臭味。轻度脂肪泻大便可无明显改变。

（2）腹痛、腹胀：腹痛少见，多为胀痛，常在排便前发生，约半数有明显胀气及恶心呕吐。

（3）体重减轻：有50%～100%的病人发生，由于营养吸收不足和食欲不振造成体重减轻，主要是由于蛋白质、脂肪等营养吸收障碍，过多丢失所致。轻者可无明显表现，严重的病人呈现进行性消瘦，衰弱无力以至恶病质。长期蛋白质吸收不良以及一些侵犯肠黏膜疾病从肠腔丢失蛋白质者，可出现低蛋白血症和浮肿症状。

（4）维生素缺乏：维生素D及钙缺乏可引起手足抽搐，蛋白质不足可致骨质疏松、骨软化引起骨痛；维生素K缺乏可致皮肤出血；钾缺乏可引起肌无力，腹胀及肠麻痹；B族维生素缺乏可致舌炎、口角炎、脚气病等；维生素A缺乏可致毛囊角化、夜盲症等；维生素B_{12}、叶酸及铁缺乏引起贫血等。（这些临床表现可以在肝阴虚中表现出来）

（5）生化改变：血清钾、钠、钙、镁均可不同程度下降；血浆蛋白、血脂及凝血酶原也降低。

（6）脂肪吸收率小于90%，或粪脂排出量大于7g/日。

全身各个系统器官的疾病，都可以引起程度不等的消化不良，在中医理论中脾为后天之本，脾胃气虚可见于五脏六腑的所有疾病中。也是判断疾病预后的根据：胃气绝，就是接近死亡，不可救；胃气存，可救；胃气复，预示病情好转。在现代西医理论中，胃肠道功能紊乱、障碍、衰竭，也是评价、判断机体整体功能的重要指标，各种各样的胃肠道内外补充营养物质的方法，在危急病人的处理中也是重中之重。胃肠道功能衰竭，细菌毒素移位，是休克、脓毒血症、多器官功能障碍的极其重要的中间环节。

脾气虚与消化不良以及营养不良是一个证态。包括了胃肠神经官能症、胃肠功能紊乱、功能性消化不良以及器质性消化不良的早期阶段，还包括消化不良引起的营养不良。器质性消化不良引起的晚期营养不良（特殊营养不良，诸如：肌蛋白异常消耗、钙镁离子紊乱、微量元素缺乏等等），往往进入阴虚、肝肾阴虚甚至于阳虚、阴阳两虚的范畴。

4. 治疗方法

四君子汤、六君子汤、香砂六君子汤、八珍汤，均属于补益剂的补气方剂。①四君子汤（宋《和剂局方》）由人参（9～12g）、白术（6～9g）、茯苓茎（9～12g）、炙甘草（2～3g）4味药物组成。有健脾益气功能，主治脾虚气弱、面色萎黄、语声轻微、四肢无力、便溏等症。方以人参大补元气、扶中养胃；白术健脾燥湿、助运化；茯苓渗湿利水，辅白术可发挥较好的健脾作用；甘草调和药性，佐人参以益气。全方既可补气，又可健脾去湿。一般脾土虚弱之人皆可选用。②六君子汤（明《医学正传》）由四君子汤加陈皮、半夏组成。有益气健脾、和胃化痰的功能，适用于脾胃气虚、不思饮食、腹脘气胀、呕吐吞酸、大便溏泻或心悸目眩，兼咳嗽痰多等症。③香砂六君子汤（清《医方集解》）由六君子汤加香附、砂仁组成，有健脾和胃、理气畅中等功能，适用于脾胃气虚而兼积滞、胸胁痞闷、腹脘胀痛、不思饮食、呕吐腹泻、肠鸣腹痛等症。④八珍汤（《正体类要》）由四君子汤加四物汤和合而成，即人参、白术、茯苓、甘草、当归、熟地黄、白芍、川芎和合成方。有补气血的作用，主治气血两亏、面黄肌瘦、精神困倦或月经不调、崩漏不止、疮疡久溃不敛等气亏血虚证。

现代研究发现，方中君药人参含有12种以上的人参皂苷，还含有葡萄糖、果糖、麦芽糖、多种氨基酸、胺类和维生素等。人参皂苷对人体的各种机能衰退都有防治作用。人参提取物可使细胞传代次数增加，延长细胞寿命，从而使人寿命延长。

临床应用中，凡脾胃气虚之症如慢性胃炎、胃溃疡、慢性肠炎、消化不良等，均可配合应用四君子汤。

如脾胃气虚之症兼脘腹胀闷者，属气虚兼气滞，需加陈皮理气化滞，名异功散。

如脾胃气虚之症兼有咳嗽、痰多、痰白清稀、气短者，属气虚兼痰湿，需加半夏、陈皮理气化痰，名六君子汤。

如脾胃气虚之症兼有胃下垂、脱肛、久泻久痢者，属气虚下陷，需四君子汤去茯苓，加黄芪、当归、陈皮、升麻、柴胡，名补中益气汤。

如气虚之症兼有血虚（头晕、心悸、舌淡、脉细）属气血双虚，需四君子汤加熟地黄、白芍、当归、川芎，名八珍汤；加黄芪、肉桂，名十全大补汤。

如心脾两虚、气血不足，症见心悸怔忡、健忘、失眠、多梦、头晕目眩、自汗、食少、便溏、面黄、肌瘦、体倦乏力，需四君子汤中茯苓改茯神，加黄芪、龙眼肉、酸枣仁、木香、当归、远志、生姜、大枣，名归脾汤，归脾汤还可治脾不统血所致的吐血、衄血、便血、崩漏等及气血不足所致的月经量少、月经不调等。

参苓白术散：党参、白术、茯苓、炙甘草、山药各100g，炒扁豆75g，莲子肉、薏苡仁、缩砂仁、桔梗各50g，各药共为细末，每次9g，开水或枣汤送下。适于脾气虚而挟湿诸证。

所以西医的营养不良，与脾气虚、脾失健运是相关联的。

广义的营养不良应包括营养不足或缺乏以及营养过剩两方面。

营养不足或者缺乏，如慢性腹泻、短肠综合征和吸收不良性疾病，这是与疾病相关的营养不良。营养不良的非医学原因是贫穷、食物短缺，缺乏营养知识，家长忽视科学喂养方法。而且在许多第三世界国家以及古代各国，营养不良是儿童死亡的主要原因，在营养不良、社会习惯、环境和急、慢性感染之间存在着复杂的交互影响，以至治疗非常困难，并不是单单提供适当的食物即可解决。

现代西医认为：营养过剩，也属于营养不良，在中国改革开放之前，不被广大群众以及普通西医接受。但是，明朝张介宾《景岳全书·论证》指出精微"化失其正"则为痰饮血瘀，而西医直到19世纪末，才把肥胖定为疾病，1999年世界卫生组织（WHO）首次对代谢综合征进行定义。在《中西医融合观续》中，论证了脾失健运－代谢综合征证态。也就是说，中国古代早已研究了营养过剩与营养缺乏具有同一个机理，即脾气虚、脾失健运。

这样，我们就把广义的营养不良与脾气虚、脾失健运完全统一了。脾气虚 – 消化不良、营养不良证态（营养不足），脾失健运 – 代谢综合征证态（营养过剩）与西医的广义营养不良是等同的。

营养不足常有两种典型症状，消瘦型，由于热能严重不足引起，小儿矮小，消瘦，皮下脂肪消失，皮肤缺少弹性，头发干燥易脱落，体弱乏力，萎靡不振；另一种为浮肿型由蛋白质严重缺乏引起，周身水肿，眼睑和身体低垂部水肿，皮肤干燥萎缩，角化脱屑，或有色素沉着，头发脆弱易断和脱落，指甲脆弱有横沟，无食欲，肝大，常有腹泻和水样便，也有混合型，介于两者之间，并都可伴有其他营养素缺乏的表现。这两种类型的营养不足（消瘦、水肿），在脾气虚证都存在，中西医的治疗原则也是相同的，不赘述。

三、脾阳虚 – 严重的营养不良及水肿证态

脾阳虚，又称脾胃虚寒。因饮食失调、过食生冷、劳倦过度，或久病或忧思伤脾等，所致失于温运，阴寒内生所表现的虚寒证候。

脾阳虚证是指脾阳虚衰，失于温运所表现的证候，多因脾气虚发展而来，或过食生冷，过用误用寒凉药物，或肾阳虚衰所导致。其病位在脾，属虚证、里寒证。

主要临床表现：腹胀纳少，腹痛绵绵，喜温喜按，形寒肢冷，四肢不温，大便溏薄清稀。或肢体困重，或肢体浮肿，小便不利，或见白带多质稀。面白不华或虚浮，口淡不渴，大便稀溏，或见肢体浮肿，小便短少，或见带下量多而清稀色白。舌质淡胖或有齿痕，苔白滑，脉沉迟无力。

病机分析：脾阳虚衰，运化失职，故腹胀纳少；阳虚则寒从中生，寒凝气滞，故腹痛喜温喜按；阳虚水湿不化，流注肠中，故大便溏薄清稀；脾阳虚不温四肢，故形寒肢冷；中阳不振，水湿内停，膀胱气化失司，故小便不利；流溢肌肤则肢体困重，甚至肢体浮肿，渗注于下则妇女白带量多质稀。舌淡胖苔白滑，脉沉迟无力皆为阳气亏虚、寒湿内停之症。

1. 辨证注意点

此证往往亦有着较长的病史，逐步发展而来，重点在于：①脾的病位指征，如食欲、消化能力、肌肉等表现情况；②阳虚指征（寒象）；③排除邪实，主要是湿邪。

西医对照：慢性肠炎、溃疡病、慢性肝炎、肝硬化、（脾气虚的病因）；慢性肾炎、营养不良性水肿等（脾气虚发展为脾阳虚）可见此证。

2. 治疗温中健脾

方药

小建中汤加减：本方能甘温补中，益气散寒。白芍15g、桂枝10g、干姜10g、黄芪12g、白术10g、陈皮10g、法半夏10g、茯苓10g、饴糖30g（兑服）、甘草10g。以上方药，水煎取汁250 ~ 300mL，分3次温服。

苓桂术甘汤加减：本方能健脾益气，温阳化饮。茯苓20g、桂枝12g、白术15g、法半夏10g、干姜6g、黄芪12g、甘草10g。以上方药，水煎取汁250 ~ 300mL，分3次温服。

实脾饮加减：本方能温运脾阳，以利水湿。茯苓15g、白术12g、大腹皮10g、干姜10g、草果10g、附片6g、厚朴10g、猪苓10g、泽泻10g、车前子10g、牛膝10g。以上方药，水煎取汁250 ~ 300mL，分3次温服。加减：脘腹冷痛，手足不温者：小建中汤加减 + 蜀椒6g、广木香10g。（温中散寒行气化湿）若周身浮肿，腰以下尤甚，按之凹陷不易恢复，小便短少，伴气短乏力者：实脾饮加减 + 黄芪15g、党参10g。（益气温中）若呕吐清水痰涎，伴脘腹胀满者：苓桂术甘汤加厚朴10g、砂仁8g、大腹皮10g。（理气温胃）

施治要点：两方面①胃肠道病变为主；②水肿为主。脾阳虚衰多由脾气虚弱发展而来。脾阳虚必并脾气不足，因此，脾阳虚与脾气虚常相互参见。西医胃肠道疾病进一步发展，由功能性疾病发展为器质性病变。故临床治疗用温中运脾之治时，常与健脾补气药如人参、饴糖、白术、炙甘草等配合使

用。代表方剂：小建中汤。脾阳虚引起的水肿病（心衰、胃肠道瘀血、漏出液），原则上忌用峻下逐水之法。因为此法运用峻烈的泻下药物，使水湿从大便出，水肿虽一时消减，但亦伤正，且水肿常可复起，故忌用。只有经过较长时间地使用补脾益胃的药物，方可使得脾气康复，水湿得以运化，中焦斡旋得力，水津湿浊各归其道，加之中阳日旺，虽不去泻水，而水湿自消。代表方剂：苓桂术甘汤、实脾饮。

3. 脾阳虚与脾气虚的关系

脾阳虚即脾气虚营养不良加重，引起热量供给不足，或者内分泌－自主神经功能紊乱，引起畏寒的症状。畏寒的原因比较复杂，有体质的因素，也有其他因素。这是阳虚的共性。

（1）脾阳虚是脾气虚－消化不良发展而来，往往与肾阳虚相伴，引起消化不良的各种胃肠道疾病，炎症的浆液性渗出液（心下水气）；心衰引起的胃肠道瘀血，漏出液，所以，若呕吐清水痰涎，伴脘腹胀满者，大便稀溏；妇女白带清稀而多；舌淡胖嫩，舌苔白润，这些临床表现，都是慢性炎症的浆液性渗出液与心衰水肿的漏出液引起的临床表现。与脾气虚－营养不良性水肿是相同的。

（2）脾阳虚：脾气虚－消化不良证态发展为营养不良，引起内分泌紊乱诸如：垂体－甲状腺功能低下，垂体－肾上腺功能低下等等。产生畏寒、形寒肢冷的表现。畏寒、形寒肢冷是与脾气虚鉴别的要点。

（3）过食生冷，突遇风寒，引起胃肠道痉挛，蠕动异常等等，导致呕吐腹泻腹痛。病因方面与脾气虚不同。

脾气虚，以胃肠道功能紊乱为主，器质性病变轻微，或者没有器质性病变；脾阳虚以早期、轻型胃肠道器质性病变为主，涉及垂体－内分泌各轴的功能下降。例如：右心衰竭引起的消化道黏膜下水肿，心源性心力衰竭引起的胃肠道功能紊乱，早期属于脾气虚，可以使用四君子汤、六君子汤治疗；发展为脾阳虚时，需要苓桂术甘汤，这时候属于脾肾阳虚心下水气证。

相似证候的辨别：脾阳虚即脾气虚加上寒象，所以不难与脾气虚鉴别。但脾阳虚有许多兼证，如可出现腹泻，或水肿，或白带清稀。这里均要排除邪实存在，脾阳虚的诊断才能成立，这里的邪实主要指湿邪。

中西医融合观的认识

胃肠道器质性病变：慢性肠炎、慢性肝炎、肝硬化、胃肠功能紊乱、肠结核、食物缺乏、偏食等，引起的消化吸收功能下降，以及心衰引起的胃肠道淤血、水肿、炎症渗出等慢性病理变化，或者引起垂体－内分泌各轴的功能下降等。脾阳虚水肿－营养不良性水肿，实际上是《金匮要略》中的正水。

脾肾阳虚（《金匮要略》中的正水）水肿病之一。因脾肾阳虚，水气停蓄，而见水肿、腹满而喘。《金匮要略·水气病脉证并治》："正水，其脉沉迟，外证自喘。"《症因脉治》卷三："肺虚身肿之症，泻利喘咳，面色惨白，或肿或退，小便清利，或气化不及，小便时闭，大便时溏，即《金匮》脉沉自喘之正水，此肺虚肿症也。"治宜补肺益气，选用生脉散、人参固本丸、都气丸、四君子加杏仁、贝母等。参考《中西医融合观续》95页。

脾阳虚弱久而不解，进而可伤及肾阳，并形成脾肾阳虚之证。证候：除见上述脾阳虚弱之证外，尚有腰膝冷痛，或五更泄泻，或浮肿而小便不利等肾阳虚弱之候。治则：温补脾肾。主方：附子理中汤、真武汤。

西医常见的营养不良包括蛋白质能量营养不良及微量元素、维生素缺乏营养不良。蛋白质能量营养不良显示出身体内能量和蛋白质的可利用量或吸收量不足。微量元素、维生素缺乏营养不良显示出一些必需营养素的可利用量不足，例如身体内少量而不可或缺的维生素和微量元素。微量养分缺乏导致各种各样的疾病和削弱身体的正常功能。缺乏微量养分如维生素 A，会降低身体抵抗疾病的能力。临床表现范围从阻碍成长，智力和各种认知能力降低、交际能力降低、活力和能量降低、肌肉成长和力量的降低以及更加恶劣的健康等，都直接地涉及营养缺乏。而且，虽然罕见营养不良会使皮肤出现黑斑点。

营养不良性水肿，又称低蛋白血症，是一种营养缺乏的特殊表现，由于长时间的负氮平衡，以致血浆蛋白减少，胶体渗透压降低，出现全身性水肿为其特征。在古代是最常见的疾病之一，符合脾阳虚水肿。

营养不良性水肿：

1. 病因病理

蛋白质吸收障碍　长期腹泻、慢性痢疾以及肠结核等在起病原因中占重要地位。这些疾患既影响食欲，又妨碍蛋白质的吸收。少数婴儿由于幽门痉挛或梗阻而致长期呕吐，或由于缺乏胰蛋白酶而不能分解并吸收食物中的蛋白质，也可发生水肿。

蛋白质消耗过多　脓胸、肺脓肿、腹水、大量失血、外科伤口引流及严重烧伤等可使体内蛋白质大量丢失。慢性传染病如结核、疟疾等使体内蛋白质过度分解，都可致营养不良性水肿。

蛋白质合成障碍　肝脏能合成各种血浆蛋白，如：白蛋白、纤维蛋白原、凝血酶原，亦能合成部分球蛋白。肝脏疾病如肝硬化、肝炎都使肝功能减退，虽然蛋白质的供给和吸收正常，但合成蛋白质的功能降低，因而血浆蛋白低下，遂发生水肿及腹水等症状。

喂养不当　膳食中供给的蛋白质总量和优质蛋白长期不能满足机体需要，而能量供给尚能维持最低水平，多见于婴儿母乳量长期不足又未添加乳类制品，或仓促断奶。

2. 临床表现

水肿出现前小儿已有营养不良症状，如生长发育落后，肌肉消瘦、松弛，面色苍白，无力，怕冷，精神不振或易激动，先贪食，后厌食。如果食物中长期缺乏蛋白质，则逐渐出现水肿，但在泻痢患儿亦可短期内出现水肿，最短者仅十余日。

水肿是本病主征，两侧对称，先见于下肢，尤以足背为显著。病程较久者股部、腰骶部、外生殖器，甚至手背及臂，均见显著的凹陷性水肿。严重病例可于腹壁、颜面、眼睑以及结膜等处发生水肿。面部水肿大都为浮肿而不见凹陷现象。下肢的水肿显著，与胸背及上肢的瘦削相比，适成对照。腹水及胸腔积液仅偶见于极重病例。

婴儿时期的轻度水肿，往往因皮肤弹力好，不易认识，须注意体重的突然增加，一天增长几百克，是水肿的重要标志。

其他症状常表现为一般虚弱和精神抑郁，并缺乏抗感染的能力。皮肤干燥发凉，有鳞屑，或呈鸡皮状，失去弹性，易生褥疮，伤口愈合缓慢。毛发干燥枯黄，并易脱落。指甲生长迟缓。尿量减少。脉搏与血压减低。

3. 脾阳虚水肿的鉴别诊断（参考《中西医融合观续》86～103页　第三章水气病－水肿证态）

（1）心源性水肿（肾阳虚，水气凌心）　主要是右心衰的表现，水肿特点是首先出现于身体下垂部位，能起床活动者，最早出现于踝内侧，行走活动后明显，休息后减轻或消失，经常卧床者以腰骶部为明显。颜面部一般不肿。水肿为对称性、凹陷性。

（2）肾源性水肿（《金匮要略》中的风水）　可见于各型肾炎和肾病。水肿特点是疾病早期晨间起床时有眼睑与颜面水肿，以后逐渐发展为全身水肿。

（3）肝源性水肿　失代偿期肝硬化引起，主要表现为腹水（《金匮要略》中的溢饮，水走肠间），也可首先出现踝部水肿，逐渐向上蔓延，而头面部及上肢常无水肿。

脾阳虚营养不良性水肿的特点是水肿发生前常有消瘦、体重减轻等表现。皮下脂肪减少所致组织松弛，组织压降低，加重了水肿液的潴留，水肿常从足部开始逐渐蔓延至全身。

参考《中西医融合观续》第四章　水气病－水肿证态

风水－肾性水肿证态

皮水－皮下水肿证态

里水 – 慢性肾病证态

正水 – 营养不良水肿证态

石水 – 肿瘤性腹水

四、脾不统血 – 营养不良及凝血因子降低证态

脾不统血，脾气虚弱，不能摄血，则血不循经。多见于慢性出血的病证，如月经过多、崩漏、便血、衄血、皮下出血等。除出血外，必兼见脾气虚弱的一些症状。

脾统血的作用是脾气化生血液和固摄血液功能的综合体现。若因脾胃素虚，或脾胃因饮食所伤，或劳倦思虑伤脾，或久病耗伤脾气，均可使脾气虚弱，运化失司，气血生化无源；气血虚亏，固摄无力，则血逸脉外而致出血。脾气虚是本，出血是标，出血是由于脾气虚（消化不良、营养不良）引起的。

临床表现（脾气虚＋慢性出血）

脾不统血的临床表现主要包括两个方面：一为脾气虚则运化无力，气血亏虚，可见食少，腹胀，便溏，肢体倦怠，少气懒言，面色萎黄，舌淡苔白，脉缓弱。二为多处出血症状，如便血、尿血、月经过多、崩漏等。便血而属脾不统血者，以大便下血，血便混杂，或先便后血，血色紫暗，或大便漆黑，兼见脾气虚症状；崩漏而属脾不统血者，表现为暴崩下血，或淋漓不尽，色淡质薄，面色白或虚浮，身体倦怠，四肢不温，气短懒言，纳呆便溏等。西医：消化道功能下降，营养不良的表现（脾气虚）；皮下、消化道、泌尿及生殖道出血。

脾不统血的出血与肝不藏血的出血不同，后者表现为急性、大量出血，与激烈的情绪有关，多表现为血管破裂的出血如：吐血、便血、鼻出血等。脾不统血为血液中的凝血成分的质量、数量下降引起出血，表现为慢性、微小血管渗血为主。

脾不统血的治疗以补气摄血为法。

治疗用"归脾丸"，其中"归脾"的意思就是使血液重新归属脾（气）的统摄。这个方子以补气药人参、黄芪、龙眼肉为主，搭配养血收敛药物，对治疗气虚引起的出血有很好的疗效。

在中医临床中，归脾汤可以治疗某些出血，这是一个中西医的共同参考系。西医的血小板减少性紫癜、贫血性出血等等疾病的某些类型，某个阶段运用归脾汤也能够治疗。这样在脾不统血与西医的出血病理过程之间找到了融合点。

但是，归脾汤具有非常多的药理作用，它不单单是治疗出血的，还可以治疗许多其他类疾病。

西医：

1. 凝血障碍

凝血功能障碍是指凝血因子缺乏或功能异常所致的出血性疾病。先天性或获得性凝血因子缺乏、血管壁受损、血小板功能不良等一种或一种以上的止血环节异常，就可表现有出血症状。

一般认为凝血过程分为三个阶段：凝血活酶形成阶段、凝血酶形成阶段和纤维蛋白形成阶段。

凝血因子有12个，除因子Ⅲ（组织因子）、因子Ⅳ（Ca^{2+}）外都是蛋白质。先天性或获得性凝血因子缺乏、血管壁受损、血小板功能不良等一种或一种以上的止血环节异常就可表现有出血症状。

2. 凝血障碍的原因

凝血因子缺乏；凝血因子是参与血液凝固过程的各种蛋白质组分。当消化不良引起蛋白质不足，凝血因子缺乏。

维生素K是四种凝血蛋白（凝血酶原、转变加速因子、抗血友病因子和司徒因子）在肝脏内合成必不可少的物质。人类维生素K的来源有两方面：一方面从肠道细菌合成，主要是K_2，占50%～60%。维生素K必须在回肠内由细菌合成，才能在回肠内吸收，为人体所利用，有些抗生素抑制上述消化道的细菌生长，影响维生素K的合成与摄入；另一方面从食物中来，主要是K_1，占40%～50%，绿叶蔬菜含量高，其次是奶及肉类，水果及谷类含量低。

人的肠道中有一种细菌会为人体源源不断地制造维生素 K，加上在猪肝、鸡蛋、绿色蔬菜中含量较丰，因此，一般人不会缺乏。在临床上维生素 K 缺乏常见于胆道梗阻、脂肪痢、长期服用广谱抗生素以及新生儿中，使用维生素 K 可予纠正。维生素 K 不足可见于吸收不良综合征和其他胃肠疾病，如囊性纤维化、口炎性腹泻、溃疡性结肠炎、节段性小肠炎、短肠综合征、胆道梗阻、胰腺功能不全等，以上情况均需常规补充维生素 K 制剂。缺乏维生素 K 会减少机体中凝血酶原的合成，从而导致出血时间延长。凝血时间延长，出血不止，即便是轻微的创伤或挫伤也可能引起血管破裂，出现皮下出血以及肌肉、脑、胃肠道、腹腔、泌尿生殖系统等器官或组织的出血或尿血、贫血甚至死亡。成人不正常凝血，导致鼻血、尿血、胃出血及瘀血等症状；低凝血酶原症，表现为血液凝固时间延长、皮下出血。维生素 K 缺乏症临床常表现为皮肤瘀点、瘀斑、黏膜出血，程度一般较轻。此外，外伤、手术后渗血、血尿、月经过多及胃肠道出血亦常发生，未见深部组织出血及关节出血者。

长期维生素 C 缺乏引起的营养缺乏病称维生素 C 缺乏病，临床上典型的表现为牙龈肿胀、出血，皮肤瘀点、瘀斑，以及全身广泛出血。抗坏血酸缺乏，导致羟脯氨酸和赖氨酸的羟基化过程不能顺利进行，胶原蛋白合成受阻，引起维生素 C 缺乏病的发生。早期表现为疲劳、倦怠，牙龈肿胀、出血、伤口愈合缓慢等，严重时可出现内脏出血而危及生命。

慢性消化功能紊乱，长期腹泻等可致吸收减少，酗酒、偏食者也容易发生维生素 C 缺乏。早期无特异性症状，病人常有面色苍白、倦怠无力、食欲减退、抑郁等表现。儿童表现易激惹、体重不增，可伴低热、呕吐、腹泻等。皮肤淤点为其较突出的表现，皮肤受碰撞或受压后容易出现紫癜和瘀斑。亦可有鼻出血、眼眶骨膜下出血、引起眼球突出。偶见消化道出血、血尿、关节腔内出血，甚至颅内出血。维生素 C 不足可影响铁的吸收，患者晚期常伴有贫血，贫血常为中度，一般为血红蛋白正常的细胞性贫血。

血友病　临床表现为出血，一般以皮肤黏膜出血为多见，有鼻衄、牙龈出血、皮肤瘀斑、月经过多，严重者可有胃肠道出血、血尿、外科手术后出血不止及产后大出血等。

3. 严重肝病所致的凝血异常

肝在凝血因子的合成及代谢中起重要作用，除组织因子和因子 IV（Ca^{2+}）外其他凝血因子几乎均在肝内合成。已知的有纤维蛋白原、凝血酶原，因子 VII、X、IX、V 及部分因子 VIII 等；因子 XI、XII、VIII 合成部位尚未肯定，在严重肝病时大多数凝血因子在血浆水平有所下降。同时肝还可以合成纤溶酶原及纤溶酶原激活物的抑制物，产生抗凝血因子（抗凝血酶 III、蛋白 C、蛋白 S）。肝尚清除纤溶酶、活化的凝血因子及纤维蛋白（原）降解产物。当肝脏发生疾病时这些凝血物质尤其是维生素 K 依赖性凝血因子及纤维蛋白原合成减少，清除功能障碍，抗凝血酶 III 及纤溶酶原合成减少，严重肝病及肝功能衰竭时可发生 DIC 和原发性纤溶亢进；门脉高压、充血性脾大时，血小板减少等均可导致凝血异常。

临床表现除肝病的原有症状外，常有皮肤、黏膜出血如鼻衄、牙龈出血、瘀点、月经过多，严重者可有呕血及黑便。实验室检查 PT、APTT、TT 均可延长，可有血小板减少。

慢性出血，大体上分为 2 种原因：①是凝血机制出现问题，主要包括血小板减少（血小板生成障碍如再生障碍性贫血、特发性血小板减少性紫癜；或血小板破坏过多如过敏性紫癜、脾功能亢进）或血小板功能低下、凝血因子缺乏（凝血因子生成障碍如维生素 K 缺乏、营养不良、肝功能受损或凝血因子丢失/消耗过多）或凝血因子功能低下。②血管功能异常或血管持续性破坏（如肿瘤）。其他如子宫内膜异位、功能性子宫出血。

脾不统血，包含以下 3 种情况：

（1）由于营养不良、肝功能障碍引起的纤维蛋白缺乏、凝血酶原缺乏、维生素缺乏等。

（2）广义的脾不统血，包括各种原因例如某些传染病、疟疾、血吸虫病引起的脾脏肿大，脾功能亢进引起血小板减少，导致的出血。

（3）消化道病变的慢性出血，例如：消化道溃疡病引起的慢性出血。消化道属于中医的脾胃，因此各种消化道慢性出血，归属于脾，脾不统血。

总之，主要是指血管内、血液中的凝血成分数量、功能降低引起的出血。表现为慢性，微小血管渗血为主。

五、脾血虚－营养不良性贫血证态

脾血虚－营养不良性贫血是脾气虚－营养不良证态的进一步发展。脾血虚与脾不统血可以互为因果，二者的区别在于：脾不统血以出血为主要临床表现，而脾血虚以贫血为主要表现，没有出血的表现。

《类证治裁·不寐》曰："由思虑伤脾，脾血亏损，终年不寐。"所谓脾血虚证是脾气亏虚，气不生血，生血之源亏少所导致血虚证候。

症状：体倦乏力，纳差食少，心悸气短，健忘，失眠，面色萎黄，舌质淡，苔白薄，脉细缓。

治法：补脾养血。

方药：归脾汤。方中以参、芪、术、草、姜、枣甘温补脾益气，当归补血，茯神、酸枣仁、龙眼肉、远志养心安神，木香理气醒脾。本方为补脾与养心并进，益气与养血相融之剂，为治脾血虚及心血虚的常用方剂。

六、湿热蕴脾—非感染性肝胆疾病黄疸证态

概述

湿热蕴脾证是湿热内蕴中焦所表现的证候。由于过食肥甘酒醴，或感受湿热外邪所致。它不仅具有明显的季节性，以夏季常见，而且也有明显的地域性，以我国南方为主。临床上它既可见于多种疾病的过程中，也可作为一种夏季常见证候而独立地出现。

病因：由于过食肥甘酒醴，或感受湿热外邪所致.

病机分析：湿热之邪蕴结脾胃，脾失健运，胃失和降，故脘腹痞闷，呕恶纳呆；脾主肌肉，湿性重着，脾为湿困，故肢体困重；湿热下注则大便溏泄，小便短赤；湿热内蕴脾胃，熏蒸肝胆，胆汁外溢肌肤，故面目发黄，色鲜明如橘，皮肤瘙痒；湿遏热伏，热处湿中，湿热郁蒸，故身热起伏，汗出而热不解。舌红苔黄腻，脉濡数，为湿热内盛之征。

主要临床表现：脘腹痞闷，呕恶纳呆，小便黄，大便溏泻，肢体重困，或面目肌肤发黄，色泽鲜明如橘，皮肤瘙痒，或身热起伏，汗出热不解。舌红苔黄腻，脉儒数。

审证要点

有感受湿热之邪，饮食不洁、过食肥甘病史，湿热的气候或者地域，引起的胃肠道功能障碍等。临床表现：

1. 黄疸。

2. 有脘腹痞闷、呕恶厌食、便溏不爽等见症。

3. 有明显的热象：身热起伏、汗出热不解、小便短赤、舌红苔黄、脉数。

本证的表现可以黄疸为主，可以发热为主，亦可以腹泻为主，两两结合，或者三症并具。三者无论单独或并见，凡出现湿热证，如苔黄腻的脾胃证，如纳呆、脘腹胀满等，本证即可成立。

湿热蕴脾无论外感湿热或者内生湿热都是以黄疸为中心的病理过程，可以分为黄疸前期，急性黄疸典型期，黄疸后期。外感湿热指的是引起黄疸的各种传染病；内生湿热是指肝胆本身疾病引起的黄疸。黄疸前期是指在黄疸出现之前的胃肠道病变，包括传染病的前驱期以及夏秋季节的胃肠道感冒，即温病中的湿温卫分证；在脏腑辨证中的湿热蕴脾，黄疸前期是指肝胆疾病黄疸出现之前的胃肠道症状。

与湿热蕴脾相关的病症可以分为：①外感湿热之邪，即温病中的湿温黄疸；②脏腑辨证中的湿热蕴脾；③《伤寒论》中的肝胆瘀热；④《金匮要略》中的黄疸。

（一）温病中的湿温黄疸

湿温是长夏（农历六月）季节多见的热性病。因感受时令湿热之邪与体内肠胃之湿交阻，酝酿发病。表现有身热不扬、身重酸痛、胸部痞闷、面色淡黄、苔腻、脉濡。其特点是病势缠绵，病程较长，病史多留连于气分，有湿重于热和热重于湿的不同。病情进一步发展，可以入营入血，发生痉厥、便血等变证。多见于肠伤寒、副伤寒等夏秋季节肠道传染病。湿温是一种由感受湿热之邪而引起的外感热病。其临床特点是身热缠绵，胸痞身重，苔腻不渴，病程缓长，后期易化热燥而致神志昏蒙诸症。其病以中焦脾胃为中心，多发于夏秋雨湿季节。

其临床特点如下：①初起多湿重于热，呈卫气同病表现。初期以恶寒少汗，身热不扬，头重如裹，身重肢倦，胸闷脘痞，苔腻，脉缓。②发病缓，病势缠绵，传变慢，病程长。③虽一般具有卫气营血浅深层次的病理演变，但常以脾胃为病变中心而稽留气分。出现腹痛、腹泻、大便不爽、恶心呕吐等证候群；后期可有湿热化燥伤阴或湿盛伤阳两种不同转归。④有较明显的季节性，四季均发，多在夏秋（大暑、立秋、处暑、白露）。

西医相关病症：凡夏秋季节（长夏）出现消化道功能障碍以及消化系统感染病都属于湿温，例如伤寒、副伤寒、夏季流行性感冒、钩端螺旋体病、肝炎、脊髓灰质炎等病的部分类型，以及其他急性热病之有湿热表现者，均可归属于本病范围。

根据湿温的病因、发病季节、证候群与西医消化道感染的病因、发病季节、证候群之比较，二者是完全一致的，推导其病因也相同，所以，湿热病邪就是引起消化道感染的那些病原体。这些病原体侵入消化道以后，引起侵袭性腹泻及消化道其他症状，并穿过黏膜进入腹腔淋巴组织，呈现出湿温临床表现即西医的侵袭性消化道感染。湿温综合征与侵袭性消化道感染综合征是等同的。

肠道传染病表现出"湿热"的特征：①明显的季节性，长夏；②常以脾胃为病变中心而稽留气分，营血分证少见；③发病缓，病势缠绵，传变慢，病程长。这是因为：一是长夏的气候特征，多雨湿热，蚊蝇滋生，有利于肠道传染病的发生；二是脾脏与消化道是最大的免疫器官与最大的淋巴组织。病原体侵入消化道黏膜，立即受到淋巴组织以及腹腔淋巴结的阻挡，不容易侵入血液循环，所以少见营血分证。病原体在淋巴结内或者血液循环中被吞噬，可以形成二次病原体血症，使得病情缠绵、缓慢。因为是肠道感染病，症状以脾胃为中心，也就顺理成章了。（参考《中西医融合观》湿温）

（二）《金匮要略》中的黄疸

见《中西医融合观续》黄疸病

（1）女劳疸－肝硬化激素代谢紊乱证态。

（2）谷疸－肝硬化伴随消化功能障碍证态。

（3）酒疸－酒精中毒性肝病证态。

（4）黑疸－晚期肝硬化、肾上腺皮质机能减退证态。

（三）《伤寒论》中的肝胆瘀热黄疸

《伤寒论》中的肝胆瘀热黄疸是指急性感染病中出现的黄疸。参考《伤寒论现代解读》236条、260条、262条。

（四）脏腑辨证中的湿热蕴脾

《黄帝内经·素问·生气通天论》中说："膏粱之变，足生大疔。"即常食味厚、脂多、油腻的食物会导致湿热内蕴，足部易患疔疮之类的疾病。《温热论》中说："有酒客里热素盛，外湿入里，里湿为合。在阳之躯，胃湿恒多；在阴之体，脾湿亦并少，然其化热则一。"意思是说，常饮酒、内热盛的人，受外湿入侵易生湿热。阳热的人，多有胃湿；阴盛的也有少数人脾湿，有湿的人受热邪时就会形成湿热。

湿热，是热与湿同时侵犯人体，或同时存在体内的病理变化，或因夏秋季节天热湿重，湿与热合并入侵人体，或可因湿久留不除而化热。湿热证的常见临床表现：发热、身热不扬，头痛而重、身重而痛，口苦，胸痞，尿黄而短，舌质红，舌苔黄腻，脉濡数。湿热流注关节则谓湿热痹证；侵犯脏腑时，可出现脾胃湿热（湿热蕴脾）、肝胆湿热、膀胱湿热、肠道湿热等证；侵犯经络，沿着经络流注等，西医的病理状态，病变部位都不一样，具体问题应具体分析。

肝胆湿热，有两种情况，一是湿热外邪侵及肝胆，西医就是各种病原体引起的肝炎，出现肝细胞性黄疸；另外一种情况是：体内的内湿，痰浊，瘀血等化热，湿热内蕴脾胃，熏蒸肝胆，胆汁外溢肌肤，故面目发黄，发为黄疸。西医就是营养不良性肝炎，脂肪肝，肝硬化，阻塞性黄疸等等，引起的各种临床表现。脏腑辨证中的湿热蕴脾，即代谢综合征中的黄疸，例如：肝硬化、酒精中毒、肝炎、胆汁淤积、阻塞性黄疸、营养不良性肝炎等引起的胃肠道症状及黄疸。其本质还是慢性炎症，临床表现符合：以胃肠、消化症状为中心，病势缠绵为特征，所以称为湿热蕴脾。本证的表现可以黄疸为主，可以发热为主，亦可以腹泻为主，两两结合，或者三症并具。无论单独或并见，凡出现湿热证，如苔黄腻的脾胃证，如纳呆、脘腹胀满等，本证即可成立。治疗时还要根据黄疸、发热、腹泻的主从关系进行具体的辨证论治。

在不同的时期，不同的著作中，描述的湿热蕴脾、黄疸，有许多重复，也有许多差异，在临床实践、辨证论治时应当引起足够的注意。

小结

湿热蕴脾即内生湿热蕴脾，是指西医非感染性肝胆疾病引起的胃肠道症状与黄疸。黄疸前期是指在黄疸出现之前的胃肠道病变，包括传染病的前驱期以及夏秋季节的胃肠道感冒，即温病中的湿温卫分证；在脏腑辨证中的湿热蕴脾，是指肝胆本身疾病引起的胃肠道病变以及黄疸，即过食肥甘酒酪，酿湿生热，西医就是营养不良性肝炎，脂肪肝，肝硬化，阻塞性黄疸等引起的各种临床表现，即非感染性肝胆疾病黄疸及其胃肠道病变。

七、寒湿困脾胃－夏秋季节胃肠型感冒、胃肠炎证态

本证主要指湿从寒化的寒湿证，是由气候居处潮湿，涉水淋雨，或恣食瓜果肥甘，湿邪内侵；或脾失健运，水湿内盛，致湿浊内盛，困着脾胃，阻遏气机所表现的证候。

病因：居处潮湿，涉水淋雨，或恣食瓜果肥甘。

病机：多因淋雨受寒，多食生冷，水中作业或住处潮湿等，使寒湿之邪内侵于脾。湿为阴邪，易困脾阳，脾阳为湿所困，气机不畅，则运化不健，湿浊阻碍了脾的运化功能。

临床表现：肢体困倦而重，或头重如裹，胸闷腹胀，纳食不香，脘闷腹胀，头重身肢困倦，口粘淡或甜腻，饮食减少，便溏，或有形寒，舌苔白腻，脉搏濡滑。以饮食减少，胃脘满闷，口淡或粘，头重如裹，肢体困倦，舌苔厚腻，脉缓为主证。或有恶心欲吐、喜热饮、懒说懒动或浮肿、泄泻、白带多等症。

鉴别：寒湿困脾与湿热蕴脾证均属湿邪困脾之证，均见脘腹痞闷，肢体困重，大便稀溏，苔腻脉濡等症，但寒湿困脾除脾为湿困之外，还兼有脾阳不振、阴寒内生等病理变化，故常兼见腹痛，浮肿，尿清色白，苔白脉缓等症；湿热蕴脾除湿邪困脾外，还兼有热邪，故常见小便黄赤，苔黄，脉数等症。治疗在健脾利湿基础上，寒湿困脾证应温中散寒，湿热蕴脾证应清热利湿。

治法：

健脾化湿：用胃苓汤。若舌质胖嫩而脉虚，是脾虚湿困，宜健脾去湿，用五苓四君汤。

芳香化湿：藿香正气散。

温化寒湿：理中汤合平胃散。

湿困脾胃证预防调护：

常患湿症者，每逢多雨湿重季节，切勿多食生冷瓜果，油腻、肥滞、黏甜之物及各种冷冻饮料，以防伤及脾胃、湿浊内生；平素脾胃虚弱、易于生湿者，可常服香砂六君子丸或香砂养胃丸以调理脾胃。

转归：经过健脾燥湿等治疗后，一般症状可以消失，预后较好。

西医相关疾病

一、胃肠型感冒

胃肠型感冒是感冒的一种，主要是由一种叫柯萨奇的病毒引起的，同时伴有细菌性混合感染。四季均可发病，以夏秋季节为多。胃肠型感冒在医学上又称"呕吐性上感"，它的发病症状主要是：胃胀、腹痛、呕吐、腹泻，一天排便多次，身体感觉乏力，严重时会导致肌体脱水、体内电解质紊乱，免疫系统遭到破坏。这时如果以止泻药物进行治疗，不但不会缓解病情，还会延误病情。

胃肠型感冒的发病诱因主要是来自外部刺激等因素，天气冷暖变化时发生较多。这是由于冷空气对肠胃刺激，再加上生活习惯不正常，不良饮食等。胃肠型感冒和胃肠炎不一样，主要区别在于，急性胃肠炎患者以前常有不洁饮食史，恶心、呕吐较为剧烈，呕吐物常有刺激性气味，但一般没有发热症状。而许多人在胃肠型感冒发病的起初，常把它误当作急性胃肠炎来治疗。

1. 临床表现

胃肠型感冒最常见的原因是病毒细菌的感染及饮食的过敏反应。细菌及病毒在喉部侵入发炎后，即会顺着唾液被吞入胃肠中引起胃肠的不适。其表现症状如下：

（1）呕吐　胃部因病霉菌或其他毒性物质进入，导致胃体肌肉受刺激收缩，将胃内容物排出体外。

（2）腹泻　主要为胃肠受到刺激而分泌物大量增加，影响吸收功能，造成肠腔内的水分过多，外加肠蠕动也增加，所以排出的大便都是稀便。

（3）腹痛　因肠蠕动较正常时加倍增快而感觉到疼痛，或是肠壁上的黏膜因发炎而疼痛。

2. 治疗

（1）休息　治疗以休息为主，一方面患者要多休息减少体力消耗，以增强机体同疾病做斗争的力量。另一方面，还要让胃肠充分休息。

（2）对症治疗　主要以补液、止泻、维持电解质平衡为主。若已经出现脱水症状则可对其进行静脉补液治疗。若禁食禁水后仍有反复呕吐者需进一步予以护胃、止吐等对症治疗。腹泻严重者可服用止泻药物。对其发热等感冒症状也应该予以退热、物理降温等对症支持治疗。

（3）中药　使用藿香正气片和藿香正气水效果较好。对于患胃肠型感冒的小儿，可以同时服用一些消食导滞的解表的中药，如藿香正气丸、加味保和丸、珠珀猴枣散等。如果患儿腹胀腹痛、呕吐严重，可先服用四磨汤口服液止吐消食，大约半小时后再服用其他药物，这样效果会更好。

（4）食物治疗　正常情况下，一周左右的节食不会有营养不足的顾虑。还可以借鉴一些患者的体会：适当采用饥饿疗法，但要多补充水分，最好给患者多喝一点盐糖水，每天至少应保证500mL。另外，也可以通过食物治疗和预防，生姜性温热，尽量生食，避免煎炸。

二、急性肠胃炎

1. 病因

（1）细菌和毒素的感染　细菌常以沙门菌属和嗜盐菌（副溶血弧菌）感染最常见，毒素以金黄色葡萄球菌常见，病毒亦可见到。常有集体发病或家庭多发的情况。如吃了被污染的家禽、家畜的肉、鱼；或吃了嗜盐菌生长的蟹、螺等海产品及吃了被金黄色葡萄球菌污染了的剩菜、剩饭等而诱发本病。

（2）物理化学因素　进食生冷食物或某些药物如水杨酸盐类、磺胺、某些抗生素等；或误服强酸、强碱及农药等均可引起本病。

2. 临床表现

急性胃肠炎引起的轻型腹泻，一般状况良好，每天大便在 10 次以下，为黄色或黄绿色，少量黏液或白色皂块，粪质不多，有时大便呈"蛋花汤样"。急性胃肠炎也可以引起较重的腹泻，每天大便数次至数十次。大量水样便，少量黏液，恶心呕吐，食欲低下，有时呕吐出咖啡样物。如出现低血钾，可有腹胀，有全身中毒症状；如不规则低热或高热，烦躁不安进而精神不振，意识蒙眬，甚至昏迷。

3. 并发症

水电解质失调、肠穿孔、败血症。

轻型胃肠炎与病毒性胃肠型感冒，在临床上不易区别，治疗上均可以使用健脾化湿，用胃苓汤；芳香化湿，藿香正气散；温化寒湿，理中汤合平胃散。

八、脾气虚发热－免疫功能低下发热证态（参考八纲辨证虚热）

李东垣生活的时代战乱纷繁，百姓流离失所，饥饱无时，因而饮食不节，劳役所伤导致的脾胃病颇多。《内外伤辨惑论》曰："大抵人在围城中，饮食不节及劳役所伤……胃气亏之久矣。"此时治当固护脾胃。然医不辨察，妄用攻伐之药，致脾胃愈伤，正气耗竭，"有表发者，有以巴豆推之者，有以承气汤下之者，俄而变结胸、发黄，又以陷胸汤及茵陈汤下之，无不死者"。针对临床脾胃虚证居多，而医者妄用攻伐的时弊，李东垣提出了"内伤脾胃，百病由生"的内伤致病说，重视固护脾胃，临证以温补为要。对后世影响巨大，所创相应方剂如补中益气汤、调中益气汤等名方至今为临床应用。李东垣所指胃气亏是指战乱之时的消化道疾病及营养不良。

1. 临床表现

发热特点：上午潮热，下午热退，往往热度不高，劳倦及复发或加重，伴有身热，心烦，声低气短，倦怠乏力，饮食少味，或兼恶风自汗，舌质淡，边尖有齿痕，舌苔薄，脉大无力，脉数等内热表现。

（1）脾胃气虚或脾肺气虚而致的虚热。多因饮食劳倦，内伤脾胃，以致气虚火旺，虚热内生。见《杂病源流犀烛·虚损痨瘵源流》："有气虚热，必兼少气自汗，体倦心烦。"治宜甘温除热，用补中益气汤等方。

（2）暑湿伤气而致的发热。《素问·刺志论》："气虚身热，得之伤暑。"伴见四肢困倦，精神疲乏，心烦气促，口渴，自汗，小便黄，脉虚等证。治用东垣清暑益气汤。若暑热之邪耗气伤津，证见身热脉虚，汗多，烦渴较甚，治以清暑热，益气生津，用王氏清暑益气汤等方。

证候分析：气虚发热多由脾胃气虚所引起。李东桓《脾胃论》中指出：它是由于"脾胃气虚，则下流于肾，阴火得以乘其土位"（阴火：离位的相火）而发热。上午阳气初生而未盛，故以上午常见，且劳则气耗，故劳倦则复发或加重；脾胃虚弱，运化失职，则饮食乏味，声低气短。脾主四肢，气虚则肢体乏力；气虚卫外不固则恶风、自汗。舌质淡舌苔薄，边尖齿痕，脉大无力，皆属气虚之象。

2. 治法

甘温除热。

方药：补中益气汤（黄芪、人参、白术、炙甘草、当归、陈皮、升麻、柴胡）。若进而发展为阳气虚衰，虚阳外越，则热而形寒，面色㿠白，汗出肢冷，腰酸便溏，舌质淡，脉沉细而微，或浮大无根，用参附汤（人参、熟附子）。

中医补法之一，用味甘性温的药物治疗气虚发热或血虚发热的方法。发热的原因很多，一般多采用具有清热作用的寒凉药物治疗，但气虚或血虚发热，应以益气养血为主，不可妄用苦寒药物，以免耗伤人体的阳气。常用人参、黄芪、炙甘草、当归等益气养血的药物组成方剂，代表方剂有补中益气汤、当归补血汤等。气虚发热，由中气不足、阴火内生所致者，宜补中益气，甘温除热，常用补中益气汤治疗。血虚发热，为阴血不足、阴不敛阳所致，宜益气养血，常用当归补血汤治疗。临床上若病属实热，或阴虚发热，不宜用甘温除热法。

甘温除热法用于：

（1）用于脾虚气陷、中焦虚寒、虚阳外越之发热。

症见发热常在劳累后发作或加重、热势或高或低、头晕乏力、畏寒自汗、短气懒言、食少便溏、舌淡脉细弱等。脾胃位居中州，为升降之枢纽，清升浊降才能体健无病，若脾胃损伤，中虚寒生，虚阳浮越，发热之症就会由此而生，此时治宜大剂参、芪补气升阳，甘温除热。症甚者，合肾气丸、四逆汤等。

（2）用于脾胃虚衰、谷气下流蕴为湿热，致使下焦阴火上冲之发热。

症见低热反复、疲倦乏力、纳差口苦，或有胸腹热感、苔薄黄腻、脉濡或稍数等。脾主运化水谷及水湿，脾运健则水谷化而无湿患，脾运失健则水谷不化而湿浊内聚，湿蕴化热，故有阴火发热之证。正如李杲所云："脾胃气虚，则下流于肾，阴火得以乘土位。"此时治宜补中益气、甘温除热，适佐除湿清热之品，慎勿大苦大寒，以免再伤脾胃、益损中阳。

（3）用于气虚卫外不固，复感邪气，正邪相搏所致之发热。

症见低热不退、畏寒自汗、易于感冒、或有咳嗽咽痛、苔薄、脉浮紧或浮数无力等。"邪之所凑，其气必虚"，脾虚之人，卫气不足，故有是证。此时，治宜视其标本，邪正兼治，或扶正兼以祛邪，或祛邪兼以扶正，使正气复而卫外固，邪气祛而病恙平。方用补中益气汤、玉屏风散合银翘、荆防、桂枝之类解表散邪即可。

（4）用于脾胃气虚，健运失职，不能生化气血，血虚引起之发热。

症见反复发热、气短懒言、食少便溏、面白无华、心悸不宁、唇舌色淡等。脾为气血生化之源，中虚脾弱，生化不及，血虚于内，阴不配阳，故发热。如《成方便读》云："脱血之后……以阳无所附，浮散于外也。"治宜补气生血，甘温除热，方用补中益气汤、当归补血汤之类，血足阳敛，其热可除。

（5）用于阳气不足，不能熟磨水谷，从而生化无常，阴虚而致之发热。

症见反复低热，或骨蒸颧红、心烦盗汗、手中烦热、口干咽燥、头晕乏力、短气懒言、食少便溏、舌淡红少苔或无苔、脉细数无力等。人身阴阳，互根互用，阴得阳升，则泉源不竭；阳得阴助，则生化无穷。今阳衰阴弱而致发热，故治当阴阳兼顾，补气益阳同时，伍佐滋阴益肾之品，切忌过滋过腻，过用寒凉。若经以"壮水"之治，恐益损其阳，于症不利。

综上所述，甘温除热之法为脾胃虚衰，元气不足之证而设，其理论依据为"内伤脾胃乃伤其气……唯当以甘温之剂补其中，升其阳……以温能除热也"。临证之时，尚应随气虚之后之演变或兼挟，如阳虚、湿热、外感、血虚、阴虚等，圆机应用，方能得心应手以奏奇功。

某些大病、久病及产后不明原因的低烧或高烧长期不退，以脾胃气虚发热论治，效如桴鼓。"脾胃气虚发热"首见于李杲《脾胃论》，其病因病机，各家说法不一，主要有5种：①脾胃气虚—中焦虚寒—虚阳外越—发热；②脾虚—湿热—阴火上冲—发热；③气虚—卫外不固—正邪相争—发热；④脾虚—血虚—发热；⑤阳虚—发热。本证之病机，乃脾胃气虚，加之嗜食膏粱厚味，滋生湿热，则发热。简而言之，脾胃气虚加湿热—发热，以气虚为本，湿热为标。

西医：免疫力低下

人体免疫力来于自身的免疫系统，免疫系统由免疫器官、免疫细胞及免疫因子组成。免疫细胞、免疫因子分布全身，川流不息，形成一个相互制约的网络，主宰人体的免疫功能来抵抗细菌、病毒入侵，清除体内损伤变性及衰老的细胞，清除体内代谢废物，维持机体内环境的稳定。

原因为：①营养不良，蛋白质摄入种类或数目不够，无法产生足够的免疫细胞以及免疫球蛋白。②患免疫缺陷病。③未足量足次数注射或未在规定期限内重复注射相关疫苗。在这三个原因之中，最常见、最重要的是营养不良，即脾气虚。

免疫功能下降的症状包括：

（1）经常感到疲劳，精神萎靡，易昏睡，爱做梦（噩梦），身心憔悴等全身症状。

（2）容易受到感染，自身保护能力差。曾经治愈的寄生虫感染又复发，原本的一些轻微感染发展成为严重的机会感染（机会感染，是指由一些特定的微生物所引起的感染，包括弓形虫、隐球菌、巨细胞病毒、疱疹等；在免疫系统正常工作的情况下，这些微生物是不会造成感染的）。免疫功能低下易被病毒、致病细菌侵染，比免疫功能正常者更易得病或在相同的环境中病情更易加重。易受到传染病的侵袭，经常感冒，伤口容易感染等。

（3）肠胃功能下降。胃肠功能包括两方面：消化吸收与免疫，二者互为因果。

综合这三方面的临床表现，可以归纳为：以低毒感染发热为主，伴随胃肠功能下降（脾气虚）、全身虚弱（气虚）的病理状态。这个病理状态与气虚发热几乎完全一致。

免疫系统的功能主要表现为三方面，即防御功能、稳定功能及免疫监视作用，这些功能一旦失调，即产生免疫病理反应。当免疫功能过高时，可能会患类风湿关节炎等；当防御保护功能过高时，会出现过敏反应，过低则会导致免疫缺陷综合征；免疫监视功能过低时，可能会形成肿瘤等。

淋巴器官包括淋巴结、脾、胸腺和腭扁桃体等，脾脏是最大的淋巴器官，脾能过滤血液，除去衰老的红细胞，平时作为一个血库储备多余的血液。

消化道免疫不全

消化系统有丰富的免疫组织，是重要的免疫器官。胃肠黏膜局部产生的SIgA、上皮层的IE细胞和M细胞，固有层丰富的淋巴组织、大量浆细胞、T淋巴细胞、B淋巴细胞、肥大细胞和巨噬细胞等，组成了第一道防线：黏膜免疫防卫系统。而肝脏的星状细胞和肝血窦内的吞噬细胞，以及脾脏产生的抗体和补体，组成了消化系的第二道防线：免疫防卫系统。近年的研究表明胃肠道免疫的失调在一些胃肠疾病的发生和发展中起着重要的作用。所以，消化道、肝脏、脾脏是人体极其重要的免疫防卫系统，肠道是人体的细菌库，菌群平衡与免疫防卫系统之间存在着动态平衡，这个平衡失衡，就会引起免疫功能紊乱，导致以下病理状态：①肠黏膜微绒毛萎缩引起乳糜泻及吸收不良综合征。②易引起胃肠道和呼吸道感染，如白色念珠菌和梨形鞭毛虫感染。③先天性选择性IgA缺乏的病人，胃肠黏膜缺乏成熟的SIgA，不能中和或抑制过敏原的吸收，易发生食物过敏和哮喘。④肠道抗原吸收过多，易产生嗜异性抗原-抗体复合物，诱发红斑狼疮、干燥综合征、类风湿性关节炎及甲状腺炎等自身免疫性疾病。⑤致癌性病毒或致癌物质吸收增加诱发胃肠癌、淋巴瘤及肉瘤的发生。

经科学实验和临床发现，凡患胃肠道疾病的人必然免疫力低下，免疫力低下的人则易患肠道疾病。其原因是人体内有害菌（如威尔斯菌等）胜过有益菌（如双歧杆菌等），致使肠道菌群失调，造成便秘、腹泻和免疫低下。肠道疾病和免疫力低下两种疾病交织一起，是导致其他并发症产生的原因所在。对于便秘和腹泻患者如果仅服用泻药和止泻药，不但不能解决其根本，还会让服用者对药物产生依赖性；长期服用泻药或止泻药会导致胃肠机能紊乱，损伤肌体，以及引发其他严重疾病。所以，对肠道疾病必须把提高免疫力和调节胃肠菌群、平衡饮食、加强运动等同等重视，综合治理。

人体的大部分免疫细胞位于胃肠道及其周围。大肠是与人体相关的大多数微生物驻留的地方，也是人体最大的免疫器官，对于人体的免疫功能发挥着至关重要的作用。许多疾病都能导致肠道菌群多样性的降低和促炎细菌的生长，然而也可能相反，菌群多样性的降低和促炎细菌的生长也可能导致疾病的发生。许多研究表明菌群多样性的丧失和菌群失衡会导致一系列免疫功能的紊乱，为自身免疫性疾病的发生奠定基础。自身免疫性疾病也可能发展成一个恶性循环，菌群多样性的丧失和（或）菌群失衡导致自身免疫性疾病的发生，自身免疫性疾病又可能进一步加剧肠道菌群的紊乱。例如，在炎症性肠病患者中，遗传易感性以及特定的不恰当的微生物环境导致的免疫系统功能紊乱为肠道组织慢性炎症的发生做好了准备。毫无疑问，一个人患了某一种自身免疫性疾病也可能更容易发生更多其他的自身免疫性疾病，因为大多数的自身免疫性疾病都有一个相似的根源。

在自身免疫性疾病中，免疫系统错误地攻击健康的细胞和组织。一些最常见的自身免疫性疾病包括Ⅰ型糖尿病、红斑狼疮和乳糜泻等多种自身免疫病症与肠道中的细菌有关。这些细菌可以引起肠道组织的变化，导致产生在诸如系统性红斑狼疮等病症中攻击细胞的抗体。"今日医学新闻"报道了一项研究，认为改变肠道细菌可能有助于缓解狼疮症状。但自身免疫疾病发病率的增长被认为与肠道菌群的改变密切相关，而膳食的改变和抗生素的滥用会引起肠道菌群发生变化。此外，越来越多的证据表明肠道菌群在如炎症性肠病、多发性硬化、Ⅰ型糖尿病和类风湿关节炎等一系列的自身免疫疾病的发生中均起到重要作用。

精神免疫学是研究心理活动过程对免疫功能的影响，并利用心理治疗方法增强免疫应答能力或预防疾病的发生。

20世纪80年代，人们对神经内分泌免疫网络的研究取得了重要进展，并由此开创了精神免疫学。21世纪初，为了有效地遏制癌症，各国科学家联合开展了生命方舟计划，其原理就是研究社会－环境－情绪的相互关系。实践证明：社会－环境－情绪是诸多疾病的致病因素，有人将此类因素概括为：身心医学。例如：在第二次世界大战期间，胃溃疡的发病率较和平时期高出数倍，这是由于战时的精神紧张、恐惧、悲痛等因素，破坏了体内各系统功能平衡的结果。近10年的研究表明，免疫反应是人体生理反应的1个环节，它受控于神经系统，神经系统的变化必然影响到人体的免疫功能。

精神免疫学是研究机体在面临紧张刺激的情况下，高级中枢神经系统与免疫系统的相互作用以及这种作用在情绪致病中的地位和机制。它是近年来新兴的医学边缘学科之一，它将医学、免疫学、生理学、神经内分泌学等相关生物科学与心理学、社会学、文化学，乃至哲学等人文科学有机地结合在一起，在生物－心理－社会医学模式的指导下，精心培育并发展壮大的一门新型学科。

中医认为：忧思伤脾，大怒伤肝，负性情绪对于中医的心肝脾肺肾、西医的循环系统、消化系统、神经系统、内分泌系统、免疫系统……都会发挥作用，引起全身各系统的功能变化。

小结

营养不良，除了引起消瘦、水肿之外，还能够引起免疫力低下。精神免疫学、脾脏消化道免疫功能，比较好地解释了李东垣的胃气亏，气虚发热的理论。

脾气虚发热即营养不良性发热、免疫功能下降发热，属于虚热中的一种。

九、中气下陷－内脏脱垂证态

又称脾虚气陷证：脾气亏虚，升举无力，反而下陷所表现的证候。

临床表现：

中气下陷：脘腹重坠作胀，食后益甚；便意频数，肛门重坠；久泻不止，脱肛；小便浑浊如米泔，内脏下垂，子宫脱垂等。

清阳不升：头晕目眩。

脾气虚见症：气短乏力，倦怠懒言，面色无华，食少便溏。

脾虚舌脉：舌淡苔白，脉缓弱。

审证要点：体弱气坠，内脏下垂为主。

治则：补中益气，升举阳气。

主方：补中益气丸，宜常服之。

补中益气汤，具有补中益气、升阳举陷之功效。主治脾虚气陷证。饮食减少，体倦肢软，少气懒言，面色萎黄，大便稀溏，舌淡，脉虚；以及脱肛、子宫脱垂、久泻久痢、崩漏等。临床常用于治疗内脏下垂、慢性胃肠炎、慢性菌痢、脱肛、重症肌无力、乳糜尿、慢性肝炎等；妇科之子宫脱垂、妊娠及产后癃闭、胎动不安、月经过多；眼科之眼睑下垂、麻痹性斜视等脾胃气虚或中气下陷者。

黄芪 15g、人参（党参）15g、白术 10g、炙甘草 15g、当归 10g、陈皮 6g、升麻 6g、柴胡 12g、生姜 9 片、大枣 6 枚。

附方

升阳益胃汤组成：黄芪、半夏、人参、甘草、独活、防风、白芍、羌活、橘皮、茯苓、白术、泽泻、柴胡、黄连、生姜、大枣。功用：益气升阳，清热除湿。主治：脾胃气虚，湿郁生热证。怠惰嗜卧，四肢不收，肢体重痛，口苦舌干，饮食无味，食不消化，大便不调。

升陷汤组成：生黄芪、知母、柴胡、桔梗、升麻。功用：益气升陷。主治：下陷证。气短不足以息，或努力呼吸，或气息将停，危在顷刻，脉沉迟微弱。

举元煎组成：人参、黄芪、炙甘草、升麻、白术。功用：益气升提。主治：气虚下陷，血崩血脱，亡阳垂危证。

补中益气汤化裁方之间的鉴别

以上 3 方与补中益气汤立意有相同之处，即重用补脾益气药物，配伍举陷升提之品。其中升阳益胃汤重用黄芪，并配伍人参、白术、甘草补气养胃；柴胡、防风、羌活、独活升举清阳，祛风除湿；半夏、陈皮、茯苓、泽泻、黄连除湿清热；白芍养血和营。适用于脾胃气虚，清阳不升，湿郁生热之证。升陷汤重用黄芪配伍升麻、柴胡以升阳举陷；并以知母之凉润，以制黄芪之温；桔梗载药上行，用为向导，主治胸中大气下陷之证。对脾肺虚极者，可酌加人参以加强益气之力，或加山茱萸以收敛气分之耗散。举元煎用参、芪、术、草益气补中，摄血固脱，辅以升麻升阳举陷，适用于中气下陷、血失统摄之血崩、血脱证。

现代中医临床上常用补中益气汤治疗一些肌弛缓性疾病，如重症肌无力、子宫脱垂，胃、肝、脾、肾等内脏下垂，胃黏膜脱垂、脱肛等，以及原发性低血压、不明原因性低热、慢性腹泻、慢性肝炎、多汗症、乳糜尿、白带过多、功能性子宫出血、习惯性流产、恶性肿瘤及其放、化疗后毒副反应等中医辨证属脾胃气虚（中气不足）、清阳不升者。尤其是在治疗慢性低血压病药物不多的情况下，补中益气方药是较好的选择。一些中老年患者，感觉气虚疲乏，给予补中益气丸，服用一段时间后，就可缓解疲劳。现代药理研究证实，该药主要有调节胃肠运动、抗胃溃疡和抗胃黏膜损伤、影响消化液分泌、促进小肠吸收、兴奋子宫、增强心肌收缩力、促进代谢、增强免疫功能、抗肿瘤、抗突变、抗应激等作用。为该药治疗相关疾病提供了依据，使该方药治疗疾病的用途进一步拓宽，展现出更加广阔的前景。

西医

胃下垂：凡能造成膈肌位置下降的因素，如膈肌活动力降低，腹腔压力降低，腹肌收缩力减弱，胃膈韧带、胃肝韧带、胃脾韧带、胃结肠韧带过于松弛等，均可导致胃下垂。子宫脱垂与支持子宫的各韧带松弛及骨盆底托力减弱有关，因此多见于多产、营养不良和体力劳动的妇女，发病率为 1%～4%。

直肠脱垂的病因尚不完全明了，认为与多种因素有关：

1. 解剖因素

发育不良幼儿、营养不良患者、年老衰弱者，易出现肛提肌和盆底筋膜薄弱无力；小儿骶骨弯曲度小、过直；手术、外伤损伤肛门直肠周围肌或神经等因素都可减弱直肠周围组织对直肠的固定、支持作用，直肠易于脱出。

2. 腹压增加

如便秘、腹泻、前列腺肥大、慢性咳嗽、排尿困难、多次分娩等，经常致使腹压升高，推动直肠向下脱出。

胃黏膜脱垂　当胃窦部有炎症时，黏膜的结缔组织变为松弛胃黏膜和黏膜下层水肿、增生、肥厚形成增生、冗长的黏膜皱襞。同时胃蠕动增强，黏膜皱襞很易被送入幽门而形成胃黏膜脱垂；此外，黏膜肌层功能不良在胃窦收缩时不能把胃窦黏膜保持正常的纵形皱襞，相反卷起呈环形，结果被收缩的胃窦推送入幽门形成胃黏膜脱垂；当恶性病变浸润黏膜时，可造成黏膜增生冗长，正常的胃黏膜的活动性丧失，肥大的黏膜作为异物被增强的胃蠕动挤出幽门管，导致胃黏膜脱垂；当胃的解剖异常时，即胃窦存在一层黏膜隔，阻止了黏膜的逆行蠕动，易产生此病。此外精神紧张、烟酒咖啡刺激、化学因素和机械性刺激等因素可引起胃的剧烈蠕动，也可导致胃黏膜脱垂。本病常与胃及十二指肠炎症并存，它们之间的关系有待进一步研究。

骨盆底肌肉、膈肌、各种括约肌属于植物神经与躯体神经的双重支配，在脾气虚、营养不良的情况下，肌肉的功能下降引起内脏脱垂。所以服用补中益气汤类，营养不良纠正之后，这些肌肉功能的恢复有利于治疗各种内脏脱垂。

十、脾、胃阴虚 – 便秘证态

（一）脾阴虚

脾阴虚是脾气虚的进一步发展或者消化功能障碍的另外一种类型。阴虚生内热引起五心烦热、脘腹灼痛；阴虚则燥引起便秘、口唇干燥；脾胃症状如：不思饮食，食入不化，胃中嘈杂不适，隐痛，或干呕呃逆，引起营养不良，肌肉消瘦等等。

1. 病因

饮食不节，过食辛辣，恣食肥甘，湿郁化热，损伤胃阴；或肺津不足，痨瘵阴亏，子盗母气，耗伤脾阴；或汗吐大泻，医者误治，耗伤脾胃阴津。本证多由劳倦内伤，思虑过度，温热病的恢复期，及慢性消耗性疾病的后期等，耗伤脾之阴血及津液所致，进而阴虚火旺，形成本证。多见于各类营养不良证。

2. 临床表现

饥不欲食，不思饮食，口干不欲饮；食后腹胀，脘腹灼痛，食入不化，胃中嘈杂不适，隐痛，干呕呃逆，手足烦热，口唇干燥，心烦，肌肉消瘦，体倦乏力，大便干结。舌质红少津，苔黄或无苔，舌红苔剥，脉细或细数等。

3. 辨证施治

（1）脾阴虚，手足烦热，口干不欲饮，烦满，不思食。治则：滋养脾阴，养阴和营。方：沙参麦门冬汤加减

方药：沙参、麦冬、玉竹、白芍、天花粉、生扁豆、乌梅、佛手、甘草、五味子以上方药，水煎，取汁 250~300mL，温服，分 2~3 次服用，每日 1 剂。若兼呃逆，声急促而不连续，可加枇杷叶、石斛、柿蒂等降逆止呕；若时作干呕，可加石斛、知母、竹茹以生津降逆止呕；若大便干结者，可加瓜蒌仁、生首乌、火麻仁以清热润肠通便而不伤正。

（2）大便干结，腹无所苦，唇燥口干，脉缓弱等。脾阴虚弱引起的大便干结，不要使用下法。治则；补益脾阴。

主方：增液汤、麻仁丸。

方药：增液汤（玄参、麦冬、连心、细生地）。

（3）产后便秘

产后大便艰难，多由脾之血津亏损，不能濡润肠道使然，除大便干结难解外，往往伴有唇舌淡白，头晕目花，脉细弱等。治则：养血润肠。

主方：四物汤加减。

方药：生地、当归、白芍、川芎，加火麻仁、柏子仁、首乌、枸杞等。

（二）胃阴虚

胃的阴液不足所出现的证候，又称胃阴不足。由胃热、胃火炽盛，或温热病耗伤胃阴所致。证见口干唇燥，嘈杂，干呕，饮食减少，或吞咽不利，食后胸膈不适，大便干结，舌红中心干，少苔，或舌光、干绛，脉细数等。治宜养阴益胃。

1. 病因

多由胃病久延不愈，或热病后期阴液未复，或平素嗜食辛辣，或情志不遂，气郁化火导致胃阴耗伤。胃喜润而恶燥，以降为顺。胃阴不足，虚热内生，热郁于胃，气失和降，则胃脘隐痛而有灼热感，嘈杂不舒，痞胀不适；胃中虚热扰动，消食较快，则有饥饿感，而胃阴失滋，纳化迟滞，则饥不欲食；胃失和降，胃气上逆，可见干呕、呃逆；胃阴亏虚，阴津不能上滋，则口燥咽干；不能下润肠道，则大便干结；小便短少，舌红少苔乏津，脉细数，为阴液亏少之征。

2. 临床表现

主要表现为胃脘隐痛，饥不欲食，口燥咽干，大便干结，或脘痞不舒，或干呕见逆，舌红少津，脉细数。

3. 胃阴虚诊断

胃脘嘈杂、灼痛、饥不欲食与虚热症状共见为辨证的主要依据。

治疗： 玉女煎。石膏 9～15g，熟地 9～30g，麦冬 6g，知母 5g，牛膝 5g。

为清热剂，具有清脏腑热，清胃热，滋肾阴之功效。

主治胃热阴虚证。头痛，牙痛，齿松牙衄，烦热干渴，舌红苔黄而干。亦治消渴，消谷善饥等。临床常用于治疗牙龈炎、糖尿病、急性口腔炎等胃热阴虚者。

（三）脾阴学说的产生与形成

脾阴学说：人体每一脏都有阴阳 2 个方面，一旦出现阴阳偏颇就会发生病变。脾阴虚与胃阴虚息息相关，不易区分。脾阴就是藏于脾中之阴津，由水谷精微化生而来，如清代名医唐客川认为脾阴就是津液，"汁液、体液"之类是西医所述的水电解质。

对于脾阴的论述，在明代以前的论述较少。《素问·生气通天论》中有"脾气不濡"的提法；《难经》中有"血主濡之"，濡为滋养润泽之意，泛指阴血，实指脾阴。张仲景对脾阴论治较多，《伤寒论》指出胃热不仅伤胃肠之津，还能制约于脾，使脾不能正常为胃行其津液传输它脏，致脾不得其养，是为脾约证。麻子仁丸就是张仲景在补脾阴理论指导下拟制的一个方剂，该方有"起脾阴化燥气为主"的作用。此方时至今日，一直为众医家宗为治疗脾阴不足不能为脾胃传输津液，使大肠传导受阻而产生便秘的常用方剂。在治疗脾阴方面，还有金元时期的李东垣。东垣认为脾为阴土，主司人体运化功能，能影响人体的升与降、燥与湿。故他在治疗脾阴虚方面采用补气升阳、健脾燥湿以滋化源的方法，多用升麻、柴胡、黄芪一类药物。后世医家称其补脾胃学术思想为"补土派"。随着社会的发展，医疗实践的积累，发现了许多以前没有解决的问题，采用补气升阳、健脾燥湿以滋化源的方法，用升麻、柴胡、黄芪一类药物不能治疗的脾胃疾病，所以，到了明清以后，阐述脾阴学说的医家越来越多，明代张景岳，不但很重视脾阴学说的研究，并且在长期的医疗实践中创立了一些治疗脾胃阴虚、有较好效果的方法，一直为各医家所应用，如理阴煎、补阴益气煎、慎柔养真汤等。锡纯对脾阴虚治疗有一套比较完整的经验，他善于运用山药配伍治疗脾阴证。清代吴鞠通对脾阴也有一定认识，在论述湿传中焦时指出："有伤脾阳，有伤脾阴……"提出了外邪侵入人体，不但可以伤及脾阳，也能伤及脾阴，在治疗时一定要引起注意。薛生白也曾曰："心阴虚则易汗，肺阴虚则多咳，肝阴虚则火升，肾阴虚则发热，脾阴虚则便秘。"明确指出了各脏阴虚的辨证要点。清代唐容川也很重视脾阴学说的研究。他著有《血证论》一书，从人体阴阳、脏腑学说上较为详细地阐述了脾阴的客观存在性，在临床上也采用了濡润之品滋补脾阴方法，提出了脾阴虚、胃阴虚的辨证论治方案，补前世医家之未备，丰富和发展了祖国医学的脾阴学说。

总之，后世医家通过不断地医疗实践、不断地总结和提高逐渐发展、完善了脾阴学说这一理论概念。

脾阴之证在临床上表现十分复杂，如果辨证不佳，往往容易延误病情。故应在脾阴学说的总则指导下，采用不同的方法，灵活机动地进行治疗。气阴两虚者，可配益气之品；阴虚化热者，当滋阴清热，适当用一些寒凉之品；湿热内蕴，热极伤阴，用甘淡之品；吐泻而渴者，配以甘酸化阴药物，可使营气上升，精气发散。脾阴虚证，在临床上常用的方剂有参苓白术散，尤其用于小儿疳积、营养不良，伤及脾阴者，效果更佳。临床上还有如：资生丸、六神散、大半夏汤、生脉散、玉女煎、增液汤等方剂，根据不同病情，不同症状加减选用，也往往能取得很好效果。虽然方法不尽一致，有的用甘淡之法，有的用甘润之法，但大多都取得了较为满意的效果。

玉女煎，中医方剂名，出自《景岳全书》，为清热剂，具有清胃泻火，清脏腑热，清胃热，滋肾阴之功效。主治胃热阴虚证。头痛，牙痛，齿松牙衄，烦热干渴，舌红苔黄而干。亦治消渴，消谷善饥等。临床常用于治疗牙龈炎、糖尿病、急性口腔炎等胃热阴虚者。

脾病证小结：

脾失健运 – 代谢综合征证态

脾气虚 – 消化不良、营养不良证态

脾阳虚 – 严重的营养不良及水肿证态

脾不统血 – 营养不良及凝血因子降低证态

脾血虚 – 营养不良性贫血证态

湿热蕴脾 – 非感染性肝胆疾病及黄疸证态

寒湿困脾 – 夏秋季节胃肠型感冒、胃肠炎证态

脾气虚发热 – 免疫功能低下发热证态

中气下陷 – 内脏脱垂证态

脾、胃阴虚 – 便秘证态

第四节　肺病证

一、感冒（太阳表证、卫分证）

（一）中医对于感冒的认识

感冒是感受触冒风邪或时行病毒，引起肺卫功能失调，出现鼻塞、流涕、喷嚏、头痛、恶寒、发热、全身不适等为主要临床表现的一种外感疾病。感冒又有伤风、冒风、伤寒、冒寒、重伤风等名称。

感冒为常见多发病，其发病之广，个体重复发病率之高，是其他任何疾病都无法与之相比的。一年四季均可发病，以冬春季为多。轻型感冒虽可不药而愈，重症感冒却能影响工作和生活，甚至可危及小儿、老年体弱者的生命，尤其是时行感冒爆发时，迅速流行，感染者众多，症状严重，甚至导致死亡，造成严重后果。而且，感冒也是咳嗽、心悸、水肿、痹病等多种疾病发生和加重的因素。故感冒不是小病，须积极防治。中医药对普通感冒和时行感冒均有良好疗效，对已有流行趋势或流行可能

的地区、单位，选用相应中药进行预防和治疗，可以收到显著的效果。

早在《内经》已经认识到感冒主要是外感风邪所致。《素问·骨空论》说："风从外入，令人振寒，汗出，头痛，身重，恶寒。"汉代《伤寒论》已经论述了寒邪所致感冒的证治，所列桂枝汤、麻黄汤为感冒风寒轻重 2 类证候的治疗作了示范。隋代《诸病源候论·风热候》指出："风热之气，先从皮毛入于肺也。……其状使人恶风寒战，目欲脱，涕唾出，……有青黄脓涕。"已经认识到风热病邪可引起感冒并较准确地描述其临床证候。《诸病源候论》所指的"时气病"之类，应包含有"时行感冒"。至于感冒之病名，则首见于北宋《仁斋直指方·诸风》篇，兹后历代医家沿用此名，并将感冒与伤风互称。元代《丹溪心法·伤风》明确指出本病病位在肺，治疗"宜辛温或辛凉之剂散之"。明代《万病回春·伤寒附伤风》说："四时感冒风寒者宜解表也"。清代不少医家已认识到本病与感受时行病毒有关，《类证治裁·伤风》就有"时行感冒"之名。《证治汇补·伤风》等对虚人感冒有了进一步认识，提出扶正祛邪的治疗原则。温病卫分症用辛凉之剂，相当于细菌性感冒及传染病的前驱期。

感冒有普通感冒与时行感冒之分，中医感冒与西医学感冒基本相同，普通感冒相当于西医学的病毒性上呼吸道感染，时行感冒相当于西医学的流行性感冒。

（二）西医对于感冒的认识

感冒，习惯上分为病毒性感冒和细菌性感冒。细菌性感冒是指细菌感染上呼吸道，细菌感染可直接或继病毒感染之后发生，以溶血性链球菌为多见，其次为流感嗜血杆菌、肺炎球菌和葡萄球菌等，偶见革兰阴性杆菌。其感染的主要表现为鼻炎、咽喉炎或扁桃体炎。

病毒性感冒，一般情况下是指 2 种疾病，即"普通感冒"和"流行性感冒"。普通感冒也称"上呼吸道感染"，是由多种病毒引起的一种呼吸道常见病，其中 30%～50% 是由某种血清型的鼻病毒引起。普通感冒虽多发于初冬，但任何季节，如春天、夏天也可发生，不同季节的感冒的致病病毒并非完全一样。

"感冒"，主要是由呼吸道合胞病毒、鼻病毒、腺病毒、冠状病毒和副流感病毒引起的上呼吸道感染。

"流感"，是流感病毒感染引起的急性呼吸道传染病，是主要累及上呼吸道的全身性疾病。但是确诊"流感"需要"病原学诊断"，包括从呼吸道标本中培养出流感病毒或检测出流感病毒抗原，目前大多数综合医院都没有病原学检测的能力。因此，均以经验为主进行诊断。

急性上呼吸道感染，除了普通感冒，还包括急性咽炎、急性扁桃体炎、急性喉炎和急性气管炎等疾病。急性上呼吸道感染约有 70%～80% 由病毒引起。主要有流感病毒（甲、乙、丙）、副流感病毒、呼吸道合胞病毒、腺病毒、鼻病毒、埃可病毒、柯萨奇病毒、麻疹病毒、风疹病毒。细菌感染可直接或继病毒感染之后发生，以溶血性链球菌为多见，其次为流感嗜血杆菌、肺炎球菌和葡萄球菌等。偶见革兰阴性杆菌。其感染的主要表现为鼻炎、咽喉炎或扁桃腺炎。

当有受凉、淋雨、过度疲劳等诱发因素，使全身或呼吸道局部防御功能降低时，原已存在于上呼吸道或从外界侵入的病毒或细菌可迅速繁殖，引起发病，尤其是老幼体弱或有慢性呼吸道疾病如鼻旁窦炎、扁桃体炎者，更易罹病。

鼻腔及咽黏膜充血、水肿、上皮细胞破坏，少量单核细胞浸润，有浆液性及黏液性炎性渗出。继发细菌感染后，有中性粒细胞浸润，大量脓性分泌物。

常见的呼吸道传染病有流行性感冒、麻疹、水痘、风疹、流行性腮腺炎、肺结核、流行性脑脊髓膜炎（其他名称：流脑，春温，春瘟）等。呼吸道传染病病原体主要有病毒、细菌、支原体和衣原体等。不少呼吸道传染病如麻疹、风疹等的前驱期可表现为上呼吸道感染症状，应注意鉴别。

流行性感冒、普通感冒、细菌性感冒以及许多传染病的前驱期都表现出"感冒样"的临床表现，必须鉴别清楚。西医可以通过流行病学、各种化验指标以及病原学检查，得出确切的诊断，而中医则是分为：太阳表证与卫分证，卫分证又分为风温卫分证、春温卫分证、暑湿卫分证、秋燥卫分证等，进行辨证论治。在《中西医融合观》里已经做了详细论证。

参考《中西医融合观》下篇各论第一章　卫分、表证－前驱期、感冒证态。

一、太阳表实－重感冒证态　麻黄汤

二、太阳表虚－感冒证态　桂枝汤

三、风温卫分－呼吸道传染病前驱期证态及细菌性上呼吸道感染　银翘散

四、暑湿表寒－夏秋季感冒证态　新加香薷饮

五、湿遏卫气－肠道传染病前驱期证态　藿朴夏苓汤加减、藿香正气口服液（丸）、三仁汤等。

六、燥热卫分－秋季肠道病毒感染证态　杏苏散（凉燥）；桑杏汤（温燥）

七、风寒表郁－不典型感冒证态　本证态包括中医的三个证：桂麻各半汤证，桂二麻一汤证，桂二越一汤证。

八、太阳表实兼水饮－气管炎证态　小青龙汤

九、太阳表实兼内热－重感冒证态　大青龙汤

十、表热下迫大肠－胃肠型感冒证态　葛根黄芩黄连汤

十一、燥热犯清窍证－肠道病毒五官感染证态　翘荷汤、五汁饮、玉竹麦门冬汤。

十二、太阳少阴两经感寒证－老年感冒证态　麻黄细辛附子汤

十三、热入血室－经期感冒证态　小柴胡汤

参看八纲辨证中的表证。

二、热邪壅肺－急性肺炎证态

在《伤寒论》与温病中，邪热壅肺证范围广，包括各种传染病涉及肺部的感染；在脏腑辨证中，邪热壅肺是指西医内科范围内的急性肺炎，又可分为风温犯肺，风寒束肺，细分还有湿温阻肺，燥热伤肺等。

肺炎，由于病原体不同，临床表现有很大差异，可以表现出许多证态，由肺炎引起的胸腔感染也有许多证态，下面只是几个临床上常见的证态类型：

热邪壅肺－急性肺炎证态：

风寒犯肺证－病毒性气管支气管炎症态　麻杏石甘汤。

风温肺热病－细菌性支气管肺炎症态例如：大叶性肺炎麻杏石甘汤合千金苇茎汤。

湿热阻肺－亚急性肺炎证态　细菌，如军团菌、绿脓杆菌等；霉菌；支原体、衣原体等　麻杏石甘汤加清热利湿药。

燥热伤肺－间质性肺炎证态　秋季肠道病毒感染　麻杏石甘汤合桑杏汤。

暑伤肺络－肺炎合并咯血证态　登革热、钩端螺旋体病的肺出血型有关　犀角地黄汤合银翘散、黄连解毒汤。

常见的肺炎从临床表现方面来看，可以归为 2 类：①病毒性肺炎与支原体肺炎比较相似，临床表现比较轻；②细菌性肺炎与霉菌性肺炎的临床表现相似，临床表现比较重。

病毒性肺炎与支原体肺炎与邪热壅肺证是一个证态，用麻杏石甘汤。细菌性、霉菌性肺炎可以分为 2 类：一类是可以被单核巨噬细胞吞噬的细菌，如霉菌、军团菌、绿脓杆菌等；另一类是不能被单核巨噬细胞吞噬的细菌如肺炎球菌、葡萄球菌。前者引起的肺炎与湿热阻肺是一个证态；后者引起的肺炎与肺热炽盛证是一个证态。有些病毒与支原体容易在秋季引起间质性肺炎，属于燥热伤肺－间质性肺炎证态。暑伤肺络－肺炎合并咯血证态与登革热、钩端螺旋体病的肺出血型有关。

脏腑辨证中的热邪壅肺证是指邪热内壅于肺所表现的证候。多因温热之邪由口鼻而入，或风寒、风热之邪入里化热，内壅于肺所致，是内科范围内的急性肺炎。

　　风热（风温）与风寒在《伤寒论》与温病中的含义与脏腑辨证中的含义略有差别。在《伤寒论》中的太阳表证，是指感冒与流行性感冒；在温病学中的风温是指春季呼吸道传染病，包括细菌与病毒等病原体，风温的卫分证是指这些传染病的前驱期，与上呼吸道感染（感冒）在临床上很难鉴别。在脏腑辨证中（西医内科），风寒一般是指病毒感染，风温是指细菌感染。风温感冒是指细菌性上呼吸道感染，风温犯肺是指细菌性下呼吸道感染；风寒感冒是指病毒性感冒，风寒犯肺是指病毒性下呼吸道感染。

　　寒痰阻肺中的"寒痰"是指反复感染引起的慢性炎症，与病毒没有直接相关关联。一定要具体问题具体分析。

风热、风寒的鉴别：

1. 风寒咳嗽

　　主要表现为咳嗽，痰稀薄白，咽痒，常伴鼻塞，流清涕，喷嚏频频，恶寒头痛，肢节酸痛，舌苔薄白，脉浮紧等。

2. 风热咳嗽

　　主要表现为咳嗽，咳声粗亢，痰稠色黄，咯痰不爽，伴有发热恶风，头痛汗出，咽干口渴，鼻流黄涕，舌红苔薄黄，脉浮数等。

　　肺寒——咳声重浊，气急，喉痒，咯痰稀薄色白；

　　肺热——咳嗽咳痰不爽，痰黄或稠黏，喉燥咽痛。

西医：

　　细菌性与病毒性呼吸道感染的临床症状比较相似。下面 6 个方面是细菌性与病毒性呼吸道感染的区别。

　　（1）流行性病毒性呼吸道感染具有明显的群体发病的特点，短期内有多数人发病，或一家人中有数人发病；而细菌性呼吸道感染则以散发性多见，患者身旁少有或没有同时上呼吸道感染发热病人。

　　（2）病毒性上呼吸道感染一般鼻腔流涕症状比咽部症状明显；而细菌性上呼吸道感染则扁桃体或咽部红肿及疼痛比较明显。若伴有腹泻或眼结膜充血，则倾向是病毒感染。

　　（3）单纯病毒性呼吸道感染多无脓性分泌物，而脓痰是细菌性感染的重要证据。

　　（4）病毒性感染起病急骤，全身中毒症状可轻可重；而细菌感染，起病可急可缓，全身中毒症状相对较重。如果开始发热不高，2～3 日后，病情继而加重，则多为细菌性感染。

　　（5）白细胞计数，一般病毒感染者白细胞总数偏低或正常，早期中性粒细胞百分数可稍高。而细菌感染者白细胞总数和中性粒细胞百分数均见高。因此，如果临床不做血象检查，就难以确定病原体是病毒还是细菌。

　　（6）对有发热症状的上呼吸道感染者，曾经用退热药物如阿司匹林或安乃近、复方氨基比林等治疗，病毒性感染能取得暂时而明显的退热效果，全身症状亦有所改善；但细菌性感染者服用同样剂量的退热药，退热效果较差，全身症状亦无明显改善。

　　小结　可见在脏腑辨证中，风热是指细菌感染，风寒是指病毒感染。

西医急性肺炎（急性支气管肺炎）

　　1. 病因

　　引起肺炎的原因很多，如细菌（肺炎球菌、甲型溶血性链球菌、金黄色葡萄球菌、肺炎克雷白杆菌、流感嗜血杆菌、铜绿假单胞菌、埃希大肠杆菌、绿脓杆菌等）、病毒（冠状病毒、腺病毒、流感病毒、巨细胞病毒、单纯疱疹病毒等）、真菌（白念珠菌、曲霉、放射菌等）、非典型病原体（如军团菌、支原体、衣原体、立克次体、弓形虫、原虫等）、理化因素（放射性、胃酸吸入、药物等）。按解剖部位可分为大叶性肺炎、小叶性肺炎、间质性肺炎。按病程分为急性肺炎、迁延性肺炎、慢性肺炎。

2. 临床表现

本病起病急骤，常有淋雨、受凉、劳累等诱因，约1/3患者有上呼吸道感染史。自然病程7~10日。

（1）寒战、高热　典型症状为突然寒战、高热，体温高达39~40℃，呈稽留热型，伴有头痛、全身肌肉酸软、纳差。

（2）咳嗽、咳痰　早期为刺激性干咳，继而咯出白色黏液痰或带血丝痰，1~2日后，可咳出黏液血性痰、铁锈色痰、脓性痰，消散期痰量增多，痰黄而稀薄。

（3）胸痛　常有剧烈胸痛，呈针刺样，随咳嗽或深呼吸而加重，可向肩或腹部放射。下叶肺炎可刺激膈胸膜引起腹痛，可被误诊为急腹症。

（4）呼吸困难　因肺实变致通气不足、气体交换障碍、动脉血氧饱和度降低而出现发绀、胸痛、呼吸困难。

（5）其他症状　少数有恶心、呕吐、腹胀或腹泻等胃肠道症状，重症时可出现神志模糊、烦躁、嗜睡、昏迷等。

3. 并发症

本病可并发肺水肿、败血症、感染性休克、支气管扩张等疾病。肺水肿，见于肺心病-支饮，心源性心力衰竭-水气凌心，肺痈-肺脓肿早期渗出期。

脏腑辨证中的邪热壅肺-急性肺炎证态可以认为是包括：风温犯肺-细菌性肺炎证态与风寒犯肺-病毒性肺炎证态。温病学中的风温泛指春季呼吸道传染病，注意鉴别。

（1）风温肺热-细菌性支气管肺炎证态，例如：大叶性肺炎。

风温肺热病是肺热病与风温病的合称。是以发热、咳嗽、胸痛等为主要临床表现的外感疾病。因风温病与肺热病的临床症状相似，故合称风温肺热病。

西医相关疾病　西医学的急性肺炎、支气管周围炎和急性支气管炎等急性肺部感染疾患，均可参照本病辨证论治。

临床表现　发热，咳嗽，咳痰，痰白或黄或黏稠或带血，恶寒或寒战，胸痛，气喘，口渴。甚则出现壮热、颜面潮红、烦躁不安、神昏谵语或四肢厥冷等症。

辨证论治：

①邪在肺卫（风温卫分证）-急性肺炎（大叶性肺炎）前驱期。

临床表现：发热重，恶寒轻，咳嗽痰白，口微渴，头痛，鼻塞，舌边尖红，苔薄白或微黄，脉浮数。

治法：宣肺透表。

方剂：银翘散为代表。

加减：A. 辛凉解表片（银、翘、菊、蒡、防、薄、贯、甘、橘，提取制片，每片含生药0.5g），每次6~8片，1日4~8次。B. 发热，柴胡注射液4mL，肌内注射，1日2次。C. 清温针（柴、芩、银、薄）4mL，肌内注射，1日2次。D. 银桑合剂（银花、桑白皮、荆芥、梧梗各10g，连翘12g，芦根、葛根各15g，薄荷6g），水煎服，1日1~2次。

②风温邪热壅肺证-急性肺炎（如大叶性肺炎）典型期

临床表现：高热烦渴，咳喘胸痛，咳黄痰或带血，舌红苔黄或腻，脉滑数。

治法：清热解毒，宣肺化痰。

方剂：麻杏石甘汤加减。

③热陷心包-大叶性肺炎并中枢神经系统功能障碍。

临床表现：灼热夜甚，神昏谵语，咳喘气促，痰气漉漉，舌蹇肢厥，舌红绛，脉细滑数。

治法：清热解毒，化痰开窍。

方剂：清营汤加减。

④阴竭阳脱－大叶性肺炎休克期

临床表现：高热骤降，大汗肢冷，颜面苍白，呼吸急迫，痰热壅盛，唇甲青紫，神志恍惚，舌红少津，脉微欲绝，血压下降。

治法：益气养阴，回阳固脱。

加减：阴竭者：A. 生脉散加味，药用西洋参、麦、味、黄各10g，煅龙、牡各30g，浓煎频服；B. 生脉注射液或参麦针40mL，加2000mL液体中，静脉点滴，1日1次。阳脱者：C. 参附汤加味，药用参、附、麦、味各10g，煅龙、牡各30g，浓煎频服；D. 参附注射液50mL，加入500mL液体中，静点，1日2~3次。

⑤气阴两伤，余热未尽　急性肺炎恢复期，或者余热未尽。

临床表现：低热夜甚，干咳少痰，口燥咽干，五心烦热，神倦纳差，脉细数，舌红少苔。

治法：养阴清热。

方剂：青蒿鳖甲汤。

（2）风寒犯（束）肺证－急性病毒性气管支气管炎。

本证是风寒外邪袭于肺而致肺气不宣，肺失肃降等临床表现的概称。

临床表现为：鼻塞、声重、喷嚏、流清涕、咳嗽、咳痰清稀、头痛、恶寒、无汗、舌苔薄白、脉浮等。

风寒犯肺证可见于多种疾病，其临床各具特点，治法亦不尽相同。如病风寒犯肺证，临床特点为鼻塞声重，喷嚏咳嗽，痰质，头痛身痛，喉痒无汗，恶风，流清涕等，此由风寒束表，肺气宣，上窍。《素问·骨》中说："风从外入，振寒汗出，头痛身重恶寒。"治宜辛温解表，宣肺散寒，方用荆防败毒散（《外科理例》）。若咳嗽病中风寒犯肺证，临床特点为咳嗽痰稀，鼻塞流涕，声重恶寒，或兼头痛，骨节酸痛，寒热无汗等，此由风寒犯肺，肺气受遏，治宜疏风散寒，宣通肺气，方用杏苏散（《温病条辨》）。若喘（支气管哮喘）证病中风寒犯肺证，临床特点为喘急胸闷，咳嗽，痰稀色白，恶寒无汗等，此由邪实气壅，肺宣降。《素问·大奇论》论说："肺之壅，喘而两月去满。"治宜散寒宣肺平喘，方用华盖散（《和剂局方》）。若瘖病（急性喉炎）中，风寒犯肺证，临床特点为卒然声音不扬，甚则，或兼咳嗽不爽，胸闷，鼻塞，头痛，寒热等，此由风寒袭肺，肺为邪遏而肺窍不宣。《灵枢·忧恚无言篇》："人卒然无声音，客于厌。"治宜疏风散寒，宣利肺气，方用金沸草散（《类证活人书》）。

本证应与"寒痰阻肺证－慢性气管炎""水寒射肺证－心衰肺水肿""肺气虚证－呼吸神经官能症"相鉴别：

寒痰阻肺证与风寒犯肺证：两证均具有风寒袭肺之病因病机，临床亦有异同。寒痰阻肺证既可为风寒犯肺证之果，亦可因风寒犯肺而诱发加重。寒痰阻肺者以痰证为主，风寒犯肺以表证为主。以此可资鉴别。寒痰阻肺与慢性支气管肺炎（包括急性发作与继发细菌感染）是一个证态，风寒犯肺则为急性病毒性支气管肺炎。

水寒射肺证与风寒犯肺证：水寒射肺证多由患痰饮或水肿的病人，外感寒邪，寒邪水饮，寒水上逆，肺气不宣。有咳嗽，气喘，痰涎多而稀白，舌苔白腻，或伴低热、恶寒等。这与表证为主，肺经证为辅的风寒犯肺证，截然不同。水寒射肺与慢性肺水肿（心衰肺水肿和支气管扩张）是一个证态。风寒犯肺（病毒性感染）可以加重，诱发水寒射肺（心衰肺水肿或支气管扩张）。

肺气虚与呼吸神经官能症是一个证态，没有器质性病变，与风寒犯肺－急性病毒性支气管炎的器质性病变容易鉴别。

三、肺胀－阻塞性肺病证态

《金匮要略·肺痿肺痈咳嗽上气病脉证治第七》

3条：上气面浮肿，肩息，其脉浮大，不治。又加利尤甚。

4条：上气喘而躁者，属肺胀，欲作风水，发汗则愈。

13条：咳而上气，此为肺胀，其人喘，目如脱状，脉浮大者，越婢加半夏汤主之。

14条：肺胀，咳而上气，烦躁而喘，脉浮者，心下有水气，小青龙加石膏汤主之。

解读：

3条：上气面浮肿，肩息，其脉浮大，不治。又加利尤甚。上气，中医解释为：气逆而喘，实际上是指西医的肺源性呼吸困难。

肺源性呼吸困难：由呼吸器官病变所致，主要表现为下面3种形式：

（1）吸气性呼吸困难：表现为喘鸣、吸气时胸骨、锁骨上窝及肋间隙凹陷（三凹征）。常见于喉、气管狭窄，如炎症、水肿、异物和肿瘤等。

（2）呼气性呼吸困难：呼气相延长，伴有哮鸣音，见于支气管哮喘和阻塞性肺病。

（3）混合性呼吸困难：见于肺炎、肺纤维化、大量胸腔积液、气胸等。

中医认为"上气"有虚实之分，判断此"上气"属正虚欲脱的根据是：证见"上气面浮肿，肩息，其脉浮大"，又曰"不治"。因前述脉症无论虚实俱可出现，若实者，多由邪实壅肺，肺失宣肃，气逆于上，只要祛邪宣肺，降气平喘，则诸症便解；惟正虚见之，常因肾气虚衰，不能摄纳。正衰难复，则治非易事。显然，本条属于后者，由于肾气虚衰，不能纳气归元，故呼多吸少，气逆而喘，甚则出现肩息。所以，此处的"上气"是指：由于肾气虚衰，不能纳气归元，故呼多吸少……。"呼多吸少"即呼气的动作多而且大，而吸气的动作少，按照西医的看法就是呼气性呼吸困难，见于支气管哮喘和阻塞性肺病。

肩息：抬肩以助呼吸之状。多见于严重呼吸困难者。现代中医普遍认为：指呼吸困难，抬肩以助呼吸的状态。哮喘病人或其他原因引起缺氧时均可出现这种情况。

所以，上气与肩息同时存在时说明本条就是阻塞性肺病包括哮喘。

面浮肿：是肾性水肿的特点，西医认为：阻塞性肺病可以发展为肺心病，肺心病的晚期并发肾功能障碍出现面部浮肿。"上气"为肺胀－阻塞性肺病证态时表现出的呼气性呼吸困难，肺胀－阻塞性肺病证态可以演变为支饮－肺心病证态，肺心病可以并发肾功能障碍（风水－肾性水肿证态），出现面部浮肿，这是非常严重的肺心病，到了这个阶段，现代西医也很难治疗，所以说"不治"。

14条：肺胀，咳而上气，烦躁而喘……；4条：上气喘而躁者，属肺胀，欲作风水，发汗则愈。几乎所有严重的呼吸系统疾病都可产生精神症状。呼吸困难可引起焦虑、低氧血症和高碳酸血症。低氧血症可引起认知功能障碍与意识障碍，例如：烦躁，中度的高碳酸血症会引起头痛、头晕、淡漠、健忘，而重度高碳酸血症可导致木僵或昏迷。

"13条：咳而上气，此为肺胀，其人喘目如脱状，"这是因为"上气"是阻塞性肺病的呼气性呼吸困难，即呼气费力，呼气时间明显延长而缓慢。由于呼气费力，胸腔、鼻旁窦压力增大，头面部静脉淤血，引起眼球突出（目如脱状）。越婢汤主要治疗水肿，并且具有平喘作用，半夏具有镇咳作用以及抑制腺体分泌的作用，所以，本方能够缓解头面部静脉淤血，又具有止咳平喘、抑制呼吸道腺体分泌等作用。14条，小青龙加石膏汤是治疗外感风寒，寒饮内停喘咳的常用方。临床应用以恶寒发热，无汗，喘咳，痰多而稀，舌苔白滑，脉浮为辨证要点。本方小青龙加石膏汤的适应证是：阻塞性肺病的病人又患轻度外感者。越婢汤与小青龙汤的区别在于：前者阻塞性肺病以喘为主，没有感染的情况；后者阻塞性肺病以合并轻度感染为主。

在水气病、水饮的讨论中已经论证了：肺胀－阻塞性肺病证态→支饮－肺心病证态→风水－肾性水肿证态，这是一个病理演变过程。"上气喘而躁者，此为肺胀，欲作风水，发汗则愈。"解读为：如果病人出现了呼气性呼吸困难、严重的气喘、烦躁不安，这就是阻塞性肺病、肺气肿肺心病将要引起肾功能障碍，可以运用发汗的方法治疗。第3条"上气，面浮肿，肩息，其脉浮大，不治。又加利尤甚。"解读为：呼气性呼吸困难十分严重，肩膀向下用力挤压胸廓，面部出现肿胀，脉象浮大，到了这个阶段，在古代的医疗水平下，已经失去了治疗的意义。这是因为当面部出现水肿的时候，说明肾脏功能已经发生严重障碍，如果在肺气肿、肺心病的基础上出现肾功能障碍，病人已经失去了治愈的机会。实际上第3条是第4条病情加重的状态。

慢性阻塞性肺疾病

慢性阻塞性肺病，是一种慢性气道阻塞性疾病的统称，主要指具有不可逆性气道阻塞的慢性支气管炎和肺气肿2种疾病。

肺气肿的严重后果有①肺源性心脏病及衰竭。②肺大泡破裂后引起自发性气胸，并可导致大面积肺萎陷（肺萎的一种）。③呼吸衰竭及肺性脑病（痰热扰神证或寒痰内闭证）。

几乎所有严重的呼吸系统疾病都可产生精神症状。呼吸困难可引起焦虑、低氧血症和高碳酸血症。低氧血症可引起认知功能障碍与意识障碍，中度的高碳酸血症会引起头痛、头晕、淡漠、健忘，而重度高碳酸血症可导致木僵或昏迷。寒痰内闭于肺，以面色青黑，四肢发凉，神志恍惚或不清，痰声辘辘，甚则舌短卷缩，言语不清，舌淡，苔白腻，脉沉伏等为常见的肺胀证候。肺性脑病：由于外呼吸功能严重障碍，导致动脉血 $PaO_2 < 8kPa$（60mmHg），伴有或不伴有 $PaCO_2 < 6.67kPa$（50mmHg）的病理过程，称为呼吸衰竭。呼吸衰竭时发生的低氧血症和高碳酸血症会引起各系统的代谢功能严重紊乱。中枢神经系统对缺氧最为敏感，愈是高级部位敏感性愈高。随着缺氧程度的加重，可出现一系列中枢神经系统功能障碍，由开始的大脑皮层兴奋性增高而后转入抑制状态。病人表现由烦躁不安、视力和智力的轻度减退，逐渐发展为定向和记忆障碍，精神错乱，嗜睡，惊厥以至意识丧失。迅速发生的 CO_2 潴留也能引起中枢神经功能障碍，病人常出现头痛、头晕、烦躁不安、言语不清、扑翼样震颤、精神错乱以及嗜睡、昏迷、呼吸抑制等"二氧化碳麻醉"症状。由呼吸衰竭造成的以脑功能障碍为主要表现的综合征，称为肺性脑病，可能是由于低氧血症、高碳酸血症以及酸碱平衡紊乱导致神经细胞变性、坏死和脑血液循环障碍引起脑血管扩张、脑水肿、灶性出血、颅内压升高甚至脑疝形成等因素综合作用所致。

临床表现

1. 症状

（1）慢性咳嗽常为最早出现的症状，随病程发展可终身不愈，常晨间咳嗽明显，夜间有阵咳或排痰。当气道严重阻塞，通常仅有呼吸困难而不表现出咳嗽。

（2）咳痰一般为白色黏液或浆液性泡沫痰，偶可带血丝，清晨排痰较多。急性发作期痰量增多，可有脓性痰。

（3）气短或呼吸困难是慢性阻塞性肺疾病的主要症状，早期在劳力时出现，后逐渐加重，以致在日常生活甚至休息时也感到气短。但由于个体差异，部分人可耐受。

（4）喘息和胸闷是部分患者特别是重度患者或急性加重时出现的。

（5）其他，疲乏、消瘦、焦虑、消化功能障碍等常在慢性阻塞性肺疾病病情严重时出现，但并非慢性阻塞性肺疾病的典型表现。

2. 体征

（1）视诊：胸廓前后径增大，肋间隙增宽，剑突下胸骨下角增宽，称为桶状胸，部分患者呼吸变浅，频率增快，严重者可有缩唇呼吸等。

（2）触诊：双侧语颤减弱。

（3）叩诊：肺部过清音，心浊音界缩小，肺下界和肝浊音界下降。

（4）听诊：双肺呼吸音减弱，呼气延长，部分患者可闻及湿性啰音和（或）干性啰音。

肺气肿：临床表现症状轻重视肺气肿程度而定。早期可无症状或仅在劳动、运动时感到气短。随着肺气肿进展，呼吸困难程度随之加重，以至稍一活动或完全休息时仍感气短。患者感到乏力、体重下降、食欲减退、上腹胀满。伴有咳嗽、咳痰等症状；典型肺气肿者胸廓前后径增大，呈桶状胸，呼吸运动减弱，语音震颤减弱，叩诊呈过清音，心脏浊音界缩小，肝浊音界下移，呼吸音减低，有时可听到干、湿啰音，心音低远。

并发症

（1）自发性气胸（肺萎的一种表现）

自发性气胸并发于阻塞性肺气肿者并不少见，多因胸膜下肺大疱破裂，空气泄入胸膜腔所致。

（2）呼吸衰竭

阻塞性肺气肿往往呼吸功能严重受损，在某些诱因如呼吸道感染、分泌物干结阻塞等的影响下，可诱发呼吸衰竭。正虚喘脱证；肾不纳气。

（3）慢性肺源性心脏病（支饮）

阻塞性肺气肿伴有低氧血症和二氧化碳潴留时，肺泡毛细血管床破坏等，均可引起肺动脉高压。在心功能代偿期，并无右心衰竭表现。当呼吸系统病变进一步加重，动脉血气恶化时，肺动脉压显著增高，心脏负荷加重，加上心肌缺氧和代谢障碍等因素，可诱发右心衰竭。

（4）胃溃疡以及消化功能障碍

阻塞性肺气肿患者可并发胃溃疡，其发病机制尚未完全明确。（心下水气与心衰胃肠道黏膜下瘀血、水肿有关。）

（5）睡眠呼吸障碍

正常人睡眠中通气可以稍有降低，而阻塞性肺气肿患者清醒时通气功能已有降低。睡眠中进一步降低，更为危险，可出现心律失常和肺动脉高压等。

小结　肺胀的临床表现，并发症与阻塞性肺病相一致，所以肺胀与阻塞性肺病是一个证态。

四、肺痨－肺结核证态

中医学对肺痨的认识历史悠久，且逐渐深化。《内经》《难经》《金匮要略》等医籍中无肺痨病，大多归于"虚损""虚劳"一类病证中，并描述了与肺痨主症相似的临床表现，如《灵枢·玉版》篇说："咳，脱形；身热，脉小以疾。"晋代《肘后备急方》进一步认识到本病具有传染性，指出"死后复传之旁人，乃至灭门"，并创立"尸注""鬼注"之名。唐代《备急千金要方》把"尸注"列入肺脏病篇章，明确了本病病位在肺，指出本病的病因是"劳热生虫在肺"。《外台秘要》对本病的临床表现观察尤为详细，指出本病有骨蒸、烦躁、食无味、消瘦、盗汗、咳嗽、两颊如胭脂色等症状，还指出本病可见"腹中有块，或脑后近下两边有小结"等兼症。由于本病的传染性和诸多症状，故有很多名称，如尸疰、劳疰、虫疰、传尸、肺痿、劳嗽、骨蒸、伏连、急痨等，直到宋代《三因极一病证方论》始以"痨瘵"定名，并指出与"予事而忧则'肺劳'"为"各一门类，不可不知"，从发病学上把痨瘵与一般的虚劳进行了界定。病因方面，在唐代关于肺虫说的基础上，创立了"痨虫""瘵虫"之说；在治疗方面，《仁斋直指方》已提出"治瘵疾，杀瘵虫"的重要观点。元代葛可久《十药神书》为我国现存的第一部治疗肺痨的专著。《丹溪心法·痨瘵》倡"痨瘵主乎阴虚"之说，确立了滋阴降火的治疗大法。明代《医学入门·痨瘵》指出"潮、汗、咳嗽、见血、或遗精、便浊、或泄泻，轻者六症间作，重者六症兼作"，概要地提示了本病的6个主症。《医学正传·劳极》确立了杀虫与补虚的2大治疗原则，迄今仍然对肺痨病的治疗具有重要的指导意义。

肺痨，与西医学中的肺结核病相类同。若以广义的痨瘵而言，还包括某些肺外结核在内。这个认识是中、西医的共识。

脾为肺之母，肺痨日久，子盗母气，则脾气亦虚，可伴见疲乏、食少、便溏等症，其甚者可致肺、脾、肾三脏同病。

肺痨－肺结核是一个长期慢性疾病，其中也会出现许多急性病症的表现，最终引起各个脏腑－器官的病变。

本病病性以阴虚火旺为主。因肺喜润恶燥，痨虫蚀肺，肺体受损，首耗肺阴，阴虚则火旺，而见阴虚肺燥之候。故朱丹溪概括痨瘵的病理为"主乎阴虚"。由于阴阳互根，阴虚则火旺，可发展为气阴两虚，甚则阴损及阳。病理的转变，与病情的轻重及病程有关。一般说来，初起病变在肺，肺体受损，肺阴亏耗，肺失滋润，表现为肺阴亏损之候。继则肺肾同病，兼及心肝，而致阴虚火旺，或因肺脾同病，阴伤及气而致气阴两虚，后期肺脾肾三脏交亏，阴损及阳，可趋于阴阳两虚的严重局面。

肺痨临床以病机结合病位进行辨证。

（1）肺阴亏损。证见干咳，咳声短促，痰中有时带血，午后手足心热，皮肤干灼，盗汗，口干咽燥，胸部隐痛，苔薄，舌尖红，脉细带数。治宜滋阴润肺，用月华丸加减。

（2）阴虚火旺。证见咳呛气急，痰少质黏，或吐黄稠痰，咯血，血色鲜红，午后骨蒸潮热，五心烦热，颧红，盗汗，烦躁易怒，不寐，梦遗或月经不调，形体日渐消瘦，舌红绛而干，苔薄黄或剥，脉细数。治宜滋阴降火，用百合固金汤合秦艽鳖甲散加减。

（3）气阴两虚。证见咳而无力，气短声低，痰中偶或夹血，血色淡红，午后潮热而热势不剧，面色苍白，颧红，舌质嫩红，边有齿印，苔薄，脉细弱而数。治宜益气养阴，用保真汤加减。

（4）阴阳两虚。证见咳嗽，喘息少气，痰中或见夹血，血色暗淡，潮热，形寒，自汗，盗汗，声音嘶哑，面浮肢肿，心悸，唇紫，肢冷，五更泄泻，大肉尽脱，遗精，滑精，或妇女月经闭止，舌光红少津，或舌淡体胖，边有齿痕，脉微细而数，或虚大无力。治宜滋阴补阳，用补天大造丸加减。

此病的预后与体质强弱、病情轻重、治疗及时与否密切相关。一般病情轻浅，早期接受治疗者，均可康复；如迁延日久，全身虚弱症状明显，如极度消瘦，短气，咯血，面色青晦，脉小数疾等，则多属难治。调理方面，患者须戒酒色，禁恼怒，慎寒温，忌辛辣饮食，宜加强食养，常食白木耳、百合、山药、梨、藕等补肺润燥生津之品。练气功或太极拳，对增强抗病能力有一定作用。

肺痨－肺结核证态是阴虚的原型，也是阴虚火旺、阴虚生内热的原型。

五、肺阴虚－肺结核、肺纤维化证态

肺阴虚的病因有内外2个方面，外因为感受燥热邪气，燥热化火，耗伤肺津，肺燥伤阴而致；内因则由于久咳伤肺，或痨虫袭肺，或肾阴不足，肺失滋润而致肺阴虚证。肺痨－肺结核证态，已经被广泛接受，这里主要讨论肺痿－肺纤维化证态。肺痿－肺纤维化证态在《中西医融合观续》中已经有详细的论证，这里简要的重复一下，并做一些补充。

肺痿其病机是肺阴虚，这是中医界的共识。肺阴虚以干咳、痰少难咯、潮热盗汗、为辨证的重要依据。肺痿的临床表现：干咳无痰或者痰少而黏、消瘦五心烦热、盗汗颧红、口咽干燥，或痰中带血、声音嘶哑、舌红少津、脉细数等，完全符合肺阴虚的临床表现。

肺痿与相关病症的关系

（1）肺阴虚与燥热犯肺的联系与相鉴别。燥热犯肺有时令因素，见于秋季；燥热犯肺病程短，属于新病；燥热犯肺以伤津为特征，如鼻咽干燥，干咳少痰，却无伤阴之象如消瘦、颧赤、潮热、盗汗、舌红、脉细等。

秋燥源于《温病条辨》卷1："秋感燥气，右脉数大，伤手太阴气分者，桑杏汤主之。"

严重的秋燥，久治不愈，或者反复发作，也可以引起肺痿。

西医认为：肠道病毒感染临床表现复杂多变，病情轻重差别甚大。同型病毒可引起不同的临床症状群，而不同型的病毒又可引起相似的临床表现。本病广泛分布于世界各地，夏秋季发生流行较多，同一地区每年流行的病毒型别常有改变。其中埃可病毒及柯萨奇病毒的很多型均可引起呼吸道感染，以上呼吸道感染为常见，也可引起婴儿肺炎等下呼吸道感染。肠道病毒68型可引起小儿毛细支气管炎

和肺炎。根据秋燥的发病季节和临床表现，发生于秋季的感冒以及由感冒引起的急性气管支气管炎、肺炎，都属于秋燥范畴。本证态仅指秋季感冒（温燥）且与肠道病毒感染关系密切。另有凉燥引起的感冒，临床表现与温燥不同，用杏苏散治疗。

秋燥卫分证－秋季感冒证态→燥热犯肺－间质性肺炎证态→肺萎－肺纤维化证态。

（2）肺痈－肺脓肿证态、肺痨－肺结核证态、肺胀－阻塞性肺病证态、哮喘－支气管哮喘证态等伤肺，均有转化为肺痿－肺纤维化证态的可能。

（3）阴虚包含肺阴虚，肺结核不仅是肺阴虚的原型，而且也是阴虚的原型。肺阴虚与西医的肺结核和肺纤维化具有比较多的重合与叠加。消渴可以引起肺痿，糖尿病可以引起肺纤维化，证明了：消渴与糖尿病是一个证态，肺痿与肺纤维化是一个证态，是可信的、有道理的、符合逻辑的。在临床上都与阴虚密切相关。

西医认为：所谓肺纤维化就是指正常的肺脏结构被大量的纤维细胞取代，气体交换的有效面积减少，导致氧不能进入血液丧失了正常的呼吸功能。

肺纤维化常见的医学术语：间质性肺炎，特发性间质肺炎，特发性肺纤维化（IPF），弥漫性肺间质纤维增生，隐源性肺间质纤维化，弥漫性肺泡炎等。

导致肺纤维化的原因很多，常见的有环境、职业、物理和化学因素等，例如石棉、矿物、粉尘、化疗药物、放射损伤、有害气体吸入等；接触鸽粪、动物皮毛、发霉枯草等引起的外源性过敏性肺泡炎，都可导致肺纤维化；一些风湿免疫性疾病，如系统性红斑狼疮、类风湿关节炎、干燥综合征、皮肌炎、硬皮病等，也可伴发肺纤维化，有时肺纤维化甚至发生在前。许多致病原因都能引起间质性肺炎，其中最多见的是肺部病毒感染，常继发于流行性感冒、麻疹等病人，又称为病毒性肺炎。细菌、肺支原体等致病微生物也能引起间质性肺炎。目前已发现有180多种已知疾病可累及肺间质，可分为两类：一类为已知原因；另一类为未知原因。在已知病因中，最大一组为职业与环境吸入疾病；包括吸入无机粉尘、有机粉尘和各种刺激性有毒气体。在未知病因中，此类疾病数量也很大，最常见的为特发性间质性肺炎、结节病和胶原血管/结缔组织疾病等，继发感染是主要死因。

间质性肺炎是肺的间质组织发生炎症。炎症主要侵犯支气管壁、肺泡壁，特别是支气管周围、血管周围小叶间和肺泡间隔的结缔组织，而且多呈坏死性病变。属于邪热壅肺中的一种，邪热壅肺是指所有的肺炎，风寒暑湿燥火皆可以化火，化热，伤及肺，在西医，就是引起急性肺炎。慢性肺炎属于寒痰阻肺。

间质性肺炎大多由于病毒所致，主要为腺病毒、呼吸道合胞病毒、流感病毒、副流感病毒、麻疹病毒等，其中以腺病毒和流感病毒引起的间质性肺炎较多见，也较严重，常形成坏死性支气管炎及支气管肺炎，病程迁延易演变为慢性肺炎。肺炎支原体也能引起间质性肺炎，支原体经呼吸道侵入后主要侵犯细支气管和支气管周围组织，由于无破坏性病变故能完全恢复。

肺组织纤维化的严重后果，导致正常肺组织结构改变，功能丧失。当大量没有气体交换功能的纤维化组织代替肺泡，气体交换的有效面积减少，导致氧不能进入血液。患者呼吸不畅，缺氧、酸中毒、丧失劳动力，严重者最后可致死亡。

间质性肺炎早期可以完全恢复正常，晚期、严重者也可能演变为肺纤维化。肺纤维化的病因非常多，间质性肺炎是其中之一。秋季发生的间质性肺炎属于秋燥，与肠道病毒感染关系密切。其他季节发生的间质性肺炎，按照季节特点，具体问题具体分析，未必属于秋燥。

间质性肺炎中医属于"肺痹"范畴。肺为邪痹，气血不通，络脉瘀阻，并存在着由肺痹→肺痿的临床演变过程；肺纤维化病程日久，肺叶萎弱不用，气血不充，络虚不荣，则可属"肺痿"。部分学者认为，"肺痹"与"肺痿"均可作为其病名，二者反映了病程发生发展的不同阶段的病机特点，故临证应正确处理二者之间的辩证关系，分别虚实主次、轻重缓急，从而确定病名归属。（参考中西医融合观续之肺痿－肺纤维化证态）

肺大泡破裂后引起自发性气胸，并可导致大面积肺萎陷（肺萎的一种），大量胸水压迫肺脏，膈肌上升压迫肺脏，其临床表现也属于肺痿，即气体交换的有效面积减少，导致氧不能进入血液从而丧失了正常的呼吸功能。这些情况就不一定属于中医的肺痿肺阴虚，应该属于寒性肺痿，没有阴虚内热之象。

肺痿与西医病名的关系：凡某些慢性肺实质性病变如肺纤维化、肺不张、肺硬变等，临床表现肺痿特征者，均可参照本节辨证论治。辨证有肺脏虚热和虚冷 2 大类，以虚热证较为多见。治疗总以补肺生津为原则。

小结 肺阴虚包括肺结核与肺纤维化 2 个病理状态。

六、寒痰阻肺－慢性气管支气管炎证态

寒痰阻肺证，常由风寒犯肺，或患有痰疾，复为风寒所诱发，故亦多见于风寒犯肺所致的感冒、咳嗽等疾病，主要临床表现为：咳嗽气喘、咳痰色白而清稀、遇冷则甚、喉间痰鸣、胸膈满闷、畏寒肢冷、舌苔白滑、脉沉迟等。这是一种反复发作的慢性疾病，是继发性疾病，所以，出现在许多肺的病证中。治疗当在疏风散寒宣肺基础上，佐以温肺化痰之品。治疗：二陈汤、三子养亲汤、小青龙汤。

寒痰阻肺证在其病机演进过程中常伴见 2 种情况：一是累及脾（子病犯母）而致运化失职，出现食欲不振、泛恶欲呕、大便溏薄、腹胀肠鸣等湿困脾胃之证；二是累及肾（母病及子）而致肾阳不足，出现腰膝酸软、夜多小便、气短而喘、痰有黑点、量多而稀、两足寒冷，甚则腹胀浮肿、黎明泄泻等症。

寒痰阻肺证可出现于多种疾病之中（或者说寒痰阻肺引起的继发证或者说兼症）：其临床表现各具一定特点，治法亦不尽相同。①如哮病中出现寒痰阻肺证，临床表现以呼吸急促，喉间有哮鸣音，痰白而黏，或稀薄多沫，胸膈满闷如窒，面色晦暗带青，苔白滑，脉浮紧等"冷哮"症状为特点，此由寒痰留伏，肺气闭阻所致，治宜宣肺散寒，豁痰利窍，方用射干麻黄汤（《金匮要略》）。②若胸痛病中出现寒痰阻肺证，临床特点为胸中闷痛，痛时彻背，气短喘促，咳吐痰沫，此由寒痰结聚，肺气受阻，胸阳不展所致，治宜温肺化痰，通阳降逆，方用栝楼薤白半夏汤（《金匮要略》）加减。③若喘证中出现寒痰阻肺证，临床症状见呼吸喘促，咳痰白稀，喜唾，胸满呕逆，口淡纳呆，畏寒肢冷，此由脾阳不足，寒从中生，聚湿生痰，上干于肺所致，《仁斋直指方·喘嗽方论》指出："惟失邪气伏藏，痰涎浮涌，呼不得呼，吸不得吸，于是上气喘息。"治宜温化寒痰，降气止咳，方用苓甘五味姜辛汤（《金匮要略》）。

"寒痰阻肺证"通常应与"水寒射肺证""风寒犯肺证"相鉴别。

寒痰阻肺证与风寒犯肺证：若素有寒痰，又感风寒，亦可在寒痰阻肺证的基础上合并风寒犯肺证（慢性支气管炎，感冒后急性发作），临床上当鉴别。风寒犯肺－病毒性呼吸道急性感染证态，寒痰阻肺－慢性支气管炎证态。

水寒射肺证与寒痰阻肺证：两证病因、病机及临床表现均有相似之处，极易混淆，需加以鉴别。水寒射肺证多由素有水饮内停，外感寒邪，肺气失宣，寒邪引动水饮上逆所致。寒痰阻肺证多由风寒失治、寒入肺腧所致。若由中焦虚寒及久病阳虚导致寒痰上干的，尤易与水寒射肺证误诊。鉴别要点在于水寒射肺证，其标在"肺"，病变之本在脾肾，且有水饮为患病史；寒痰阻肺证，风寒为标，病变之本在肺脾。前者是在饮停胸胁或肾阳虚而引起浮肿的基础上兼见咳嗽、气喘、痰涎多而色白等肺经症状；后者则以上述肺经症状为主，且多伴喉间痰鸣、胸膈满闷等症。水寒射肺是在全身水肿的基础上（包括慢性、轻度肺水肿），新增呼吸道感染；寒痰阻肺是慢性气管炎、阻塞性肺病合并轻度感染。基础疾病不一样，一个是心衰肺水肿，一个是慢性支气管炎。

寒痰阻肺－慢性气管支气管炎证态→肺胀－阻塞性肺病证态（包括：肺气肿、支气管哮喘、喘息性支气管炎、肺性脑病等等）→支饮－肺心病证态。在这个链条中，反复感染（外感风寒）是重要

因素。

寒痰阻肺证是寒邪与痰交并壅阻气道而出现的肺失宣降，寒痰扰肺的一组症状的概称。多由外感风寒失治；或胖人痰盛之体，罹感寒邪；或中阳不足，气不化津，寒痰内生所致。

寒痰内闭于肺，以面色青黑，四肢发凉，神志恍惚或不清，痰声辘辘，甚则舌短卷缩，言语不清，舌淡，苔白腻，脉沉伏等为常见症的肺胀证候，即西医的肺性脑病。

呼吸系统疾病

慢性进程：气管炎→支气管炎→阻塞性肺病→肺心病（右心衰、全心衰）。

急性进程：急性气管炎→急性支气管炎→肺炎→胸膜炎→胸腔积液（胸水）

肺炎包括：病毒性肺炎、细菌性肺炎。

病毒性气管支气管炎（风寒急性肺炎）→慢性气管支气管炎→阻塞性肺病→肺心病→心力衰竭

细菌性急性支气管炎（风温急性肺炎）→慢性气管支气管炎→阻塞性肺病→肺心病→心力衰竭

肺病证之间的关系图（参照166页三、中西医融合疾病举例图）

慢性支气管炎

发病原因：正常情况下，呼吸道具有完善的防御功能，对吸入的空气可发挥过滤加温和湿化的作用。气道黏膜表面的纤毛运动和咳嗽反射等可清除气道中的异物和病原微生物。下呼吸道还存在分泌型 IgA，有抗病原微生物的作用，因此下呼吸道一般能保持净化状态。全身或呼吸道局部防御和免疫功能减退（尤其是老年人）则极易罹患慢性支气管炎且反复发作而不愈。（正气虚，肺气虚）

（1）吸烟为发病的主要因素。香烟中含焦油、尼古丁和氰氢酸等化学物质，可损伤气道上皮细胞，使纤毛运动减退和巨噬细胞吞噬功能降低，导致气道净化功能下降并能刺激黏膜下感受器，使副交感神经功能亢进，引起支气管平滑肌收缩，导致气道阻力增加以及腺体分泌增多。杯状细胞增生、支气管黏膜充血水肿、黏液积聚容易诱发感染。此外，香烟烟雾还可使毒性氧自由基产生增多，诱导中性粒细胞释放蛋白酶抑制抗蛋白酶系统，破坏肺弹力纤维，诱发肺气肿的发生。研究表明，吸烟者慢性支气管炎的患病率较不吸烟者高 2~8 倍，烟龄越长烟量越大患病率亦越高。

（2）大气污染有害气体如二氧化硫、二氧化氮、氯气及臭氧等对气道黏膜上皮均有刺激和细胞毒作用。据报告，空气中的烟尘或二氧化硫超过 $1000\mu g/m^3$ 时，慢性支气管炎急性发作就显著增多，其他粉尘如二氧化硅、煤尘、灰尘、棉屑等亦可刺激、损伤支气管黏膜，使肺清除功能遭受损害，为细菌感染创造条件。

（3）反复感染是慢性支气管炎发生和发展的重要因素之一。病毒、支原体和细菌感染为本病急性发作的主要原因。病毒感染以流感病毒、鼻病毒、腺病毒和呼吸道合胞病毒为常见，细菌感染以肺炎链球菌、流感嗜血杆菌、卡他摩拉菌及葡萄球菌为多见，细菌感染继发于病毒或支原体感染、气道黏膜受损的基础上发生。

（4）过敏因素：喘息型慢性支气管炎患者多有过敏史，对多种变应原激发的皮肤试验，阳性率亦较高，痰液中嗜酸性粒细胞数量和组胺含量和血中 IgE 具有增多的趋向，部分患者血清中类风湿因子阳性以及 T 淋巴细胞亚群分布异常等，故认为特异质和免疫因素与本病的发生有关，但亦有认为特异质应属哮喘的发病因素，此类患者实际上应属哮喘或慢性支气管炎合并哮喘的范畴。

（5）其他慢性支气管炎急性发作于冬季较多，因此气象因子应视为发病的重要因素之一。①寒冷空气（寒邪）可刺激腺体分泌黏液增加和纤毛运动减弱、削弱气道的防御功能，还可通过反射引起支气管平滑肌痉挛、黏膜血管收缩、局部血循环障碍，有利于继发感染。②本病大多患者具有自主神经功能失调的现象；部分患者副交感神经功能亢进，气道反应性较正常人增高。③此外老年人肾上腺皮质功能减退（阳虚）、细胞免疫功能受损、溶菌酶活性降低、营养低下、遗传因素是否与慢性支气管炎发病有关迄今尚无确切证据。

维生素 C 缺乏、机体对感染的抵抗力降低、血管通透性增加、维生素 A 缺乏可使支气管黏膜的柱

状上皮细胞及黏膜的修复机能减弱，溶菌酶活力降低，易罹患慢性支气管炎。（肝阴虚反克肺金）

（6）老年人性腺及肾上腺皮质功能衰退（阳虚）、喉头反射减弱、呼吸道防御功能退化、单核－吞噬细胞系统机能衰退也可使慢性支气管炎发病增加。

发病原因与寒痰阻肺一致。

临床表现

（1）以咳嗽、咳痰为主要症状或有喘息，每年发病累计3个月，并延续2年或以上。

（2）排除具有咳嗽、咳痰、喘息症状的其他疾病，如：肺结核、尘肺、肺脓肿、心脏病、心功能不全、支气管扩张、支气管哮喘、慢性鼻咽疾患等。

临床表现与寒痰阻肺一致。

慢性支气管炎引起各种并发症：阻塞性肺气肿、支气管肺炎、支气管扩张等都是气管炎治疗不及时，或是治疗不当而引起的后果，一般患者在发生并发症时会有寒战、发热，咳嗽增剧，痰量增多，且呈脓性等现象。与寒痰阻肺一致。

小结 寒痰阻肺与慢性支气管炎的致病原因、临床表现、并发症是一致的，所以，寒痰阻肺与慢性支气管炎是一个证态。

附：哮病

是一种发作性的痰鸣气喘疾患。临床以喉中哮鸣有声，呼吸气促困难，甚则喘息不能平卧为特征。

历史沿革

（1）《内经》虽无哮病之名，但在许多篇章里，有关哮病症状、病因病机都有记载。如《素问·阴阳别论》所说之"阴争于内，阳扰于外，魄汗未藏，四逆而起，起则熏肺，使人喘鸣"即包括哮病症状在内。

（2）汉代的《金匮要略》中将本病称为"上气"，不仅具体描述了本病发作时的典型症状，提出了治疗方药，而且从病理上将其归属于痰饮病中的"伏饮"，堪称后世顽痰伏肺为哮病夙根的渊源。

（3）隋代的《诸病源候论》中称本病为"呷嗽"，明确指出本病病理为"痰气相击，随嗽动息，呼呷有声"，治疗"应加消痰破饮之药"。

（4）元代朱丹溪首创哮喘病名，在《丹溪心法》一书中作为专篇论述，并认为"哮喘必用薄滋味，专主于痰"，提出"未发以扶正气为主，既发以攻邪气为急"的治疗原则。

（5）明代虞抟《医学正传》则进一步对哮与喘做了明确的区别，指出"哮以声响言，喘以气息言"。

哮病与西医病名的关系：本篇所论哮病为一种发作性疾病，包括西医学的支气管哮喘、哮喘性支气管炎、嗜酸性细胞增多症（或其他急性肺部过敏性疾患）引起的哮喘。若因肺或其他多种疾病引起的痰鸣气喘症状，则属于喘证、肺胀等病证范围，但亦可与本篇辨证论治内容联系互参。

病证鉴别

1. 哮病与喘证的鉴别

哮病和喘证都有呼吸急促、困难的表现。哮必兼喘，但喘未必兼哮。哮指声响言，喉中哮鸣有声，是一种反复发作的独立性疾病；喘指气息，为呼吸气促困难，是多种肺系急慢性疾病的一个症状。哮是指西医的哮喘；喘是指西医的呼吸困难。

2. 哮病与水寒射肺的鉴别（支气管哮喘与心源性哮喘的鉴别）

水寒射肺亦可表现痰鸣气喘的症状，大多由于慢性咳嗽经久不愈，逐渐加重而成咳喘，病势时轻时重，发作与间歇的界限不清，以咳嗽和气喘为主；与哮病之间歇发作，突然起病，迅速缓解，喉中哮鸣有声，轻度咳嗽或不咳有明显的差别。水寒射肺与心力衰竭肺水肿心性哮喘是一个证态；哮病与支气管哮喘是一个证态。

心源性哮喘是急性左心功能不全肺水肿时出现的喘息症状，与支气管哮喘的鉴别要点可归纳为：

病史：支气管哮喘有哮喘发作史、个人或家族过敏病史；心源性哮喘则有高血压性心脏病史、冠心病病史、风湿性心脏病病史或梅毒性心脏病病史。

发病年龄：支气管哮喘多见于青少年；心源性哮喘则多见于中老年。

发病季节：支气管哮喘多好发于春秋季节；心源性哮喘的发病季节性则不明显。

肺部体征：支气管哮喘表现为呼气时间延长、可闻及较广泛的哮鸣音，若有痰则为白色泡沫痰；心源性哮喘在两肺可闻及较多的干性啰音，有大量粉红色的泡沫痰。

心脏体征：支气管哮喘无心脏病基础者，正常；心源性哮喘者可见左心增大、奔马律及病理性杂音。

胸部 X 线检查：支气管哮喘肺野清晰或透亮度增高；心源性哮喘者可见肺淤血及左心增大。

有效治疗药物：支气管哮喘用 β_2 受体激动剂、氨茶碱；心源性哮喘则需用洋地黄、吗啡、利尿剂、氨茶碱。

七、水寒射肺－肺水肿证态（参考肾阳虚）

水寒射肺证是指寒邪和水气侵犯肺脏而出现的肺气失宣、寒水逆阻等临床表现的概称。多由宿罹痰饮或水肿，复感寒邪，寒邪引动水饮所致。水寒射肺证可出现于多种疾病中，其临床表现各具一定的特点，治疗亦不尽相同，必须加以分析。本证通常应与"水气凌心证""阳虚水泛证""寒痰阻肺证"相鉴别。

症状

主要临床表现为：咳嗽气喘、痰涎多而稀白、面色苍白或晦暗、形寒肢冷、甚则胸满息促、不能平卧、头晕目眩、面目浮肿、苔白腻、脉濡缓或滑。

病机

如饮证病中出现水寒射肺证，临床表现以悬饮（悬饮－胸腔积液证态）为特点者，则胸胁胀满，咳唾，转侧及呼吸时疼痛加重，气短息促，苔白脉沉弦，此由饮倚胸胁，水邪迫肺所致，《金匮要略·痰饮咳嗽病脉证并治第十二》云："饮后水流在胁下，咳唾引痛，谓之悬饮。"治宜攻逐水饮，体强者用十枣汤（《伤寒论》），体弱者用葶苈大枣泻肺汤（《金匮要略》）。

临床表现为支饮者，则咳喘胸满，甚则不能平卧，痰如白沫且量多，久咳则面目浮肿，舌苔白腻，脉弦紧，此由饮犯胸肺，肺气上逆所致，《金匮要略·痰饮咳嗽病脉证并治第十二》云："咳逆倚息，短气不得卧，其形如肿，谓之支饮。"治宜温肺化饮，方用小青龙汤。支饮－心衰证态。

若水肿病中出现水寒射肺证，临床特点为面浮身肿，腰以下尤甚，按之凹陷不起，气促怯寒，腰部冷痛，此由肾阳衰微，水气上逆于肺所致，治宜温肾助阳，化气行水，方用真武汤。水气病－水肿证态（津－细胞间液象态，水气病－细胞间积液证态）。

若癃闭病中出现水寒射肺证。方用济生肾气丸（《济生方》）加减。《景岳全书·癃闭》曰："小水不通是为癃闭，此最危急证也，水道不通，则上侵脾胃而为胀，外侵肌肉而为肿，泛及中焦则为呕，再及上焦则为喘……"治宜温阳益气，利尿降逆，方用济生肾气丸（《济生方》）加减。

若喘证病中出现水寒射肺证，临床特点为咳嗽喘促，呼多吸少，动则喘息更甚，小便不利，甚则肢体浮肿，舌质淡，脉沉细，此由肾阳虚而水逆，上凌于肺所致，治当纳气归肾，温阳行水，方用黑锡丹（《太平惠民和剂局方》）合真武汤。

总之，水寒射肺证主要是见于水气（皮下水肿）为患的疾病中，或阳衰阴盛，水势泛溢而上射于肺，或寒水积滞体内而为外寒引发。病之本责之脾肾，病之标在于肺。在其病机演变过程中，常伴见2 种情况：①水气上逆，停聚胸膈时，每累及心阳，致心阳不振，心气不宁而心悸；②脾肾阳虚，水气不化，聚而上泛，演变为痰，而出现喉间痰鸣，胸膈满闷等寒痰阻肺见症（阻塞性肺病）。

水寒射肺其临床表现与肺水肿一致。

与其他肺部疾病的区别

水气凌心证与水寒射肺证：两证病理相似，症状迥异，常合并出现。在病机上，两证均为脾肾阳虚，气化障碍，水液潴留所致，水气上逆于肺，则为水寒射肺证，上逆于心则为水气凌心证。在病史上，两证均有饮证、水肿等水气病史。在症状上，水气凌心证的症状特点为心悸；水寒射肺证的临床特点为咳唾喘促。以此可资鉴别。水气凌心与心衰心律失常一致，水寒射肺与肺水肿一致。

肾阳虚水泛证与水寒射肺证：肾阳虚水泛证系肾阳亏损，不能主水，则膀胱气化不利，小便量少；同时亦影响脾的运化，致水湿泛滥而形成水肿，症见全身浮肿，下肢尤甚，按之凹陷，腰痛酸重，畏寒肢冷，舌淡胖，苔白润，脉缓（慢性心衰）。水寒射肺证则多由素体脾肾阳虚，水气停聚，复感寒邪，（阻塞性肺病合并感染）寒邪引动内饮所致；亦可由肾阳虚水泛证基础上，水邪上凌于肺而发生，其临床特点为咳嗽气喘、痰涎多而色白、胸胁支满等。一为泛滥于肌肤，一为上泛于肺，此为鉴别之要点。

寒痰阻肺证与水寒射肺证：两证病因病理相互影响，临床表现相似，需严加鉴别。寒痰阻肺证多由风寒失治，寒入于肺腧，寒痰交阻所致，亦可由中焦虚寒及久病阳虚而寒痰上干于肺而致；水寒射肺证则多由脾肾阳虚，水气内停，外寒引动，逆于肺脏所致。两者一为寒痰犯肺，一为寒水犯肺。在病机上，二者则可互相影响，寒痰阻肺证可累及肾阳不足而致水气泛滥，逆于肺脏；水寒射肺证亦可因水饮聚积而演变为痰，出现寒痰阻肺见证。在症状上，寒痰阻肺证必咳嗽气喘，咯痰色白清稀，喉间痰鸣，胸膈满闷；水寒射肺证则无喉间痰鸣，胸膈满闷等寒痰之症，可资鉴别。

参考肺水肿。

八、肺气虚 – 呼吸功能障碍证态

肺气虚损不足所引起，临床以咳喘无力、痰液清稀、畏风自汗等为主要表现的证候。多见于咳嗽、哮喘、自汗，以及西医的慢性支气管炎、支气管扩张、肺气肿、肺心病等疾病的早期阶段。

1. 中医的认识

关于肺气虚，历代医家多有论述。《内经》谈及肺气虚的病因病机。隋代《诸病源候论》阐述了汗出病候与肺气虚损、卫阳不固的关系。宋代杨仁斋（即杨士瀛）的《仁斋直指方论》认为肺气虚进一步发展即为肺阳虚证。明代张景岳在《景岳全书》中指出，肺气虚的主要症状是虚喘。清代程钟龄的《医学心悟》指出，肺气虚有因"脾虚不能生肺"而成者。

肺气虚证的成因为劳伤、久咳、暑热及重病之后，损伤肺气，或脾虚不能上升清气于肺，而致肺气亏少，功能活动减弱。肺气虚证的临床表现为咳喘气短，声音低怯，自汗畏风，易感外邪，气短乏力，面白神疲，舌淡苔白，脉弱等。由于肺主气而司呼吸，有输布精微至全身、通调水道的作用，因而在病机上，肺气不足将导致胸中宗气亏少，呼吸失司；卫气不足，卫外不固，易被外邪所袭；肺气虚少不能通调水道、布散精气而致水液失调，脏腑及周身失养。所以，肺气虚的辨证要点大致有以下几方面：①咳嗽声低无力，喘息短气，声怯懒言，痰多清稀。②面色不荣，畏寒自汗，疲乏无力，易患外感，或脾气虚导致大肠传送无力而致便秘，虽有便意而大便难下伴汗出气短。③除上述肺经症状与全身表现外，多见舌质淡，苔薄白，脉虚或细弱。

肺气虚又可发展为肺阳虚，症状比前述更加严重，且有背寒怕冷，反复感冒等阳虚表现，二者常常同时存在。如肺气虚与脾虚或肾虚同时存在，可出现浮肿、小便不利等。

2. 临床表现

（1）少气乏力，稍有劳作则气喘吁吁，呼吸气促。

（2）人体抗病能力低下，容易感染外邪，易于感冒，多有畏寒、流清涕之证。

（3）遇寒冷易发作鼻窦炎。

（4）常见皮肤干燥、皱缩、瘙痒，秋冬气候干燥时尤其突出。

（5）常可导致肾阳不足，使水液运行不利，出现尿频数，余沥不尽。

3. 病机

肺气虚证：肺主气而司呼吸，肺气虚，易影响宗气的生成；肺有卫外固密肌肤的作用，若肺气虚，则可表现为呼吸功能的减退，肌表腠理不固。正如《太平圣惠方》所云："夫肺者，内主于气，外应皮毛。""夫肺为四脏之上盖，通行诸脏之精气，气则为阳，流行脏腑，宣发腠理，而气者皆之所主也。"《诸病源候论》认为："……肺气不足，则少气不能报息，耳聋嗌干，是为肺气之虚也，则宜补之。"肺气虚最易影响心脏而致心气亦虚，这主要是心肺同居上焦，心主血，肺主气，血液运行和呼吸功能正常又与宗气的充足有关。故《灵枢·邪客篇》说："宗气积于胸中，出于喉咙，以贯心脉而行呼吸焉。"宗气是由肺吸入之清气与脾胃运化的水谷精微所生成的，肺气；虚则宗气生成不足，其贯心行血脉的功能减退，运血无力，形成瘀血内阻心脉，临床可见气虚血瘀证；若累及心气，心气亦不足，就可形成心肺气虚证；若肺气虚日久，咳喘加重，气不归根，肾失摄纳，形成肺肾气虚证。故《医述》引《仁斋直指方》云："肺出气也，肾纳气也。肺为气之主，肾乃气之根。凡咳嗽暴重，引动百骸，气从脐下奔逆而上者，此肾虚不能纳气归原。"若肺气虚进一步发展，损伤阳气，出现寒象，"肺虚则生寒，寒则阳气盛，阳气盛则声嘶，语言用力，颤掉缓弱，少气不足，咽中干无津液，虚寒乏力，恐怖不乐，咳嗽及喘，鼻有清涕，皮毛焦枯，诊其脉沉缓，此是肺虚之候"（《圣济总录》卷四十八）。有的书称为肺阳虚，其临床表现除肺气虚症状加重外，兼有经常感冒，畏寒肢冷，甚则有损伤脾肾阳气的临床表现，为肺气虚重证，以肺气虚证伴见寒象为临床特点。

肺气虚发展为肺阳虚，二者常常同时存在，没有明确的界限。

肺阳虚证以年高体弱、阳虚之人为多见，每于冬寒季节病情加剧，甚则咳喘频频，不能平卧。本证亦好发于寒冷高原地区，此与高原气寒凛烈，寒易伤阳有关。肺主一身之气，气属阳，《难经·二十二难》说："气主煦之。"肺气虚寒，气不布津，水饮不化，其病机演变可见3种情况：①肺气虚寒，卫阳不足，易致阳虚外感，症见恶寒，头身疼痛，无汗，四肢不温，语声低弱，脉沉迟无力；②肺气虚寒，水津不布，聚而为饮、为水，症见咳喘胸满，痰出稀薄，状若白沫而量多，甚则肢体浮肿，头晕目眩；③肺气虚寒，不能通调水道，下输膀胱，症见肢体肿胀，小便不利。

西医认为：

呼吸功能包括通气功能和换气功能。参与通气功能的结构包括呼吸道（鼻、咽、喉、气管、支气管、终末细支气管、肺泡）、胸廓（脊柱、肋骨、胸骨、肋间肌、膈肌）以及呼吸调节中枢。换气功能是由循环系统来完成的，如果这些器官发生病变，功能下降都将影响患者的日常生活活动功能和社会活动能力。呼吸功能障碍的早期或者轻型，表现为呼吸用力，运动、劳作时气喘吁吁，也见于呼吸神经官能症。

肺衰竭会导致呼吸功能严重障碍，以致在静息时不能进行正常呼吸，发生缺氧或二氧化碳潴留，引起一系列生理功能和代谢紊乱的临床综合征。病情的初期仅感用力呼吸，严重时呼吸困难，大汗淋漓，口唇指甲紫绀显著，智力功能改变，定向功能障碍，头痛，失眠，神情恍惚，烦躁、躁动，进而嗜睡，乃至昏迷，抽搐，心率加快，血压升高，皮肤血管扩张等。部分严重病人则有少尿，下肢浮肿或肝功能损害和消化道出血。（《金匮要略》中的肺死脏。）

所以，肺气虚相当于呼吸功能障碍的早期、轻型；肺阳虚相当于严重的呼吸功能障碍。

4. 治疗

肺气虚证的治疗以补益肺气为主。肺虚咳喘可用补肺汤或人参胡桃汤，肺卫不足易感外邪可用玉屏风散，合并肺阳虚者可用保元汤。

肺病证小结

感冒（太阳表证、卫分证）

邪热壅肺－急性肺炎证态

风寒犯肺－病毒性呼吸道感染证态

风温犯肺－细菌性呼吸道感染证态

肺胀－阻塞性肺病证态

肺痨－肺结核证态

肺阴虚－肺结核、肺纤维化证态

寒痰阻肺－慢性气管支气管炎证态

水寒射肺－肺水肿证态

肺气虚－呼吸功能障碍证态

第五节　肾病证

肾虚包括：肾气虚、肾气不固、肾不纳气，均属于肾气虚，与肾阳虚关系密切；肾阴虚与肾精不足关系密切。

以上肾虚证，是在不同历史时期出现的概念，不在一个层次上，因此，各证之间具有比较多的重合，不能够决然分开。例如：肾阳虚，就可能出现4种情况：①肾主水（泌尿系统功能），肾阳虚，引起阳虚水泛；②肾主精（生殖系统功能包括生长发育），肾阳虚即肾气不固加畏寒，畏寒与性功能障碍同时出现，与肾气不固有比较多的重合；③命门火衰，垂体－内分泌功能下降（全身性阳虚）与肾阳虚基本上是重叠的；④肾虚泄泻。具体到病人，必须具体问题具体分析。

命门火衰证，又称肾阳衰微、肾阳虚衰、下元虚惫、真元下虚。多见于虚劳、阳痿、不育、不孕以及现代医学的慢性肾炎、肾衰竭等病。为区别于肾阳虚证，一般把肾阳虚程度严重者称为命门火衰。肾气虚，肾阳虚，命门火衰是一类证，只是轻重不同。一般而言，肾阳虚命门火衰偏重于生殖功能、生长发育、性功能方面；肾阳虚水泛偏重于泌尿系统功能。

肾气虚包含着肾阳虚与肾阴虚以及肾阴阳两虚。所以，肾气虚是所有肾虚证的基础，可以演变为所有的肾虚证，也包含所有的肾虚证。肾气虚是比较轻微的肾虚表现，如倦怠乏力、腰酸腿软、头晕耳鸣等。而肾阴阳两虚则是病情比较严重的肾虚，临床表现更加严重，同时还存在着怕冷、活动气喘、口干舌燥、舌红少苔、五心烦热等表现。

病因：多由素体阳虚，或年老肾亏，或久病伤肾以及房劳过度等因素引起。

一、肾气虚－生殖泌尿系统功能紊乱证态

《金匮要略》共有5处用到肾气丸：

（1）《金匮要略·血痹虚劳病脉证并治》【虚劳腰疼，少腹拘急，小便不利者，八味肾气丸主之（见脚气病中）】。肾与膀胱相表里，肾气虚则膀胱气化不利，肾气丸温补肾气，肾气强则小便行，腰痛、少腹拘急易愈。

（2）《金匮要略·痰饮咳嗽病脉证并治第十二》第17条【短气有微饮，当从小便去之，苓桂术甘汤主之。肾气丸亦主之。】补肾纳气利小便。

（3）《金匮要略·消渴小便不利淋病》【男子消渴，小便反多，以饮水一斗，小便一斗，肾气丸主之。】肾主开阖，肾气固则开阖有权。肾气丸补肾气且使肾气上蒸化生津液。

（4）《金匮要略·妇人杂病》【转胞，不得溺也，以胞系了戾，故致此病。但利小便则愈，宜肾气丸主之。】肾气丸温行下焦阳气，阳气化则溺出，诸病自解。"不得溺"即是小便不利，小便少。

（5）《金匮要略·中风历节病》【附方崔氏八味丸治脚气上入，少腹不仁。】即脚气病。维生素 B$_1$（硫胺素）缺乏病又称脚气病，是常见的营养素缺乏病之一。若以神经系统表现为主称干性脚气病，以心力衰竭表现为主则称湿性脚气病。前者表现为上升性对称性周围神经炎，感觉和运动障碍，肌力

下降，部分病例发生足垂症及趾垂症，行走时呈跨阈步态等；后者表现为软弱、疲劳、心悸、气急等心力衰竭的表现。

肾气丸在这里主要是利小便，上述5条皆与利小便相关联。

以下为现在中医对于肾气虚的认识，是把历来有关肾虚的各种临床表现集合到一起，罗列出来，实际上是个大杂烩，包含着肾阳虚、肾阴虚、肾虚泄泻、肾气不固、肾精亏虚等，而以肾阳虚为主。临床上没有完全具备所有这些临床表现的病人，具体的病人只具有其中的一项或者多项，是肾虚的具体证，例如：肾阳虚、肾阴虚、肾不纳气……肾气虚只是一个基础。

除此而外，肾气丸现在又用于治疗糖尿病、醛固酮增多症、甲状腺功能低下、慢性肾炎、肾性水肿、慢性支气管哮喘、更年期综合征等。准确地说是适用于这些疾病某一个阶段或者某一个类型，而不是能够完全治疗这些疾病。

1. 病因

肾气虚证的形成原因主要有5个方面：

（1）年高肾气亏虚；

（2）年幼肾气未充；

（3）房事过度，耗精伤气；

（4）久病伤肾或素体阳虚；

（5）久病咳喘，肺虚及肾，耗伤肾气，肾气虚衰，肾不纳气，气不归元。

由于上述原因导致肾气亏虚，摄纳无权。

2. 临床表现

肾气虚的临床表现主要有：①腰膝酸软无力，为肾气亏虚，骨骼失其所养；②小便频数清长，或余沥不尽，或夜尿多，遗尿，为肾气亏虚，膀胱失约；③男子遗精早泄，女子带下清稀量多，因精关不固；④月经淋漓不尽或胎动不安，滑胎，因冲任之本在肾，肾气不固，冲任失约或失养；⑤久病咳喘，呼多吸少，气短，动则喘甚，乃久病由肺及肾，肾气亏虚，摄纳无权，气不归元所致；⑥面色淡白，神疲乏力，因气虚不能上荣，阳气不足，心神无力振奋，因其心肾不交；⑦舌淡白，脉细弱或沉弱，为气虚表现。

由于个人体质、病因各不相同，临床表现也有差异。

以下是中西医结合学派对于肾气虚的表述，运用西医概念表述肾气虚的临床表现：

肾虚的症状在性功能方面表现为：性功能降低，男子性兴趣及性欲降低，阳痿或阳物举而不坚，遗精、滑精、早泄，显微镜检查可见精子减少或精子活动力减低，不育。女子子宫发育不良，如幼稚子宫、卵巢早衰、闭经、月经不调、性欲减退，不孕等。

肾虚的症状在泌尿方面表现为：尿频，尿等待，小便清长，尿少等症状。

肾虚的症状还可能有：早衰，健忘失眠，食欲不振，骨骼与关节疼痛，腰膝酸软，不耐疲劳，乏力，视力减退，听力衰减。脱发、白发或须发早白，牙齿松动易落等。容颜早衰，眼袋、黑眼圈，肤色晦暗无光泽，肤质粗糙、干燥，出现皱纹，色斑，中年暗疮，肌肤缺乏弹性；嗓音逐渐粗哑，女性乳房开始下垂，腰、腹脂肪堆积；男性早秃等。

一般若临床表现小便频数清长、或余沥不尽、或夜尿多、遗尿；或男子遗精早泄，女子带下清稀量多；或月经淋漓不尽或胎动不安，滑胎者，可辨证为肾气不固证。

若临床表现以久病咳喘，呼多吸少，气短，动则喘甚者，可辨证为肾不纳气证。

所以，现在的中医认为：肾气丸是一个基础方，一切生殖泌尿系统的疾病都可以使用。由于应用广泛，效果也不显著，对于神经官能症及轻型，效果比较好。随着时代的发展，相继出现了肾阴虚、肾阳虚、命门火衰、肾不纳气、肾虚泄泻等学说，产生了六味地黄丸、左归丸、右归丸、都气丸……方剂，使治疗具有针对性，治疗效果大幅提高。肾气丸也发生了许多变化，使得临床上有了更多的选择。

其他肾虚证，都是肾气虚的细化或者发展，拓展。

肾气虚基本表现为虚劳腰痛，少腹拘急，小便不利，乏力，出汗，精关不固，早泄。是功能性改变，没有特异性的临床表现，是其他肾虚证共同具有的临床表现。

在肾气虚的基础上，进一步表现出手脚凉，怕冷，出汗加重，黎明时分拉肚子，早泄严重，甚至阳痿，这就是肾阳虚。如果进一步出现五心烦热，午后加重等虚热之象，就是肾阴虚。肾阴阳两虚是进一步发展，出现阴阳两虚的临床表现。虽然没有因果发展关系，但是具有临床表现叠加的关系，有轻重之别。

肾气虚可以用垂体－内分泌自主神经系统功能性不稳定病理变化解释；肾阳虚是垂体－内分泌－交感神经功能低下；肾阴虚可以用垂体－内分泌－交感神经功能病理性异常升高解释；肾阴阳两虚是该系统器质性病理损伤。具体问题具体分析，大致如此。

肾气虚一切生殖泌尿系统的疾病，早期轻型（没有器质性病变，属于功能性变化），无寒热；肾阳虚，畏寒；肾阴虚，虚热。肾阴阳两虚，包含了肾阳虚与肾阴虚，往往具有不同器官的器质性病变。

3. 治疗

由于时代不同，肾气丸有很大变异，适应证也不尽相同。

六味地黄丸：熟地八、山茱萸四、山药四、泽泻三、茯苓三、丹皮三。

金匮八味肾气丸：六味地黄丸＋杜仲二、牛膝二。

七味地黄丸：六味地黄丸＋肉桂。

桂附八味丸：六味地黄丸＋附子、肉桂。

金匮肾气丸：六味地黄丸＋车前、牛膝。

肾气丸（《金匮要略》）：六味地黄丸＋桂枝、炮附子。

八味肾气丸（《医方集解》）：六味地黄丸＋桂心二、附子二，为治虚劳不足，大渴欲饮水，腰痛小腹拘急，小便不利方。右末之蜜丸如梧子，酒下十五丸，日三，加至二十五丸。

八味肾气丸（《金匮要略》），治虚劳不足，大渴欲饮水，腰痛小腹拘急，小便不利方。乾地黄（八两），山茱萸、薯蓣（各四两），泽泻、牡丹皮、茯苓（各三两），桂心、附子（各二两）。右末之蜜丸如梧子，酒下十五丸，日三，加至二十五丸。

八味肾气丸（孙思邈《千金翼方》）：乾地黄（八两），泽泻（二两），桂心（二两），薯蓣（四两），山茱萸（肆两），牡丹皮、茯苓（各三两），附子（炮，去皮，二两）。右八味，捣筛为末，炼蜜和丸如梧子，以酒服七丸，日三，稍加至十丸，久长可服。

八味肾气丸（《外台秘要》）：乾地黄八两、薯蓣四两、茯苓三两、山茱萸五两、泽泻四两、牡丹皮三两、附子三两（炮）、桂心三两。右药捣筛，蜜和丸如梧子大，酒下十丸，少少加，以知为度。忌猪肉、冷水、芜荑、胡荽、酢物、生葱。

八味地黄丸（《医宗金鉴·删补名医方论》）：熟地黄（九蒸为度，捣膏）八两，乾山药四两，山萸肉四两，白茯苓、丹皮、泽泻各三两，肉桂、附子各一两。右八味为末，炼蜜丸如桐子大，酒下十五丸，日再服。

右归丸：由10味药组成。方中以附子、肉桂、鹿角胶为君药，温补肾阳，填精补髓。臣以熟地黄、枸杞子、山茱萸、山药滋阴益肾，养肝补脾。佐以菟丝子补阳益阴，固精缩尿；杜仲补益肝肾，强筋壮骨；当归养血和血，助鹿角胶以补养精血。诸药配合，共奏温补肾阳，填精止遗之功。右归丸适用于肾阳虚症状明显的病人。

左归丸：证为真阴不足，精髓亏损所致。肾藏精，主骨生髓，肾阴亏损，精髓不充，封藏失职，故头晕目眩，腰酸腿软，遗精滑泄；阴虚则阳亢，迫津外泄，故自汗盗汗；阴虚则津不上承，故口燥舌干，舌红少苔；脉细为真阴不足之象。治宜壮水之主，培补真阴。方中重用熟地滋肾填精，大补真阴，为君药。山茱萸养肝滋肾，涩精敛汗；山药补脾益阴，滋肾固精；枸杞补肾益精，养肝明目；龟、鹿二胶，为血肉有情之品，峻补精髓，龟板胶偏于补阴，鹿角胶偏于补阳，在补阴之中配伍补阳药，取"阳中求阴"之义，均为臣药。菟丝子、川牛膝益肝肾，强腰膝，健筋骨，俱为佐药。诸药合用，共奏滋阴补肾，填精益髓之效。

肾气丸和右归丸同是温补肾阳的经典名方，肾气丸出自东汉医家张仲景所著《金匮要略》，右归丸来自名医张景岳的《景岳全书》。

右归丸改生地为熟地，又用大队补阳药，偏于温补，多用于治疗因"肾主藏精"功能失常而致的生殖障碍；右归丸温补肾阳，以恢复藏精功能。

左归丸和六味地黄丸都能够滋阴补肾。左归丸补肾之功较六味地黄丸强，较适合于真阴不足，精髓亏虚之证；而六味地黄丸药性平和，较适于肾阴亏虚不太显著而兼内热之证。

小结 肾气虚是指生殖泌尿系统的功能紊乱，属于功能性病变。生殖泌尿系统的疾病到了晚期，或者急性严重期，出现器质性病变，虽然具有肾气虚的临床表现，疾病的性质已经发生了质变，就不属于肾气虚证了。

二、肾阳虚

肾阳虚包括2个方面：①主水：阳虚水泛（醛固酮升高）；②命门火衰，即全身阳虚，垂体 - 内分泌三轴功能下降。

畏寒是阳虚、肾阳虚的一个基本表现。

畏寒，是病人自觉怕冷，加衣被或者近火取暖，饮热水可以缓解的一种症状，亦称畏冷。多为阳气不足，阳虚则外寒。

畏寒常常与虚损相联系，历代医书多有论述。《素问·通平虚论》曰："精气夺则虚。"《素问·调经论》云："阳虚则外寒，阴虚则内热"，进一步说明虚证容易寒邪入侵人体，久之反客为主，便产生内寒。《金匮要略·血痹虚劳病证并治》提出了虚劳的病名，详述证因脉治，分阳虚、阴虚、阴阳俱虚三类，治则重在温补脾肾；又提出扶正祛邪，祛邪（瘀）生新等治则。李中梓《医宗必读》强调脾、肾在人体虚劳中的重要性，重在温补脾肾。

畏寒虚劳涉及的面、内容、范围很广，以中医内科、外科、妇科、小儿科脏腑气血病证多见。凡属多科慢性虚损性疾病，发展至严重阶段，多以脏腑气血阴阳亏虚为主要表现，亦属阳亏畏寒范畴。很多消耗性、慢性、功能衰退性疾病，出现类似虚损的临床表现均可能出现以畏寒怕冷为主证的疾病。

畏寒，西医的认识

（1）缺铁性贫血：由于血红素较少，影响了血液的携氧能力，导致组织能量代谢发生障碍，因产生的热量不足而感到寒冷；

（2）血压低的人末梢血液循环不足，人体组织同样得不到足够的氧和能量，也会畏寒；

（3）身体中的甲状腺素分泌不足的时候，皮肤等部分的血液循环减慢，产热不足就会对冷的反应更加强烈；

（4）更年期女性身体里的雌激素水平较低，影响了神经血管的稳定，容易出现腰、腹、手脚和全身发凉；

（5）运动少，使血液循环减弱，或者是营养物质吸收不够引起。

畏寒的感觉与血液循环相关，与代谢的强弱相关。交感神经系统兴奋，皮肤血管收缩，产生畏寒；皮下水肿，血液循环减缓，产生畏寒。甲亢发热，甲低畏寒。胃肠道瘀血、水肿，血液循环减缓，产生胃寒，等等。运动、跑步，血液循环加快，畏寒改善；喝热茶、热水，增加热量，畏寒改善；附子、肉桂促进血液循环，血管扩张，改善畏寒，等等。

畏寒与恶寒不同，虽然都具有冷的感觉，但是怕冷加衣被不能够缓解者，称为恶寒，多为外感。

恶寒者体温往往升高，而且恶寒越重，体温越高，甚至于寒战高烧。

一般而言，恶风、恶寒、寒战发生在外感热病中，仅是程度不同；而畏寒则多见于内伤杂病中。

（一）阳虚水泛－心力衰竭证态

肾阳虚肾主水，阳虚水泛证包括：阳虚水停、水气凌心、水寒射肺、心下水气。

肾阳不足，不能蒸腾气化，水湿泛滥肌肤，故身体浮肿；肾居下焦，阳虚气化不行，水湿趋下，故腰以下肿甚，按之没指，小便短少；水气犯脾，脾失健运，则腹部胀满；水气凌心，抑遏心阳，则心悸；水寒射肺，肺失宣降，则咳嗽气喘，喉中痰鸣；阳虚温煦失职，故畏冷肢凉，腰膝酸软；舌质淡胖，苔白滑，脉沉迟无力，为阳虚水泛之征。

临床表现：心下悸动不宁，头晕目眩，身体筋肉跳动，站立不稳；浮肿，其肿以腰以下为甚，重者按之没指，小便不利；畏寒肢冷。或见腹痛、腹泻、呕吐；或见四肢沉重疼痛；或见咳喘气逆。舌质淡胖，边有齿痕，舌苔白滑，脉沉细。

本证系临床常见危重证候。或由：

（1）表病汗不如法，伤及心肾之阳（伤寒论真武汤证）；

（2）风水（肾性水肿），水肿（水气病，支饮），心悸（各种心脏病、心律不齐）等证迁延日久，使心肾阳气俱衰；

（3）痹证（类风湿性心脏病、水肿）日久，内合于心，心肾阳虚；

（4）素有咳喘宿疾（阻塞性肺疾病），由肺及肾，肾阳虚衰，寒水内停，水寒凌心射肺。证属本虚标实，本虚为少阴阳气大衰，标实为寒水泛滥于全身。其病位在肾和心，往往涉及膀胱。且由水湿流动，随所留之部位而为病，故可波及肺及肠胃，肢体筋肉。

在西医的急、慢性肾小球肾炎，充血性心力衰竭，肾病综合征，肺源性心脏病，慢性腹泻，水电解质紊乱等疾病中可见到本证。

阳虚水泛治疗法则：温阳利水。

（1）基本方药：真武汤：茯苓15g、赤芍10g、生姜10g、白术12g、熟附片10g。上方水煎，取汁200ml，微温，2次服用，每日1～2剂。

（2）苓桂术甘汤。

（3）小青龙汤。

狭义的阳虚水泛证是指阳虚水停证，广义的阳虚水泛是指以下4个证：

①水气犯脾，脾失健运，则腹部胀满（心下水气证）；西医心力衰竭，胃肠道黏膜下水肿。苓桂术甘汤，小半夏汤。肾阳虚，不能制水，水太过，反克脾土，即水侮土。

②水气凌心，抑遏心阳，则心悸；西医心源性心衰，或者心衰、水肿引起的各种心律不齐。轻者苓桂术甘汤；严重者，真武汤。肾阳虚，不能制水，水太过，过克心火，谓之相乘。

③水寒射肺，肺失宣降，则咳嗽气喘，喉中痰鸣。肾阳虚，不能制水，水气太过，水气上逆，凌心射肺，射肺即水寒射肺，即西医的心衰肺水肿。肺金生肾水，母子关系，阳虚水泛引起的水寒射肺，属于子病及母。

水寒射肺证还可以再细分：急性肺水肿用葶苈大枣泻肺汤；慢性肺水肿合并外感用小青龙汤；慢性肺水肿用真武汤。

④阳虚水停，阳虚温煦失职，故畏冷肢凉，腰膝酸软；舌质淡胖，苔白滑，脉沉迟无力，没有心律不齐。这是西医的心源性水肿的基本类型，即醛固酮升高性水肿。肾阳虚水停是肾主水的基本病理表现，真武汤。

鉴别：水气凌心，以心悸怔忡不已、胸闷气喘为特点，以脉搏强弱交替，或者心率加快，心律失常为主要表现；阳虚水停以水肿为主要表现；水寒射肺是指心衰引起的肺水肿；心下水气是指心衰引起的胃肠道淤血、水肿。都是心力衰竭，只是临床表现的侧重点不同。

以上是脏腑辨证中的肾阳虚、阳虚水泛证。

以下是《伤寒论》六经辨证中的阳虚水泛证：

67条：伤寒，若吐、若下后，心下逆满、气上冲胸、起则头眩、脉沉紧，发汗则动经，身为振振摇者，茯苓桂枝白术甘草汤主之。82条：太阳病发汗，汗出不解，其人仍发热，心下悸、头眩、身瞤动、振振欲擗地者，真武汤主之。

真武汤证则用于大汗、呕吐、腹泻引起的低血容量、离子紊乱并重，或者伴有酸碱平衡失调者，为重度缺盐性脱水，但还未到休克的程度。

太阳病发汗太过，阳虚水泛。汗出不解，其人仍发热，心下悸，头眩，身瞤动，振振欲擗地。是指水电解质紊乱，失盐失水的病理状态，即低血容量低钠状态。（参考：伤寒论现代解读）

西医理论：

低血容量低钠状态不仅见于呕吐、腹泻、发汗之后，也见于肝硬化、心力衰竭、肾病综合征等引起的水肿、腹水、胸水等（《金匮要略》中的水饮、水气病），同属排水障碍型低钠血症血容量过低状态。排水障碍型低钠血症指各种原因导致的肾脏对水（不含溶质的自由水）排泄障碍，而使尿液不能充分稀释，以致血钠水平下降。所以，温阳化水法使用苓桂术甘汤、真武汤不仅适用于外感热病中的失盐失水性病变，也适用于肝性、肾性、心性水肿相应的病理状态。

低血容量低钠状态指的是血液循环中的水电解质紊乱，而水肿指的是皮下组织水肿过程中出现的水电解质紊乱，二者均受肾素－血管紧张素－醛固酮系统（RAAS）的调节。

肾素－血管紧张素－醛固酮系统（RAAS）是一个相对独立的调控系统，不受垂体－肾上腺皮质系统调节。

醛固酮是人体内调节血容量的激素，通过调节肾脏对钠的重吸收，维持水平衡。醛固酮是调节细胞外液容量和电解质的激素，醛固酮的分泌，是通过肾素－血管紧张素系统实现的。当细胞外液容量下降时，刺激肾小球旁细胞分泌肾素，激活肾素－血管紧张素－醛固酮系统，醛固酮分泌增加，使肾脏重吸收钠增加，进而引起水重吸收增加，细胞外液容量增多发生水肿；相反，细胞外液容量增多时，通过上述相反的机制，使醛固酮分泌减少，肾脏重吸收钠减少，细胞外液容量下降，水肿减轻。

醛固酮水平与慢性心力衰竭水停证存在着线性正相关，醛固酮水平越高，水停越严重。

心衰时不仅醛固酮分泌增多，而且在肝脏内降解减退，半衰期延长，使得血浆醛固酮更加增高。醛固酮的主要作用：醛固酮拮抗剂能够治疗水肿。

苓桂术甘汤，真武汤与肾素－血管紧张素－醛固酮系统（RAAS）密切相关。二方中的茯苓对健康人利尿作用不明显，但对肾性和心性水肿病人利尿作用显著。关于茯苓利尿机理，与其所含钾盐无关。近年研究发现，茯苓素具有和醛固酮及其拮抗剂相似的结构，可与大鼠肾小管细胞浆膜的醛固酮受体结合，在体内可拮抗醛固酮活性，提高尿中 Na^+/K^+ 比值，产生利尿作用。苓桂术甘汤、真武汤等于醛固酮拮抗剂。

近年来对慢性心衰（CHF）机制的研究逐渐深入。慢性心衰的发生发展是一个非常复杂的过程，有多种因素参与。大量研究显示，在心衰的发生发展过程中，神经、激素系统长期过度增强是慢性心衰进行性恶化的一个重要原因。调整交感神经系统和肾素－血管紧张素－醛固酮系统（RAAs）是治疗心衰的关键。

醛固酮具有多种病理生理作用，可以引起中枢性高血压，加速内皮损伤（儿茶酚胺增强其作用），降低心率变异，诱发室性心律失常，促进钠潴留、钾和镁丢失，促进心肌纤维化、坏死及炎症，损害纤维蛋白溶解系统。非选择性醛固酮受体拮抗剂螺内酯可以降低充血性心力衰竭病人病死率，但是男性乳腺增生症等与性激素相关的副作用，限制了其在高血压治疗方面的应用。苓桂术甘汤，真武汤没有这些副作用。

这样，我们就可以用醛固酮解释苓桂术甘汤、真武汤的温阳化水的西医病理学机制。无论是西医还是中医都知道，水电解质紊乱的调节是一个非常复杂的机制，并不是醛固酮一个因素能够说明清楚的，但是，为了给肾主水、阳虚水泛一个简单而准确的表述，肾主水－醛固酮调节象态，肾阳虚阳虚水泛－醛固酮升高证态，这种相对应的表述，就不是十分准确。这样做能够把肾主精、命门之火，与阳虚水泛区别开来。

证与证之间，病理状态与病理状态之间，证态与证态之间都具有中间型、过渡型，或者相互重叠，所列之证态仅仅是中西医理论重要节点上的证态，而不可能包含全部。

西医心力衰竭

1. 左心衰竭

（1）呼吸困难　呼吸困难是左心衰竭最早和最常见的症状。主要由于急性或慢性肺瘀血和肺活量减低引起。阵发性夜间呼吸困难是左心衰竭的一种表现，病人常在熟睡中被憋醒，有窒息感，被迫坐起，咳嗽频繁，出现严重的呼吸困难。参考水寒射肺，肺水肿，与哮病－支气管哮喘鉴别。

（2）咳嗽和咯血　咳嗽和咯血是左心衰竭的常见症状。

（3）其他　可有疲乏无力、失眠、心悸等。

2. 右心衰竭

（1）上腹部胀满　是右心衰竭较早的症状。常伴有食欲不振、恶心、呕吐、腹泻及上腹部胀痛。其机制是消化道瘀血，黏膜下水肿。中医称为心下水气。

（2）颈静脉怒张　是右心衰竭的一个较明显征象。

（3）水肿　心源性水肿多先见于下肢，呈凹陷性水肿，重症者可波及全身；下肢水肿常于傍晚出现或加重，休息一夜后可减轻或消失（阳虚水停）。心衰合并心脏功能障碍出现心悸怔忡不已时中医称为水气凌心。

（4）紫绀　右心衰竭者多有不同程度的紫绀。

（5）神经系统症状　可有神经过敏，失眠，嗜睡等症状。

（6）心脏体征（略）　主要为原有心脏病表现。

可见，阳虚水泛与心力衰竭是一个证态。

1. 阳虚水停－心源性水肿证态

狭义的阳虚水泛证即阳虚水停征，以水气停聚于腰以下，浮肿，其肿以下肢为甚，重者按之没指，小便不利；阳虚水停，阳虚温煦失职，故畏冷肢凉，腰膝酸软；舌质淡胖，苔白滑，脉沉迟无力。这是心源性水肿的基本类型，即醛固酮相关性水肿。肾阳虚水泛是肾主水的主要表现。如脾阳不足，则运化水湿功能失职；如肾阳不足，则蒸腾气化功能减退，导致水液运行障碍，蓄积体内，泛滥于脏腑与躯体之间成为水肿、痰饮等证。《医宗必读》："水虽制于脾，实则统于肾，肾本水脏，而元阳寓焉。命门火衰，既不能自制阴寒，又不能温养脾土，则阴不以阳而精化为水，故水肿之证多属火衰也。"常见于慢性肾炎、肾变性、心源性水肿等。

心源性水肿的特点为：①水肿逐渐形成，首先表现为尿量减少，肢体沉重，体重增加，然后逐渐出现下肢及全身水肿。②水肿先从身体的下垂部位开始，逐渐发展为全身性水肿。一般首先出现下肢凹陷性水肿，以踝部最为明显。③伴有右心衰竭和静脉压升高的其他症状和体征，如心悸，气喘，颈静脉怒张，肝肿大，甚至胸、腹水等。

可见，阳虚水停证与心源性水肿是一致的，是一个证态。治疗方剂：真武汤

2. 水气凌心证－心力衰竭并心律失常证态

水气凌心，凌，侵犯的意思。由于脾肾阳虚，气化障碍，水液停留体内，不能正常排泄，产生痰饮，水肿、水气病。水气上逆，在五行传变中，水气凌心属于相乘传变。阳虚水泛，倍克于心，病机是阳虚，表现于心，可致心阳不振，心神不宁，出现心悸、气促等症状。以苓桂术甘汤为主方，随证

加减。与心源性水肿一致，西医以醛固酮抑制剂治疗心力衰竭；中药茯苓中含有醛固酮抑制剂。

水气凌心证：是指水气内停，上凌于心，以心悸怔忡不已，胸闷气喘，咳吐大量泡沫痰涎，面浮足肿，不能平卧，目眩，尿少，舌淡，苔白腻或白滑，脉弦滑等为常见症的心悸证候。

中医别名：眩晕，心悸，咳喘，水肿。西医：风心病，肺心病，心力衰竭，慢性肾炎，特发性水肿，醛固酮增多症，甲状腺机能低下。

本证是水饮内停，多由脾肾阳虚或心肾阳虚引起水饮上逆，侵凌于心所致，证属本虚标实。其病位主要在心，然而常常涉及脾、肾两脏阳气虚衰，导致痰饮、瘀血等的产生，而使病情更趋复杂多端。

临床表现：心悸气短，眩晕，呕吐痰涎，形寒肢冷，胸脘痞满，渴不欲饮，小便不利，或胸闷而痛，神倦无力，面浮肢肿，或下肢浮肿，形寒肢冷，伴恶心，欲吐，流涎，舌质淡青胖嫩，苔白润或白腻，脉沉弦或细滑，或细结代，或迟细。

中医治疗法则：温阳，化饮，利水。

基本方药：①苓桂术甘汤加味：茯苓15g、桂枝10g、白术12g、猪苓10g、法半夏10g、泽泻10g、沉香6g、大腹皮12g。本方适用于水气凌心之肺脾气虚者。②真武汤加减：附子10g、白术10g、茯苓12g、白芍10g、桂枝10g、沉香6g、补骨脂10g、干姜10g。本方适用于水气凌心之肾阳虚弱者。上方浓煎，取汁200~300毫升，每日1剂，温服，每日3次。

水气凌心是指心力衰竭合并心律紊乱，属于水气病。①心源性水肿；②失盐失水，电解质紊乱引起的心率紊乱；③脚气病、心衰合并心律紊乱。

水气凌心证与水寒射肺证：两证病理相似，症状迥异，常合并出现。在病理上，两证均为脾肾阳虚，气化障碍，水液潴留所致，水气上逆于肺，则为水寒射肺证，上逆于心则为水气凌心证。在病史上，两证均有饮证、水肿等水气病史。在症状上，水气凌心证的症状特点为心悸，水寒射肺证的临床特点为咳唾喘促。以此可资鉴别。

3. 水寒射肺－心力衰竭肺水肿证态

水寒射肺证是指寒邪和水气侵犯肺脏而出现的肺气失宣，寒水逆阻等临床表现的概称。多由宿罹痰饮或水肿，复感寒邪，寒邪引动水饮所致。水寒射肺证可出现于多种疾病中，其临床表现各具一定特点，治疗亦不尽相同，必须加以具体分析。本证通常应与"水气凌心证""阳虚水泛证""寒痰阻肺证"相鉴别。

水寒射肺－肺水肿证态，不仅存在于心力衰竭中，而且存在于肺脓肿－肺痈的急性浆液性渗出期、邪热壅肺－肺炎的急性浆液性渗出期。均是葶苈大枣泻肺汤的适应证。

症状

主要临床表现为：咳嗽气喘，痰涎多而稀白，面色苍白或晦暗，形寒肢冷，甚则胸满息促，不能平卧，头晕目眩，面目浮肿，苔白腻，脉濡缓或滑。

病机

临床表现为支饮者，则咳喘胸满，甚则不能平卧，痰如白沫量多，久咳则面目浮肿，舌苔白腻，脉弦紧，此由饮犯胸肺，肺气上逆所致。《金匮要略·痰饮咳嗽病脉证并治第十二》云："咳逆倚息，短气不得卧，其形如肿，谓之支饮。"治宜温肺化饮，方用小青龙汤（《伤寒论》）。

若水肿病中出现水寒射肺证，临床特点为面浮身肿，腰以下尤甚，按之凹陷不起，气促怯寒，腰部冷痛，此由肾阳衰微，水气上逆于肺所致，治宜温肾助阳，化气行水，方用真武汤（《伤寒论》）。

临床诊断

临床特点为小便量少，甚至无尿，面色㿠白，神疲腰痛，头晕泛恶，气喘胸闷，此由肾阳衰微，尿毒内攻，迫水逆肺所致，《景岳全书·癃闭》曰："小水不通是为癃闭，此最危急证也，水道不通，则上侵脾胃而为胀，外侵肌肉而为肿，泛及中焦则为呕，再及上焦则为喘……"治宜温阳益气，利尿降逆，方用济生肾气丸（《济生方》）加减。尿毒内攻－脓毒症证态，或者肾性水肿引起消化道黏膜下水肿、腹水等（中焦）、肺水肿、胸腔积液（上焦）。

若喘证病中出现水寒射肺证，临床特点为咳嗽喘促，呼多吸少，动则喘息更甚，小便不利，甚则肢体浮肿，舌质淡，脉沉细，此由肾阳虚而水逆，上凌于肺所致，治当纳气归肾，温阳行水，方用黑锡丹（《太平惠民和剂局方》）合真武汤。

与其他肺部疾病的区别（参考寒痰阻肺）

1. 水气凌心证与水寒射肺证

两证病理相似，症状迥异，常合并出现。两证均为脾肾阳虚，气化障碍，水液潴留所致，水气上逆于肺，则为水寒射肺证，上逆于心则为水气凌心证。在病史上，两证均有饮证、水肿等水气病史。在症状上，水气凌心证的症状特点为心悸，水寒射肺证的临床特点为咳唾喘促。以此可资鉴别。

2. 肾阳虚水停证（狭义的阳虚水泛）与水寒射肺证

肾阳虚水停证系肾阳亏损，不能主水，则膀胱气化不利，小便量少；同时亦影响脾的运化，致水湿泛滥而形成水肿，症见全身浮肿，下肢尤甚，按之凹陷，腰痛酸重，畏寒肢冷，舌淡胖，苔白润，脉缓（慢性心衰）。水寒射肺证多由素体脾肾阳虚，水气停聚，复感寒邪（阻塞性肺病合并感染）。寒邪引动内饮所致；亦可由肾阳虚水泛证基础上，水邪上凌于肺而发生，其临床特点为咳嗽气喘，痰涎多而色白，胸胁支满等。一为泛滥于肌肤，一为上泛于肺，此为鉴别之要点。

3. 寒痰阻肺证与水寒射肺证

两证病因病理相互影响，临床表现相似，需严加鉴别。寒痰阻肺证多由风寒失治，寒入肺腧，寒痰交阻所致，亦可由中焦虚寒及久病阳虚而寒痰上干于肺而致；水寒射肺证则多由脾肾阳虚，水气内停，外寒引动，逆于肺脏所致。两者一为寒痰犯肺，一为寒水犯肺，二者可互相影响。寒痰阻肺证可累及肾阳不足而致水气泛滥，逆于肺脏；水寒射肺证亦可因水饮聚积而演变为痰，出现寒痰阻肺见证。在症状上，寒痰阻肺证必咳嗽气喘，咳痰色白清稀，喉间痰鸣，胸膈满闷；水寒射肺证则无喉间痰鸣，胸膈满闷等寒痰之症，可资鉴别。

寒痰阻肺－慢性气管炎、支气管炎证态，合并感染的时候，渗出液积聚于肺泡、支气管，可以引起肺水肿；慢性肺水肿合并感染，引起急性肺水肿，互相影响，互为因果。无论是阻塞性肺病、慢性肺水肿合并呼吸道感染的时候，都是小青龙汤的适应证。

阳虚水泛，实际上是指心力衰竭的各种表现。在心衰的基础上临床表现的侧重点不同：水气凌心的侧重点在心脏，以心悸怔忡不已，胸闷气喘为特点；水寒射肺则侧重点在于肺水肿，以痰涎多而稀白，面色苍白或晦暗，形寒肢冷，甚则胸满息促，不能平卧为特点；阳虚水停则侧重点在于下肢凹陷性水肿；心下水气则侧重点在于胃肠道黏膜下淤血、水肿为特点。当然还会有其他的临床表现。

心源性水肿是由于心脏功能障碍引发的机体水肿，各种原因所致的心脏病，当心力衰竭时即出现水肿。常见于充血性心力衰竭、急性或慢性心包炎等。心力衰竭是指由于心脏的收缩功能和（或）舒张功能发生障碍，不能将静脉回心血量充分排出心脏，导致静脉系统血液瘀积，动脉系统血液灌注不足，从而引起心脏循环障碍症状群，此种障碍症状群集中表现为肺瘀血、腔静脉淤血。心力衰竭并不是一个独立的疾病，而是心脏疾病发展的终末阶段。其中绝大多数的心力衰竭都是以左心衰竭开始的，即首先表现为肺循环淤血。

西医肺水肿：

肺水肿的病因可按解剖部位分为心源性和非心源性两大类。后者又可以根据发病机制的不同分成若干类型。

1. 心源性肺水肿

临床上由于高血压性心脏病、冠心病及风湿性心脏瓣膜病所引起的急性肺水肿，占心源性肺水肿的绝大部分。心肌炎、心肌病、先天性心脏病及严重的快速心律失常等也可引起。

2. 非心源性肺水肿

（1）感染性肺水肿：系因全身和（或）肺部的细菌、病毒、真菌、支原体、原虫等感染所致。例如肺脓肿的早期，急性肺炎的充血、渗出期，渗出液进入肺间质，与肺间质水肿的病理状态是相同的。

感染性肺水肿：继发于全身感染和（或）肺部感染的肺水肿，革兰染色阴性杆菌感染所致的败血症是引起肺水肿的主要原因，系肺毛细血管通透性增高所致，肺内并无细菌大量繁殖。肺水肿也可继发于病毒感染，如流感病毒和水痘病毒等，引起肺水肿的主要原因亦为肺毛细血管壁通透性增高，起病 24～48 小时后，病人的咳嗽、呼吸困难加剧，出现咳血痰，高热等，体检和胸部 X 线呈现典型肺水肿改变，治疗主要针对病因，积极抗感染和氧疗等。

（2）血浆胶体渗透压降低：①肝肾疾病引起低蛋白血症。②蛋白丢失性肠病。③营养不良性低蛋白血症。

（3）神经源性肺水肿：可由于颅脑外伤、手术、蛛网膜下腔出血、脑栓塞及颅内肿瘤等致颅内压增高引起的急性肺水肿。

肺水肿临床表现：

典型的急性肺水肿，可根据病理变化过程分为 4 个时期，各期的临床症状、体征分述如下。

（1）间质性水肿期：肺水肿间质期，主要表现为夜间发作性呼吸困难，被迫端坐位伴出冷汗及不安，口唇发绀，两肺可闻及干啰音或哮鸣音，心动过速，血压升高，此时因肺间质水肿而压力增高，细小支气管受压变窄以及缺氧而致支气管痉挛所致。

（2）肺泡性水肿期：肺水肿液体渗入肺泡后，主要表现为严重的呼吸困难，呈端坐呼吸，伴恐惧窒息感，面色青灰，皮肤及口唇明显发绀，大汗淋漓，咳嗽，咳大量粉红色泡沫样痰，大小便可出现失禁，两肺满布突发性湿啰音。如为心源性者，心率快速、心律失常、心尖部第一心音减弱、可听到病理性第三心音和第四心音。

（3）休克期：在短时间内大量血浆外渗，导致血容量短期内迅速减少，出现低血容量性休克，同时由于心肌收缩力明显减弱，引起心源性休克，出现呼吸急促，血压下降，皮肤湿冷，少尿或无尿等休克表现，伴神志、意识改变。

（4）终末期：呈昏迷状态，往往因心肺功能衰竭而死亡。

诊断：根据病史、临床症状、体征及 X 线表现，一般临床诊断并不困难。但是，至今尚缺乏满意、可靠的早期定量诊断肺水肿的方法。临床症状和体征作为诊断依据，灵敏度低，当肺血管外液增加 60% 时，临床上才出现异常征象。X 线检查也只有当肺水量增加 30% 以上时才出现异常阴影。CT 和 MRI 对定量诊断及区分肺充血和肺水肿有一定帮助。

慢性肺水肿

慢性肺水肿的原因左心衰竭的临床特点主要是由于左心房和（或）右心室衰竭引起肺淤血、肺水肿；而右心衰竭的临床特点是由于右心房和（或）右心室衰竭引起体循环静脉淤血和水钠潴留。肺淤血是指肺部局部血管出现血液淤积，通常由左心衰竭引起，左心腔内压力升高，阻碍肺静脉回流，造成肺淤血。肺淤血时肺体积增大，呈暗红色，病理检测可见切面流出泡沫状红色血性液体。肺淤血的患者临床表现为气促、缺氧、发绀，咳嗽时咳出大量浆液性粉红色泡沫痰液。这就是慢性肺水肿。

水寒射肺－肺水肿证态，西医的病理状态不止一个，包括急性肺水肿、慢性肺水肿。急性肺水肿可以由心力衰竭引起，也可以由感染引起。所以，在辨证论治的时候，还要具体问题具体分析，不是一个方剂能够解决所有的问题。中医的汗法，也是治疗肺水肿的一种方法。

4. 心下水气－胃肠黏膜下水肿证态

心下水气证，不仅仅是阳虚可以引起，其他的水饮、水气均可以引起。阳虚水泛是心下水气证的一个原因，一种病机。

《金匮要略·痰饮咳嗽病脉证并治第十二》

夫病人食少饮多，水停心下，甚者则悸，微者短气。"夫短气有微饮，当从小便去之，苓桂术甘汤主之；肾气丸亦主之。"

"心下有痰饮，胸胁支满，目眩，苓桂术甘汤主之。"

"心下有支饮，其人苦冒眩，泽泻汤主之。"

"呕家本渴，渴者为欲解，今反不渴，心下有支饮故也，小半夏汤主之（《千金》云：小半夏加茯苓汤）。"

卒呕吐，心下痞，（膈间有水）眩悸者，半夏加茯苓汤主之。

先渴后呕，小半夏加茯苓汤主之。

附方《外台》茯苓饮：治心胸中有停痰宿水，自吐出水后，心胸间虚，气满不能食。消痰气，令能食。

茯苓、人参、白术各三两，枳实二两，橘皮二两半，生姜四两。右六味，水六升，煮取一升八合，分温三服，如人行八九里进之。

心下水气，是什么意思？

"心下"中医学指膈下胃脘的部位。《医宗金鉴·张仲景〈金匮要略·痰饮咳嗽病〉》："心下有支饮，其人苦冒眩。"注："心下，膈下也。"《医宗金鉴·删补名医方论五·金匮枳术汤》："治心下硬如大盘，边旋如杯，水饮所作。"注"心下，胃之上脘也。"

胃脘，包括整个胃体。胃上口贲门称上脘，胃下口幽门称下脘，界于上下口之间的胃体称中脘。胃脘是一个中医名词。古人认为胃脘处在心下，剑突下的部位为心窝部，在这个部位发生的疼痛，即为心下痛，心口痛、心窝痛也称心痛。后世很多医家认识到胃与心的解剖部位完全不同，故又把胃痛与心痛区别开来。

胃脘痛，是以胃脘近心窝处常发生疼痛为主的疾患。历代文献中所称的"心痛""心下痛"，多指胃脘痛而言。如《素问·六元正纪大论》说："民病胃脘当心而痛。"《医学正传》说："古方九种心痛。详其所由，皆在胃脘，而实不在于心。"至于心脏疾患所引起的心痛症，《内经》曾指出："真心痛，手足青至节，心痛甚，旦发夕死，夕发旦死。"在临床上与胃脘痛是有区别的。

中医的"心下"是指胃脘部。古人认为胃脘处在心下，歧骨（剑突）下的部位为心窝部，即西医中的上腹部。历代文献中所称的"心痛""心下痛"，多指胃脘痛而言。尽管后世医家把真心痛与胃脘痛进行了区分，但是，"心下"与中医的"心"还是不能够完全断绝关系。结合西医解剖知识，看看上腹部疼痛与心下痛之间的关系。

西医上腹部疼痛

原因

（1）腹腔脏器的病变按发病率的高低排列如下：①炎症：急性胃炎、急性肠炎、胆囊炎、胰腺炎、腹膜炎等。②穿孔：胃穿孔、肠穿孔、胆囊穿孔等。③阻塞和扭转：肠梗阻、胆道结石梗阻、胆道蛔虫症、输尿管结石梗阻、急性胃扭转、大网膜扭转及卵巢囊肿扭转等。④破裂：异位妊娠破裂、卵巢囊肿破裂、脾破裂、肝癌结节破裂等。⑤血管病变：肠系膜动脉血栓形成、腹主动脉瘤、脾梗塞、肾梗塞等。⑥其他：肠痉挛、急性胃扩张、经前紧张症等。

（2）腹外脏器与全身性疾病较常见的有：①胸部疾病：急性心肌梗塞、急性心包炎、大叶性肺炎、胸膜炎、带状疱疹等。②变态反应性疾病：腹型紫癜症、腹型风湿热等。③中毒及代谢性疾病：铅中毒、血紫质病等。④神经精神系统疾病：腹型癫痫、神经官能症等。

西医把上腹部疼痛区分为腹腔脏器病变与腹外脏器与全身性疾病两大类，最常见的是上腹部急腹症与心肺急性病的鉴别，这是西医急诊医学的重点与难点，与中医把心下痛区分为胃脘痛与真心痛完全一致。

中医的心下痛：

古人认为胃脘处在心下，歧骨（剑突）下的部位为心窝部，在这个部位发生的疼痛，即为心下痛，心口痛、心窝痛也称心痛。后世很多医家认识到胃与心的解剖部位完全不同，故又把胃痛与心痛区别开来。

《伤寒论·辨太阳病脉证并治》："伤寒六七日，结胸热实，脉沉而紧，心下痛，按之后硬者，大陷胸汤主之。"我们已经论证了热实结胸与急性腹膜炎是一个证态，胸痹真心痛与动脉硬化性心脏病是一个证态，二者的鉴别代表了真心痛与胃脘痛的鉴别。

所以，中医的"心下"包含了西医的上腹部脏器病变与心肺的疾病反射到上腹部的各种临床表现。

"心下水气"中的"心下"，除了包含西医的上腹部脏器病变与心肺的疾病反射到上腹部的各种临床表现之外，还包含了"主神明的心"，即某些神经系统功能，诸如眩晕。中医理论历来主张诸风掉眩皆属于肝，但是，在"水饮"疾病中经常出现眩晕，而且常常与心悸同时发生。《金匮要略》中的苓桂术甘汤、泽泻汤、五苓散等都能够治疗不同类型的眩晕。水饮中的某些眩晕也称"心下"。

"水气"是什么意思？

水、湿、痰、饮同源而异流，分之为四，合则为一。一般认为湿聚为水，积水成饮，饮凝为痰。就形质而言，稠浊者为痰，清稀者为饮，更清者为水，而"水气"是弥散于脏腑组织之中的无形之水。水、湿、痰、饮不能截然分开，故常水湿、水饮、痰湿、痰饮并称。水湿常困阻于脾胃和弥散于肌肤，水饮多停积于肠胃、胸胁、腹腔及肌肤，痰则随气升降，无处不到。陈修园谓："痰饮证，乃水气上泛，得阳煎熬则稠而为痰，得阴凝聚则稀而为饮。"

在《中西医融合观续》中，已经充分论证了水气－水肿证态，即"水气"相当于皮下水肿与黏膜下水肿，即细胞间隙液的病理性增加。由此可知，"心下水气"是指胃肠道黏膜下水肿，也可以涉及胸腔下部的积液，轻度肺水肿，甚至于内耳迷路的淋巴回流引起的眩晕，等等。水饮是指西医的漏出液与浆液性渗出液。

小结　阳虚水泛中的"心下水气"是指：胃、十二指肠等消化道黏膜下水肿以及胃肠道少量的浆液性渗出液，既可以是心衰引起，也可以是炎症引起（消化道感染）；另外还包括内耳中的积液（眩晕，也可以是心主神明的病理表现）；胸腔下部、肺部的少量积液与水肿。

（二）命门火衰－下丘脑、垂体、内分泌功能下降证态

命门之火就是肾阳，藏于肾，它是促进生殖发育的动力，又是其他脏腑之阳的根源。故命门之火不足，会导致全身阳气虚弱。"命门"一词，最早见于《内经》，系指眼睛而言。如《灵枢·根结》说："太阳根于至阴，结于命门。命门者，目也。"将命门作为内脏提出则始于《难经》。汉代以后，历代医家对命门较少阐发。直至明清，对命门开展了较为深入的研究，才出现了各种不同见解，命门的重要性也引起了广泛重视。关于命门的功能，有主火、水火共主、非水非火为肾间动气之不同。如明代赵献可认为命门即是真火，主持一身之阳气。他在《医贯·内经十二官论》中说："余有一譬焉，譬之元宵之鳌山走马灯，拜者舞者飞者走者，无一不具，其中间唯是一火耳。火旺则动速，火微则动缓，火熄则寂然不动……夫既曰立命之门，火乃人身之至宝。"清代陈士铎在《石室秘藏》中也认为："命门者，先天之火也。"明代张介宾则强调了命门之中具有阴阳、水火二气，从而发挥对全身的滋养、激发作用。如在《景岳全书·传忠录·命门余义》中提出："命门为元气之根，为水火之宅。五脏之阴气，非此不能滋；五脏之阳气，非此不能发。"明代孙一奎则认为命门在两肾中间，为非水非火，而只是存在着的一种元气发动之机，是一种生生不息、造化之机枢而已，即《难经·八难》所说的"肾间动气"。他在《医旨绪余·命门图说》中指出："越人亦曰：'肾间动气者，人之生命，五脏六腑之本，十二经脉之根，呼吸之门，三焦之原。'命门之意，盖本于此……命门乃两肾中间之动气，非水非火，乃造化之枢纽，阴阳之根蒂，即先天之太极。"

综观以上对命门的种种认识，虽然对命门的形态、部位有不同的见解，但在命门的生理功能与肾息息相通的认识上是基本一致的。历代医家大多认为命门与肾同为五脏之本，内寓真阴真阳。明代命门学说的兴起进一步为肾阴、肾阳理论奠定了基础，因此可以认为，肾阳即命门之火，肾阴即命门之水。肾阴、肾阳，即是真阴、真阳。古代医家之所以称之为"命门"，无非是想强调肾中阴阳的重要性，"命门"即"生命之门"。正如孙一奎在《医旨绪余·命门图说》中所说："追越人两呼命门为精神之舍，元气之系，男子藏精，女子系胞者，岂漫语哉！是极归重于肾为言，谓肾间原气，人之生命，故不可不重也。"

肾阴肾阳，代表了全身的阴阳。肾阳虚，很大程度上代表了全身的阳虚，各脏腑均出现阳虚，诸如脾阳虚，心阳虚，肺阳虚，肝阳虚，等等。肾阴虚也是如此。

命门火衰一般指肾阳不足。肾阳不足又称肾阳衰微、命门火衰，多因素体阳虚，久病不愈，或年老体弱，下元亏损所致。肾阳虚损主要表现在：一是生殖机能减退而男子阳痿、早泄、精冷，女子宫寒不孕；二是水液代谢障碍，肾阳虚衰，气化无权，开合失度，则发为水肿，或尿频、尿闭；三是水谷精微化生减弱，因命门火衰，不能温煦脾阳，脾肾阳虚，则运化功能失职，可见下利清谷、五更泄泻等。这三方面是广义的命门火衰（肾阳虚），而狭义命门火衰是指生殖性功能障碍。一般而言，肾阳虚临床表现较轻，命门火衰则重。

肾阳虚临床表现症状：畏寒肢冷，口淡不渴或喜热饮，小便清长，夜尿多；男子阳痿早泄，滑精，阴寒，精冷不育，女子宫寒不孕；舌胖淡，脉沉迟无力等。下利清谷，五更泄；水肿，小便不利，四肢厥冷，但欲寐，舌淡苔白滑，脉微细。

命门火衰证的临床表现为肾阳虚证，症状兼见精神萎靡，面色㿠白或黧黑，畏寒怕冷，男子阳痿，精稀清冷，女子胞宫寒冷不孕等症。命门火衰，阳气虚弱，心失温养，心神无力振奋，故精神萎靡不振；阳气虚弱，气血运行无力，不能上荣于面，故面色㿠白；若肾阳极度虚衰，浊阴弥漫肌肤，则见面色黧黑无泽；命门火衰，不能温煦肌肤，故畏寒肢冷；肾主生殖，命门火衰，生殖器官失于温养，生殖机能低下，故男子阳痿不举，精稀清冷，女子胞宫寒冷不孕。

肾阳就是在肾的温煦功能基础上，来展现肾的功能：肾藏精，肾主水，肾主纳气，肾主骨，肾华在发，肾开窍于耳，肾开窍于二阴。当以上功能作用低下时，叫作肾气虚，在此基础上的温煦功能不足时，叫作肾阳虚。

命门火衰、肾阳虚与现代医学的神经内分泌免疫网络（NEIS）有关，肾阳虚证在下丘脑－垂体－内分泌腺（肾上腺皮质、甲状腺、性腺、胸腺）轴不同环节、不同程度的功能低下，且主要的发病环节在下丘脑（或更高级）的调节功能紊乱。同时认为老年人生理改变和肾阳虚证甚为相似，肾阳虚证也意味着一定程度上的未老先衰。命门火衰主要是指生殖功能障碍，包含有全身各脏腑的温煦功能下降。

现代研究（主要是指沈自伊的研究）

1. 肾阴，肾阳与下丘脑－垂体－内分泌腺轴的功能

（1）肾阴、肾阳与下丘脑－垂体－肾上腺皮质轴。肾上腺皮质外层为球状带，主要合成和分泌醛固酮，调节体内水盐代谢，故称盐皮质激素，主要作用原理是促进肾远曲小管及集合管的上皮细胞吸收原尿内的 Na^+ 和一部分水，同时排出 K^+ 和 H^+。因此，醛固酮对维持血管正常容量和体内酸碱平衡有重要意义。醛固酮的分泌活动直接受肾小球旁器分泌的肾素调节。肾素－加压素－醛固酮系统一般不受垂体调节。在沈自伊的研究中没有涉及这个系统。

肾上腺皮质中层为束状带，主要合成和分泌可的松类激素，调节糖、脂肪和蛋白质的代谢，故总称为糖皮质激素。

肾上腺皮质的内层为网状带，主要分泌性激素，其中主要是雄激素（脱氢异雄酮）和少量雌激素（雌二醇）。

肾上腺皮质的束状带和网状细胞的合成和分泌激素的活动属于丘脑下部－腺垂体－肾上腺皮质系统调节。

肾上腺髓质属于交感神经节的同源器官，主要分泌肾上腺素和去甲肾上腺素，其作用是使心跳加快，小动脉收缩，血压升高，使平滑肌松弛，促进糖原贮存和脂肪分解。因此，肾上腺髓质是调节心率、血压，保证全身器官组织的血流量及能源物质的重要结构。肾上腺髓质的功能活动的调节属于丘脑下部－植物神经－肾上腺髓质系统。

（2）肾阴、肾阳与下丘脑－垂体－甲状腺轴。现代研究证明，补肾药能够延缓老年大鼠下丘脑－垂体－甲状腺轴的功能退化。

（3）肾阴、肾阳与下丘脑－垂体－性腺轴。人的生殖功能的生长发育、成熟、衰退都与下丘脑－垂体－性腺轴的功能有密切关系，它类似于中医"肾"主生殖的全部内容。其中"天癸"包括了这条轴上各器官所分泌的各种激素及它们相互之间的互为依存、互相抑制的关系，天癸至是指性成熟。补肾作用不是激素替代治疗，而是通过人体自身调节功能的改善而达到治疗目的。

2. 肾阴、肾阳与植物神经系统的功能

机体的内脏活动和新陈代谢，除受内分泌激素的调节外，还受植物性神经系统的控制。交感神经系统的活动与肾上腺髓质的分泌是紧密相关的，而迷走神经则支配胰岛素的分泌。因此，交感神经与副交感神经形成一个相互对立又统一的调节系统，这也体现了阴阳对立统一规律。研究发现，肾阳虚患者交感神经活动常减弱，肾阴虚患者交感神经活动常亢进。例如，阳虚患者对冷加压试验可无反应，或呈双向反应，甚或出现倒错反应；而阴虚患者则比正常反应明显加强。阴虚患者对眼－心反射可无反应，甚至反而心率加快。以红细胞糖酵解与氧化强度为指标，阴虚患者明显高于正常人，而阳虚患者低于正常。上述这些功能障碍经调补肾阴、肾阳治疗可调整。

已知交感神经系统的递质－去甲肾上腺素在中枢的作用一般表现为抑制效应。实验发现，在实验性甲状腺功能减退（代表阳虚）和甲状腺功能亢进（代表阴虚）动物模型，阴虚组下丘脑和海马内去甲肾上腺素含量明显减少。

命门火衰是指下丘脑－垂体－肾上腺皮质轴，下丘脑－垂体－甲状腺轴，下丘脑－垂体－性腺轴的功能下降，交感神经系统抑制。而肾阴虚则表现出相反的状态。

三、肾阴虚－垂体、内分泌病理性功能亢进证态

肾阴虚与肾阳虚是相对而言，同属于肾气虚，区别在于畏寒与五心烦热。肾阴虚与肾主水关系不大，肾阳虚与肾主水关系密切。

钱乙创立了六味地黄丸，治疗小儿发育不良，佝偻病，开阴虚证之先河。六味地黄丸由熟地黄、山药、山茱萸、茯苓、泽泻、丹皮组成，原是张仲景《金匮要略》所载的崔氏八味丸，即八味肾气丸的加减化裁，作六味地黄丸，用来当作幼科补剂。这对后世倡导养阴者起了一定的启发作用，如金元四大家之一李东垣的益阴肾气丸，《丹溪心法》的大补阴丸（由黄檗、知母、熟地黄、龟板、猪脊髓组成），都是由此方脱化而来。因此，有人认为钱乙是开辟滋阴派的先驱。《金匮要略》中的肾气丸，还没有区分肾阴、肾阳，钱乙创制六味地黄丸才有了肾阴的萌芽，为滋阴派打下了基础。

滋阴派朱丹溪学术思想的基本特点是：力倡在"相火论"基础上的"阳常有余，阴常不足"的学说，创制大补阴丸（原名叫"大补丸"）。因为它是一首补阴的名方，故后世多称之为"大补阴丸"。该方由熟地黄、炙龟板各160g，黄檗、知母各120g组成。作丸剂服时，宜将诸药共研细粉，取适量猪脊髓蒸熟捣烂，加炼蜜混合拌匀，再将药粉和入打丸，每丸10g重，每日早晚各服1~2丸，淡盐开水送下。若作汤剂服时，各药之量可减为1/10，去猪脊髓，加鹿角胶10g烊化。

钱乙治肾怯失音、囟开不合、神不足、白睛多、面白，用地黄丸（即六味地黄丸）。解颅，是颅缝解开之意。头颅骨缝分裂，前囟扩大，不能闭合之症。正常小儿的颅骨缝，大都在出生6个月时骨

化，前囟在 1~1.5 岁时闭合，后囟在 2~4 个月时闭合。如延期闭合，名为"解颅"。多由先天不足，肾气亏损所致，其症状为头缝裂开，头皮光急，青筋显露，面色㿠白，眼珠常下翻，故白睛特别显露，小儿头骨叩之呈破壶音，智力发育不良。解颅是较重的佝偻病的症状之一，亦见于脑积水。

佝偻病，在婴儿期较为常见，是由于维生素 D 缺乏引起体内钙、磷代谢紊乱，而使骨骼钙化不良的一种疾病。佝偻病发病缓慢，不容易引起重视。佝偻病使小儿抵抗力降低，容易合并肺炎及腹泻等疾病，影响小儿生长发育。

六味地黄丸无论是西医药理研究还是中医辨证论治，都没有利尿作用，治疗脑积水的作用不大，所以主要是治疗佝偻病的方剂。古代营养不良引起的佝偻病远比脑积水多见，也是一个证据。这是肾阴虚的原型。

肾阴虚在临床上的西医解释是什么？要从六味地黄丸能够治疗哪些西医疾病的哪些病理状态（疾病的不同阶段或类型）来推断。

临床表现：

肾阴虚证的临床表现可以概括为 10 个方面：腰膝酸痛是由于肾阴不足，髓减骨弱，骨骼失养；头晕耳鸣则因为脑海失充；失眠多梦是由于水火失济，心火偏亢，心神不宁；阳强易举是因为阴虚则相火妄动；精泄梦遗是由于君火不宁，扰动精室；经少、经闭则因为阴亏经血来源不足；崩漏见于阴虚阳亢，虚热迫血；形体消瘦，咽干颧红源于肾阴亏虚；潮热盗汗，五心烦热，溲黄便干皆为虚热内生；舌红少津，脉细数均为阴虚之证。

一般肾阴虚多发生于中青年人群，因中青年活动量比较大，无论是学习还是锻炼，精力上物质耗损比较多。肾阴虚在性功能方面，表现为性欲不低，但射精快（早泄），伴有遗精现象。而肾阳虚者阳痿的比较多，且有畏寒怕冷，手脚冰凉，小便清长，大便溏薄等症，且多见于中老年人群。肾阴虚、肾阳虚的共同症状有腰酸乏力，四肢酸软等。

肾阴虚具有肾气虚与阴虚内热的共同表现。

肾阳虚、肾阴虚对照

肾阳虚	肾阴虚
肾上腺皮质功能衰退	不仅血浆皮质醇浓度有显著升高，外周白细胞糖皮质激素受体（GCR）也升高
甲低，血中 T3、T4 水平降低	甲亢，阴虚火旺，T3、T4 升高
交感神经活动常减弱	交感神经活动常亢进，肾上腺皮质功能亢进
表现为机能衰退	表现为某些功能亢进
醛固酮降低	原醛症是一种继发性高血压症低血钾
血浆雌二醇（E2）值低	血浆雌二醇（E2）值高
锰（Mn）明显降低	锌明显下降，铜升高
垂体 – 内分泌功能低下	垂体 – 内分泌功能病理性升高
交感神经系统兴奋	副交感神经兴奋

锰缺乏可影响生殖能力，有可能使后代先天性畸形，骨和软骨不健全。另外，锰的缺乏可引起神经衰弱综合征，影响智力发育。锰缺乏还将导致胰岛素合成和分泌的降低，影响糖代谢。

肾阳虚与肾阴虚的区别

研究发现，肾阳虚患者尿中 17 – 羟皮质类固醇的排出量降低，反映了肾上腺皮质功能有不同程度的降低，又发现对促肾上腺皮质激素（ACTH）的反应有延迟。采用温补肾阳药治疗，可使之恢复正常。动物实验，使用大剂量外源性皮质激素，可致肾上腺皮质功能衰竭现象，症似肾阳虚，应用附子、肉桂、肉苁蓉、淫羊藿等助阳药，则可对抗之。而在肾阴虚患者尿中，发现 17 – 羟皮质类固醇有异常升高，应用滋阴药可调整之。在临床上，滋阴药可减少由激素所产生的副作用。动物实验，使用大剂量激素使肾上腺皮质衰竭而出现高血压，应用助阳药可矫治；而实验性肾性高血压，应用助阳药无效，但六味地黄丸有效，说明临床上对肾上腺皮质功能衰退患者，可采取助阳药取效。

研究发现，肾阳虚患者，血中T3水平降低，对促甲状腺激素释放激素兴奋试验延迟，应用助阳药治疗，可使之恢复正常。动物实验，应用甲疏咪唑造成甲状腺功能减退，动物出现类似于"肾阳虚"的表现，并引起腺垂体和甲状腺形态学的改变，使用助阳药治疗，可使之恢复正常。而在甲状腺功能亢进的患者，表现出一派阴虚火旺的证候，可用滋阴药治疗。在动物实验，使用甲状腺素，造成"甲亢"，类似于阴虚，采用滋阴药治疗有效。

综上所述，人的生殖功能的生长发育、成熟、衰退都与下丘脑-垂体-性腺轴的功能有密切关系，它类似于中医"肾"主生殖的全部内容。其中"天癸"包括了这条轴上各器官所分泌的各种激素及它们相互之间的互为依存、互相抑制的关系。天癸至，表示性成熟，具备了生育能力。

在动物（大鼠）实验中，给雄性动物注射苯甲酸雌醇，可导致类似"肾阳虚"见证，表现为其睾丸重量、肾上腺重量减少以及睾丸中酶活性均下降。用助阳药（如附子、肉桂、淫羊藿、肉苁蓉、补骨脂）可矫治之。在女性，若下丘脑-垂体功能减退，常表现为阳虚见证，予温补肾阳施治。若由于卵巢功能减退，雌激素水平低下，垂体促性腺激素水平过高，常表现为阴虚见证，如某些更年期综合征所见。在动物实验中，切除大鼠甲状腺、肾上腺，造成卵巢功能减退，此时应用补"肾"药如附子、肉桂、巴戟、菟丝子、肉苁蓉可治疗，而滋阴药无效。

以上的研究表明，"肾"主生殖的功能是与下丘脑-垂体-性腺轴的调节相关的，补肾药在该轴上多个环节都有作用，增强这一系统的功能，改善其调节平衡机制，使其作用更为完善。补肾作用不是激素替代治疗，而是通过人体自身调节功能的改善而达到治疗目的。

研究发现，肾阳虚患者交感神经活动常减弱，肾阴虚患者交感神经活动常亢进。

肾阴虚表现为某些功能亢进，肾阳虚表现为机能衰退，都是机体功能失去正常生理平衡。

六味地黄丸

（1）钱乙创立了六味地黄丸，治疗佝偻病，小儿发育不良，营养不良，机体机能低下。最初用于小儿发育迟缓，现在主要用于治疗肾阴虚。

（2）六味地黄丸治疗甲亢、高血压、高血糖、高血脂……机体机能病理性升高。

所以，六味地黄丸对于机体机能低下、病理性升高都具有调节作用，是双向调节作用。这也是许多中药方剂的共同特点。

药理研究：

六味地黄丸具有显著的增强免疫、抗衰老、抗疲劳、抗低温、耐缺氧、降血脂、降血压、降血糖、改善肾功能、促进新陈代谢及较强的强壮作用。

（1）抗疲劳、抗低温、耐缺氧作用与人参相似。

（2）对免疫功能的影响：能激活细胞免疫及抗体生成反应，提高细胞免疫功能，促进扁桃体细胞诱生干扰素，提高血清干扰素水平。

（3）扩张血管，对动脉狭窄性高血压有明显的降压和改善肾功能作用。

（4）减少心肌胶原的沉着，防治因高血压致心血管损害。

（5）改善血液流变性，降低全血黏度、血浆黏度、纤维蛋白原，抑制梗死心脏中氧自由基的生成，缩小梗死面积，防治冠心病、心肌梗死。

（6）对血脂的影响：可明显降低胆固醇、甘油三酯和磷脂，增加高密度脂蛋白，提高HDL-C/TC的比值，促进脂质代谢。长期服用有防止动脉粥样硬化的作用。

（7）改善植物神经系统功能紊乱。

（8）改善性腺功能障碍。通过作用于下丘脑-垂体-性腺轴而改善性激素分泌，促进精子生成，提高精子活动率，增强性功能。

（9）促进肾脏对体内代谢产物尿素的排泄，保护肾排泄功能。

（10）对肝损伤有保护作用：对正常的 ALT 活性无明显影响，但对四氯化碳、硫代乙酰胺及泼尼松所致的 ALT 活性升高有显著的降低作用。

（11）增加小鼠体重，增强其体力，延长游泳时间，使接受化学致癌物的动物脾脏淋巴小结发生中心活跃。

（12）增强单核巨噬系统的吞噬活性，提高存活时间，提高腹水型宫颈癌 U14 细胞内的 cAMP，提高癌细胞增殖抑制率。

（13）能抑制氨基甲酸乙酯、亚硝胺的肿瘤诱发率。

（14）对于食道上皮细胞增生症，有阻断癌变作用，可预防食道癌发生，减低发病率。

（15）六味地黄丸中泽泻含锌量高，山茱萸含铬量高，对动脉粥样硬化和糖尿病有预防作用，故六味地黄丸对预防老化和早衰有一定作用。

（16）使红细胞糖代谢恢复正常。

（17）抗化疗药物毒副作用，延长生存率，保护红细胞、白细胞、血小板功能，防止心、肝、肾功能的损害，保护 NK 细胞活性，增强 T、B 淋巴细胞转化功能。

六味地黄丸衍化方剂：

（1）知柏地黄丸：在六味地黄丸基础上加入知母 12g，黄檗 10g。功用：滋阴降火。主治：阴虚火旺，骨蒸潮热，遗精盗汗之证。

（2）麦味地黄丸：在六味地黄丸基础上加入麦冬 10g，五味子 8g。功用：滋肾敛肺。适用于肺肾阴虚之喘咳。

（3）杞菊地黄丸：在六味地黄丸基础上加入枸杞子 15g，菊花 12g。功用：滋肾养肝。适用于因肝肾阴虚而致的两眼昏花，视力不清，或有眼睛干涩，迎风流泪症状。

（4）都气丸：在六味地黄丸基础上加入五味子 10g。功用：滋肾纳气，适用于肾阴虚之气喘。

（5）桂附地黄丸：在六味地黄丸基础上添加肉桂、附子。功用：温补肾阳，适用于肾阳虚怕冷者。

四、肾虚泄泻－功能性腹泻证态

肾虚五更泄泻，每至黎明即见腹泻、腹痛的病证，又称脾肾泄、肾泄，因肾阳不足所致。《证因脉治·肾虚五更泄泻》："肾虚泻之症，每至五更，即连次而泻，或当脐作痛，痛连腰背，腹冷膝冷。"治宜温肾，用四神丸、八味肾气丸、填坎汤、胃关煎、五味子丸等方。

肠易激综合征（IBS）是一种常见的功能性肠病，以腹痛或腹部不适为主要症状，排便后可改善，常伴有排便习惯改变，缺乏解释症状的形态学和生化学异常，与情绪相关，与性激素水平相关。研究发现，有 1/3 的 IBS 患者有胃肠道感染史；多数流行病学研究未将功能性腹泻与腹泻型肠易激综合征加以区分。在西医看来，功能性腹泻、炎症性肠病、肠预激综合征，三者重合比较多，关系密切，不易区分；在中医看来，是一种疾病，不足为怪。中医学认为肠易激综合征属于"腹痛""泄泻""便秘"的范畴，主要由情志失调，导致肝郁气滞，肝气乘脾，而为肝郁脾虚；脾胃虚弱，日久穷必及肾，又可导致脾肾阳虚；气为血帅，气行则血行，气滞日久又导致血瘀肠络。将肠易激综合征辨证分为肝郁脾虚、寒热错杂、脾胃虚弱、脾肾阳虚、阴虚肠燥、肠道瘀滞六型施治，是有道理的。

1. 病因

一般的病因是机体应激反应与心理因素相互作用的结果，不同的个体都可能涉及遗传、环境、心理、社会和胃肠感染等因素，导致胃肠动力改变、脑－肠轴相互作用的紊乱、自主神经和激素的变化等，伴有精神障碍（如恐慌、焦虑、创伤后应激紊乱等）、睡眠障碍和心理应对障碍的患者，应激性生活事件常可导致症状的加重，但对心理因素与 IBS 之间的确切联系还不十分清楚。研究发现，有 1/3 的 IBS 患者有胃肠道感染史，国内外都强调精神心理因素对 IBS 发病的影响，更加重视神经肽类和相关受体功能在 IBS 发病机制中的作用；近些年人们加强了 IBS 与炎症性肠病（IBD）之间的联系研究，少数学者甚至认为 IBS 为 IBD 的前期表现，或者感染后遗留的功能性病变。

2. 鉴别诊断

需要与 IBS 鉴别诊断的疾病主要有炎症性肠病、结直肠肿瘤，还要注意 IBS 与乳糖不耐受、小肠细菌过度生长、寄生虫感染等鉴别。

功能性腹泻

功能性腹泻指无任何细菌、病毒感染的腹泻，一般由胃肠蠕动过快引起，本病是一种表现为不伴腹痛，持续性或复发性解软便、水样便的病症。按之有硬块，空腹症状加重。多数流行病学研究未将功能性腹泻与腹泻型肠易激综合征加以区分。

英格兰 Bristol 地区曾对当地居民的粪便性状进行了流行病学调查，将连续 3 次排不成形便定义为功能性腹泻。根据这样的诊断标准调查发现，功能性腹泻多见于 50 岁及 50 岁以上的妇女，其发病率达到 3.1%，而 50 岁以下妇女的发病率为 1.7%。由于 50 岁恰好是该地区的女性绝经年龄，因此，推测激素水平的变化可能是引起女性功能性腹泻的危险因素之一。这与肾阳虚—垂体性腺事由功能低下相同。

众所周知，急性焦虑往往可以导致腹泻，多数健康人群，尤其是年轻女性在应激状态下会影响排便习惯，但其发病机制目前仍未明确。情绪变化有促进结肠动力的作用，但这种现象在正常人与腹泻患者中并无差异。相对于 IBS 而言，对功能性腹泻与慢性焦虑及应激状态的相关性研究仍然较少。

小肠吸收不良综合征（脾气虚）是各种原因引起的小肠消化、吸收功能减损，以至营养物质不能正常吸收，而从粪便中排泄，引起营养缺乏的临床综合征群，亦称消化吸收不良综合征。80%～97% 的病人有腹泻，典型的呈脂肪泻，粪便色淡，量多，油脂状或泡沫状，多具恶臭。大便次数从数次到十余次不等，有时呈间歇性腹泻，腹痛、腹胀少见。另应注意询问有无消瘦、乏力、手足搐搦、感觉异常、口炎、角膜干燥、夜盲、水肿等营养不良症状。既往的检查治疗亦有助于诊断。

功能性腹泻须与肠道器质性疾病，如肠道感染性疾病（慢性细菌性痢疾、肠结核、寄生虫感染性腹泻等）、IBD、放射性肠炎、结肠肿瘤、小肠吸收不良及肠血管活性肠肽瘤等引起的腹泻相鉴别。结肠镜、血液生化等相关检查可明确诊断。

小结 肾虚泄泻是功能性腹泻（肠预激综合征、炎症性肠病）中的一种病理状态，在临床实际中还需要具体问题具体分析，不可一概而论。

五、肾精不足－生殖发育功能障碍证态，肾气不固－性功能障碍证态

对于成人而言前者病情严重，后者病情较轻，二者关系密切，重叠较多。

（1）肾精不足证为肾精亏虚，发育生殖等功能减退所致的病证。多由先天发育不良，禀赋不足，或后天调摄失宜，房事过度，大病、久病伤肾等引起。

主要临床表现：儿童发育迟缓，囟门迟闭，身材矮小，智力低下，骨骼痿软，动作迟钝；男子精少不育，女子经少经闭，性功能减退；成人早衰，脱发齿松，耳鸣耳聋，腰膝酸软，精神呆钝，健忘，舌瘦，脉细无力。

病机分析：本证以发育迟缓，性功能减退，早衰为特征。肾藏精，主生殖，为生长发育之本。肾精亏乏，无以生化，故儿童发育迟缓，囟门迟闭，身体矮小；肾精不足，髓少骨虚，故智力低下，骨骼痿软，动作迟钝；肾精亏虚，生殖无力，则男子精少不育，女子经少经闭，性功能减退；肾在体为骨，开窍于耳，其华在发，肾精不足则脱发齿松，耳鸣耳聋，腰膝酸软；肾精亏损，脑海失充，则精神呆钝，健忘；早衰、舌瘦、脉细无力，均为虚象。

辨证注意点：有严重的生长发育迟缓见症，或严重的生殖功能减退（不孕，不育）临床表现。

①本证以肾精亏虚，功效低下为主要病机。②以小儿发育迟缓，成人生殖功效低下及早衰之象为辨证依据。③有小儿发育迟缓，或成人早衰等肾精不够的体现，以及男子精少不育、女子经闭不孕、性功效减退等肾病定位症状。

本证的发展及影响：肾精为性命之根本。本证如不能得以适当调治则生命之源匮乏，气血日趋衰败可致夭折，或成痴呆等病而苟延时日。本证轻者也可导致一般气血虚亏诸证，或以御邪力弱而易感外邪致病。

相似证候的辨别：本证当与肾阳虚、肾阴虚证辨别，三证均为肾虚证。肾阳虚、肾阴虚证有明显的寒象与热象，本证一般无明显寒象或热象，但以生长发育、生殖功能严重减退为特征，证情有轻重之别。

本证与肾气不固不同，主要表现于生长、发育、生殖等方面机能减退，而肾气不固只表现于精关不固等肾脏固摄无权之症。本证与肾不纳气证更易鉴别，肾不纳气以喘息为主。

治疗：六味地黄丸、左归丸。

（2）肾气不固证是肾气虚损，固摄作用减弱所致的病证。

肾气不固证又称下元不固，是肾气虚衰，封藏失职的一种病理变化。临床上以精关不固而遗精、滑精、早泄，膀胱失约而小便失禁、尿后余沥、遗尿，冲任不固而月经淋漓不断，或崩漏、带下清稀、小产、滑胎，以及肠虚滑脱而久泻不止，大便失禁等精、尿、经、胎、便等固摄失调为特征。

病因：本证多因年高体弱，肾气亏虚，或先天禀赋不足，肾气不充，或房事过度，久病劳损，耗伤肾气所致。

主要临床表现：小便清长而频数，或尿后余沥不尽，或小便失禁，或遗溺，或夜尿增多。男子滑精早泄，女子带下清稀，或胎动易滑，女子月经淋漓不尽，或带下清稀而量多，或胎动易滑。神疲乏力，腰膝酸软，听力减退，面色苍白，舌淡，苔白，脉细弱沉。

病机分析：本证以肾气虚、固摄作用减弱为特征。肾气虚，固摄作用减弱，膀胱失约，气化失司，故小便清长而频数，以及余沥不尽，小便失禁，遗溺，或夜尿增多。肾气虚弱，精关不固，故男子滑精早泄；肾气虚弱，带脉失约，任脉失养，则女子带下清稀，胎动易滑；肾气虚，脏腑经络功能减退，神疲乏力，腰膝酸软，听力减退，面色苍白，舌淡苔白，脉细弱沉。

辨证注意点：有膀胱失约以及精关不固、带脉失约；肺肾气虚则宗气亦虚，故声音低怯；肾气虚则腰、膝酸软；胸阳不振，阳气运行不利，固摄无权，则胸闷。肢冷面青，冷汗淋漓。脉虚浮无根为阳气虚衰之危象。若阴虚体质则生内热，虚火上炎而见面赤心烦，口燥咽干，舌红，脉细数。

相似证候的辨别：本证的小便异常当与膀胱湿热证辨别，但膀胱湿热证常有尿频、尿急、尿痛，小便短赤，苔黄腻，脉数等湿热的临床表现；本证一般无湿热之象。

辨证施治：

主方：金锁固精丸。方药：沙苑子（炒）、芡实（蒸）、莲子、莲须、龙骨（煅）、牡蛎（煅）。

用法：空腹用淡盐水或温开水送服。日3次。

功能主治：固肾涩精。用于肾虚不固、遗精滑泄、神疲乏力、四肢酸软、腰痛耳鸣。

西医性功能障碍

性功能是一个复杂的生理过程。正常性功能的维持依赖人体多系统的协作，涉及神经系统、心血管系统、内分泌系统和生殖系统的协调一致，除此之外，还须具有良好的精神状态和健康的心理。当上述系统或精神心理方面发生异常变化时，将会影响正常性生活的进行，影响性生活的质量，表现出性功能障碍。性功能障碍是性行为和性感觉的障碍，常表现为性心理和生理反应的异常或者缺失，是多种不同症状的总称。男性性功能障碍主要包括性欲障碍、阴茎勃起障碍和射精障碍等。据统计，40～70岁男子中有52%患有不同程度的性功能障碍。女性性功能障碍的发病率也很高，有人认为可占成年妇女的30%~60%，其中性欲和性高潮障碍最为普遍，有些女性一生中可能从未享受过性高潮。

病因大致可以分成3类：

（1）生物因素。性功能障碍可能由遗传、健康状况、激素水平、年龄、疾病（包括慢性病、神经精神系统疾患、内分泌疾病、生殖器官病变）等多种原因引起。药物、长期大量酗酒或吸毒者，也会出现性功能障碍。

（2）精神心理因素。对性功能的影响比较突出，包括错误的性观念、过去性经历的影响、环境因素、人际关系紧张和各种外界因素造成的负性情绪等。

（3）文化因素。由于宗教和文化背景的影响，某些人对性生活存在偏见（如认为"一滴精十滴血"），认为性交会损耗元气，主观上放弃或减少性活动，容易造成性压抑。

临床表现：

性功能障碍总体上可分为功能性性功能障碍和器质性性功能障碍两大类。男性性功能障碍包括性欲障碍、阴茎勃起障碍、性交障碍和射精障碍。女性性功能障碍包括性欲障碍、性唤起障碍、性高潮障碍、性交疼痛等。

（1）性欲障碍。包括性厌恶、性欲低下、性欲亢进。

（2）阴茎勃起功能障碍。是指阴茎持续不能达到和维持充分的勃起以获得满意的性生活。

（3）性交障碍。临床表现为性交昏厥、性交失语、性交癫病、性交猝死、性交恐惧症等。

（4）射精障碍。包括不射精、延迟射精、逆行射精、射精无力、早泄和痛性射精等。其中，不射精症是指阴茎能正常勃起和性交，但是不能射出精液，或是在其他情况下可射出精液，而在阴道内不射精。逆行射精是阴茎能勃起和进行性交活动，并随着性高潮而射精，但精液未能射出尿道口外而逆行经膀胱颈反流入膀胱。

（5）性唤起障碍。指持续性或反复发生不能获得和维持足够的性兴奋，表现为主观性兴奋、性器官及身体其他部位性反应的缺失。包括阴道的润滑、阴蒂及阴唇的感觉及阴道平滑肌舒张等作用的减退。

（6）性高潮障碍。指经充分的性刺激和性唤起后，仍然发生持续性或反复的达到性高潮困难、延迟或缺如。

（7）性交疼痛障碍。包括性交痛（反复或持续性性交时阴道疼痛），阴道痉挛（反复或持续性阴道外1/3的平滑肌不自主痉挛性收缩，干扰阴茎的插入），非接触式性交痛（由非直接性交活动引发的反复发作或持续性生殖器疼痛）。

上述症状可以单独出现，亦可同时出现，称为混合性性功能障碍。

诊断：

根据患者的相应临床表现和检查结果，不难做出诊断。详细询问病史尤为重要。

西医的性功能障碍是指性交功能障碍，不包括生殖功能障碍；中医的肾气虚包括性功能障碍与部分生殖系统功能障碍，例如月经不正常、不能生育等。

六、肾不纳气 –（呼气性）呼吸困难证态

肾气虚而不能摄纳肺气的病证。症见气短，气喘，动则喘甚而汗出，呼多吸少等呼吸困难表现，面虚浮，脉细无力或虚浮无根，多见于哮证、喘证。西医多见于慢性心肺功能不全疾患，例如慢阻肺、心衰。

病因：本证的形成原因主要是：久病咳喘，肺虚及肾，耗伤肾气，肾气虚衰，气不归元即肾不纳气。

《类证治裁·喘症》："肺为气之主，肾为气之根，肺主出气，肾主纳气，阴阳相交，呼吸乃和，若出纳升降失常，斯喘作焉。"

证候与分析：

（1）久病咳喘，呼多吸少，气不得续，动则喘甚。上述症状缘于久病由肺及肾，肾气亏虚，摄纳无权，气不归元所致。

（2）腰膝酸软，肾虚骨骼失养。

（3）自汗神疲，声音低怯，舌淡苔白，脉沉弱。

鉴别诊断：肾不纳气与肾气不固

（1）两证当从病因、病性及临床表现上加以鉴别。两者病变性质皆属肾气虚，但肾不纳气有久病咳喘，肺病及肾等病理基础，有肾气亏虚的一般症状：疲倦，腰酸，声低，脉沉弱，并以咳喘，呼多吸少，气不得续，动则益甚为主症。西医以呼气性呼吸困难为主要表现。

（2）肾气不固是由肾气亏虚，封藏固摄功能失职所表现的证候。其临床表现为腰膝酸软，神疲乏力，耳鸣失聪，小便频数而清，或尿后余沥不尽，或遗尿，或夜尿频多，或小便失禁，男子滑精，早泄，女子月经淋漓不尽，或带下清稀而量多，或胎动易滑。西医以生殖泌尿系统功能障碍为主要表现。

二者容易鉴别。

治疗：补肾纳气。

代表方：金匮肾气丸合参蛤散加减；都气丸（六味地黄丸加一味收敛的五味子而成）。

参蛤散——纳气补肾。用于喘咳乏力，动则为甚，吸气难降者。人参——大补元气。蛤蚧——补肺益肾，纳气定喘。酌加山萸肉、冬虫夏草、胡桃肉、紫河车、仙茅、淫羊藿、沉香、紫石英以温肾纳气平喘

肾阴虚者七味都气丸合生脉散加减（滋阴纳气）：生地黄、天麦冬、龟板胶、当归、五味子、诃子。兼血瘀者加桃仁、红花、川芎、水蛭、僵蚕。

上实下虚者喘咳痰多，气急胸闷，苔腻，治则：化痰降逆，温肾纳气，方剂苏子降气汤。

"肾主纳气"的西医解释

清代林佩琴的《类证治裁》一书中更具体地提出"肺为气之主，肾为气之根，肺主出气，肾主纳气"。在临床上常见到久病或年老之人，由于"久病伤肾"或"年老肾衰"多出现呼多吸少、气息短促的症状，这是由于肾虚而纳气功能不足所致。中医临床治疗慢性支气管炎和哮喘的原则是"发时治肺，平时治肾"，即"急则治标，缓则治本"。

《素问·水热穴论》指出："故水病，下为胕肿大腹，上为喘呼不得卧者，标本俱病。"又说："其本在肾，其末在肺，皆积水也。"这说明，"积水""水气迫肺"而喘呼不得卧的根源在于"肾"，这是一方面；另一方面，如果"肺气不足""通调水道"功能减弱，也可造成"肾主水"功能失常，出现全身水肿，呼吸不利，喘咳痰鸣等症状。

肾内分泌功能对气体代谢的影响：第一，肾组织产生前列腺素 E，具有扩张支气管，增加肺血循环量及速度，有利于肺的气体交换和组织的气体代谢。第二，肾球旁细胞分泌肾素，使血液中形成血管紧张素 I，后者在肺内通过肺毛细血管转化酶的作用，转化为生物活性强的血管紧张素 II，使血压升高，促进肾小管对钠和水的重吸收，增加外周血循环量，改善肺及组织中气体交换过程。第三，肾组织产生的红细胞生成酶，是调节骨髓内红细胞生成和成熟的重要因素，它可增加血循环中红细胞数量，促进肺和组织的气体运转。

"肾"功能包括现代解剖学上的肾上腺的作用。肾上腺皮质激素中，盐皮质激素和糖皮质激素可直接影响肾的泌尿活动（即肾主水的功能）；雄性激素具有促进红细胞生成，增加血循环中红细胞数量的作用；雌激素有使组织中水钠潴留作用，这些作用都能直接或间接地影响肺及组织的气体代谢。肾上腺髓质分泌的肾上腺素，除了促进血循环，有利于肺和组织的气体代谢过程外，还具有扩张肺支气管，解除支气管平滑肌痉挛，增加肺通气量，改善肺呼吸功能。肾上腺素治疗哮喘是一明显例证。

总结上述，可看出肾（包括肾上腺）对人体的肺及组织的气体代谢具有多方面的影响。它（或它

们）可通过调节水盐代谢，改善肺及全身的血液循环，促进红细胞生成，增加肺通气量等途径而影响肺内和组织内的气体代谢。这与中医所说"肾主纳气"相吻合。

呼气性呼吸困难是呼吸困难的一种，特点是呼气费力，呼气时间明显延长而缓慢，听诊常伴有干啰音。其发生主要与肺泡弹性减弱和/或小支气管狭窄阻塞（痉挛或者炎症）有关，常见于下呼吸道阻塞性疾病，诸如支气管哮喘、喘息型慢性支气管炎、慢性阻塞性肺病、肺气肿等疾病。肾不纳气与呼气性呼吸困难的临床表现一致，病因也相同，二者是一个证态。

吸气性呼吸困难是属呼吸困难的一种，临床表现特点是吸气费力，重者常因吸气肌极度用力，胸腔负压增大，吸气时胸骨上窝、锁骨上窝及各肋间隙明显凹陷，出现"三凹征"表现，常伴有干咳和高调吸气性喉鸣。此种表现提示为喉、气管与大支气管狭窄与梗阻，如突然出现考虑异物阻塞（儿童尤为多见）、喉痉挛、喉水肿；如年龄较大，逐渐出现，并进行性加重，则应考虑恶性肿瘤；如发生稍快同时伴发热，则应考虑喉炎、白喉等。吸气性呼吸困难在胸部外伤中较常见，也可见于肺水肿、广泛炎症。与肾不纳气的临床表现不一致，病因也相距甚远。

大量胸腔积液、大量气胸、呼吸肌麻痹等疾病则为混合性呼吸困难。

肾病证小结

肾气虚 – 生殖泌尿系统功能紊乱证态

肾阳虚

    阳虚水泛 – 心力衰竭证态

        阳虚水停 – 心源性水肿证态

        水气凌心 – 心力衰竭并心律失证态

        水寒射肺 – 心衰肺水肿证态

        心下水气 – 胃肠黏膜下水肿证态

    命门火衰 – 下丘脑、垂体、内分泌功能下降证态

肾阴虚 – 垂体、内分泌病理性功能亢进证态

肾虚泄泻 – 功能性腹泻证态

肾精不足 – 生殖发育功能障碍证态

肾气不固 – 性功能障碍证态

肾不纳气 – （呼气性）呼吸困难证态

第五章　中国医学之梦

第一节　中西医融合

中西医融合指的是中西医两大理论体系的融合，分为三个层次，经历了三个阶段。

一、3 个层次

3 个层次是：哲学层次、基础理论层次、临床层次。

这是本书的全部内容。哲学层次主要论述了阴阳五行、系统论、辩证唯物论的融合，融合为：太极－系统观，其代表符号是：太极－黄金螺旋图。基础理论层次主要论述了脏象（五脏）经络与西医九大系统的融合，建立了象态理论体系。临床层次的融合主要论述了八纲辨证、脏腑辨证中的主要节点上的证与西医相应病理状态的融合，建立了证态理论体系。

此前出版的《中西医融合观》与《中西医融合观续》已经完成了六经辨证、三焦辨证、卫气营血辨证、气血津液辨证中的证与西医相应病理状态的融合，与本书八纲辨证、脏腑辨证的证态总计 170 多个证态，完成了中医临床理论中的主要节点证与西医病理状态的融合，建立起证态理论体系，实现了临床层次的融合。

临床层次的融合是中西医融合的基础，由证态推论出象态，实现了基础理论层次的融合，为哲学层次的融合找到了支撑。

哲学层次的融合单靠中西医的医学融合是不可能完成的，需要得到哲学界的支持，近年来哲学界提出马克思主义中医中国化，并且取得了有效的、实质性的进展，使得中西医哲学层次的融合水到渠成。由临床层次的融合到基础理论层次的融合，再到哲学层次的融合，这是中西医融合的途径，而著书立说，讲述理论，则要反过来，先讲哲学层次，其次是基础理论层次，最后是临床层次。这就是理论形成过程与理论表述之间的辩证关系，哲学理论来源于临床实践，反过来指导临床实践，在反反复复的交替进行中，达到理论的不断完善。

三个层次，是本书的全部内容，不赘述，以下主要论述中西医融合的 3 个阶段。

二、中西医融合的 3 个阶段

一般认为，自明朝万历年间西方科学及医学相继传入中国，才有了中、西医之分，中、西医经过了汇通、结合、融合 3 个阶段。这是一个连续的过程，经过将近 400 多年的历程，中西医融合已经到了水到渠成的阶段，是必然发生、发展、完善的过程，时时刻刻都在自然地、潜移默化地进行着。

（一）中西医汇通

大约在明朝万历年间（1573—1619 年），当时有意大利人利玛窦著《西国记法》传入国中，其中一部分是叙述神经学的，可称为西方医学传入我国的第一部有关医学的书。天启元年（1621 年），日耳曼人邓玉函来到我国澳门，做了第一次解剖术，继又译著成《人身说概》二卷。天启二年（1622 年），意大利人罗雅谷来华，经澳门遍历绛州、开封、北京，译著《人身图说》。还有其他许多西方学者的著作，其中的一部分或者大部分涉及医学。这一时期凡西方医学的解剖生理学、病理学、治疗学、药物学等都逐渐渗入我国，开始中、西医汇通时代。王宏翰认为西人所谓水、风、火、土四元素说，与中国五行学说相似，便拿来与中医的太极阴阳之说加以汇通，还以胎生学阐发命门学说。王学权则认为《人身说概》《人身图说》等著作中介绍的解剖学知识，可补中医学之不足，但也有不足之处，要"信其可信，阙其可疑"。在这一时期，张景岳的著作《类经》（成书于 1624 年）中所列"藏象专篇"有没有受到西方医学的影响，有待进一步考证，但是同时代稍晚时期的汪昂及金正希认同"脑主记忆说"无疑来源于西方医学，此后藏象学说不断受到西方医学的冲击。20 世纪 60 年代在中医界曾经讨论过中医理论的核心是什么。老一代中医都知道《伤寒论》是中医的必修课，是中医的核心理论，但是，当时"西学中"的大多数学者认为：藏象学说、经络学说、阴阳学说等是中医理论的核心。在编写全国统一中医学教材时，确立了藏象学说为中医学的内核。藏象学说占据了中医学的统治地位，显然是受到了西医解剖学的影响。

19 世纪中叶以后，西医大量传入中国，传教士的到来，西医书籍的翻译，建立西医学校、医院，吸收留学生，迅猛地冲击了中国的传统医学。面临这一严峻局面，中医界中出现了分化，一些人认为中医学已尽善尽美，无须向别人学习；另一些人认为中医学一无是处，要全盘接受西医学的内容。中西汇通学派则认为中西医各有所长，必须吸取西医之长，为中医所用。但中西汇通派在具体认识和方法上也很不一致。

唐容川是中西医汇通派较早的代表，他认为中西医原理是相通的，中西汇通主要是用西医印证中医，从而证明中医并非不科学。即使西医的生理解剖学有自己的特点，但也超不出《内经》范围。因此虽然唐氏也说："西医亦有所长，中医岂无所短"，但实际上并不能真正中西汇通。朱沛文认为中医"精于穷理，而拙于格物"，西医"专于格物，而短于穷理"。中医的弊病是玄虚，西医的弊病是僵固，在具体方法上他主张中西汇通要通其可通，存其互异。

中西医汇通派，是在近代中医学和中医界因西医传入而面临严重危机的时候产生的一个中医学术流派，他们为了振兴中医事业和维护执业中医的社会地位，主要与"废止中医派"展开了激烈的论争。汇通学派的队伍中，几乎都是谙练国术的中医名家，而缺乏精于西医的新型学者，更没有兼通中西的饱学之士。汇通派医家所接受并真正掌握的西医知识远远不是西医学的全貌，尽管当时的西医还处于较低的发展水平。他们的著作中有关西医的记述大多支离破碎，舛错百出。十分明显，在他们的知识结构中，西医之说不可能和师传庭训的中医妙术占有同样的比重，在他们的心目中，西医远没有取得与中医分庭抗礼的平等地位。

（二）中西医结合

新中国成立初期，中央卫生部受"废止中医派"思想的影响，制定了轻视、歧视、限制中医的错误政策和措施，破坏了中西医的团结合作，给中医学的发展带来了严重危机。毛泽东对卫生部的错误进行了严厉的指责和批评，使之在 1954 年开始得到纠正。毛泽东的多次指示和批示，作为制定中西医结合方针的思想基础，一直指导着中西医结合事业的发展。西医学习中医的群众运动、中医参加医院工作、改进中医进修教育、创建中医研究院和中医学院、提倡中医带徒弟等措施，使中医学受到社会的广泛重视，中西医团结合作得以真正实现。

中西医结合学派的骨干是西医学习中医的医生，由于他们具有坚实的西医基础，而中医的基本理论工夫相对不足，他们以西医为参考系研究中医，以西医的方法理论研究中医，在中西医团结合作的基础上，除确立了辨病与辨证相结合的诊疗原则，推广了中西医综合疗法外，还在中西医结合临床研究和药物研究方面取得了一些重大成就。如骨折和急腹症的中西医结合治疗、针刺麻醉的应用和原理研究、青蒿素的发现和成功提取等，都为世界所瞩目。

20 世纪 60 年代在中医界曾经讨论过中医理论的核心是什么？老一代中医都知道《伤寒论》是中

医的必修课，是中医的核心理论，但是，当时"西学中"的大多数学者意见认为：藏象学说、经络学说、阴阳学说等是中医理论的核心。在编写全国统一中医学教材时，确立了藏象学说为中医学的内核，藏象学说占据了中医学的统治地位，显然这受到了西医解剖学的影响。

20 世纪 80 年代初，实验研究方法广泛应用于临床、理论、方药等各个方面。不断发展的现代科学理论和技术被及时引进中西医结合研究领域，开展了大规模的"证本质"的研究，最终没有结果。在这一阶段的中西医结合研究中，虽有大量的论文发表或交流，但像骨折、急腹症、针麻、青蒿素等能够引起世界医学界瞩目的科研成果却屈指可数。

中西医结合学派以西医为参考系研究中医，由于理论构架不同，概念体系不同，始终结而不合，表现在：①病证结合，西医的每一个病按照中医的理论进行了辨证研究，例如每一种感染病按照卫气营血进行了系统的研究，每一个内科疾病都按照脏腑辨证进行了研究，做到了尽善尽美，但是，因为西医不懂中医理论，西医仍然不会应用四诊和中医辨证论治治疗疾病；②中药的实验研究，取得了重大成果，对主要的中药方剂都进行了详尽的实验研究，对其药理作用、药物成分甚至于加减变化、配伍原理进行了深入透彻的研究，但是西医仍然不会应用，因为西医不懂中医理论，西医不知道用了之后会出现什么结果；③证本质研究，截至 20 世纪末，对证本质研究已经进行了 40 多年，其基本思路是："用现代医学理论阐明中医证的本质是实现中西医两种医学理论结合的基础"，或者"用现代科学对中医传统理论做全面改造"。而中医对于"病"与"证"没有一个明确的定义，换句话说，就是用现代医学或/和现代科学跨越两大或数个理论体系去阐释一个中医尚未确定的概念（证），并揭示这一概念的实质，跨越两大理论体系已非易事，而阐释的对象又是一个没有明确含义的概念，其难度可想而知。"40 年来，中医证实质研究已将成百上千的实验数据摆在我们的面前，按照原定研究目标，这些不争气的数据给予我们的只是困惑和迷茫"。"40 年来证本质研究未能取得根本突破的主要原因之一就是没有正确理论假说去指导实验""现在大多数人体会到像西医那样用一两个特异的理化指标去判定中医的'证'是不可能的"。这是 20 世纪末学术界的普遍看法。

如此艰巨而坚忍不懈的努力，出版了无数著作，并没有达到结合的目的，是因为没有充分认识到中西医理论体系具有不可通约性，以西医为参考系研究中医，中医是个无理数。但是他们的努力是科学的、客观的，为中西医理论的融合奠定了科学的基础，没有他们的努力，理论体系的融合是不可能的。

（三）中西医融合

事实告诉我们，必须改变思路。我们经过 40 多年的研究，完成并连续发表了以下论文：

（1）中医外感热病学与现代感染病学两大理论体系可相融性探讨。发表于：医学与哲学，1999，20（11）：51～52。

（2）中西医融合与证态新概念。发表于：医学与哲学，2000，21（8）：50～51。

（3）参考系、证态概念体系与中西医融合。发表于：医学与哲学，2001，22（3）：51～52。

（4）系统论与中西医融合。（未发表）

（5）多器官功能障碍综合征。（未发表）

（6）热实结胸证实质再探讨。发表于：陕西中医，2000，21（3）：141～142。

（7）浅论水电介质紊乱与中医外感热病学中相应证的融合。发表于：陕西中医，2001，22（3）：162～163。

（8）中医外感热病学中厥证实质的探讨。发表于：陕西中医（2002 年 03 期）。

（9）中医外感热病学对感染性全身炎症反应综合征的认识。发表于：中国中西医结合急救杂志，2002 年 02 期。

（10）《伤寒论》中温阳化水法与水电介质紊乱。（未发表）

（11）《伤寒论》中回阳救逆法治疗"霍乱"的机理初探。发表于：《河北中医》，2001 年 10 期。

（12）中医外感热病学中的神志异常与现代感染病学中意识障碍的融合。发表于：陕西中医，2002，23（6）：524。

（13）《伤寒论》中的蓄血证。（未发表）

（14）少阴柴胡汤证与肝、胆、胰系统感染。（未发表）

（15）太阳经证、卫分证与前驱期的融合。（未发表）

（16）气分证、少阴证、阳明证与急性典型期的融合。（未发表）

1999 年 11 月在《医学与哲学》杂志第 51 页上发表了"中医外感热病学与现代感染病学两大理论体系可相融性的探讨"的论文。这篇论文经过修改，收入 2003 年由第四军医大学出版社出版的《伤寒论现代解读》上篇概论中。这篇论文首先提出中西医融合的概念，实际上，我们是在基本完成上述 16 篇论文之后，才写出这篇论文的。而后相继发表了："中西医融合与证态新概念"，"参考系、证态概念体系与中西医融合"等论文。

2000 年 2 月 28 日，经第四军医大学医药卫生科技查新站查新，其结论为：综上所述，关于中医外感热病学与现代感染病学两大体系可相融性研究，国内未见他人有相同报道。关于本课题由外感热病学的证与感染病学中的病理状态相一致，提出的"证"与"病理状态"相结合的新概念——"证态"，国内也未见相同报道。在这个中介"证态理论"引导下，2003 年我们在第四军医大学出版社出版了专著《伤寒论现代解读》29 万字。

赵金铎所著的《中医证候鉴别诊断学》把温病与伤寒的证候归纳为 135 个证，邓铁涛《中医证候规范》把外感证候归纳为 76 个证，证态体系把六经辨证、卫气营血辨证、三焦辨证与感染病的疾病过程融合为统一的整体，揭示了证与证之间的内在联系，形成一个完整的理论体系。在这个理论体系内，中医的证可以通过相应的"证态"在西医的理论框架内流易，西医的病理状态也可以在中医的理论框架内流易，这样，西医根据病理状态的诊断通过相应的证态可以获得正确的中药方剂，中医可以借助证态体系使"证"得到相应病理状态的客观指标以及详尽的治疗方案。在此基础上，2006 年我们的专著《中西医融合观》由陕西科学技术出版社出版，64 万字，完成了中医外感热病学与现代感染病学两大理论体系的融合。证态体系在中西医融合理论层面上的意义是不言而喻的。

概念流易就是概念的运动与变化，就是概念与概念之间的关系。例如急性腹膜炎这个概念，其在感染病这个理论构架内流易就是指：①引起急性腹膜炎的原因，它的结局、临床表现；②它应当和哪些疾病或者病理状态相鉴别；③如何治疗等。再如热实结胸证，其在中医外感热病学中的流易就是指：①热实结胸证是由哪些证引起的，在什么情况下引起的，热实结胸证可能演变成什么证；②它应当和哪些证相鉴别；③如何治疗等。热实结胸证与急性腹膜炎具有不可通约性，就是说西医对热实结胸证不知为何物，热实结胸证在西医感染病的理论构架内根本无法流易。同样，中医理论中没有急性腹膜炎这个概念，急性腹膜炎也不可能在中医外感热病学的理论构架内流易。"中西医融合"指的是中西医理论体系的融合，形成新的理论体系，通过这个中介，急性腹膜炎可以在中医外感热病学的理论构架内流易，热实结胸证也可以在西医感染病的理论构架内流易，实现诊断与治疗方面的统一，不再有中西医的区分。

经过论证：热实结胸证与急性腹膜炎是统一的，形成热实结胸－急性腹膜炎证态，在临床这个范围内二者可以相互代替，在对方的理论体系内流易。也就是说，在西医感染病的理论构架内凡是急性腹膜炎均可以用热实结胸证代替，在中医外感热病学的理论构架内凡是出现热实结胸证的地方都可以用急性腹膜炎代替，急性腹膜炎的诊断标准以及治疗方法就是热实结胸证的诊断标准与治疗方法。

以官方正式文件提出中西医融合的概念来源于：2007 年 1 月 11 日发布的中医药创新发展规划纲要（2006—2020 年）战略目标。纲要提出，到 2020 年，中医药创新发展的总体目标包括：通过科技创新支撑中医药现代化发展，不断提高中医药对中国经济和社会发展的贡献率，巩固和加强中国在传统医药领域的优势地位；重点突破中医药传承和医学及生命科学创新发展的关键问题，争取成为中国科技走向世界的突破口之一；促进东西方医学优势互补、相互融合，为建立具有中国特色的新医药学奠定基础；应用全球科技资源推进中医药国际化进程，弘扬中华民族优秀文化，为人类卫生保健事业做出新贡献。

自此，中西医融合被普遍关注。2012 第四军医大学出版社出版了《中西医融合观续》，运用证态理论对于痰饮、瘀血进行现代医学解读，围绕痰饮、瘀血论述气血津液－内环境的稳态、象态与证态，没有涉及气血津液、内环境的所有方面与问题。

虽然我们已经找到了中西医理论相互转换的中介——证态理论体系，这个理论已经解决了《伤寒论》与温病的转换，但是，《内经》是中医的理论基础，特别是藏象与经络被认为是中医理论的内核，这个问题不解决，中西医理论相互转换还不能成立。《中西医融合观续》气血津液－内环境象态及证态是解开经络藏象理论之谜的序幕、前奏、战前火力侦察。

象态概念来源于证态，因为中医的基础理论主要是从临床实践中反推出来的，我们首先确立了证态体系，由此引申出象态概念。象态是藏象经络理论与西医器官系统融合的原基概念，藏象经络－器官系统象态体系是中西医融合的终极目标。这就成了中西医融合的攻坚战。

我们已经出版了《伤寒论现代解读》《中西医融合观》《中西医融合观续》3 部书籍，解决了温病、伤寒、气血津液、痰饮、瘀血等与西医理论的融合，融合观是解决藏象经络与西医解剖、生理的融合，这是最困难也是决定性的工作。有了前 3 本书的成功经验，融合观已成功完成。

《伤寒论》是中医临床学的鼻祖，是辨证论治的源头，《伤寒论现代解读》逐条进行了现代解读，成功地实现了中西医之间的沟通，为中医临床学的所有著作进行现代解读做出了范本、样板。

《中西医融合观》这本书主要解决了中医外感热病学与现代感染病学之间的融合，结束了中医寒温两派之间的长期对立，建立起外感染热病证态学，解决了中医外感热病学与现代感染病学的融合。

《中西医融合观续》主要解决了气血津液与内环境的融合，脾主运化与物质代谢的融合；痰证与炎症的融合，瘀血与血液凝固的融合，饮病与第三间隙积液的融合，水气病与水肿的融合等。解决了《金匮要略》中的大部分内容与西医的融合。

2020 年，《融合观（中西医融合观之三）》完成了哲学层次、基础理论层次、脏腑辨证、八纲辨证的中西医融合，最终实现了中西医两大理论体系的融合，这就是中国医学之梦。

至此，中西医理论体系的融合已经取得了突破性进展。

第二节　证态与象态

中西医融合是指理论体系的融合，其原基概念是象态与证态。在医学范畴内系统的稳态西医称为生理状态，中医称为藏象；系统的稳态失衡西医称为病理状态，中医称为证。中西医融合之后，为了区别生理与病理的不同，把病理条件下的象态称为"证态"，正常生理条件下称为"象态"。

证态概念的建立是中西医融合的基础。

如何证明该证与相应病理状态是统一的，这是中西医融合的关键。

一、中西医融合与证态

患者就诊时，体内只可能有一种病理机制，而且表现出来的症状与体征也只有一群。但是，由于理论体系的不同，得出两个不同的诊断，二者必然具有内在的联系，这是中西医融合的根据。

患者就诊时呈现出的一组症状与体征，是中、西医诊断的基本素材。中医根据中医的理论，参照脉象与舌象得出"证"的诊断；西医根据西医的理论，参照各种实验检查得出"病理状态"的诊断，除了极其简单的疾病外，一般而言在初诊时疾病的诊断是得不出来的。病理状态是疾病过程中某一阶段的状况，或者不同的临床类型，而不是疾病的全过程或者疾病的全部，所以，同一个患者在就诊时以及在疾病的诊治过程中不同时期的证与病理状态是同一的。证与病理状态的融合称为证态，由此形成新的理论。

证与病理状态是对应的，但是，与西医疾病不对应。证与疾病二者不在同一层次上。

我们在"中医外感热病学与现代感染病学两大理论体系可相融性探讨"的研究中发现，中医外感热病中的所有证在西医感染病中都能找到相应的病理状态，反之亦然，由此而产生的《外感染热病证态学》涵盖了西医的感染病与中医外感热病，并在诊断与治疗方面实现了二者的融合。

表1　西医的感染病与中医外感热病病理过程的融合

西医感染病	前驱期	→急性典型期	→SIRS	→MODS	→MOF	→死亡
伤寒论	太阳表证→	阳明病、少阳病→	阳明气分证	→阳明热实证	→内闭外脱	→死亡
温病	卫分证	→脏腑气分证	→气分证（白虎汤证）	→营血分证	→内闭外脱	→死亡

说明：气分–SIRS证态，可以出现在脏腑气分–急性典型期证态之前，也可以出现在其后，依据不同疾病的具体情况而定。中西医都是一样的。

表2　外感染热病证态概念体系举例

中医概念体系		西医概念体系	证态概念体系	中药方剂
气分热证		SIRS	气分热证–SIRS证态	白虎汤
营血分证	1. 热灼营阴	MODS	热灼营阴–早期MODS证态	清营汤
	2. 热入心包	中毒性脑病昏迷	热入心包–中毒性脑病昏迷证态	清营汤合安宫牛黄丸
	3. 热盛迫血	MODS合并DIC	热盛迫血–DIC证态	犀角地黄汤
	4. 血热动风	中毒性脑病痉挛	血热动风–中毒性脑病痉挛证态	羚角钩藤汤
	5. 气营（血）两燔	MODS合并颅内高压	气（营）血两燔–颅内高压证态	清瘟败毒饮
	6. 热结肠腑	MODS麻痹性肠梗阻	热结肠腑–肠梗阻证态	大承气汤
	7. 热耗真阴	MODS晚期异常消耗	热耗真阴–异常消耗证态	加减复脉汤

（营血分–MODS证态 跨行于证态概念体系列）

中西医融合指的是建立一个新的理论体系，一个包容中、西医理论的体系，是一个对中、西医理论均有取舍的体系，建立一个新的中西医共同的参考系，最终是以临床能不能使用、在临床上不出现相互矛盾而且具有必然性的理论为衡量标准。其基本路径与方法如下：

怎么证明证与病理状态是等值的？以气分白虎汤证–SIRS证态为例。

中医气分证中白虎汤证的特点是"四大"，即身大热、汗大出、大烦渴、脉洪大，中医的高热一般是指39℃以上，脉数是指脉搏100次/分以上。从在病程中的位置来看，白虎汤证已是气分热证，说明病邪比较强大，已经入里，还伴有许多里证的表现。这与太阳表证、卫分证发热有着本质区别。

西医SIRS诊断标准（符合其中两项或两项以上）：

体温 >38℃ 或 <36℃。

心率 >90 次/min。

呼吸 >20 次/分 或 $PaCO_2$ <4.3kPa（32mmHg）。

血象：白细胞 $>12 \times 10^9$/L 或 $<4 \times 10^9$/L，或不成熟白细胞 >10%。

气分证中的阳明热证（白虎汤证）的临床表现至少有两项：壮热（高热）、脉滑数（每分钟100

次以上）符合全身炎症反应综合征的诊断标准。

SIRS 的前提是：重大打击、严重感染等之后 72 小时后发生的病理状态，所以，它与普通感冒的发热不同，应当鉴别。《伤寒论》186 条"伤寒三日，阳明脉大。"即太阳表证之后 72 小时，出现脉大者是阳明白虎汤证。《伤寒论》特别强调阳明气分白虎汤证与太阳表证的鉴别，西医强调 SIRS 与感冒的鉴别。

基于以下 4 点：①临床表现吻合。②病理过程中的位置吻合。③鉴别诊断吻合。这是临床诊断的基本原则，所以，SIRS 与气分白虎汤证是一个证态。④临床上证实白虎汤可以治疗 SIRS。最终确定气分白虎汤证 – SIRS 证态，我们对于外感热病学每一个证态均进行了同样的论证。

赵金铎著《中医证候鉴别诊断学》把温病与伤寒的证候归纳为 135 个证，邓铁涛《中医证候规范》把外感证候归纳为 76 个证。证态体系不仅找到了所有证的病理状态，而且把六经辨证、卫气营血辨证、三焦辨证与感染病的疾病过程融合为统一的整体，揭示了证与证之间的内在联系，形成了一个完整的理论体系。中医外感热病学与现代感染病学的融合，也结束了中医历史上的寒温之争。

以上是从临床实践出发，一个证一个证地临床实际验证，下面从理论方面一个概念一个概念地论证。

1. 基本概念的融合

（1）具有相同内涵与外延的概念，或者中西医已经通用的概念，诸如疼痛、头痛、红肿热痛、黄疸、腹痛、脓血便、小便少、大便干燥、口渴、关节肿痛、卒中，等等。

（2）内涵外延基本相同的概念，经过表述的简单改变能够融合的概念，诸如水气病与水肿、血与血液、神昏与昏迷、痉挛与惊厥、消渴与糖尿病、风湿病与痹证，等等。

（3）内涵与外延有交叉、重叠，但是差别比较大的概念。这是大量存在的，需要论证并且需要取舍才能够融合的概念，诸如阳明腑实证与肠梗阻、气血津液与内环境、痰与炎症、第三间隙积液、血瘀与血栓形成、脾主运化与物质代谢等，这些概念的中西医融合是难点与关键。

（4）不能够融合的概念，诸如细胞、细胞核、电解质各种粒子、炎症介质、凝血过程等，在中医理论体系中没有办法找到相应的概念与之对应。这些概念在中西医融合之后，自然进入新的理论体系中。例如脾阳虚（苓桂术甘汤）– 低血钠低容量证态中，低血钠就是脾阳虚的象，或者变量，或者诊断依据之一。低血钠在中医理论中没有与之相对应（可融合）的概念，不能够在中医的理论框架内流易，但是，它们是证态的变量之一，可以是某几个证态的变量，即可以在证态理论体系内流易。

2. 理论构架的融合

主要是中医病机与西医病理学的融合与取舍。这是中西医两大理论体系融合的关键。什么是理论构架，就是类与类之间的逻辑关系，在系统论中是状态与状态之间的关系，在中医理论中就是证与证之间的关系，在西医理论中就是病理状态与病理状态之间的关系，在中西医融合理论中就是证态与证态之间的关系。在系统论中状态的运动就是过程，或者说系统的过程就是状态的运动，在医学领域里病理过程就是病理状态的运动，或者说病理过程就是病理状态按照逻辑关系进行的运动。中医的六经传变、卫气营血传变就是理论构架，是中医外感热病的病机主线。

以气血津液与内环境的融合为例，需要进行以下问题的论证：

（1）中西医基础理论的融合，即中医的气血津液与西医内环境的内容、生理理论能够融合。

（2）气血津液失衡的病机、病理产物与西医内环境失衡的病理学、病理产物能够融合。

（3）气血津液失衡发生的所有证能够在内环境失衡中找到相应的病理状态，而且能够证明相应的证与病理状态是等同的。

3. 怎样证明相应的证与病理状态是等同的

（1）具有相同的症状与体征。

（2）在疾病过程中具有相同的时空位置。

（3）具有相同的鉴别诊断与鉴别要点。

（4）根据中医方证相统一的原则，方剂的药理研究或者临床实践证明能够治疗相应的西医病理状态。

可以看出这是疾病诊断的一个完整过程，无论中医还是西医诊断疾病的逻辑思维方法是统一的，即：①疾病发生发展的过程（病史）以及就医时病人所处的疾病阶段；②临床表现症状与体征，一组相对固定的、具有内在联系的症状与体征中医称为证，西医称为病理状态；③鉴别诊断，这是一个否定之否定的过程，否定、排除所有类似的疾病及疾病本身的其他阶段。完成以上过程，得出一个初步诊断。这是中西医的共同点（共同参考系），不同的是西医具有各种化验以及实验室检查，中医则以舌象与脉象作为参考，这些均为辅助诊断，在中西医融合过程中，我们暂时舍弃中、西医的不同点，是因为中医所描述的证都是临床上十分严重而且具有典型、特异性的临床表现。古代与现代不同，因为社会生产力低下、交通不便、营养状况差、抵抗力低下、医疗水平低，医生看到的病人大多都是严重而典型的病人。西医在20世纪50年代以前，基本上也是以物理诊断为依据，特别是在新中国成立初期和之前，西医除了听诊器、体温计、简单的化验之外与中医并没有什么区别。这个时段的中西医水平、理论是中西医融合的基本出发点，具有比较多的共同性。之后的西医大发展只是更加精细而已（这些精细的检查对于不典型、轻型病人具有诊断意义，对于典型病人的诊断意义不大），并没有改变西医的基本理论以及疾病分类，即西医的基本概念、理论构架没有发生根本变化，这也是实现中西医融合的道理之一。④治疗效果检验、修正初步诊断，即使用中药方剂治疗相应病理状态检验证与病理状态的统一性。所以证态的论证过程就是一个疾病诊断过程的重复，对于严重而典型的病例，如果西医依靠物理诊断作为主要诊断手段是科学的，那么，我们按照这个科学方法论证中医的证也是科学的，其结果是正确的、可信的。

以气血津液－内环境象态为例，最终达到能够运用气血津液的理论解释心源性、肝性、肾性水肿的发病机理与治疗原理，以及解释代谢综合征的发病机理与治疗原则等；能够运用炎症、血栓形成理论解释痰饮与血瘀，而且相互不矛盾。

二、象态论

中医的基础理论（藏象经络、气血津液等）是由临床实践反推形成的，先有临床实践，而后形成基础理论，中西医融合按照这个思路，先形成了证态理论，而后探索、延伸出象态概念。

中西医融合的原基概念是"象态"，"象"是中医藏象的象，即现象；"态"是系统论中的状态。在医学范畴内系统的稳态就是生理状态，系统的稳态失衡就是病理状态。为了区别生理与病理的不同，把病理条件下的象态称为"证态"，生理条件下称为"象态"。

"象态"实现了藏象经络、气血津液与西医器官、系统之间的融合。气血津液之"象"与内环境之"象"在宏观上是吻合的，我们说气血津液与内环境是一个象态，津与细胞间液是一个象态，液与第三间隙液是一个象态，等等。痰证与炎症是一个证态，瘀血与血液凝固是一个证态，等等。中西医融合就是寻求中、西医共同之"象"，升华医学之本质。换言之，中西医融合就是寻求中西医的共同之处。中西医之所以具有共同之处是由于它们研究的客体、客观事实是同一的。

表3　脾主运化－物质代谢象态

脾主运化	水谷→胃肠→精微　　　→血　→津　　　→液　　　→全身脏腑
物质代谢	水谷→胃肠→营养物质→血液→细胞间液→第三间隙液→全身器官

在生理范畴内，脾主运化与物质代谢是一个象态。饮食经口腔进入体内，经过胃肠消化变为精微－营养物质，精微－营养物质经过血－血液转化为津液－细胞间液，精微－营养物质经过津液－细胞间液进入脏腑－器官细胞，发挥营养、滋润作用，废物经排泄器官排出。这是正常生理情况。以下

为病理情况。

表4 气血津液－内环境失衡（证态）

西医内环境失衡	中医气血津液失衡
水电解质紊乱	津液代谢失衡
低容量状态（失水、失盐）	津液亏损
高容量状态（水肿）	津液排泄障碍
皮下、黏膜下水肿	《金匮要略》中的水气病
第三间隙积液	《金匮要略》中的水饮
炎症： 感染性炎症 非感染性炎症	痰
代谢综合征	从痰论治
高血压、动脉粥样硬化	从痰论治
糖尿病、胰岛素抵抗	从痰论治
肥胖、脂肪堆积	从痰论治
肿瘤	从痰论治
风湿性疾病	从痰论治
呼吸系统炎症（分泌物）	狭义的痰
间质性肺病	肺痿
肺脓肿	肺痈
阻塞性肺病	肺胀
全身器官、系统炎症的产物	广义的痰
心绞痛	胸痹心痛
非典型脑炎、癫痫	痰迷心窍
凝血	瘀血
炎症与凝血交织	痰瘀交错

以上仅仅是举例而已，没有涵盖所有的炎症与痰证。

明代张介宾《景岳全书·痰饮》云："痰即人之津液，无非水谷之所化。此痰亦即化之物，而非不化之属也。但化得其正，则形体强，营卫充，而痰涎本皆血气；若化失其正，则脏腑病，津液败，而血气即成痰涎。"西医认为：血液中营养物质过剩诸如高血糖、高血脂、高血钠、血黏度升高等，均可以引起炎症介质异常释放，引起慢性炎症过程，成为肿瘤、动脉粥样硬化、风湿性疾病、脑梗、心梗的危险因素。而且感染性炎症的渗出性病变也是从血管中渗出到细胞间隙与第三间隙之中，即津液存在的地方。感染生成的脓液就是由血管内渗出物与病原微生物相互作用的结果。中医谓痰由气血津液生成，与西医炎症产物是由血液与组织间液变化而来，本质上完全一致。

这是一个从生理到病理的完整过程，形成中西医的共同参考系，即中西医融合的新的理论体系。在这个理论体系内，中、西医的概念可以在对方的理论构架内流易，所以"中西医融合指的是中西医理论体系的融合"。

中西医融合，融合的是中西医宏观上的、能够找到共同点的融合。首先把中医概念的内涵在宏观上搞清楚，不要偏离中医理论；其次寻求西医学中相同或者相似的概念。说得清楚一点，就是把西医学理论解构，按照中医理论重构，宏观上把西医改造为中医理论。这一步完成之后，西医、自然科学上的一切微观上的研究及其进展自然进入中医理论，因为微观只是对于宏观现象的解释。

西方医学中国化，首先把西医理论解构，按照中医理论重建，形成证－病理状态－方剂体系，再把证－病理状态－方剂安装到西医的疾病体系中，就能够得到疾病过程的不同阶段的方剂运用。西医的疾病是由疾病过程中不同阶段的病理状态构成的，可以理解为由病理状态－证－方剂构成。

中西医融合指的是中、西医理论体系的融合，理论由概念与理论构架组成，概念在理论构架内流易才能够成为具有活力的理论。中、西医理论之所以没有融合，是因为在研究同一个客体（疾病）时使用的参考系不同，形成了不同的理论，只要找到二者的共同参考系，就能够实现中西医理论的融合。中西医融合的原基概念是"象态"，"象"是中医藏象的象，即现象；"态"是系统论中的状态。在医学范畴内系统的稳态就是生理状态，系统的稳态失衡就是病理状态。为了区别生理与病理的不同，把病理条件下的象态称为"证态"，生理条件下的称为"象态"。中西医融合已经成为理论界、医学界的共识，只是没有找到路径与方法。象态与证态理论体系是中、西医的共同参考系，是实现中西医融合的正确路径与方法。

我们已经把气血津液、伤寒、温病与西医理论实现了融合，提出来象态、证态概念，形成了象态、证态理论，已经形成了一套论证这个理论的方法与途径。普及就是把已经形成的方法与理论向中西医医生传授，使他们能够应用于临床，为中药及方剂研究提供理论支撑与思路；用现代语言、现代西医语言把中医治病、防病的知识向广大群众宣传。

第三节　证态体系

证态体系就是【中医方剂－证－病理状态－西医诊断标准、治疗方案】体系。

时至今日，中、西医汇通，中、西医结合，都没有找到正确的途径。运用西医知识解释中医概念，都知道这是必须要走的路，路在何方？怎么走？中、西医概念之间的比较，以西医为标准，还是以中医为标准？几百年的实践，以西医为标准解释中医，此路不通。中医与西医之间没有一个共同的参照物，也就是说没有一个二者共同都认可的参照物或者标准，所以随心所欲、瞎子摸象，争论了几百年，仍然没有突破性进展。因此，必须找到中、西医都认可的共同参照物，才能够相互解释而不发生矛盾。

例如：板样腹与摸之石硬，就是中、西医都认可的共同参照物，即二者完全等同。剧烈腹痛，也是中、西医共同认识的参照物。发热、不大便也是共同参照物。恶心呕吐也是共同参照物。那么，发热、恶心呕吐、不大便、板样腹……中、西医就有了一系列的共同参照物，这些共同参照物同时发生在一个病人身上，中医称之为热实结胸证，西医称之为急性腹膜炎，那么热实结胸证与急性腹膜炎就是同一个病证。热实结胸－急性腹膜炎证态，就成为中西医的一个新的共同参照物。以此为标准，通过热实结胸证的鉴别诊断与急性腹膜炎的鉴别诊断进行比较，阳明腑实证与急性肠梗阻一致，大柴胡汤证与急性胰腺炎、胆囊炎一致，膀胱蓄血证与盆腔感染一致……找到共同参照物是中西医相互解释的一种有效途径。我们总结的170多个重要节点证态，是中西医融合的共同参照系。

这个共同参照系是《伤寒论现代解读》《中西医融合观》《中西医融合观续》《中西医融合观之三》4本书的综合。

临床的任务是诊断与治疗，中医称为辨证论治。诊断是临床实践的第一步，诊断的基本单元，中医称为证，西医是病，二者不在一个层次上。我们把西医的"病"解构为病理状态，中医的证与西医的病理状态处于同一个层次上，就能够实现融合。

西医的任何疾病，都是一个动态变化过程，可以解构为不同的阶段，不同的临床类型。西医的诊断在临床实践中，不单单是诊断出什么疾病，而且要求判定是这个疾病的哪一个阶段、哪一种临床类型，而医生处理的是这个疾病的某个阶段，某个临床类型，这就是"病理状态"，中医称之为证。例如：春季流行性脑膜炎（中医称为春温），可以分为前驱期（卫分证）、典型期（气分证）、危重期

（营血分证）、恢复期（余热未尽）；按照临床表现，可分为轻型、普通型与重型。把西医的疾病解构为不同的型，不同的期，就是病理状态。

证，是疾病过程（病理过程）中的不同阶段，或者疾病的不同临床类型（适用于中西医）。按照系统论的认识，病理过程中的不同阶段以及疾病的不同临床类型，统称为病理状态。中医温病学、伤寒论，西医的感染病学，疾病过程中的证态偏重于病理过程中的各个阶段；中医的脏腑辨证、气血津液辨证与西医的内外科学中疾病中的证态，偏重于不同的临床类型。

中医的证，是不同的辨证论治系统中的"证"，六经辨证，卫气营血辨证，三焦辨证，气血津液辨证，脏腑辨证，八纲辨证，是最常用的辨证论治系统。例如：温病学中的证，按照卫气营血传变，其卫分证包括了风温卫分证，湿温卫分证，暑湿卫分证，秋燥卫分证等。脏腑辨证中的证，例如，肾阳虚水泛证包括了以下几个临床类型：水气凌心证，水寒射肺证，心下水气证，阳虚水停证。中医的每一个辨证论治都是一个相对独立的系统，相互之间严格区分而又相互交叉、重叠。

六经辨证，卫气营血辨证，三焦辨证，气血津液辨证，脏腑辨证，八纲辨证中的所有证在西医临床学中都能够找到相应的病理状态。我们已经完成了这个工作。证与病理状态的融合，称为证态，见附表。中医方证对应，西医的病理状态具有相对固定的诊断标准与治疗方案，通过证态建立一个【中医方剂－证－病理状态－西医的诊断指标、治疗方案】体系，即临床层次的融合。

中、西医理论都是经过无数实践检验的正确理论，二者必然符合客观规律而具有相类似的逻辑联系，证与证之间、病理状态与病理状态之间、证态与证态之间有着符合疾病发展的共同规律，找到共同规律，就能够一通百通，有条不紊。特别是半个多世纪中西医结合的临床实际与科学实验，是中西医融合的坚实基础。

中西医两大理论体系，如同地铁系统与地面交通系统一样，各自独立而互不相交，但是二者以共同使用的车站而沟通，人们可以通过共用车站，根据自己的目的地，自由交换乘坐地铁或者地面公交车，就能够以最小的代价到达目的地。证态就是共用车站。

中西医融合观，是一种方法，是寻求中西医理论构架、概念的共同参考系，是寻求共同车站的方法。2002年出版了《伤寒论现代解读》，2007年出版了《中西医融合观》，实现了中医外感热病学与西医感染病学的融合，即六经辨证、卫气营血辨证、三焦辨证中的证与西医相应病理状态的融合。2012年出版了《中西医融合观续》，实现了气血津液与内环境的融合，即气血津液辨证中的证与西医相应病理状态的融合。《中西医融合观之三 融合观》的出版，完成了八纲辨证、脏腑辨证中的证与西医相应病理状态的融合，最终完成了中医所有证与西医相应病理状态的融合，实现了中西医临床理论体系的融合。

一、六经辨证、卫气营血辨证、三焦辨证

（一）卫分、表证－前驱期、感冒证态

（1）太阳表实－重感冒证态。

（2）太阳表虚－普通感冒证态。

（3）风温卫分－春季传染病前驱期证态。

（4）暑湿表寒－夏季感冒证态。

（5）湿遏卫气－夏秋季肠道传染病前驱期证态。

（6）燥热卫分－秋季感冒证态。

（7）风寒表郁－不典型感冒证态。

（8）太阳表实兼水饮－气管炎证态。

（9）太阳表实兼内热－重感冒证态。

（10）表热下迫大肠－胃肠型感冒证态。

（11）燥热犯清窍证－病毒性上呼吸道感染证态。

（12）太阳少阴两经感寒证－老年感冒证态。

（二）气分、阳明病－典型期证态

1. 气分－Sepsis 综合征

（1）热入气分－SIRS 证态。

（2）暑热伤气－高热、失盐失水证态。

（3）热毒炽盛－败血症证态。

（4）湿热（暑湿）弥漫三焦证－菌血症、毒血症证态。

（5）热扰胸膈证－上消化道功能障碍证态。

（6）上焦气热烁津证－早期败血症证态。

2. 肺部感染综合征

（1）风热壅肺－急性肺炎证态。

（2）燥热伤肺－急性间质肺炎证态。

（3）暑伤肺络－肺炎合并咳血、鼻衄证态。

3. 胃肠道感染综合征

（1）感染性腹泻综合征。霍乱样综合征。

　　　痞证－胃肠炎证态。

　　　少阳热迫大肠证－普通肠炎证态。

　　　厥阴热迫大肠证－痢疾性肠炎证态。

　　　下焦不固滑脱－慢性结肠炎证态。

　　　下焦虚寒便脓血－结肠溃疡性炎症证态

（2）湿温－亚急性肠道传染病综合征。

　　　湿阻气分－菌血症证态。

　　　湿阻中焦－夏秋季胃肠功能紊乱证态。

　　　湿热困中焦－胃肠感染证态。

　　　湿热（暑湿）滞着胃肠证－慢性痢疾样综合征。

　　　邪伏膜原－肠道淋巴系统感染证态。

（3）黄疸综合征。

　　　气分湿热蕴毒－肝细胞性黄疸证态。

　　　阳明湿热发黄－肝炎病毒性黄疸证态。

4. 急腹症综合征

（1）结胸－胸腹腔感染综合征。

　　　大结胸－急性腹膜炎证态。

　　　小结胸－胸腔感染证态。

　　　悬饮－胸腔积液证态。

　　　寒实结胸－慢性炎症性积液证态。

（2）肠腑不通综合征。

　　　胃肠实热内结－肠梗阻证态。

　　　热结肠腑阴虚－失盐失水、大便干结证态。

热结肠腑气阴虚－肠梗阻合并虚弱证态。

脾约－便秘证态。

（3）少阳证－肝胆胰感染证态。

（4）蓄血综合征。

太阳蓄血－盆腔感染证态。

太阳蓄血身黄证－宫外孕盆腔积血证态。

阳明蓄血－消化道出血证态。

热入血室－急性盆腔炎（女）证态。

5. 痹症－风湿综合征

（1）少阴阳虚寒湿证－类风湿证态。

（2）血虚寒厥－重症类风湿证态。

（3）风湿相搏－风湿性关节炎证态。

（4）湿热郁于经络－感染性变态反应性关节炎证态。

（5）心阴心阳两虚－心肌炎证态。

6. 水电解质紊乱－阳虚、亡阳综合征

（1）膀胱蓄水－渗透压调定点异常证态。

（2）心阳损伤－电解质紊乱心功能障碍证态。

（3）脾胃阳气损伤证－胃肠功能障碍证态。

（4）少阴阳虚水泛－低血钾，低血钠证态。

（5）津气欲脱－感染性休克证态。

（6）寒厥四逆－低容量休克证态。

阳虚欲脱－急性失水休克证态。

少阴阴盛阳越－暖休克证态。

少阴阳衰阴盛－休克证态。

7. 邪扰心包－脑功能障碍证态。

（1）卫、表－感冒合并脑功能障碍证态。

太阳阳虚心神浮越证。

少阳里虚热陷证。

（2）气分－典型期脑器质性病变证态。

热陷心包－脑感染急性典型期证态。

湿热痰蒙心包－非典型脑炎证态。

（三）营血分－MODS 证态

（1）热灼营阴－早期 MODS 证态。

（2）热入心包－中毒性脑病昏迷证态。

（3）热盛迫血－DIC 证态。

（4）血热动风－中毒性脑病痉挛证态。

（5）气营（血）两燔证－重度中毒性脑病颅内高压证态。

（6）热结肠腑－肠梗阻中毒脑病证态。

（四）余热未净、阴虚－恢复期、慢性期综合征

（1）少阴阴虚火旺－疲劳综合征证态。

（2）邪留阴分－异常消耗低毒感染证态。

（3）热耗真阴－异常消耗证态。

（4）阴虚风动－异常消耗、离子紊乱证态。

（5）太阴虚寒证－营养不良证态。

（6）少阴阴虚停水－泌尿系感染证态。

（7）余热未尽－恢复期证态。

二、气血津液辨证

1. 津液亏损－水电解质紊乱证态

2. 水气病－水肿证态

（1）风水－肾性水肿证态。

（2）皮水－皮下水肿证态。

（3）里水－慢性肾病证态。

（4）正水－营养不良水肿证态。

（5）石水－肿瘤性腹水。

（6）黄汗－汗腺分泌异常证态。

（7）水饮－第三间隙积液证态。

3. 水饮－第三间隙积液证态

（1）悬饮－胸水证态。

（2）支饮－心衰证态。

（3）肠间痰饮（水走肠间）－腹水证态。

4. 痰证－炎症证态

5. 瘀血－血液凝固证态

6. 中风（肝阳化风）－脑卒中证态

7. 历节病－类风湿关节炎证态

三、脏腑辨证

1. 心病证

（1）心气虚－心脏神经官能症证态，以神经衰弱为主要表现。

（2）心阳虚－心脏神经官能症证态，以形寒肢冷为特点。

附：奔豚气－反流性食管炎证态。

（3）心血虚－贫血相关性心脏神经官能症证态。

（4）心阴虚－心肌炎（心肌损伤）证态。

（5）心火亢盛证。

心火扰神－亢奋型神经官能症及精神病证态。

迫血妄行－微小血管破裂出血证态。

火毒疮疡－皮肤、皮下组织感染证态。

心火上炎－疱疹性口炎、口腔溃疡证态。

心火下移小肠－泌尿道感染证态。

（6）痰火扰心－狂躁型精神病证态。

　　附：湿热酿痰蒙蔽心包 – 非典型脑炎脑膜炎证态。

（7）痰迷心窍 – 癫痫证态。

（8）水气凌心 – 心力衰竭心律紊乱证态。

（9）胸痹心痛 – 冠状动脉硬化性心脏病证态。

2. 肝病证

（1）肝气郁结 – 心身疾病证态。

（2）肝阳上亢 – 单纯高血压证态。

（3）肝火上炎 – 高血压失代偿期证态。

（4）肝血虚 – 多种维生素 A、B_2 等缺乏证态。

（5）肝阴虚 – 微量元素缺乏、钙镁钾离子紊乱、肌蛋白异常分解证态。

（6）肝风内动 – 骨骼肌痉挛、张力升高证态。

3. 脾病证

（1）脾失健运 – 代谢综合征证态。

（2）脾气虚 – 消化不良、营养不良证态。

（3）脾阳虚 – 严重的营养不良及水肿证态。

（4）脾不统血 – 营养不良及凝血因子降低证态。

（5）脾血虚 – 营养不良性贫血证态。

（6）湿热蕴脾 – 非感染性肝胆疾病及黄疸证态。

（7）寒湿困脾 – 夏秋季节胃肠型感冒、胃肠炎证态。

（8）脾气虚发热 – 免疫功能低下发热证态。

（9）中气下陷 – 内脏脱垂证态。

（10）脾、胃阴虚 – 便秘证态。

4. 肺病证

（1）感冒（太阳表证、卫分证）。

（2）邪热壅肺 – 急性肺炎证态。

　　　风温犯肺 – 细菌性呼吸道感染证态。

　　　风寒犯肺 – 病毒性呼吸道感染证态。

（3）肺胀 – 阻塞性肺病证态。

（4）肺痨 – 肺结核证态。

（5）肺阴虚 – 肺结核、肺纤维化证态。

（6）寒痰阻肺 – 慢性气管支气管炎证态。

（7）水寒射肺 – 肺水肿证态。

（8）肺气虚 – 呼吸功能障碍证态。

5. 肾病症

（1）肾气虚 – 生殖泌尿系统功能紊乱证态。

（2）肾阳虚。

　　　阳虚水泛 – 心力衰竭证态。

　　　阳虚水停 – 心源性水肿证态。

　　　水气凌心 – 心力衰竭并心律紊乱证态。

　　　水寒射肺 – 心衰肺水肿证态。

　　　心下水气 – 胃肠黏膜下水肿证态。

命门火衰 – 下丘脑、垂体、内分泌功能下降证态。

（3）肾阴虚 – 垂体、内分泌病理性功能亢进证态。

（4）肾虚泄泻 – 功能性腹泻证态。

（5）肾精不足 – 生殖发育功能障碍证态。

（6）肾气不固 – 性功能障碍证态。

（7）肾不纳气 – （呼气性）呼吸困难证态。

四、八纲辨证

1. 表证、卫分证 – 感冒、前驱期证态

2. 里证 – 器官系统疾病的典型期证态

3. 虚证 – 功能性疾病证态

4. 实证 – 器质性疾病证态

5. 寒证

（1）阳虚内寒。

（2）阴盛内寒。

6. 热证

（1）外感发热 – 感染病发热证态。

（2）内伤发热 – 非感染病发热证态。

（3）实热 – 器质性疾病发热证态。

（4）虚热 – 功能性发热证态（气虚发热；血虚发热；阴虚发热；阳虚假热）。

7. 表证、实证、热证为阳；里证、虚证、寒证为阴

五、关于证态的说明

证与证之间、病理状态与病理状态之间、证态与证态之间都具有中间型、过渡型，或者相互重叠，所列之证态总计：约170多个，仅仅是中西医理论重要节点上的证态，而不可能包含全部。

（一）中医的一个证包含西医的好几个病理状态

例如：心火亢盛证包含以下证态：

（1）心火扰神证 – 焦虑型神经官能症。

（2）心火迫血妄行证 – 心因性出血。

（3）火毒疮疡 – 疖痈及其败血症。

（4）心火上炎 – 口腔溃疡。

（5）心火下移 – 泌尿道感染。

（6）心火扰神证的轻型是指焦虑型神经官能症；重型是指狂躁型精神病，与痰火扰心证发生重叠。

（二）西医的一个症状或者体征可以与中医的好几个证相关联

例如胃溃疡出血，中医的心火迫血妄行证、肝火上炎证、肝气横逆证，外感病中的热盛迫血妄行证、脾不统血证等，都可以引起胃溃疡出血。也就是说西医的一个症状或者体征，可以与不同的证相对应。那么这些不同的证各代表了哪些不同的病理状态？怎么样把它们区别开来？

胃溃疡本身已经具备了容易出血的病理机制，又属于心身疾病，精神刺激、心理因素可以加重胃溃疡，引起出血，属于心火迫血妄行；肝火上炎是指重型高血压，也可以诱发胃溃疡出血。在中医理论中木生火，肝火上炎可以引起心火亢盛证；肝气横逆是指突然地极其强烈的精神刺激，属于应激性胃出血；脾不统血－凝血障碍引起的慢性出血，消化道慢性出血证态；在温病学里热盛迫血妄行证是指 DIC。这样我们就把胃溃疡出血，按照中医理论分为几个证型，分别采用不同的方剂进行治疗。这些证态的论证与说明在书中已有详细的讨论，而不可能用一个病理状态表述，因此有许多证不能够非常准确、用精简的西医概念表述出来，一定要到书里找详细的说明与论证。

（三）西医的一个病理机制，可以解释中医许多证

例如：肾素－血管紧张素－醛固酮系统（RAAS）与肾主水是一个象态，肾阳虚阳虚水泛证，就是肾素－血管紧张素－醛固酮系统（RAAS）功能障碍。

阳虚水泛包含：阳虚水泛水停证，水气凌心证，水寒射肺证，心下水气证，使用的方剂是苓桂术甘汤与真武汤。均为温阳化水法，前者病情轻，后者病情重。

水气犯脾，脾失健运，则腹部胀满（心下水气证），即西医的胃肠道黏膜下水肿。苓桂术甘汤、小半夏汤。肾阳虚，不能制水，水太过，反克脾土，即水侮土。

水气凌心，抑遏心阳则心悸，即西医的心源性心衰，或者水肿引起的心律不齐。轻者苓桂术甘汤；严重者真武汤。肾阳虚，不能制水，水太过，过克心火，谓之相乘。

水寒射肺，肺失宣降，则咳嗽气喘，喉中痰鸣，即心衰急性肺水肿用葶苈大枣泻肺汤；心衰合并肺部感染，小青龙汤。肾阳虚，不能制水，水气太过，水气上逆，凌心射肺，射肺即水寒射肺。肺金生肾水，母子关系，阳虚水泛引起的水寒射肺，属于子病及母。

水寒射肺证还可以再细分：急性肺水肿用葶苈大枣泻肺汤；肺水肿合并外感用小青龙汤；慢性肺水肿用真武汤。

阳虚水停，阳虚温煦失职，故畏冷肢凉，腰膝酸软；舌质淡胖，苔白滑，脉沉迟无力，没有心律不齐。这是心源性水肿的基本类型，即醛固酮相关性水肿。肾阳虚水泛是肾主水的主要表现。

以上是脏腑辨证中的肾阳虚阳虚水泛证。

以下是《伤寒论》六经辨证中的肾阳虚证：

67 条：伤寒，若吐、若下后，心下逆满、气上冲胸、起则头眩、脉沉紧，发汗则动经，身为振振摇者，茯苓桂枝白术甘草汤主之。

82 条：太阳病发汗，汗出不解，其人仍发热，心下悸、头眩、身瞤动、振振欲擗地者，真武汤主之。

真武汤证则用于大汗、呕吐、腹泻引起的低血容量、离子紊乱并重且较上二证更严重或者伴有酸碱平衡失调者，为重度缺盐性脱水，但还未到严重休克的程度。

太阳病发汗太过，阳虚水泛。汗出不解，其人仍发热，心下悸，头眩，身瞤动，振振欲擗地。是指水电解质紊乱，失盐失水的病理状态，即低血容量低钠状态。

按照西医理论：

低血容量低钠状态不仅见于呕吐、腹泻、发汗之后，也见于肝硬化、心力衰竭、肾病综合征等引起的水肿、腹水等（《金匮要略》中的水饮、水气病），两者同属排水障碍型低钠血症血容量过低状态。排水障碍型低钠血症指各种原因导致的肾脏对水（不含溶质的自由水）排泄障碍，而使尿液不能充分稀释，以致血钠水平下降。所以，温阳化水法使用苓桂术甘汤、真武汤不仅适用于外感热病中的失盐失水性病变，也适用于肝性、肾性、心性水肿相应的病理状态。

参考 34 页肾素－血管紧张素－醛固酮系统（RAAS）

（四）辨证论治中的每一个证，只是典型状态下的证

在临床实践中证单独出现是非常少见的，大多数情况下是兼证、复合证重叠出现，但是作为理论体系，必须抽象为最基本的单位，才能够说明白，这就是理论与实践之间的差异。例如：水气凌心、脾阳虚、肾阳虚、脾肾阳虚都可以引起水气－水肿证态，可能是偏重点不同，因此有些人适用于金匮肾气丸，另外一些人适用于真武汤，或者归脾丸、苓桂术甘汤等等不同的治疗方法都能够取效，同一个证，会开出不同的方剂。所以，在临床实践中一定要具体问题具体分析，各种辨证论治方法，灵活运用。

（五）中医的方剂与西医相应病理状态的联系

通过【中医方剂－证－病理状态－西医诊断标准、治疗方案】体系，中医的证就有了西医的相应病理状态的诊断标准与治疗方案；西医的病理状态具有了相应证的治疗方剂，建立起中医方剂与西医病理状态之间的对应关系，即方－态关系，实现中西医在临床理论层面的相互沟通。

例如：阑尾炎，阑尾炎肠痈证态，凡是保守治疗的阑尾炎，可以用大黄牡丹皮汤治疗。热实结胸－急性腹膜炎证态，凡是可以保守治疗的病人急性腹膜炎，可以用大陷胸汤治疗。即阑尾炎－大黄牡丹皮汤，急性腹膜炎－大陷胸汤，SIRS－白虎汤，MODS 早期－清营汤，中毒性脑病昏迷－清营汤合安宫牛黄丸，热盛迫血－犀角地黄汤，中毒性脑病痉挛－羚角钩藤汤，MODS 合并颅内高压－清瘟败毒饮，MODS 麻痹性肠梗阻－大承气汤，MODS 晚期异常消耗－加减复脉汤……

证与证之间的演变、鉴别关系与方剂之间的演变、加减关系密切相关，可以推导出西医病理状态之间的演变关系与方剂之间的演变关系密切相关，为中医方剂的药理研究提供支撑。

170 多个重要节点上的证态，涵盖了中西医临床上常见疾病的全部内容，也就是说西医的所有的常见疾病的各种临床类型、不同的临床阶段，都能够使用中医中药治疗。

第四节　中西医融合的意义

中西医融合已经成为理论界、医学界的共识，只是没有找到路径与方法。

中国人与英国人进行交流需要翻译，或者英汉词典；WPS 文件转换为 WORD 文件需要一个转换软件。翻译与转换软件就是中介。中医与西医之间也存在着一个中介，我们研究的目的就是找到这个翻译或者转换软件，这个中介就是象态体系与证态体系。

证与病理状态的融合称为证态，由此形成新的理论，揭示了【治疗方案－病理状态的理化指标－病理状态－证－方剂】的对应关系，西医根据病理状态的诊断，通过证态体系可以相对正确地获得相应的方剂；中医的证，通过证态体系可以获得相应病理状态所有的理化指标及治疗方案，实现真正意义上的中西医融合。"方证统一"是中医的原则，证态概念可以推导出"方态相关"，即西医病理状态与中医方剂相对应，对于临床治疗与药理研究给予理论支撑，为现代医学的发展提供了研究思路与课题，例如：肺与大肠相表里，等等。

国际化就是让外国人能够接受，能够懂得是什么意思，首先必须让中国的西医能够接受，知道是什么意思。证态体系能够完成这个任务，西医不知道热实结胸证，但是知道急性腹膜炎，热实结胸－急性腹膜炎证态告诉西医，急性腹膜炎就是热实结胸证。热实结胸证翻译成英文就是 acute peritonitis 实现了国际化。那么，治疗热实结胸证的方剂就是治疗 acute peritonitis 的药物，起码是中国古代治疗急性腹膜炎的方法。当然，现代有了更好的方法，只要解决大陷胸汤的药理作用，合理应用就可以了。再如：阳明腑实－肠梗阻证态。在西医的感染病中凡出现肠梗阻的病理状态都属于阳明腑实证，可以

使用大承气汤加减治疗。西医对于肠梗阻的一切研究成果诸如病因、病理机制、临床表现、各种实验检查、诊断标准、治疗方案都可以用于阳明腑实证，西医对阳明腑实证就有了正确的认识，使用大承气汤加减就有了客观证据。中医药国际化已经水到渠成。运用现代语言解读中医理论与实践经验，使得每一个现代人可以准确理解中医经典，实现中医理论"现代话"。实现中、西医之间的沟通，是世界人民享受中国古代中医恩泽的桥梁。

中西医融合创立新的理论体系是东西方文化融合的突破口，也是全世界理论界、医学界、哲学界盼望已久的盛事与共同追求，是世界人民有机会享受古代中医的恩惠、使中医理论与实践走出国门的必经之路。从此，中国医学不仅具有现代西医的一切技术，而且还具有西医没有的中医技术，中国医学就是世界的领头羊。中西医融合就是为这个目标进行理论准备。

哲学、绘画、美术、音乐、戏剧……可以借助中西医融合的方法、路径实现东西方文化的融合。自然科学与社会科学从中能够得到什么启示，尚未可知。

后 记

中华复兴，首先是文化复兴，必须建立起大一统的世界文化，马克思主义中国化即【太极－系统观】。把中医理论作为一个完整的不可分割的系统，与西医进行比较与融合，创造一个以功能为参考系把西医解构，重组的新理论，建立完整的顶层设计，这就是本书《融合观》。

1. 西医为什么发生在欧洲而没有发生在中国？

这与文艺复兴、资本主义为什么发生在欧洲而没有发生在中国是一个道理。列宁认为社会主义可能首先在帝国主义链条中的薄弱环节突破。革命首先在链条的薄弱环节突破是一个规律。

欧洲的社会发展：古埃及的奴隶社会成熟于公元前 6000 年，依次传递到两河流域、古希腊、古罗马，公元 4 世纪奴隶社会结束，进入封建社会。封建社会仅仅 1000 年，15 世纪文艺复兴，开创了近代资本主义。

中国封建社会从秦朝算起，到 1840 年鸦片战争，经历了 2000 多年。1919 五四运动，直接影响了中国共产党的诞生和发展，并以此运动作为旧民主主义革命和新民主主义革命的分水岭。十月革命一声炮响给中国送来了马克思主义，中国古典的辩证唯物论与马克思的辩证唯物论不期而遇，毛泽东把马克思主义中国化，将二者融为一体，称为毛泽东思想。中国社会主义是马克思主义与中国古典辩证唯物论相互融合的结晶。中国的民主革命是社会主义革命的必要准备，社会主义革命是民主革命的必然趋势。新中国的成立标志着我国新民主主义革命阶段的基本结束和社会主义革命阶段的开始。从中华人民共和国成立到社会主义改造基本完成，是我国从新民主主义到社会主义过渡的时期。这一时期，我国社会的性质是新民主主义社会。新民主主义社会不是一个独立的社会形态，而是由新民主主义到社会主义转变的过渡性的社会形态。1956 年社会主义改造的基本结束，标志着我国初步建立起社会主义的基本制度，从此进入社会主义初级阶段。社会主义为什么没有发生在欧美，因为欧美是资本主义的顶峰、最强大，而不是资本主义的薄弱环节。

革命从薄弱的环节突破，欧洲的封建社会相对薄弱得多，所以文艺复兴、资本主义首先发生在欧洲，不可能发生在中国；中国的资本主义最薄弱，社会主义在中国能够取得成功，古代的辩证唯物论才能与马克思主义不期而遇。中国接受了苏联失败的惨痛教训，失败乃成功之母，中国特色社会主义才能够比较成熟而免遭失败。中华文明复兴是新一次的文艺复兴，是现代的春秋战国、文艺复兴。不是古代中医战胜了近代西医，而是中国古典哲学与马克思哲学不期而遇，由此产生的现代医学战胜了近代西医。

从地域的角度看：奴隶社会是在环地中海沿岸发生发展，是世界奴隶社会的典范与顶峰；东亚中国黄河流域是封建社会发生发展的典范与顶峰；环大西洋沿岸是资本主义发生发展的典范与顶峰；社会主义的发生发展是 21 世纪，在环太平洋沿岸，这就是现代社会，资本主义与社会主义同时存在的伟大时代。从全世界历史的角度看，现代社会是由私有制向公有制转化的过渡时期，如同中国古代的春秋战国，近代的文艺复兴一样，是一个伟大的过渡时期，是产生伟大思想的时代，百家争鸣、百花齐放的时代，也是战乱丛生、水深火热的时代。这就是中华文明复兴的时代。（参考《中西医融合观》中国社会与欧洲社会的时间差》）

2. DNA 与文化的连续

草结千千籽，人留万万书，籽书皆基因，基因载信息。

人类的精子、卵子，二者融合为受精卵，包含着父母双方以及由单细胞进化为人类的全部信息。怀胎十月，完成了由单细胞进化为人类的全部过程。1 岁以前相当于哺乳动物，具有所有哺乳动物的本能反射，1 岁开始学习说话，第二信号系统开始建立新的条件反射，语言与文字符号是思维的延续。这个过程把由单细胞进化为人类的全部信息（单细胞的基因）与人类文化基因（语言、文字、符合）联系起来了，这就是黑格尔所说的绝对精神，即绝对精神的来源。

生命信息是无形的，信息依存于 DNA 的氨基酸之中；语言、文字、符号，记载了人类社会发展的所有信息。基因核糖核酸记载的信息与文字符号记载的信息是连续的，基因承载的信息，出生后形成了人类的本能活动；1 岁以后的学习过程，激活了、继承了文字符号承载的信息（人类社会发展的所有信息），形成了人类的一切社会行为与社会活动。对于人类而言，人类的社会行为是在动物本能行为的基础上形成的，二者是连续的，不可分割的。

3. 中医的哲学基础是阴阳五行，认识方法是取象比类与长期临床实际。

近代西医的哲学基础是机械唯物论，认识方法是：形式逻辑与科学实验。

还没有完全形成的现代医学，其哲学基础是辩证唯物论，认识论是实践论。

阴阳五行属于辩证唯物论范畴，是中国古代的辩证唯物论，还可以说马克思的辩证唯物论的鼻祖是阴阳五行学说，与老子、易经有着必然的联系。在这一本书里详细讨论了这个问题。我的根据是黑格尔对于易经的评价，黑格尔认真地研究过易经、老子以及中国古代文化，黑格尔的辩证法是马克思主义唯物辩证法的主要来源之一。

阴阳五行、系统论、辩证唯物论（矛盾论）融为一体，称之为【太极－系统观】，其代表符号是【太极－黄金螺旋图】。完成了东西方哲学层次本体论的融合。

无中生有，有而化无。在物理学中，物质转化为能量；在哲学中，物质转化为精神。在系统论中，物质能量信息是相互依存的统一整体。

中西医融合是一个历史过程；中西医融合观是一个完整的理论体系，是融合观的具体体现。融合观包括本体论（太极－系统观）与认识论（取象比类－实践论）。至此古今中外，一切理论皆统一于融合观之中，这个大一统的理论，是中华文明复兴的必然结果。

从一元论（本体论）、三个客观世界开始，讨论到取象比类与实践论、科学实验、形式逻辑与辩证逻辑（认识论与方法论），渐次展开阴阳五行、系统论、矛盾论，三论合一融合为【太极－系统观】，回到新的本体论；由新的本体论再次展开，重新认识精气神，得出精气神－物质能量信息象态；重新认识结构与功能，得出功能决定结构的结论；重新认识进化论、重新认识生命、疾病、健康；重新认识脏象经络；重新认识医学、中医西医……落实到临床上的证态【方剂－证－病理状态－诊断治疗方案】，完成了中西医融为一体的新理论。

到此，中西医融合并没有结束，"方证"对应向"方态"（中医方剂与西医病理状态）对应发展，……医学伦理、医学本质、医学道德、东西方文化融合的发展……还有许许多多的事情要做。这仅仅是中西医理论体系融合的顶层设计，标志着中西医融合理论体系的初步完成，此后的路还很长很长。

三论合一，是新医学的理论构架。新医学理论构架分为三个层次：哲学层次，太极－系统观；基础理论层次：心－调控信息象态、脾肝肺肾－物质能量代谢象态；肾－生殖象态；临床层次：各种辩证论治中的证态。中西医融合产生了三个新概念：太极－系统观、象态、证态。

4. 医者仁术也。大医精诚。

我们医生的技术都是千千万万病人的血泪、生命、痛苦……的结晶，当然有医生的付出，我们的付出与病人的付出，天壤之别。千万不要认为自己是救世主，是惠及病人，福祉病人……相反我们应该感激病人、社会，给了我们衣食住行和医疗技术。

5. 运用历史唯物主义，重新认识中医发展的历史

时域，是指一定范围内的三维空间，或者说是一个小系统对于大系统而言。例如：一列火车，对于这个铁路系统或者运输系统而言，一列火车就是一个时域，即这一列火车内的人员运动，物流、水电系统、管理系统……就是一个时域，这个时域系统与铁路系统、交通系统、社会系统……（外环境）之间的关系，就是子系统与母系统的关系。

中医学的发展与运动是一个时域事件，这个时域系统与整个中国历史发展、世界历史发展，息息相关。

受精卵发育为一个胎儿，也是一个时域事件，他与母体这个大系统的一呼一吸，一动一静……息息相关。

地球作为一个时域事件，与太阳系的运动息息相关，我们在地球上看到的星空、星与星之间的位置变化，与宇宙运动息息相关。

夏娃与亚当、伏羲与女娲；梁山伯与祝英台、朱丽叶与罗密欧；茶花女与杜十娘。明代传奇小说《鱼篮记》与美人鱼……息息相关。都是时域事件。

6. 未来的医学是中西医融合的医学

不分中西医，即每一个医生，既懂得做手术、开西药，也懂得针灸、推拿、开中药。每一个疾病的诊断标准包括：症状体征脉象舌像，各种物理化学实验室检查。在这次抗击新冠病毒感染过程中，中医药全程介入，未来中西医融合医学模式，已经初步显现。